Manuel de soins pharmaceutiques en gériatrie

Manuel de soins pharmaceutiques en gériatrie

Louise Mallet
Lise Grenier
Jean Guimond
Gilles Barbeau

LES PRESSES DE L'UNIVERSITÉ LAVAL

Les Presses de l'Université Laval reçoivent chaque année du Conseil des Arts du Canada et de la Société d'aide au développement des entreprises culturelles du Québec une aide financière pour l'ensemble de leur programme de publication.

Nous reconnaissons l'aide financière du gouvernement du Canada par l'entremise de son Programme d'aide au développement de l'industrie de l'édition (PADIÉ) pour nos activités d'édition.

Mise en pages : Diane Trottier

Maquette de couverture : Chantal Santerre

ISBN 2-7637-7902-6

2e tirage 2004

Distribution de livres Univers
845, rue Marie-Victorin
Saint-Nicolas (Québec)
Canada G7A 3S8
Tél. (418) 831-7474 ou 1 800 859-7474
Téléc. (418) 831-4021
http://www.ulaval.ca/pul

Table des matières

PREMIÈRE PARTIE
Notions générales

CHAPITRE 1
Le vieillissement biologique

Jean Guimond et Gilles Barbeau

CHAPITRE 2

Médicaments et qualité de vie

Jean Guimond

CHAPITRE 3

La consommation des médicaments

Sylvie Desgagné et Jean Guimond

CHAPITRE 4

L'observance du régime médicamenteux

Jean Guimond

CHAPITRE 5

Pharmacocinétique et pharmacodynamie

Lise Grenier

CHAPITRE 6

Les effets indésirables des médicaments

Lise Grenier

CHAPITRE 7

Les médicaments potentiellement inappropriés

Louise Mallet et Lise Grenier

CHAPITRE 8

Les interactions médicamenteuses

Lise Grenier

DEUXIÈME PARTIE
Principes de traitement : approche par classes de médicaments

CHAPITRE 9
Les analgésiques

Louise Mallet et Jean Guimond

CHAPITRE 10

Les anti-inflammatoires non stéroïdiens

Lise Grenier

CHAPITRE 11

Les anxiolytiques-sédatifs et les hypnotiques

Jean Guimond

CHAPITRE 12

Les anticonvulsivants

Louise Mallet

CHAPITRE 13

Les médicaments de la thyroïde

Louise Mallet

CHAPITRE 14

Les laxatifs

Lise Grenier

CHAPITRE 15

Le soin des plaies

Lise Grenier

TROISIÈME PARTIE
Principes de traitement : approche par maladie

CHAPITRE 16
La maladie de Parkinson

Louise Mallet

CHAPITRE 17

Les troubles du comportement associés à la démence

Marie-Ève Lavoie
Lise Grenier
Louise Mallet

CHAPITRE 18

La dépression

Louise Mallet

CHAPITRE 19

La maladie pulmonaire obstructive chronique

Louise Mallet et Jean Guimond

CHAPITRE 20

La tuberculose

Louise Mallet

CHAPITRE 21

L'herpès zoster

Louise Mallet

CHAPITRE 22

L'insuffisance cardiaque

Lise Grenier

CHAPITRE 23

L'hypertension artérielle essentielle

Jean Lefèbvre

CHAPITRE 24

L'ostéoporose

Lise Grenier

CHAPITRE 25

L'hyperplasie bénigne de la prostate

Louise Mallet

CHAPITRE 26

Le diabète

Pascale de Montigny

CHAPITRE 27

Le glaucome primaire à angle ouvert

Lise Grenier

Remerciements

La Faculté de pharmacie est fière d'être associée à la réalisation de cet ouvrage portant sur les soins pharmaceutiques en gériatrie. Cet ouvrage est bienvenu dans un contexte de vieillissement de la population où l'expertise des pharmaciens et autres professionnels de la santé sera de plus en plus sollicitée afin d'assurer une utilisation rationnelle et optimale des médicaments chez les gens âgés.

Les pharmaciens et pharmaciennes pourront, grâce à ce livre, actualiser leurs connaissances afin de prévenir les problèmes liés à la pharmacothérapie et offrir des services pharmaceutiques de grande valeur dans le but de maintenir ou rétablir la santé et la qualité de vie de sa clientèle vieillissante.

La rédaction de cet ouvrage a été rendue possible grâce à une subvention du Fonds d'enseignement et de recherche de la Faculté de pharmacie de l'Université Laval, ainsi qu'à une subvention (sans restriction) de la compagnie GlaxoSmithKline Inc.

Nos plus vifs remerciements à tous les artisans de cette publication.

La doyenne,
Monique Richer

* * *

La persévérance, l'énergie, le renoncement qu'exige un tel travail, nous les avons d'abord puisés à même la confiance, les encouragements et l'amour inconditionnels des nôtres. Merci.

D'autres personnes ont grandement contribué à la mise en œuvre du livre. Nous désirons exprimer toute notre gratitude à Madame Carmen Vézina, professeure agrégée et directrice de la maîtrise en pharmacie d'hôpital à la Faculté de pharmacie de l'Université Laval, pour son soutien en linguistique. Nos remerciements s'adressent aussi à Madame Anne Lacasse, coordonnatrice des relations avec le milieu, qui a su maintenir un lien avec nos différents partenaires. Soulignons l'appui manifeste de nos milieux de pratique : l'accessibilité à l'information, la proximité des équipes cliniques ou de recherche, le plateau technique , autant d'avantages qui ont soutenu nos efforts.

Enfin, un chaleureux merci à nos experts de contenu et collaborateurs qui ont partagé leur savoir et qui nous ont fait bénéficier de leurs conseils.

Les auteurs,

Louise Mallet
Lise Grenier
Jean Guimond
Gilles Barbeau

Collaborateurs ayant participé à l'écriture

Nom	Titre	Chapitre
Jean Guimond, B.Pharm., M.Sc.	Pharmacien, Centre Mitissin de santé et de services communautaires, Mont-Joli	Auteur principal
Gilles Barbeau, B.Pharm., D.Pharm.	Professeur associé, Faculté de pharmacie, Université Laval	Auteur principal
Louise Mallet, B.Pharm., D.Pharm.	Professeure agrégée de clinique, Faculté de pharmacie, Université de Montréal Pharmacienne, Centre universitaire de santé McGill, Montréal	Auteure principale
Lise Grenier, B.Pharm., M.Sc.	Chef du Département de pharmacie, Résidence Hôpital Général de Québec	Auteure principale
Sylvie Desgagné, B.Pharm., M.Sc.	Pharmacienne, Département de pharmacie, Centre hospitalier universitaire de Québec (CHUQ), pavillon CHUL	Consommation
Marie-Ève Lavoie	Pharmacienne, Département de pharmacie, Centre hospitalier universitaire de Québec (CHUQ), pavillon CHUL	Troubles du comportement
Jean Lefèbvre, B.Pharm., Ph.D.	Professeur associé, Faculté de pharmacie, Université Laval	Hypertension artérielle essentielle
Pascale De Montigny, B.Pharm., M.Sc.	Pharmacienne, Département de pharmacie, Centre hospitalier universitaire de Québec (CHUQ), pavillon Saint-François-d'Assise	Diabète

Collaborateurs ayant revisé l'ouvrage

Nom	Titre	Chapitre
Serge Lalonde, M.D.	Chef, Service de soins de longue durée, Centre Mitissin de santé et de services communautaires	Analgésiques
Claudine Laurier, Ph.D.	Professeure titulaire, chaire Aventis Pharma sur l'utilisation des médicaments : Politiques et résultantes, Faculté de pharmacie, Université de Montréal	Observance
Jean-Louis Brazier, Ph.D.	Professeur titulaire, Faculté de pharmacie, Université de Montréal	Interactions médicamenteuses Pharmacocinétique et pharmacodynamie
Pierre Biron, M.D., M.Sc.	Professeur honoraire en pharmacologie, Faculté de médecine, Université de Montréal	Effets indésirables
Jacques P. Brown, M.D., FRCP	Rhumatologue, Directeur, Division de rhumatologie, Centre hospitalier universitaire de Québec (CHUQ), pavillon CHUL Professeur de médecine clinique, Université Laval, Québec	Ostéoporose
Sylvie Meaune, M.D.	Praticien hospitalier, Service de gérontologie, Hôpital Charles-Foix, Ivry-Sur-Seine, France	Soins des plaies
Patrice Laberge, B.Pharm., M.Sc.	Pharmacien clinicien en cardiologie, Hôpital du Sacré-Cœur de Montréal Clinicien associé, Faculté de pharmacie, Université de Montréal	Insuffisance cardiaque

Nom	Titre	Chapitre
Jean-François Bussières, B.Pharm., M.Sc., MBA, FCSHP	Chef, Département de pharmacie, CH universitaire mère-enfant Sainte-Justine Professeur agrégé de clinique, Faculté de pharmacie, Université de Montréal	Glaucome
Annie Goyette, M.D. FRCS (C)	Ophtalmologiste glaucomatologue, Centre hospitalier affilié universitaire de Québec (CHA), Hôpital du Saint-Sacrement Centre hospitalier universitaire de Québec (CHUQ), pavillon CHUL, Québec	Glaucome
José A. Morais, M.D., FRCPC	Professeur agrégé, Faculté de médecine, Université McGill Gériatre, Centre hospitalier universitaire de santé McGill, Montréal	Thyroïde
Allen Huang, MDCM, FRCPC, CSPQ	Directeur, Division de gériatrie, Centre hospitalier universitaire de santé McGill Professeur associé, Faculté de médecine, Université McGill	Herpès zoster
Suzanne Gilbert, B.Pharm., M.Sc., MAP	Chef, Département de pharmacie, Institut universitaire de gériatrie de Montréal Clinicienne associée, Faculté de pharmacie, Université de Montréal	Herpès zoster
Josée Bergeron, B.Pharm., M.Sc.	Pharmacienne, Institut universitaire de gériatrie de Montréal Clinicienne associée, Faculté de pharmacie, Université de Montréal	Benzodiazépines
Céline Corman, B.Sc.Pharm., M.Sc.	Pharmacienne en chef, Hôpital d'Ottawa	Épilepsie
Louise Carrier, M.D., FRCPC	Gérontopsychiatrie, Services communautaires de gérontopsychiatrie d'Ottawa	Dépression

Nom	Titre	Chapitre
Nadine Larente, M.D., CSPQ, FRCPC	Interniste-gériatre, Division de gériatrie, Centre hospitalier universitaire de santé McGill Professeur adjoint de clinique, Université McGill Candidate au PH.D. sciences biomédicales-option bioéthique, Université de Montréal	Qualité de vie
Gustavo Dugue, M.D., Ph.D.	Interniste-gériatre, Division de gériatrie, Hôpital Général Juif, Montréal Instructeur, Université McGill	Vieillissement biologique
Najmi Nazerali, M.D., CCFP, FCFP	Professeur adjoint de clinique, Faculté de médecine, Université McGill Directrice médicale, Hôpital de jour en gériatrie, Centre hospitalier universitaire de santé McGill Directrice du programme de formation complémentaire en gériatrie, Département de médecine de famille, Université McGill	Épilepsie Parkinson
Marie-France Beauchesne. B.Pharm., M.Sc., D.Pharm.	Professeure adjointe de clinique, Faculté de pharmacie, Université de Montréal Pharmacienne clinicienne, Département de pharmacie, Hôpital du Sacré-Cœur de Montréal Chaire pharmaceutique AstraZeneca en santé respiratoire	MPOC Diabète
Richard Menzies, M.D.	Université McGill Institut thoracique de Montréal	Tuberculose
Michel Panisset, M.D.	Neurologue, Professeur adjoint, Département de neurologie et de neurochirurgie, Université McGill Directeur, Clinique des mouvements anormaux, Centre McGill d'étude sur le vieillissement et Banque de cerveaux Centre de recherche de l'Hôpital Douglas	Parkinson

Nom	Titre	Chapitre
Bruno St-Pierre, M.D.	Endocrinologue, Sherbrooke	Thyroïde
Yves Bacher, M.D., FRCPC, CSPQ	Professeur adjoint de clinique, Université McGill Gériatre, Centre hospitalier universitaire de santé McGill Directeur du programme de spécialité en gériatrie, Université McGill	Démence
George Kuchel, M.D., FRCP	Chaire Travelers en gériatrie et gérontologie Directeur, Centre du vieillissement Université du Connecticut Directeur, Division de gériatrie, University of Connecticut Health Center	Hyperplasie bénigne de la prostate
David Lussier, M.D., FRCPC	Gériatre, Département de gériatrie, Centre hospitalier universitaire de santé McGill, Université McGill	Analgésiques
Marcel Germain, M.D., M.Sc.	Centre de recherche clinique Centre hospitalier universitaire de Sherbrooke	Consommation

Introduction

Qu'il soit issu de la biotechnologie moléculaire ou génétique, qu'il soit qualifié de synthétique ou de naturel, qu'il soit d'ordonnance ou en vente libre, le médicament est la solution thérapeutique la plus fréquemment envisagée dans nos sociétés modernes. Aucun d'entre nous ne contestera la légitimité et l'importance du médicament dans la prévention, la guérison, le soulagement et le ralentissement de la progression de nombreuses affections. La place accordée au médicament est à ce point dominante qu'il arrive que celui-ci fasse de l'ombre à « l'être » et encore davantage à « l'être âgé » malade.

Les sujets âgés se distinguent par une croissance démographique encore jamais vue, par une longévité continuellement repoussée, par une prise en charge accrue de leur santé et par un recours aux médicaments encore inégalé. Ces réalités posent de grands défis aux prestataires de soins de santé, et celui d'une utilisation rationnelle et optimale des médicaments n'est certes pas le moindre.

Cet ouvrage sur les soins pharmaceutiques à la personne âgée se veut d'abord un outil d'apprentissage pour les étudiants des différents programmes universitaires des sciences de la santé, plus particulièrement la pharmacie et la médecine. Il s'adresse aussi à tous les intervenants, peu importe leur champ de pratique au sein de l'équipe interdisciplinaire, qui veulent connaître et appliquer les principes des soins pharmaceutiques chez une population vieillissante.

Dans ce livre sont groupées des données probantes sur les médicaments couramment utilisés en gériatrie. Toutefois, c'est d'un commun accord que les auteurs n'ont pas référencé chacune assertions. Des références clés réunissant notamment des lignes directrices, des guides de pratique, des études multicentres ont été sélectionnées et figurent dans la bibliographie à la fin de chaque chapitre pour le bénéfice de nos lecteurs.

La première partie du volume présente les notions générales sur des thèmes mettant en relief la relation qui existe entre le vieillissement et la thérapie médicamenteuse. Il s'agit du vieillissement biologique, des médicaments et de la qualité de vie, de l'observance et de la consommation des médicaments par les personnes âgées, de la pharmacocinétique, des médicaments inappropriés et des interactions médicamenteuses, autant de chapitres qui font ressortir les particularités gériatriques, si fondamentales dans la prescription adéquate d'un médicament à une personne âgée.

Dans la seconde partie, on propose des modalités d'utilisation de certaines classes de médicaments : analgésiques, anti-inflammatoires non stéroïdiens, anxiolytiques-sédatifs, anticonvulsivants, médicaments de la thyroïde et laxatifs. Enfin, la troisième partie aborde des principes de traitement selon une approche par maladie. Ainsi les différents chapitres font une place à la physiopathologie de la maladie, lorsqu'il y a lieu, pour mieux faire comprendre les enjeux de la thérapie médicamenteuse.

Dans tous ces textes, une recherche systématique des éléments propres à la population âgée a été effectuée. Cependant, beaucoup de données concernant les vieilles gens manquent dans les études, car les sujets âgés de plus de 70 ans, malades et polymédicamentés, sont généralement exclus de la recherche expérimentale. Malgré ces lacunes, des pistes de résolution de problèmes sont proposées et elles sont appuyées par notre pratique soutenue sur le terrain, par notre implication dans l'enseignement et par notre participation à la recherche en gériatrie. Des tableaux, des guides d'évaluation de la thérapie accompagnent les textes, facilitant ainsi l'évaluation de l'efficacité et de l'innocuité des médicaments. Ils fournissent des indicateurs d'évaluation et, en complément, un inventaire des interventions et du suivi à effectuer lors de l'utilisation d'un médicament. Cette approche novatrice est volontaire car elle permet au clinicien d'établir un plan de soins pharmaceutiques avec et pour la personne âgée.

L'originalité de ce livre tient à l'importance accordée aux soins pharmaceutiques, puisque c'est le premier ouvrage de langue française publié sur le sujet qui est fondé sur la pratique gériatrique. De plus, des problématiques gériatriques qui ont peu souvent la cote dans les publications populaires, comme le traitement du zona, du glaucome, des douleurs autres que cancéreuses, ont été choisies délibérément afin d'apporter une dimension gériatrique à ces thèmes parfois délaissés. Il faut toutefois humblement avouer qu'il reste tellement à dire qu'un deuxième volume serait nécessaire. Pensons au traitement de la maladie d'Alzheimer, des arythmies cardiaques, de la maladie thromboembolique, des hyperlipidémies, du reflux gastro-œsophagien, des exacerbations bactériennes aiguës de la bronchite chronique, de l'anémie, de la polyarthrite rhumatoïde, ou de problèmes tels la dysphagie, le prurit sénile, entre autres.

Malgré tout, par son approche des soins pharmaceutiques, ce travail propose des solutions modernes, bien documentées et efficaces aux problèmes de santé des personnes âgées et il rendra certainement service aux différents intervenants qui doivent prendre en charge des patients dont la particularité principale est d'être fragilisés par l'âge et la maladie.

PREMIÈRE PARTIE
Notions générales

CHAPITRE 1

Le vieillissement biologique

Jean Guimond et Gilles Barbeau

INTRODUCTION

Le vieillissement biologique est commun à tous les êtres vivants. Il est le résultat d'un processus de maturation complexe des cellules et s'accompagne de changements physiologiques, cellulaires, biosociaux, culturels et psychologiques. Ce phénomène est universel (il touche tout le monde), intrinsèque (il n'est pas le résultat des seuls facteurs environnementaux), défavorable (il diminue l'efficacité des fonctions physiologiques) et progressif (il se produit de façon graduelle et irréversible). Il diminue l'adaptabilité à l'environnement et augmente les risques de mortalité. Sur le plan biologique, on observe un déclin graduel des fonctions physiologiques, ce processus n'ayant pas de limite ni apparemment une cause unique.

Le rythme du vieillissement varie d'une personne à l'autre. Les individus deviennent « vieux » à des âges différents et les effets du vieillissement se font sentir différemment. Pour certains, le vieillissement se fait sans heurt et est la continuité de l'âge mûr. Pour d'autres, le vieillissement s'accompagne de restriction d'activités, de maladies et d'une perte d'autonomie. Ce sont d'ailleurs ces particularités des individus qui rendent le vieillissement difficile à étudier, tant nos idées reçues nous conduisent à considérer la maladie comme un phénomène qui accompagne naturellement le vieillissement.

À mesure que l'on vieillit, le risque de mourir d'une maladie augmente puisqu'il se produit des petits incidents de santé, imperceptibles à l'œil du clinicien ou tout simplement non signalés par la personne âgée à son médecin. Le système de défense diminue graduellement : moins de réparation de l'ADN, système de détoxication inefficace, perte d'antioxydants servant à contrer les dommages cellulaires. L'ensemble de ces déficiences peut détruire une cellule ou rendre un organe comme le foie ou le rein moins efficace, par exemple.

Mais s'il est vrai que le risque de devenir malade augmente avec l'âge, le processus de vieillissement ne se distingue pas toujours nettement des processus pathologiques. L'athérome est-il dû au vieillissement ou à la maladie (infection virale ou lésion mécanique) ? En fait, si on traite les maladies ou les processus morbides qui accompagnent le vieillissement ou qui lui sont associés, va-t-on permettre aux gens de vivre plus longtemps ou de vivre moins malades ? Toute cette question est importante puisqu'elle permet à la fois d'orienter les recherches (cliniques ou fondamentales) de définir des politiques (qui encouragent l'autonomie plutôt que la mise en institution) et de faire de la prévention.

Donc, à mesure que l'on avance en âge, certaines fonctions physiologiques vont se modifier ou s'altérer. On aura alors une plus grande difficulté à s'adapter à certains stress ou à des agressions, qu'elles soient naturelles ou artificielles comme les médicaments. Le vieillissement pourra se manifester alors par une modification de l'homéostasie, ce qui ne veut pas dire nécessairement une perte de la santé.

En résumé, le vieillissement n'est pas un processus simple. La longévité d'un individu est assujettie à son hérédité ainsi qu'à des facteurs environnementaux (tabagisme, pollution, infections, alimentation, radiations). Il est important d'essayer de comprendre ce processus, de le caractériser et même de tenter de le modifier.

THÉORIES DU VIEILLISSEMENT

Depuis le début du XXe siècle, des scientifiques ont cherché à comprendre comment se produit le vieillissement. Chacun a proposé sa théorie ; mais il semble évident qu'aucune d'elles n'arrive à appréhender toutes les facettes de ce processus. Encore aujourd'hui, des études fort complexes en biologie moléculaire, utilisant la technique de l'ADN recombinant, tentent d'élucider les mécanismes du vieillissement biologique. On recherche les mécanismes génétiques « déclencheurs » du vieillissement et les moyens d'intervention pour le modifier ou l'arrêter.

ALLÈLE E4 ET CENTENAIRES

On a découvert que l'allèle e4 (gène d'une paire de chromosomes de l'apolipoprotéine E[1]), associé à une cholestérolémie élevée, est présent en quantité moindre chez les centenaires, alors que l'allèle e2, qui possède un rôle protecteur en abaissant le cholestérol, est plus fréquent.

Plusieurs théories et hypothèses ont été proposées pour expliquer le vieillissement biologique. Elles se rattachent toutes à deux grands thèmes :

- le vieillissement cellulaire programmé (théories évolutionnistes génétiques ou déterministes) : le vieillissement est induit par des modifications qui surviennent dans l'appareil génétique ;
- le vieillissement non génétique (théories stochastiques ou déterminées par le hasard) : le vieillissement est la conséquence d'une désorganisation provoquée par des facteurs environnementaux ou exogènes.

Nous ne pouvons développer ici toutes les théories qui se rattachent à ces deux grands thèmes. Nous nous contenterons de résumer les plus importantes en les regroupant selon le niveau biologique où elles prennent place principa-

1. L'apolipoprotéine E ou apoprotéine E est une partie importante des lipoprotéines (HDL cholestérol, LDL-cholestérol, etc.). On en fait le dosage pour connaître le nombre de particules athérogènes et la quantité de cholestérol présents dans la circulation sanguine.

lement, soit : les théories cellulaires, les théories moléculaires, les théories systémiques (tableau 1).

Théories cellulaires du vieillissement

Les théories cellulaires du vieillissement reposent sur le caractère catastrophique des changements qui surviennent à l'intérieur de la cellule, dans les structures et les fonctions cellulaires. L'accumulation des défauts de reproduction produits par des mutations génétiques aboutit à la formation de protéines anormales incapables de jouer le rôle spécifique qui leur est dévolu. L'accumulation de ces catastrophes entraîne progressivement la mort cellulaire.

Accumulation de déchets (pigments de vieillesse)

Au cours de sa vie, la cellule produit plus de déchets qu'elle peut en éliminer. Ces déchets s'accumulent, interfèrent avec le fonctionnement normal de la cellule et, ultimement, entraînent sa mort. Parmi ces déchets, certains proviennent du métabolisme oxydatif. Ce sont des polymères inactifs sans utilité pour les cellules, généralement classifiés sous l'appellation « pigments de vieillesse ». La substance amyloïde, aussi appelée « dépôt protéinacé fibrillaire », et la lipofuscine en sont des exemples. La substance amyloïde est présente chez les deux tiers des personnes âgées de plus de 90 ans, causant l'amyloïdose. Quant à la lipofuscine, on la considère comme le principal pigment de vieillesse.

TABLEAU 1
Principales théories du vieillissement

Théories cellulaires du vieillissement
Accumulation de déchets
Usure
Radicaux libres
Réticulation (pontage)
Théories moléculaires du vieillissement
Vieillissement cellulaire programmé
Erreurs
Restriction du codon
Mutation somatique
Pléiotropie antagoniste ou négative
Dysdifférenciation
Théories systémiques du vieillissement
Immunologique
Système neuroendocrinien

La lipofuscine est extrêmement répandue dans tout le règne animal. Ce pigment a été d'abord observé dans les cellules nerveuses, surtout dans celles qui ne se divisent pas, soit les neurones et les myocytes cardiaques. Il se forme selon des mécanismes intracellulaires complexes (autophagie et peroxydation lipidique) ou par suite de déficiences externes, par exemple alimentaires. Au microscope, la lipofuscine apparaît comme un pigment jaune brun distribué plus ou moins uniformément dans la cellule. Comme le taux de déposition de la lipofuscine dans les cellules est relativement prévisible (accumulation de 0,6 % du volume intracellulaire par décennie), il est devenu un standard de reconnaissance du vieillissement.

Théorie de l'usure

La théorie de l'usure est peu étayée et ses évidences sont faibles. On peut utiliser l'analogie entre l'homme et la machine, soit une utilisation répétée qui entraîne l'usure. Cette théorie a été énoncée à la suite d'observations faites chez les poïkilothermes. On a alors noté qu'une augmentation de la température accélérait le vieillissement et que, à l'inverse, un ralentissement du vieillissement se manifestait lorsque la température ambiante était abaissée. Ces variations de la température produisent des modifications du métabolisme basal. Lorsque celui-ci est sous l'influence d'un abaissement de la température, la survie est prolongée.

Conséquemment, on a observé un métabolisme basal plus rapide chez les animaux d'une longévité moindre que chez les organismes plus complexes ayant une longévité supérieure. Selon cette théorie, la durée de vie est associée à des facteurs externes comme la température ou à des facteurs internes comme les réactions oxydatives résultant du métabolisme. Des recherches récentes ont montré que les principales caractéristiques des espèces à longévité importante sont la capacité de réparation des dommages par l'ADN et, le faible taux de production de radicaux libres.

Théorie des radicaux libres

La théorie des radicaux libres suppose que des réactions impliquant des radicaux libres (modifiées par des facteurs génétiques et environnementaux) et de l'oxygène sont dommageables pour la survie de la cellule et contribuent au phénomène du vieillissement. On sait que ce n'est que depuis la découverte de la superoxyde dismutase en 1969 que la présence de radicaux libres dans l'organisme fut acceptée par la communauté scientifique. Cette découverte a été faite par des chercheurs qui étudiaient des cellules de tissu conjonctif chez des individus dont l'âge s'étalait de un an à 101 ans. Les chercheurs ont conclu que les altérations du génome des mitochondries pourraient contribuer au vieillissement par la libération des radicaux libres d'oxygène toxiques dans la cellule ou en privant celle-ci de l'énergie nécessaire à son fonctionnement.

Les dommages causés à l'ADN par les réactions avec des radicaux libres pourraient ainsi entraîner des mutations, tout en étant directement responsables de la néoplasie. Des mutations spécifiques de l'ADN des individus âgés ont été observées, alors que l'ADN des jeunes individus ne subissait aucun changement. L'accumulation des radicaux libres cause des lésions dans le noyau, le cytoplasme, les molécules d'ADN et les différentes membranes de la cellule et du collagène, car la cellule ne suffit pas complètement, par ses mécanismes naturels de défense, à contrer et à corriger toutes ces réactions oxydatives.

RADICAUX LIBRES

Les radicaux libres sont des atomes possédant un ou plusieurs électrons non appariés conférant une charge électrique. Plusieurs radicaux libres (radical hydroxy, radical superoxyde) sont formés à partir du métabolisme énergétique des mitochondries, de la respiration, de la synthèse des prostaglandines, de la phagocytose et de la détoxication. D'autres substances telles que les pesticides, les polluants, quelques médicaments et les radiations de courte longueur d'onde sont à l'origine de radicaux libres. Les radicaux libres sont très instables et très réactifs et ils ne retrouvent leur stabilité que par l'acquisition d'un électron appartenant à une molécule lipidique ou protéique, ce qui entraîne la formation de complexes qui peuvent être inactifs ou toxiques pour la cellule.

Les radicaux libres contribueraient au processus du vieillissement. Par ailleurs, la peroxydation de lipides membranaires pourrait entraîner une perte de l'intégrité d'organelles cellulaires, tout autant que l'accumulation de débris lipoprotéiques intracellulaires. Tout stress oxydatif continu sur la cellule pourrait également causer un détournement d'énergie et d'équivalents réducteurs, normalement employés dans les processus biosynthétiques, et utilisés dans ce cas pour la réparation des composés cellulaires oxydés.

On accepte aujourd'hui que les oxyradicaux jouent un rôle très important, non seulement dans le processus du vieillissement, mais aussi dans plusieurs maladies. Parmi les plus fréquentes, mentionnons le cancer, la maladie de Parkinson, la maladie d'Alzheimer et l'arthrite rhumatoïde.

Théorie de la réticulation ou pontage

La théorie de la réticulation est aussi appelée théorie du pontage ou du *cross-linking*. Elle explique le vieillissement par la formation de liens transversaux (liaisons réticulantes) entre des macromolécules, principalement dans les tissus conjonctifs et le matériel des espaces extracellulaires comme le collagène et l'élastine. Ces liens transversaux sont causés par des groupements ionisés mais aussi par des molécules inertes comme le glucose. Les liaisons réticulantes (*cross-links*) entre les macromolécules du tissu conjonctif pourraient par exemple faire obstacle à la diffusion de substances nutritives, tout en diminuant la viabilité des tissus. L'augmentation des activités de réticulation dans le collagène est associée à une plus grande rigidité de la membrane cellulaire et à une diminution de la conduction du potassium, ce qui causerait une diminution du taux de chromatine et un ralentissement de la synthèse protéique. Dans la réalité, cela se traduit par la diminution de la souplesse de la peau, la diminution de l'accommodation de l'œil et le durcissement des artères.

Théories moléculaires du vieillissement

À la base des théories moléculaires du vieillissement se trouve la notion de vieillissement physiologique comme dernière partie ou phase intégrante d'un programme génétique précis qui déterminerait la longévité maximale des espèces animales. Les membres d'une même espèce ont une longévité théoriquement similaire, mais il en est autrement dans la nature. Ainsi, une sorte de mécanisme « directeur » serait en mesure de perpétuer ou d'arrêter le fonctionnement de différentes séries de gènes, conformément aux phases distinctes du cycle de la vie. L'ensemble des caractéristiques du vieillissement biologique au niveau des cellules, des organes ou des systèmes est propre à chaque espèce et détermine la longévité des membres de celle-ci.

Dans des conditions idéales, l'être humain a une longévité prédéterminée ou programmée de 114 ans. Pour d'autres espèces, la longévité sera moindre ou supérieure : une mouche vivra 30 jours, un rat trois ans, un chien 12 ans, un cheval 25 ans et une tortue environ 120 ans. Certains gènes, codant pour des fonctions métaboliques essentielles, seraient progressivement ou complètement désactivés par des facteurs environnementaux à des étapes précises du développement.

Aujourd'hui, la biologie moléculaire a permis d'identifier graduellement les gènes qui ont pour fonction d'interrompre le processus de la multiplication cellulaire, entraînant la mort de la cellule. Ces gènes sont appelés les « gènes de longévité ».

Théorie du vieillissement cellulaire programmé

La théorie du vieillissement programmé ou théorie de Hayflick est basée sur le fait que les cellules, *in vitro*, ont la capacité de se multiplier un certain nombre de fois. Le nombre de multiplications dépend de l'origine des cellules et de leur développement antérieur. Plus le donneur est âgé, plus le nombre de divisions cellulaires est limité. La source des cellules est aussi de première importance. Ainsi, les cellules du rein et du cœur ont une capacité de se diviser moindre que celles du poumon et de la peau.

Longévité des jumeaux

Il existe une relation entre la longévité des parents et celle des enfants, attribuée à l'hérédité. Les jumeaux monozygotes possèdent une longévité similaire si on la compare à celle des jumeaux dizygotes.

Hayflick a démontré, en utilisant des fibroblastes provenant du cordon ombilical de nouveau-nés, que les cellules somatiques normales peuvent se diviser une cinquantaine de fois. Lorsque les cellules arrêtent de se diviser, elles augmentent de volume, puis finissent par mourir.

Conclusions de Hayflick et Morehead

1. Les cellules en culture effectuent une cinquantaine de divisions (50+/-10).
2. Les cellules retiennent « en mémoire » leur capacité de se diviser, de sorte que si on arrête leur division par la congélation, elles recommencent à se diviser lorsqu'on les remet en culture et complètent le nombre de divisions prévu au moment de la congélation.
3. Le nombre de divisions est inversement proportionnel à l'âge des cellules au moment de leur mise en culture.

Quoiqu'il existe en définitive une diminution du potentiel de division avec l'âge, on a noté des variations importantes dans la capacité de doublement des cellules chez des individus d'âge comparable ; cette capacité est parfois plus élevée chez des cellules obtenues de vieux individus que chez celles prélevées dans des tissus jeunes. Les patients atteints du syndrome de Werner, une maladie héréditaire présentant certaines analogies avec le processus du vieillissement et caractérisée notamment par l'apparition de changements dégénératifs prématurés, présentent également une diminution marquée du potentiel de doublement cellulaire de leurs fibroblastes.

Or, grâce à la découverte des télomères et des télomérases, on commence à comprendre un peu plus pourquoi les cellules cessent de se diviser.

Télomère

Les télomères sont des structures d'ADN situées à l'extrémité de chaque chromosome. Ils sont composés de séquences de molécules nucléiques qui, en combinaison avec des protéines spécifiques, protègent contre la dégradation, le réarrangement et la fusion des chromosomes. Ils jouent le rôle de compteur de réplications cellulaires.

À chaque division cellulaire, un raccourcissement de la taille des télomères est observé. Lorsque le télomère est trop court, la cellule ne peut plus se diviser et meurt. De plus, on présume que la taille des télomères détermine le nombre de divisions qu'une cellule peut effectuer. Lorsque l'individu atteint l'âge adulte, ses cellules ne contiennent presque plus de télomères et commencent à vieillir. Le télomère serait le mécanisme déclencheur de l'apoptose, qui est en quelque sorte la mort programmée de la cellule. Il agirait comme une horloge moléculaire.

Télomérase

La télomérase est une enzyme formée d'ARN qui peut ajouter des séquences à l'extrémité des chromosomes. En d'autres mots, la télomérase pourrait réparer les télomères et théoriquement rendre les cellules immortelles.

La télomérase est absente des cellules somatiques mais est présente en quantité modérée à faible dans les cellules souches du système hématopoïétique, les cellules basales de l'épiderme, les cellules intestinales et les gamètes. Dans les cellules cancéreuses, la télomérase est présente en grande quantité, ce qui leur confère une capacité de multiplication illimitée. Par ailleurs, la télomérase subit une baisse d'activité cellulaire avec le vieillissement des cellules.

Télomérase et espérance de vie

Pourrait-on augmenter l'espérance de vie des individus en stimulant la production de télomérase ? Les premières études laissaient croire que le fait de rendre les cellules immortelles par l'activation de la télomérase ou par un autre mécanisme pourrait provoquer des formes de cancer. Cependant, des expériences en laboratoire ont prolongé la division cellulaire à plus de 200 fois sans rendre les cellules malignes. Les chercheurs ont conclu que les anomalies observées dans les cellules cancéreuses étaient causées par des mutations différentes.

Les découvertes concernant l'ADN porteur de l'information génétique et des chromosomes pourraient permettre éventuellement d'intervenir dans le processus du vieillissement, mais aussi dans le traitement du cancer, en « ordonnant » aux cellules cancéreuses de se suicider par un mécanisme inhibant la télomérase.

TÉLOMÉRASE ET CANCER

Il est connu actuellement que certaines formes de cancer présentent des caractéristiques spécifiques liées à l'activité de la télomérase. Ainsi, l'activité de la télomérase est plus importante dans les stades avancés du cancer. Si l'activité initiale est forte, l'évolution du cancer est défavorable et le patient décède rapidement (ex. : leucémie, neuroblastomes, cancer du sein). Si l'activité est initialement faible ou non détectable, on peut observer une progression lente du cancer ou encore sa régression spontanée.

Théorie des erreurs

Selon cette théorie, la durée de vie des organismes serait déterminée par des protéines possédant une structure fonctionnelle spécifique. Au cours du vieillissement, l'ADN se modifie et produit des ARN imparfaits (l'ARN polymérase et l'ARNt synthétase), qui feraient une mauvaise lecture des protéines à fabriquer, accumulant graduellement une série d'erreurs. Ces erreurs de transcription génèrent des « protéines incompétentes ». L'accumulation de ces protéines incompétentes provoquerait une « catastrophe d'erreurs » et la mort cellulaire. On a montré que l'on pouvait produire des modifications de l'ADN d'organismes vivants lorsqu'on les expose à de faibles concentrations d'agents génotoxiques.

Théorie de la restriction du codon

La théorie de la restriction du codon a comme principe de départ que la longévité est le résultat de changements continuels passant par le développement, la maturation et la mort. Durant ce processus, les messages génétiques sont soumis à une série de variations (répression et/ou dérépression) afin de mettre en circulation des protéines nécessaires à un moment précis du développement. Le message de l'ADN est transmis à l'ARN messager par un processus appelé transcription. L'ARN messager fonctionnel est traduit en protéines par le processus de translation. À l'étape de la translation, la cellule aurait de plus en plus de difficultés à décoder les codons (triples bases) des molécules d'ARN messager. Plus la cellule vieillit, plus la lecture du message se dégrade, conduisant à la fabrication de protéines défectueuses.

Théorie de la mutation somatique

Selon cette théorie, le vieillissement serait dû à des lésions de l'ADN des cellules somatiques qui subiraient des dommages répétés et continuels. Les radiations augmenteraient l'incidence des mutations et la perte de gènes fonctionnels. Ces dommages seraient causés par des facteurs endogènes (radicaux libres) ou des facteurs exogènes comme les rayons ultraviolets.

Cette théorie repose sur l'exposition de l'individu à un taux élevé de radiations, source d'un risque accru de cancer. Des expériences d'irradiation faites chez des rats ont montré que les sujets protégés des radiations vivent plus longtemps que ceux qui y sont exposés. Avec l'âge, les mécanismes de réparation de l'ADN deviennent moins performants et le phénomène de mutation s'amplifie.

Théorie de la dysdifférenciation

La théorie de la dysdifférenciation a comme prémisse que l'accumulation progressive de lésions moléculaires, qui se produisent de façon aléatoire, a comme conséquence une série d'événements nuisibles. Selon cette théorie, tous les mammifères seraient, au départ, constitués de parties biologiques d'égale qualité. Les différences observées dans la longévité seraient occasionnées par la défaillance de mécanismes qui maintiennent en ordre, protègent et réparent ces parties biologiques. Le vieillissement se produit lorsque les mécanismes de réparation ne suffisent plus à maintenir l'équilibre, entraînant progressivement des défaillances.

La pléiotropie antagoniste ou négative

Selon cette hypothèse, le vieillissement des cellules somatiques s'accompagne d'une perte de leur capacité à sélectionner des gènes qui ont des effets bénéfiques au détriment de ceux qui ont des effets nuisibles, notamment après la période de reproduction et au déclin de la vie. Plusieurs observations sur la synthèse des hormones de reproduction montrent que l'administration d'œstrogènes chez la femme augmente le risque de cancer du sein. Un lien a aussi été établi entre les signaux ovariens et le vieillissement de l'hypothalamus chez le rongeur.

Théories systémiques du vieillissement

Le déclin du système immunitaire et celui du système neuroendocrinien sont à la base du vieillissement systémique.

Théorie immunologique

L'argumentation validant la théorie immunologique est basée sur l'augmentation du nombre et de la fréquence des maladies qui se manifestent avec le vieillissement. Le système immunitaire a pour rôle de protéger l'individu des agressions étrangères (réactions antigène-anticorps) et contre ses propres cellules.

Le déclin progressif du système immunitaire augmente le risque d'infections (pneumonie, infection urinaire), d'apparition de maladies auto-immunes (polyarthrite rhumatoïde) et des différents types de cancer. En plus de prédisposer à la survenue de différentes maladies, le vieillissement immunitaire rend l'organisme moins apte à distinguer correctement ses propres cellules des cellules étrangères. Les changements associés à la sénescence apparaissent en premier lieu dans le thymus, qui perd sa capacité de promouvoir la différenciation des lymphocytes T, soit des fluctuations des sous-populations T, tout en maintenant leur population totale.

La perte d'efficacité du système immunitaire, responsable d'une grande partie des maladies liées au vieillissement, est considérée par plusieurs comme la cause du vieillissement de l'être humain.

Théorie du système neuroendocrinien

Cette théorie se traduit par un déclin du système neurohormonal sous l'impulsion d'une horloge biologique dont le rôle est de régir les intermédiaires hormonaux. L'ensemble du cycle hormonal est sous le contrôle de la glande hypophyse, elle-même contrôlée par l'hypothalamus. L'hypophyse contrôle la thyroïde, les gonades, le cortex surrénalien.

Pour un fonctionnement optimal, le synchronisme nerveux et sécrétoire doit être parfait. Au cours du vieillissement, l'axe neuroendocrinien hypothalamo-hypophysaire perd sa capacité à contrôler adéquatement les messages envoyés au système endocrinien, et il en résulte un dérèglement de l'homéostasie. L'atrophie des organes reproducteurs et la perte de fertilité, la diminution de la force musculaire, la diminution de la capacité à résister au stress et la diminution des fonctions respiratoire et cardiovasculaire sont des exemples de pertes associées au déclin du système neuroendocrinien.

APOPTOSE, NÉCROSE, CANCER

Apoptose

Les cellules humaines subissent des agressions perpétuelles de différentes sources, comme les phénomènes oxydatifs produits par les mitochondries, les radiations ou les agents mutagènes. Ces phénomènes peuvent causer des dommages à la cellule, qui réussit généralement à réparer ceux causés à l'ADN. Si les dommages sont excessifs, le remplacement cellulaire peut être préféré à la réparation. Dans ces conditions, les cellules procèdent par apoptose, la cellule défectueuse étant remplacée par une nouvelle cellule.

Ce phénomène est essentiel au fonctionnement de l'organisme. L'apoptose permet d'éliminer des cellules comme des neurones cervicaux excédentaires chez un embryon en développement, des cellules infectées ou endommagées et des cellules potentiellement cancéreuses. En contrepartie malheureusement, une mortalité cellulaire néfaste se produit dans des conditions pathologiques lors de maladies neurodégénératives telles la maladie d'Alzheimer et la maladie de Parkinson.

Le système immunitaire peut signaler aux cellules défectueuses de se suicider. L'apoptose est en fait une cascade de réactions au niveau protéique cellulaire. C'est un phénomène complexe non encore complètement élucidé. Les cellules immunitaires disparaissent par apoptose dans une très forte proportion. On présume que le mécanisme de l'apoptose s'apparente à un mécanisme de défense cellulaire lié à la maintenance de la stabilité génétique.

Nécrose

La nécrose est à l'opposé de l'apoptose puisque qu'elle est accidentelle, progressive et aucunement programmée. Elle peut survenir à la suite d'une brûlure ou d'une agression sévère (compression, fracture). La cellule meurt par explosion. Son éclatement provoque la dispersion du contenu cellulaire dans l'environnement, d'où l'induction d'un processus inflammatoire.

Cancer

Dans le cancer, la mort cellulaire est inexistante, ce qui est tout à fait à l'opposé de l'apoptose, et les cellules ne cessent de se multiplier. Elles perdent leur mécanisme suicidaire ou ne perçoivent plus les signaux ordonnant la « mise à mort », elles continuent à se multiplier sans interruption au point de tuer l'organe et même l'individu.

La connaissance de ces mécanismes fort complexes permettra éventuellement de programmer l'apoptose des cellules nuisibles comme celles du cancer ou, à l'inverse, de préserver de la mort les cellules cérébrales afin de prévenir les démences dégénératives.

CONSÉQUENCES DU VIEILLISSEMENT CELLULAIRE

Indépendamment des théories initiatrices du vieillissement, il est acquis que les cellules possèdent un potentiel de division *in vitro* variable selon leur source et leur âge. Ce potentiel peut être influencé par des facteurs externes comme les aliments et les toxines, les bactéries et les virus, les radiations, les agents polluants.

La diminution de la capacité de résister aux agressions explique en partie que, dans des conditions de vieillissement normal et habituel, l'organisme ne paraît pas très vulnérable. Cependant, lorsque l'organisme est sollicité pour combattre un stress important, une maladie, la vulnérabilité de la personne âgée est beaucoup plus apparente et les conséquences sont beaucoup plus néfastes. Cette vulnérabilité se manifeste aussi bien au niveau physique que psychologique et, éventuellement, social.

Ainsi, le vieillissement s'installera à des vitesses variables chez un même individu. Les organes, les systèmes et les cellules peuvent présenter un vieillissement accéléré les uns par rapport aux autres, bien que leur âge chronologique soit identique ; l'âge biologique d'un organe peut donc être très différent de son âge chronologique. Il en résulte une hétérogénéité accrue entre les individus âgés d'une même espèce, et cette caractéristique est propre aux populations âgées.

FACTEURS FAVORISANT LA LONGÉVITÉ

De toutes les propositions avancées pour favoriser la longévité ou pour diminuer l'impact des facteurs exposant l'individu à un vieillissement accéléré, celles qui préconisent un mode de vie équilibré et basé sur la prévention par l'exercice et une alimentation appropriée semblent les plus efficaces pour prévenir l'apparition de maladies et diminuer la période de vie avec des limitations importantes.

Exercice

L'activité physique régulière est reconnue pour maintenir le corps en bonne santé chez tous les groupes d'âge à la condition qu'elle soit adaptée. En plus de maintenir le système cardiorespiratoire en condition optimale, l'exercice favorise la diminution des lipides sanguins et un contrôle adéquat du taux d'insuline. Il permet de diminuer l'excès de poids et de maintenir la masse osseuse.

EXERCICE ET LONGÉVITÉ

Si on n'a pu démontrer que l'activité physique pouvait augmenter la longévité, on sait que les personnes âgées qui font régulièrement de l'exercice augmentent leur masse musculaire, améliorent leur mobilité et érpouvent une sensation accrue de bien-être.

Parmi d'autres bienfaits de l'exercice, mentionnons une meilleure consommation d'oxygène, une augmentation de la masse musculaire, une baisse de la tension systolique et une diminution de la résistance périphérique. L'exercice serait aussi un facteur de protection du système immunitaire.

Nutrition

Selon certains auteurs, la longévité des rats pourrait être augmentée du double simplement en diminuant l'apport calorique par une diète équilibrée. La restriction calorique aurait des bienfaits sur le système immunitaire et causerait une diminution du métabolisme, ces deux facteurs étant associés au vieillissement. Il est suggéré que les individus trop maigres ou trop gras auraient une longévité moindre que les individus dont le poids idéal est normal ou légèrement supérieur. Enfin, il faut retenir qu'un indice de masse corporelle sous la normale en raison d'une malnutrition a été associé à une augmentation du taux de mortalité chez les personnes âgées.

RESTRICTION CALORIQUE CHEZ L'HUMAIN

Chez les rongeurs soumis à un régime de restriction calorique, on observe une augmentation de la longévité et un retard de l'apparition et de la sévérité des maladies cardiovasculaires. Alors, qu'en est il chez l'humain ? Une étude sur la longévité des habitants de l'île d'Okinawa au Japon (on y trouve deux à 40 fois plus de centenaires que sur les autres îles japonaises) montre qu'une réduction de 20 % de l'apport énergétique par rapport à la moyenne nationale abaisse significativement le taux de mortalité par le cancer et les maladies cardiovasculaires.

Antioxydants

Les antioxydants sont, de loin, les substances les plus utilisées pour se protéger contre le vieillissement.

TABLEAU 2
Principaux antioxydants

Superoxyde dismutase
Catalase
Glutathion peroxydase
Vitamine E
Vitamine C
Carotène
Acide urique

La vitamine E constitue un antioxydant métabolique important. Elle protège la vitamine A, les caroténoïdes et la vitamine C contenus dans les aliments d'une destruction par oxydation. Elle prévient aussi la détérioration de la membrane cellulaire causée par la peroxydation des lipides. Grâce à son rôle d'antioxydant, on pense qu'elle pourrait contribuer à ralentir les changements physiologiques provoqués par le vieillissement. Enfin, elle serait impliquée dans la biosynthèse des acides prostanoïques, composés dérivés d'acides gras polyinsaturés comme les thromboxanes, les prostacyclines, les leucotriènes et trois groupes de prostaglandines. Ces substances interviennent dans le phénomène de l'hémostase et possiblement dans celui de la pression artérielle.

Des chercheurs pensent que l'action bénéfique de la vitamine E dans la prévention de cardiopathies serait attribuable à son activité dans l'oxydation du LDL cholestérol. D'autres observations concernant la vitamine E font état d'une diminution du nombre de cancers et de la prévention des cataractes.

On ne connaît pas exactement les besoins de la personne âgée en vitamine E, mais ils s'accroissent avec une augmentation de l'apport en acide linoléique et en acides gras polyinsaturés dans l'alimentation. Les taux sanguins de tocophérol tendent à s'élever avec l'âge, probablement à cause des taux plasmatiques plus élevés de ß-lipoprotéines auxquelles la vitamine E est liée dans la circulation.

La déficience en vitamine E, très rare, serait plutôt rencontrée chez des gens souffrant de malabsorption sévère des lipides. De plus, le taux plasmatique, chez la personne âgée en santé, semble se maintenir dans les limites normales même si l'apport alimentaire est insuffisant. Des doses excessives de vitamine E peuvent interférer avec l'activité de la vitamine K, augmentant ainsi de façon significative le temps de coagulation.

Déhydroépiandrostérone

La déhydroépiandrostérone (DHEA) est un précurseur des hormones stéroïdiennes (testostérone, œstrogène). L'utilisation de la DHEA améliorerait les fonctions neurologiques, la fonction immunitaire, réduirait la perte osseuse, les troubles associés au stress et procurerait une protection contre certains cancers et certains problèmes cardiaques. La DHEA aurait aussi un effet positif sur le désir sexuel. Des études contrôlées sont présentement en cours pour valider son utilisation en gériatrie.

CONCLUSION

Le vieillissement est un phénomène complexe. Il emprunte un processus irréversible et il se manifeste à des rythmes différents selon les individus. Quelques chercheurs engagés dans la recherche sur la compréhension des mécanismes du vieillissement ont comme objectif premier l'augmentation de la longévité des espèces, dont celle de l'homme. D'autres concentrent leurs efforts sur la compréhension des changements biologiques pour mieux comprendre et contrer l'apparition de maladies associées à la vieillesse afin de préserver la qualité de vie en bonne santé. Pour ces derniers, le but ultime de la recherche est de prédire, par l'analyse de l'ADN et de ses multiples composantes, les risques de contracter une maladie et de mettre au point des méthodes visant la guérison ou la prévention par l'identification des chromosomes et des gènes associés aux différentes maladies.

Le professionnel de la santé doit bien comprendre les mécanismes du vieillissement pour maintenir l'intégrité physiologique des personnes vieillissantes, intégrité essentielle à la prévention des maladies et au maintien de la qualité de vie.

Bibliographie

Butler, R.N. « Population aging and health », *BMJ*, 1997, 315 : 1082-1084.

Cassel, C.K. « How increased life expectancy and medical advances are changing geriatric care », *Geriatrics*, 2001, 56 : 35-39.

Fletcher, R.H., et K.M. Fairfield. « Vitamins for chronic disease prevention in adults : scientific reviews », *JAMA*, 2002, 287 : 3116-3126.

Fossel, M. « Telomerase and the aging cell. Implications for human health », *JAMA*, 1998, 279 : 1732-1735.

Gauvreau, D., et G. Barbeau. « Vieillissement biologique », dans G. Barbeau, J. Guimond, L. Mallet (dir.), *Médicaments et personnes âgées*, Saint-Hyacinthe, Édisem-Maloine, 1991, p. 27-37.

Khaw, K.T. « Healthy aging », *BMJ*, 1997, 315 : 1090-1096.

Knight, J.A. « Free radicals : their history and current status in aging and disease », *Ann. Clin. Lab. Sci.*, 1998, 28 (6) : 331-346.

Mann, D.M. « Molecular biology's impact on understanding of aging », *BMJ*, 1997, 315 : 1078-1081.

Meydani, S.N., M. Meydani, J.B. Blumberg *et al.* « Vitamin E supplementation and in vivo immune response in healthy elderly subjects. A randomized controlled trial », *JAMA*, 1997, 277 : 1380-1386.

Perez-Campo, R., M. Lopcz-Torrcs, S. Cadenas *et al.* « The rate of free radical production as a determinant of the rate of aging : evidence from the comparative approach », *J. Comp. Physiol. (B)*, 1998, 168 (3) : 149-158.

Rudman, D., *et al.* « Effects of human growth hormone in men over 60 years old », *New Engl. J. Med.*, 323, 1, 1990.

Sharma, R. « Les théories du vieillissement », dans P.S. Timiras (dir.), *Vieillissement et gériatrie*, Québec, Les Presses de l'Université Laval, 1997, p. 82-103.

Stephenson, J. « Gene therapy trials show clinical efficacy », *JAMA*, 2000, 283 : 589-590.

Urquidi, V., D. Tarin et S. Goodison. « Role of telomerase in cell senescence and oncogenosis », *Ann. Rev. Med.*, 2000, 51 : 65-79.

Vijg, J., et J.Y. Wey. « Understanding the biology of aging : the key to prevention and therapy », *J. Am. Geriatr. Soc.*, 1995, 43 : 426-434.

Warner, H.R., R.J. Hodes et K. Pocinki. « What does cell death have to do with aging », *J. Am. Geriatr. Soc.*, 1997, 45 : 1140-1146.

CHAPITRE 2

Médicaments et qualité de vie

Jean Guimond

INTRODUCTION

L'amélioration et la préservation de la qualité de vie des personnes âgées ont toujours été des objectifs des professionnels de la santé. Maintenir et sauvegarder la qualité de vie, c'est encourager une vie indépendante et autonome, et c'est aussi assurer aux personnes âgées une vie sans douleur physique et mentale. Ces objectifs prennent tout leur sens lorsque la personne âgée est atteinte de maladies chroniques et qu'un traitement médicamenteux au long cours figure parmi les options thérapeutiques.

Depuis plusieurs années, des instruments de mesure ont été mis au point afin d'évaluer la qualité de vie et l'impact de l'utilisation des médicaments et d'autres types d'interventions médicales. Ces instruments de mesure n'ont guère donné de résultats fiables et reproductibles; cela résulte en partie de la difficulté de l'interprétation de ces tests et, bien évidemment, de la complexité de bien définir la « qualité de vie ».

DÉFINITIONS

Santé

L'Organisation mondiale de la santé (OMS) définit la **santé** comme étant un état complet de bien-être physique, mental et social, cette définition pouvant inclure la présence de maladie ou d'infirmité.

Qualité de vie

La **qualité de vie** est un concept subjectif permettant à la personne âgée d'exprimer sa satisfaction par rapport à sa condition de vie. C'est un concept difficile à définir en raison de son caractère et de sa complexité. La qualité de vie est influencée par une multitude de facteurs relevant de l'état physique et psychologique de la personne, de sa situation sociale et économique, enfin de ses origines culturelles et de ses inclinations spirituelles.

Selon l'importance accordée à chacun des aspects considérés, la personne âgée pourra qualifier sa « qualité de vie » ou sa « qualité de vie relative à sa santé ». Cette auto-appréciation reflétera la perception qu'elle a d'elle-même et de son environnement en relation avec son état de santé. Il n'y a aucune interrelation entre les définitions exprimées par chacune des personnes. Chaque définition possède sa valeur propre comme chaque personne possède une identité propre.

Qualité de vie déterminée par le niveau de santé

La **qualité de vie déterminée par le niveau de santé** est un concept qui se définit comme étant l'appréciation par le malade de son niveau de fonctionnement habituel et sa satisfaction comparée à sa perception de la situation idéale. Ce concept est plus spécifique et plus approprié dans le cadre général de nos interventions en gérontologie et en gériatrie. La qualité de vie déterminée par le niveau de santé est un concept vaste, incluant les effets du médicament. L'évaluation de l'état de santé comme déterminant de la qualité de vie tient compte de la maladie et de la situation fonctionnelle de l'individu en rapport avec les aspects physiques, sociaux, mentaux et comportementaux observés.

Perception temporelle de la qualité de vie

L'importance accordée à la qualité de vie se modifie avec l'avancée en âge. Les gens du troisième âge accordent aux différents facteurs influençant la qualité de vie des valeurs différentes de celles attribuées par les gens du quatrième âge. Par exemple, la santé physique sera probablement plus importante pour le « jeune vieux », alors que la santé mentale sera plus appréciée par les « vieux vieux ».

« JEUNES VIEUX » ET « VIEUX VIEUX »

Le Conseil consultatif national sur le troisième âge identifie les personnes du quatrième âge comme étant celles de 80 ans et plus (vieux vieux). Les personnes du troisième âge sont âgées de 60 à 80 ans (jeunes vieux). La qualification des groupes d'âge est essentiellement chronologique.

Les aspects de la qualité de vie les plus constants chez les personnes âgées sont probablement conserver un état mental sain, être aimées et être en paix (sérénité). La présence de la douleur, la solitude sont par contre des éléments qui contribuent à diminuer l'appréciation de la qualité de vie des personnes âgées en général. Dans les faits, c'est la personne qui détermine si sa qualité de vie a un sens, et on peut raisonnablement supposer que celle-ci a un sens si elle est satisfaisante et qu'elle répond à certains besoins fondamentaux que la personne âgée aura définis.

CRITÈRES DE SATISFACTION DE LA VIE CHEZ LA PERSONNE ÂGÉE

- Elle prend plaisir à ses activités quotidiennes.
- Elle trouve un sens à la vie et accepte ses responsabilités.
- Elle conserve une bonne humeur et se sent heureuse d'avoir atteint ses objectifs.
- Elle a de soi une image positive et trouve en elle une valeur malgré ses faiblesses.
- Elle jouit de la sécurité financière.
- Elle a des rapports sociaux.

MESURE DE LA QUALITÉ DE VIE

La qualité de vie est souvent associée à des mesures concrètes liées au fonctionnement organique, par exemple l'évaluation de la capacité respiratoire chez la personne atteinte d'une maladie pulmonaire, l'amélioration de la marche chez un parkinsonien ou le soulagement de la douleur chez un patient souffrant d'arthrose. Cependant, ces mesures donnent des résultats partiels et souvent contradictoires et ne peuvent à elles seules déterminer l'amélioration de la qualité de vie. Des mesures plus complexes, obtenues souvent par des questionnaires, donnent des résultats plus intéressants puisqu'elles tiennent compte des différents aspects de la personne.

Ces méthodes d'évaluation sont souvent orientées selon l'intérêt de l'évaluateur et dépendent de l'information recherchée. La mesure de la qualité de vie est faite le plus fréquemment pour apprécier, par exemple, la valeur d'un traitement pharmacologique ou d'une autre forme de traitement (réadaptation fonctionnelle intensive). L'information obtenue pourra éventuellement servir à établir le coût-bénéfice d'une intervention pharmacologique ou chirurgicale, à comparer différents traitements et à définir des politiques d'accès à des thérapies.

Cependant, dans la pratique quotidienne, la mesure de paramètres indiquant le progrès obtenu à la suite d'une intervention thérapeutique ou pharmacologique, et l'appréciation qu'en ont la personne âgée et le professionnel de la santé, montrent l'utilité la plus immédiate, même si cette mesure est souvent subjective. Elle servira à orienter les décisions quant à la poursuite du traitement, sa modification ou son abandon.

L'appréciation de la qualité de vie est donc personnelle. Alors que l'impact d'une situation débilitante sera d'ordre fonctionnel pour un praticien, il peut être d'ordre émotionnel chez le malade âgé. Par exemple, le praticien verra l'incontinence urinaire comme un problème d'ordre fonctionnel, alors que la personne âgée l'abordera d'une manière émotionnelle, qui a comme conséquence immédiate son retrait social. Pour ces raisons, la personne âgée doit être impliquée dans le processus d'évaluation de sa qualité de vie.

INSTRUMENTS DE MESURE

L'objectif des cliniciens et des chercheurs qui ont mis au point des instruments de mesure était d'obtenir des résultats fiables et reproductibles. En considérant la difficulté de bien définir la qualité de vie, on constate que les instruments de mesure les plus populaires sont multidimensionnels. Les exemples typiques d'instruments de mesure génériques (par opposition à des instruments utilisés dans le contexte de conditions spécifiques) sont le *Sickness Impact Profile* (SIP) et le *Medical Outcomes Study Short form* (MOS SF-36). Ces instruments de mesure sont utilisés plus fréquemment dans les milieux de la recherche. Le tableau 1 présente les résultats du consensus d'un groupe international d'experts en ce qui a trait aux éléments que devraient inclure les instruments de mesure de la qualité de vie en relation avec la santé.

Les instruments de mesure de la qualité de vie en relation avec une condition spécifique ou en relation avec une population particulière peuvent intégrer une ou plusieurs de ces dimensions selon les besoins. Par exemple, pour étudier les effets à court terme d'un traitement antihypertenseur chez les individus âgés de 60 ans et plus, l'évaluation de la dimension sociale risque d'apporter peu d'information utile, puisqu'il est très peu probable que le fonctionnement social des participants soit modifié par le traitement. Par contre, l'évaluation des répercussions du traitement sur le fonctionnement sexuel s'avère un élément essentiel. Voici des exemples d'instruments de mesure utilisés dans des conditions spécifiques : *Chronic Respiratory Disease Questionnaire, Spitzer Quality of Life Index, European Organization for Research and Treatment of Cancer Quality of Life Questionnaire.*

TABLEAU 1

Dimensions de la qualité de vie en relation avec la santé

Dimensions essentielles
Fonctionnement physique
Fonctionnement social
Fonctionnement psychologique
Satisfaction globale/bien-être
Perception de l'état de santé
Dimensions additionnelles
Fonctionnement neuropsychologique
Productivité
Intimité et fonctionnement sexuel
Sommeil
Douleur
Symptômes

En général, les instruments de mesure comportent une échelle graduée permettant à la personne âgée d'exprimer l'appréciation de son niveau de santé par rapport à la dimension choisie. Souvent, ils contiennent des énoncés en rapport avec l'autonomie qui permettent aussi d'exprimer un niveau de satisfaction. Ils peuvent être auto-administrés ou non.

Deux types d'approche sont utilisés. Dans le premier, on obtient du sujet des informations sur son niveau fonctionnel. Cette approche permet une standardisation du fardeau vécu en relation avec la maladie. Il n'y a cependant aucune place pour un jugement de valeur individualisé. Récemment, certains instruments de mesure multidimensionnels de type auto-évaluation ont été mis au point et tiennent compte des jugements de valeur individualisés (exemples: *Multiple Index of Life Quality, Patient-generated Index*). Cependant, ces instruments sont peu utilisés pour l'instant dans la population gériatrique.

ADAPTER LES INSTRUMENTS DE MESURE

Les instruments génériques de mesure de la qualité de vie en relation avec la santé peuvent être difficiles d'utilisation chez la personne âgée. Cette dernière peut nécessiter de l'aide afin de répondre aux questions posées. La personne âgée peut prendre jusqu'à 30 minutes et même au-delà pour répondre à l'ensemble des questions. Il est donc essentiel d'adapter ces questionnaires à une perspective gériatrique et de considérer la gravité des atteintes dans la construction des instruments de mesure utilisés chez nos aînés.

Les instruments de mesure ont le mérite d'objectiver le plus précisément possible le résultat thérapeutique que recherchent le clinicien et son équipe en donnant des soins aux personnes âgées, c'est-à-dire d'évaluer et, surtout, de permettre aux aînés d'évaluer leur qualité de vie. Dans un contexte gériatrique, l'instrument de mesure peut rapprocher le clinicien et la personne âgée et permettre de découvrir les éléments les plus significatifs qui diminuent la qualité de vie de cette dernière et qui sont souvent différents de ceux auxquels les intervenants accordent le plus d'importance.

ESPÉRANCE DE VIE À LA NAISSANCE

L'espérance de vie à la naissance des Canadiens et des Européens a régulièrement progressé au cours du XXe siècle. Alors qu'elle était de 59 ans en 1920 au Canada, elle est maintenant de 79 ans pour les deux sexes confondus (tableau 2).

Les gains en espérance de vie des femmes se sont surtout produits entre 1920 et 1950. De 1960 à 1990, les gains ont été similaires pour les femmes et les hommes, soit une hausse de sept années. Parmi les facteurs qui ont contribué à l'augmentation de l'espérance de vie à la naissance chez les deux sexes, notons une amélioration de l'alimentation et des conditions sanitaires de vie meilleures, des techniques médicales améliorées et la découverte de médicaments et de vaccins. Ces avancées ont permis à une plus grande proportion de femmes nord-américaines de dépasser la période de mortalité infantile et péripartum et d'atteindre l'âge moyen et avancé.

En 2011, les personnes âgées de plus de 65 ans représenteront 28 % de la population canadienne. Les gens âgés de plus de 80 ans, qu'on appelle maintenant le quatrième âge, constitueront 4 % de la population. Alors qu'en 1991 il y avait 3 700 centenaires au Canada, en 2000, ce nombre a doublé. La féminisation du quatrième âge est très importante.

TABLEAU 2

Espérance de vie à la naissance au Canada

Année	M+F	M	F	Différence
1920-1922	59	59	61	2
1920-1932	61	60	62	2
1940-1942	65	63	66	3
1950-1952	69	66	71	5
1960-1962	71	68	74	6
1970-1972	73	69	76	7
1980-1982	75	72	79	7
1990-1992	78	75	81	6
2000	79	76,7	82	5

Source : Statistique Canada, publication 2000. http://www.statcan.ca

Les maladies chroniques telles les maladies cardiovasculaires sont par ailleurs la principale cause de décès chez les hommes. Les modifications du style de vie des femmes (travail à l'extérieur, tabagisme, stress) sont probablement les facteurs déterminants qui contribuent à ramener la courbe de l'espérance de vie des femmes parallèle à celle des hommes. Le tableau 3 présente des statistiques sur l'espérance de vie à la naissance dans les pays industrialisés.

ESPÉRANCE DE VIE EN BONNE SANTÉ

L'espérance de vie en bonne santé sans aucune limitation est établie à partir des données sur la mortalité et sur les restrictions d'activité. Le tableau 4 présente les données canadiennes sur le sujet. L'espérance de vie en bonne santé se calcule en tenant compte de l'espérance de vie totale, de l'espérance de vie en institution, de l'espérance de vie avec des restrictions temporaires d'activité et de l'espérance de vie avec des restrictions permanentes d'activité.

La femme a une espérance de vie de sept ans supérieure à celle de l'homme, mais son espérance de vie en bonne santé n'est supérieure que de trois ans. Les gains obtenus sur l'espérance de vie en bonne santé sont beaucoup moins importants que ceux de l'espérance de vie à la naissance. L'augmentation du nombre de personnes âgées vivant avec des incapacités exerce une pression importante sur la demande de soins de santé et sur l'utilisation des médicaments.

TABLEAU 3

Espérance de vie dans les pays industrialisés (en années)

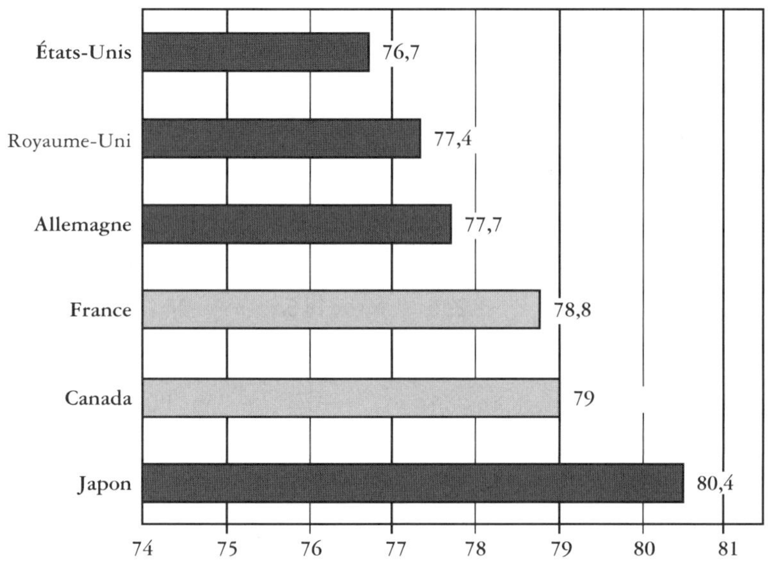

Source : Organisation de coopération et de développement économique, données sur la santé 2002.

Il est donc logique de prévoir que, étant donné la croissance démographique de la population âgée au cours des prochaines décennies, il y aura une augmentation graduelle et constante des personnes âgées vivant avec des incapacités induites par une comorbidité, dont l'ostéoporose, l'arthrite, le diabète et ses complications, l'hypertension et les démences. Ces personnes nécessiteront des soins de santé importants. L'utilisation des médicaments sera fréquente, voire constante. À la lumière de ces constatations, il est facile de reconnaître l'importance d'adopter un mode de vie et des habitudes de vie sains et préventifs dès l'âge de 35 ans.

TABLEAU 4
Espérance de vie selon l'état de santé (en années)

Sexe	Âge	Espérance de vie	Sans incapacité grave	Sans incapacité grave ou modérée	Sans incapacité	Corrigée
H	0	74,3	71,5	67,7	60,7	69,1
	15	60,1	57,3	53,5	47,6	55,3
	25	50,7	49,7	44,2	38,8	46,1
	35	41,3	38,6	35,1	30,1	36,9
	55	23,2	20,7	17,7	14,1	19,6
	65	15,6	13,3	11,0	8,3	12,6
	75	9,6	7,2	5,5	3,9	7,0
	85	5,4	2,8	1,7	1,1	3,3
F	0	80,7	75,8	70,5	63,8	73,8
	15	66.4	61,4	56,2	50,2	59,7
	25	56,6	51,7	46,6	41,1	50,2
	35	46,9	42,0	37,1	32,2	40,7
	55	28,1	23,5	19,5	15,7	22,8
	65	19,7	15,4	12,1	9,2	15,1
	75	12,4	8,1	5,6	4,0	8,5
	85	6,8	3,1	1,5	1,0	3,8

Source : Statistiques Canada 2000 : http://www.statcan.ca

En France, on utilise une mesure différente de celle du Canada pour évaluer l'autonomie des personnes âgées. Selon une enquête menée par le CERC en 1990, 26 % des personnes de 70 à 74 ans et près de 57 % des plus de 80 ans souffraient d'une perte d'autonomie.

BIOÉTHIQUE

Les progrès de la technoscience médicale ont eu pour conséquence une trop grande importance accordée à l'action curative et ont trop souvent mené à des comportements de type « acharnement thérapeutique ». Il y a maintenant lieu de réfléchir sur la question de l'intensité des interventions, médicales ou pharmacologiques, qu'il faut maintenir chez les personnes âgées dont la qualité de vie est grandement diminuée. Il est certain que les traitements qui apportent soulagement et confort à la personne âgée ne doivent jamais cesser sous prétexte qu'il n'y a plus de traitement curatif.

L'art de la pratique gériatrique réside dans la règle de **proportionnalité** des interventions. Le dilemme, malheureusement encore actuel, est de définir d'une manière éthique et morale ce qui est juste et nécessaire pour assurer le traitement le mieux adapté à la condition de la personne âgée.

Il faut enfin considérer les liens entre l'autonomie du malade (son désir affirmé) et les valeurs des soignants qui interfèrent et modulent les actions thérapeutiques et pharmacologiques. Les professionnels de la santé doivent donc informer les personnes âgées, ou les proches quand celles-ci sont inaptes, sur les conséquences de l'introduction, de la non-introduction ou de la cessation de l'intervention proposée, pharmacologique ou non, et ce, par une information objective et claire. C'est une obligation morale de respecter les choix des malades âgés sur l'intensité des soins à recevoir lorsque ces derniers les ont exprimés d'une manière éclairée, à condition bien entendu que ces choix soient opportuns et **bénéfiques** pour le malade.

Des problématiques telles la réanimation en fin de vie, l'utilisation d'une antibiothérapie chez les malades déments et grabataires, la sédation chez un malade cancéreux agité sont des situations fréquentes qui doivent être discutées par le malade et les équipes de soins. Il n'y a pas de réponse claire et définitive. Comme il a été dit précédemment, l'intervention sera modulée par les valeurs individuelles, les croyances religieuses et les origines ethniques des patients, des familles et des soignants.

Par ailleurs, la question des priorités dans l'allocation de ressources rares est fort complexe. L'âge chronologique comme critère d'accès aux soins est un sujet fort débattu en bioéthique, mais, pour l'instant, ce critère n'est pas utilisé explicitement dans les politiques de santé au Canada et dans les pays francophones d'Europe. Pour le clinicien placé devant une décision thérapeutique, l'âge chronologique ne devrait pas constituer un argument décisif. La règle de la **proportionnalité** des soins en fonction de la condition globale et du pronostic est la plus utile.

Qualité de vie ou durée de vie

La sensibilisation à l'importance de la qualité de vie plutôt qu'à la durée de vie peut faciliter la prise de décisions cliniques. En général, la préférence se dessine en faveur de la qualité de vie plutôt que de la durée de vie. Le dialogue et la franchise entre les soignants, les parents et les familles sont essentiels pour éviter l'émergence de conflits. Les patients et les familles bien informés prennent en général des décisions raisonnables et appropriées en concordance avec leurs valeurs.

Humanisation des soins

Les groupes intéressés à la gériatrie et à la gérontologie déplorent le manque d'humanisation des soins et le retard dans l'implantation des soins globaux, centrés sur les besoins du malade, soins de type *« caring »*. C'est par une approche globale et humaine que l'intensité thérapeutique et pharmacologique sera la mieux adaptée aux besoins des personnes âgées. C'est aussi par ce type d'approche, donc par le rapprochement soignants-soignés, que l'on évitera au maximum l'acharnement thérapeutique ou l'absence de traitement de confort.

Éthique et génétique

Les découvertes scientifiques médicales en génétique humaine se multiplient chaque jour. Elles permettent de déceler sur différents chromosomes la présence d'anomalies et de découvrir peut-être des traitements pharmacologiques spécifiques. Ces voies de recherche introduisent une dimension nouvelle et peu connue de l'éthique qui devra être discutée en collaboration avec les spécialistes de la bioéthique afin de mesurer l'impact de ces manipulations génétiques sur les attitudes à adopter vis-à-vis les personnes de tous les groupes d'âge.

Le dépistage de masse techniquement possible soulève de redoutables questions pour les individus. Par exemple, quelle sera l'attitude d'une personne se sachant porteur des gènes de la maladie d'Alzheimer en l'absence de traitement curatif ? Que penser des travaux de certains chercheurs dont les efforts tendent exclusivement à prolonger la vie sans nécessairement améliorer la qualité de vie ? C'est certainement un des débats éthiques les plus urgents dans le monde médical.

MÉDICAMENTS

Les médicaments jouent un rôle important dans la santé des personnes âgées. L'augmentation de l'espérance de vie et la diminution de la mortalité causée notamment par les maladies cardiovasculaires montrent bien l'efficacité des médicaments pour contrôler plusieurs maladies et conserver un maximum de qualité de vie. Les maladies pulmonaires obstructives chroniques et les accidents vasculaires cérébraux sont des exemples d'atteintes où les médicaments jouent un rôle important dans l'espérance de vie et dans le maintien de la qualité de vie.

Consommation des médicaments et qualité de vie

Les personnes âgées vivent de plus en plus longtemps, et elles y parviennent avec des incapacités plus ou moins débilitantes. Plus les personnes vieillissent, plus le nombre de maladies présentes augmente et plus augmente aussi la consommation régulière de médicaments pour maintenir des activités associées à la qualité de vie. Avec l'augmentation de la population âgée et très âgée, la consommation de médicaments *per capita* ne cesse de croître. Les statistiques de consommation sont éloquentes à cet égard. Si les pratiques médicales et pharmaceutiques ne se modifient pas, la consommation des médicaments continuera de croître de façon exponentielle.

Il est établi que plus le nombre de médicaments consommés est important, plus les risques d'effets indésirables s'accroissent. Les pertes d'autonomie et de qualité de vie peuvent être consécutives à la médication et se manifester par une sédation excessive, des chutes avec fracture, de l'incontinence urinaire, de la confusion, etc. Il est donc primordial d'être prudent et sélectif dans la prescription de médicaments.

L'état de santé des personnes âgées est rarement statique. Il se modifie sans cesse. Il est donc normal que la consommation de médicaments par la personne âgée soit sans cesse remise en question. Ces changements du régime pharmacologique devraient se faire en fonction des nouveaux besoins et en fonction de leur utilité dans le maintien de la qualité de vie. Des médicaments qui auront sauvé la vie d'une personne âgée un jour lui seront néfastes dans d'autres circonstances. C'est pourquoi il est nécessaire de réévaluer la médication aux 6 à 12 mois et de revoir sa pertinence.

Dans la thérapie globale du malade âgé, le médicament doit prévenir la détérioration de la qualité de vie ou maintenir celle-ci à un niveau satisfaisant sans causer de préjudice à l'état physique, social et psychologique de la personne. Si le médicament prescrit n'atteint pas ces buts, il doit être remis en question.

Efficacité thérapeutique et qualité de vie

Des études sur le contrôle de l'hypertension légère à modérée chez la personne âgée ont révélé des résultats qui portent à réflexion. Dans ces études, les médicaments utilisés dans le contrôle de l'hypertension artérielle avaient des valeurs comparables les uns par rapport aux autres. Toutefois, des participants interrogés sur leur appréciation de l'amélioration de leur qualité de vie ont répondu que les modifications des habitudes de vie (régime, perte de poids, exercices) dans le contrôle de l'hypertension ajoutaient à leur satisfaction. Ainsi, la moitié des participants disaient se sentir mieux tandis que les autres ne percevaient aucun changement ou se sentaient moins bien qu'auparavant, même si leur tension artérielle était bien contrôlée. Il est donc important d'associer plus d'un élément dans le contrôle de la tension artérielle. Il faut aussi apprécier la qualité de vie globale pour maintenir une thérapie. Le choix du médicament est important, mais il est tout aussi important de connaître l'appréciation de la qualité vie de la personne qui le consomme.

Prévention par les médicaments et qualité de vie

La prévention des complications secondaires aux maladies cardiaques, au diabète, à l'hypercholestérolémie ou à l'ostéoporose par l'application d'un traitement pharmacologique adéquat et, surtout, par des changements dans les habitudes de vie ne fait pas de doute chez les jeunes patients. Plusieurs études pharmacologiques appuient la nécessité de traiter ces affections afin de prévenir les complications ultérieures souvent très débilitantes et très coûteuses socialement. Ce qui est moins évident, c'est de déterminer l'utilité de faire de la prévention lorsque les problèmes de santé sont installés et, surtout, d'évaluer l'impact de ces mesures préventives sur la qualité de vie des personnes très âgées, ou dont l'espérance de vie est limitée. Il est des questions pour lesquelles nous n'avons pas vraiment de réponses claires : « quand devons-nous arrêter un traitement préventif ? », « quand doit-on s'abstenir d'entreprendre un traitement préventif ? ».

Dans la prévention, il faut cependant reconnaître le bien-fondé des campagnes de vaccination contre la grippe et la pneumonie. La vaccination contribue, de façon marquée, à protéger la santé des personnes âgées, particulièrement celles atteintes de maladies pulmonaires, de cardiopathies, de diabète. La vaccination protège les personnes âgées d'une détérioration de leur état de santé et maintient une qualité de vie.

Recherche sur les médicaments et qualité de vie

L'espérance de vie à la naissance augmente d'une année tous les quatre ans grâce aux actions de prévention et à la recherche médicale et pharmaceutique. Les médicaments contribueraient pour la moitié de ce gain de longévité. Selon des statistiques canadiennes, les décès dus aux maladies cardiovasculaires ont diminué de moitié au cours des trente dernières années. Cependant, il ne faut jamais perdre de vue que l'espérance de vie en bonne santé, donc sans handicap, s'accroît à un rythme moins rapide.

Les médicaments novateurs sont élaborés grâce à une meilleure compréhension des mécanismes d'action et grâce à l'identification des neurotransmetteurs impliqués dans certaines maladies. Outre leur effet thérapeutique spécifique, ces médicaments permettent principalement, du moins c'est l'objectif visé, de minimiser l'impact des effets indésirables et des interactions médicamenteuses. Cependant, ils ne les éliminent jamais. Des secteurs de recherche prometteurs, comme celui du traitement de la maladie d'Alzheimer, suscitent beaucoup d'espoir, mais dans l'immédiat, les personnes déjà gravement atteintes de cette maladie ne pourront réellement profiter des recherches en cours.

Il est difficile de prévoir l'impact de la prescription des médicaments novateurs chez les personnes âgées. Les essais cliniques auprès de cette clientèle sont peu nombreux et ne sont pas sans risque. C'est pourquoi les prescripteurs doivent demeurer prudents et vigilants, d'autant plus que les personnes âgées sont des grands consommateurs de soins et qu'ils sont aussi plus vulnérables aux risques iatrogéniques. Il serait souhaitable que les protocoles de recherche puissent inclure, sous certaines conditions, un plus grand nombre de personnes âgées.

IMPLICATION DES PROFESSIONNELS DE LA SANTÉ

Si les médicaments peuvent assurer une meilleure qualité de vie chez les personnes âgées, ils peuvent aussi contribuer à la diminuer par une consommation non appropriée, une mauvaise utilisation ou par l'apparition d'effets indésirables, voire nocifs. Les professionnels de la santé se doivent d'intervenir pour maximiser l'effet thérapeutique des médicaments en établissant des objectifs thérapeutiques et de suivi lors de l'introduction d'un nouveau médicament.

Enseignement et technique d'utilisation

Les professionnels de la santé ont un rôle d'éducateur à jouer auprès des personnes âgées en ce qui concerne l'utilisation correcte des médicaments. L'utilisation des aérosols-doseurs dans le traitement des maladies pulmonaires, par exemple, doit être révisée régulièrement, sinon il en résulte un contrôle déficient de la maladie pulmonaire et des exacerbations inutiles.

Enseignement et observance

L'inobservance du régime médicamenteux est un comportement rencontré chez près d'une personne âgée sur deux (voir chapitre 4). Plus souvent, l'inobservance se traduit par une sous-consommation des médicaments prescrits. Il y a là un risque évident de mauvais contrôle de la maladie pour laquelle les médicaments sont prescrits. Il n'y a qu'un pas à franchir pour qu'un autre médicament soit prescrit.

L'augmentation du nombre de médicaments prescrits rend plus difficile l'observance par les personnes âgées. Les coûts cachés de l'inobservance du régime médicamenteux sont évalués à près de neuf milliards de dollars par année au Canada. Le rôle des professionnels est donc primordial pour contrer l'inobservance, non seulement à cause des coûts mais aussi à cause des conséquences sur la qualité de vie des personnes âgées.

Enseignement et effets indésirables des médicaments

Les effets indésirables des médicaments sont une autre préoccupation que les professionnels de la santé doivent avoir comme priorité. Ils sont une source importante d'abandon du traitement ou d'ajout de médicaments. Des pertes importantes d'autonomie sont attribuables aux effets indésirables des médicaments. La qualité de vie s'en trouve grandement diminuée.

CONCLUSION

La qualité de vie est une balise utilisée qui peut permettre une amélioration de l'intervention pharmacothérapeutique, mais elle ne doit pas servir de prétexte à l'abstention thérapeutique. Les médicaments jouent un rôle important dans le maintien de la qualité de vie des personnes âgées. Paradoxalement, ils peuvent contribuer à dégrader l'état de santé des aînés. C'est en soupesant les avantages et les inconvénients du traitement médicamenteux que la qualité de vie des aînés sera le mieux protégée.

Bibliographie

Anderson, R.T., S. Shumaker, M.J. Naughton et K.A. Colombo. « Approach to managing the elderly patient », dans W.R. Hazzard, J.P. Blass, W.H. Ettinger *et al.* (dir.), *Principles of Geriatric Medicine and Gerontology*, 4e éd., New York, McGraw-Hill, 1999, p. 255-266.

Andresen, E.M., G.W. Gravitt, M.E. Aydelotte *et al.* « Limitations of the SF-36 in a sample of nursing home residents », *Age and Ageing*, 1999, 28 : 562-566.

Bravo, G., M.F. Dubois, M. Carpentier *et al.* « Quality of care in unlicensed homes for the aged in the Eastern townships of Quebec », *CMAJ*, 1999, 160 : 1441-1445.

Bulpitt, C.J., et A.E. Fletcher. « Drug treatment and the quality of life in the elderly », *Clin. Geriatr. Med.*, 1990, 6 : 309-317.

DuBeau, C.E., B. Levy, C.L. Mangione *et al.* « The impact of urge incontinence on quality of life : importance of patients' perspective and explanatory style », *J. Am. Geriatr. Soc.*, 1998, 46 : 683-692.

Faden, R., et P.S. German. « Quality of life. Consideration in geriatrics », *Clin. in Geriatr. Med.*, 1994 : 10 : 541-551.

Lalonde, S. « Bioéthique et pharmacothérapie », dans G. Barbeau, J. Guimond, et L. Mallet (dir.), *Médicaments et personnes âgées*, Saint-Hyacinthe, Édisem-Maloine, 1991, p. 5-12.

Magaziner, J., S.S. Bassett, R. Hebel *et al.* « Use of proxies to measure health and functional status in epidemiologic studies of community-dwelling women aged 65 years and older », *Am. J. Epidemiol.*, 1996, 143 : 283-292.

Mitchell, F., M. Gauthier, R. Gauthier *et al.* « Évaluation de la qualité de vie chez les personnes atteintes d'une bronchopneumopathie chronique obstructive », *Rev. Mal. Resp.*, 1993, 10 (2) : 147-153.

Oparil, S. « Antihypertensive therapy – efficacy and quality of life », *N. Eng. J. Med.*, 1993, 328 : 959-961.

Statistique Canada, 2000. « Espérance de vie à la naissance. Guide de statistiques de la santé », dans *Site de Statistique Canada* [en ligne]. N° au catalogue : 82-573-GIF. URL : http://www.statcan.ca/francais/Pgdb/health26_f.htm (page consultée le 15 décembre 2002).

Testa, M.A., R.B. Anderson, J.F. Nackley *et al.* « Quality of life and antihypertensive therapy in men. A comparaison of captopril with enalapril. The Quality-of-Life Hypertension Study Group », *N. Eng. J. Med.*, 1993, 13 : 907-913.

Ware, J.E., et C.D. Sherbourne. « The MOS 36-item short-form health survey », *Med. Care*, 1992, 30 : 473-483.

Weinberger, M., G.P. Samsa, J.T. Hanlon *et al.* « An evaluation of a brief health status measure in elderly veterans », *J. Am. Geriatr. Soc.*, 1991, 39 : 691-694.

CHAPITRE 3

La consommation des médicaments

Sylvie Desgagné et Jean Guimond

INTRODUCTION

L'objectif de l'évaluation de la consommation des médicaments chez les personnes âgées est de pouvoir proposer des actions qui favorisent une utilisation optimale de la pharmacothérapie et d'assurer un maintien adéquat de la qualité de vie eu égard à sa durée. L'utilisation rationnelle et optimale des médicaments apporte un bénéfice immédiat pour la personne âgée, de même que pour la société, en favorisant le maintien de son autonomie ou en prévenant une hospitalisation. Plusieurs statistiques montrent que les personnes âgées sont les principaux consommateurs de médicaments, tant au Québec et au Canada que dans les autres pays.

La polypharmacie s'accompagne souvent de polypathologie, rendant particulièrement complexe la prescription de médicaments aux aînés. Ainsi s'ajoutent, au risque intrinsèque inhérent à chaque médicament, les dangers d'interactions médicament-médicament ou médicament-pathologie, la gestion d'un régime thérapeutique compliqué, sans oublier le coût non négligeable de tous les traitements pharmacologiques. La fidélité au régime prescrit est également un facteur important dans l'évaluation et l'analyse de la consommation de médicaments chez les personnes âgées.

L'analyse de la consommation de médicaments peut se faire en recourant à des données statistiques centralisées. Par exemple, des données extraites d'un programme comme celui de la Régie de l'assurance maladie du Québec ou encore en provenance de programmes d'assurance publique américains tel MediCare nous permettent de connaître les tendances de la consommation selon les groupes d'âge, le sexe ainsi que les coûts associés à cette consommation. L'analyse peut également se baser sur les profils quotidiens de la consommation des médicaments, ceux-ci reflétant davantage la consommation médicamenteuse des personnes âgées en hébergement.

STATISTIQUES DE CONSOMMATION

Les statistiques sur la consommation des médicaments serviront à approfondir nos connaissances sur les habitudes des consommateurs et celles des différents intervenants en santé. L'analyse de ces données permet d'élaborer des stratégies positives telles la formation professionnelle, l'éducation et la prévention. Dans toutes les circonstances, il est nécessaire de pouvoir individualiser les informations afin de suggérer la conduite appropriée. Les statistiques et surtout les moyennes de consommation révèlent des tendances, mais elles peuvent être biaisées par le faible consommateur qui fait bien paraître la statistique. Il faut donc comprendre la méthodologie utilisée par les chercheurs et interpréter les résultats avec circonspection.

Statistiques de la Régie de l'assurance maladie du Québec (RAMQ)

Les statistiques de la RAMQ présentent la consommation d'une partie des personnes âgées du Québec, soit celles utilisant ce régime d'assurance publique plutôt que celui d'une assurance privée. Elles reflètent la consommation de médicaments inscrits sur une liste préétablie et révisée aux six mois. Ainsi, ces données ne fournissent pas d'information sur la prise d'autres formes de pharmacothérapie, c'est-à-dire sur la consommation de produits naturels, la consommation de médicaments sans ordonnance ainsi que des médicaments ne figurant pas sur la liste de la RAMQ. Ces statistiques représentent les ordonnances reçues par les personnes âgées et non les médicaments consommés.

Les statistiques émanant de la RAMQ sont d'ordre général. Il apparaît difficile d'en tirer des conclusions précises. Elles sont d'une plus grande utilité pour connaître les tendances selon les groupes d'âge, le sexe, les médicaments par classes et par régions administratives du territoire québécois. L'augmentation de la consommation annuelle *per capita* et les coûts sont aussi disponibles. Il est intéressant de prendre un recul de quelques années pour dégager des tendances dans l'utilisation des médicaments chez les 65 ans et plus, ainsi que dans l'évolution des coûts.

En 1992, les données recueillies par l'enquête Santé Québec indiquaient que les personnes âgées admissibles au régime de la RAMQ avaient en moyenne trois ordonnances actives au moment de l'enquête. Dans un échantillon de près d'un demi-million de personnes âgées, 19 % avaient au moins cinq ordonnances. Un pourcentage appréciable avait de sept à neuf ordonnances, ou plus de dix. Cette étude montrant la consommation importante de médicaments par les personnes âgées a permis de dégager plusieurs informations et recommandations, notamment sur les ordonnances potentiellement non appropriées (OPNA).

En 1998, le pourcentage de personnes de 65 ans et plus consommant trois médicaments et plus s'élève à 51,6 % des participants à l'enquête. Cet indicateur est obtenu par la sommation des médicaments déclarés (gouttes, onguents, pilules...) sans égard à la classe à laquelle ils sont rattachés ni au nombre de doses prises. Les médicaments utilisés par une personne peuvent donc appartenir à une seule ou à plusieurs classes différentes.

La facture du programme de médicaments de la RAMQ (pour les 65 ans et plus) atteignait plus de 450 millions de dollars au début des années 1990. Dix ans plus tard, en 2001, le coût du même programme d'assurance de la RAMQ totalise plus de 905 millions de dollars.

Consommation de médicaments par les personnes âgées en hébergement

Les profils quotidiens de la consommation de médicaments ont d'abord été réalisés principalement dans les centres de soins de longue durée. Au début, les efforts des pharmaciens exerçant en centre d'accueil étaient orientés davantage vers la rationalisation des coûts des médicaments et la mesure de la charge de travail des pharmaciens, des équipes techniques dédiées à la préparation des médicaments et des infirmières chargées de l'administration des médicaments aux patients. Les interventions pharmacothérapeutiques ont débuté graduellement par l'implication et l'intégration des pharmaciens comme membres des équipes traitantes. L'acceptation des recommandations pharmacothérapeutiques, la participation au regroupement clinique de pharmaciens œuvrant en gériatrie et la reconnaissance des opinions pharmaceutiques ont contribué à une meilleure communication et au rayonnement de la pratique pharmaceutique auprès des personnes âgées.

Un comité de travail dans les établissements de soins de longue durée a donc proposé un guide facilitant et structurant la réalisation d'un profil de consommation des médicaments pour la clientèle hébergée. En plus de mesurer la charge de travail (nombre d'ordonnances, de doses), ce guide permet d'établir les statistiques de consommation. On peut ainsi comparer les divers centres d'hébergement quant au nombre de prescriptions *per capita*, selon les groupes d'âge, le sexe, les classes de médicaments (ex. : anxiolytiques-sédatifs, hypnotiques) et même par médicament consommé (ex. : triazolam) en tenant compte de la dose et de la fréquence d'administration.

MOYENNE DE MÉDICAMENTS CONSOMMÉS

Pour une pharmacothérapie optimale, il n'existe pas de moyenne idéale. La statistique de consommation prend toute sa signification dans la mesure où elle permet de rationaliser et d'optimiser les traitements pharmacologiques des individus âgés. Si les statistiques globales peuvent nous donner les grandes tendances, le profil quotidien de consommation est un outil d'une plus grande utilité pour le bénéfice du malade et des équipes traitantes.

Ainsi, on sait que dans les établissements de soins de longue durée, la consommation moyenne quotidienne est passée de quatre ordonnances, au milieu des années 1990, à près de six ordonnances en 2000, toutes prescrites sur une base régulière (données non publiées).

Dans les établissements de soins de longue durée, les profils quotidiens se révèlent un outil de travail intéressant puisqu'ils donnent une image exacte de la consommation quotidienne du malade âgé et non celle des médicaments qu'il a en sa possession. Le phénomène de l'inobservance du régime médicamenteux est inexistant et la problématique de la consommation des médicaments sans ordonnance ne se pose pas.

Statistiques émanant d'enquêtes

Plusieurs enquêtes, dont celles de Dumas et d'Enquête-Canada, ont montré que 75 % des personnes âgées de plus de 65 ans interrogées consommaient régulièrement des médicaments en vente libre. Cette consommation augmente avec l'âge et est significativement plus importante chez les femmes. Elle s'ajoute au régime médicamenteux prescrit.

Une étude réalisée auprès de sujets d'un hôpital de jour gériatrique de la région de Québec, utilisant la même méthodologie que celle décrite précédemment, a démontré que cette clientèle recevait 5,9 ordonnances par jour. Sept pour cent des sujets ne prenaient aucun médicament, alors que six pour cent en consommaient dix ou plus quotidiennement. La clientèle de l'hôpital de jour est constituée de personnes âgées de 65 et plus, vivant à domicile et aux prises avec au moins un problème de santé majeur.

NIVEAU DE LA CONSOMMATION DE MÉDICAMENTS

Depuis quelques années déjà, les publications épidémiologiques prévoient l'explosion démographique de la population âgée et la croissance implicite des coûts de santé, et par le fait même celle des coûts liés à l'usage accru des médicaments. En effet, le recours plus fréquent aux médicaments de même que la mise sur le marché de traitements novateurs pour soigner des maladies jusqu'ici incurables ont contribué à l'augmentation de l'espérance de vie à la naissance. Au Canada, les valeurs observées pour 2000 montrent que l'espérance de vie se situe à 76,7 ans pour les hommes et à 82,0 ans pour les femmes. Si l'espérance de vie à la naissance augmente, on ne peut en dire autant de l'espérance de vie en bonne santé, cette dernière ayant même diminué dans la dernière décennie (chapitre 2).

Le nombre moyen d'ordonnances (la somme des nouvelles ordonnances et des renouvellements) par année reçues par les personnes âgées est passé de 19,6 en 1983 à 25,9 en 1988. Il a continué de progresser continuellement. En 1996, le nombre moyen était de 34,4, et de 36,4 en 1997. L'utilisation de piluliers, c'est-à-dire d'ordonnances hebdomadaires, ou les traitements de courte durée peuvent en partie expliquer ce phénomène. Le coût annuel par utilisateur de 65 ans et plus ne cesse aussi d'augmenter. Il était de 723,34$ en 1996 et de 1416,00$ en 2001.

AUGMENTATION DE LA CONSOMMATION

Force est d'admettre que les spécialistes en gériatrie sont inquiets de la consommation grandissante de médicaments, mais celle-ci ne cesse de croître année après année, et ce indépendamment des coûts qui s'y rattachent. Peut-on définir un niveau acceptable de consommation de médicaments chez la clientèle âgée et quel serait-il ?

Les femmes âgées ont tendance à recevoir cinq ordonnances par année de plus que les hommes. En 1996, les hommes ont reçu en moyenne 31,9 ordonnances et les femmes, 36,1. En 1997, la moyenne était de 33,8 et de 38,2 respectivement pour les hommes et les femmes.

ANALYSE DE LA CONSOMMATION DE MÉDICAMENTS

Le tableau 1 présente quelques données statistiques annuelles de consommation de la RAMQ pour l'année 2001. Les médicaments les plus fréquemment prescrits sont ceux du système cardiovasculaire et du système nerveux central. Ils représentent plus de 62 % de l'ensemble des médicaments prescrits. Il est à noter que, depuis 1992, on note une diminution constante du nombre annuel d'ordonnances d'anxiolytiques-sédatifs et d'hypnotiques. Leur proportion est passée graduellement de 12,5 % à 9,2 % en 1997, puis à 6,6 % en 2001. Les analgésiques se sont maintenus à un niveau quasi constant et les autres psychotropes sont passés de 2,6 % en 1992 à 3,9 % en 2001. L'augmentation la plus importante est celle des hypolipémiants dont la consommation a littéralement triplé, passant de 2 % à 6 % pendant la même période.

Comme il a été mentionné précédemment, les enquêtes menées auprès du public indiquent que 80 % des personnes âgées consomment aussi des médicaments en vente libre. Les médicaments les plus souvent mentionnés sont les analgésiques (acétaminophène, ibuprofène), les vitamines et certains produits gastro-intestinaux (laxatifs ou anti-acides). Bien que peu de données soient actuellement disponibles, les thérapies complémentaires, telles que les produits naturels, sont l'objet d'une large publicité et sont certainement à considérer dans l'analyse de la consommmation de médicaments.

TABLEAU 1
Répartition des médicaments prescrits aux personnes âgées (extrait du rapport de la RAMQ, 2001)

Médicaments	**Pourcentage d'ordonnances**	**Pourcentage du coût brut**
Système cardiovasculaire	39,4	41,2
Système nerveux central	22,8	13,7
Hormones et substituts	8,7	5,8
Système gastro-intestinal	4,8	9,5
Système nerveux autonome	2,9	4,0
Sphère O.R.L.	2,7	2,4
Médicaments du sang	2,2	2,9
Anti-infectieux	2,0	2,2
Vitamines	1,4	0,5
Peau et muqueuses	1,1	0,7
Autres	12,0	17,1
Total	100,0	100,0

RISQUES D'UNE MAUVAISE CONSOMMATION DE LA MÉDICATION EN GÉRIATRIE

Malheureusement, l'utilisation sous-optimale des médicaments chez la clientèle âgée n'est pas rare. Elle est la principale cause des maladies iatrogéniques, c'est-à-dire provoquées par les soins dispensés. Elle peut se caractériser par une surprescription, un monitorage pharmacothérapeutique inadéquat et, parfois même, par une sous-prescription. Le nombre seul de médicaments consommés n'est qu'un indicateur parmi d'autres et ne permet pas de prédire l'apparition d'effets indésirables. Les cliniciens doivent garder à l'esprit que la personne âgée ne consommant qu'un seul médicament non indiqué ou mal prescrit nécessite plus d'attention que celle qui consomme quatre médicaments justifiés et adaptés à sa condition et à ses besoins. Dans tous les cas, la pharmacothérapie doit être adaptée en tenant compte des modifications physiologiques associées au vieillissement (voir le chapitre 5 sur la pharmacocinétique). D'une part, la pharmacocinétique et la pharmacodynamique de plusieurs molécules sont modifiées par l'âge ; d'autre part, la multiplication des diverses approches pharmacothérapeutiques favorise les interactions médicamenteuses, celles-ci étant particulièrement à craindre chez la personne âgée.

LES ORDONNANCES POTENTIELLEMENT NON APPROPRIÉES (OPNA)

Le rapport d'un comité d'analyse de la consommation médicamenteuse des personnes âgées a bien ciblé la problématique de la consommation des médicaments dans l'élaboration de son profil quotidien, qu'il a appelée les ordonnances potentiellement non appropriées (OPNA). Ces ordonnances soit constituent des chevauchements thérapeutiques, soit comportent des doses trop élevées de certains médicaments, soit provoquent des interactions médicamenteuses nuisibles. Par exemple, le pourcentage d'interactions médicamenteuses a été estimé à plus de 60 % chez les utilisateurs de dix médicaments et plus, et le niveau de chevauchements thérapeutiques à plus de 40 % dans ce même groupe. Les situations retenues dans l'étude ponctuelle du comité d'analyse ne décrivent pas tous les cas d'ordonnances potentiellement dangereuses. La durée des ordonnances, le choix de molécules peu compatibles chez les personnes âgées à cause des changements physiologiques, la possibilité d'effets indésirables similaires à des symptômes fréquents en gériatrie sont d'autres situations à risque qui n'ont pu être évaluées. De plus, cette analyse ne tient pas compte des médicaments en vente libre possiblement consommés la même journée.

La même étude révèle que 17 % des personnes âgées reçoivent au moins une OPNA et, fait étonnant, 83,3 % des OPNA n'impliquaient qu'un seul prescripteur et une seule pharmacie. Les femmes sont plus exposées que les hommes, particulièrement les plus âgées. La prise de plusieurs médicaments et le nombre de prescripteurs augmentent le risque d'obtenir au moins une ordonnance potentiellement non appropriée (tableau 2).

En examinant le profil médicamenteux d'un échantillon représentatif de personnes âgées de 65 ans et plus, Tamblyn et ses collaborateurs ont été en mesure de déterminer la proportion de patients recevant une OPNA à un moment donné dans une année ciblée. Leurs résultats indiquent que 46 % des personnes âgées participantes ont reçu une OPNA, 36 % s'étant vu prescrire des benzodiazépines pendant plus de 30 jours consécutifs, 16 % ayant reçu une combinaison de médicaments psychotropes à risque élevé, et 15 % ayant reçu des benzodiazépines à longue demie-vie ; 12 % des patients de l'échantillon ont reçu des combinaisons à risque pour l'appareil cardiovasculaire.

TABLEAU 2
Proportion de personnes âgées ayant reçu une OPNA en fonction du fractionnement des prescripteurs (extrait de R.M. Tamblyn et al., CMAJ, avril 1996)

	Pourcentage des patients	
OPNA / classes	**Avec une OPNA et un seul prescripteur**	**Avec une OPNA et plusieurs prescripteurs**
Médicaments du système cardiovasculaire	5,9 %	22,0 %
Psychotropes	20,3 %	17,6 %
Anti-inflammatoires non stéroïdiens	4,0 %	25,8 %

Ces médicaments prescrits et consommés par les personnes âgées ne sont pas anodins. D'autres travaux, publiés en 1997, ont montré que 40 % des personnes âgées en hébergement et près de 25 % de celles vivant en communauté se voient prescrire des médicaments inappropriés. Dans le cadre d'une étude menée dans l'État américain de Washington portant sur des personnes âgées autonomes et vivant à domicile, on a démontré que 75 % de celles-ci avaient reçu au moins une OPNA. Souvent, ces OPNA ne sont pas reconnues, ni résolues et causent, subséquemment, une morbidité reliée aux médicaments. Cette morbidité résulte la plupart du temps en événement nocif pour le vieillard et est associée à des coûts sociaux importants. La longévité plus grande de la population fait craindre de plus en plus une augmentation de la prévalence de la morbidité reliée aux médicaments.

Aux États-Unis, l'impact économique de la morbidité reliée aux médicaments dans la population des 65 ans et plus se chiffre à 171 milliards de dollars annuellement, rivalisant avec le coût total des traitements liés aux cancers, à la maladie d'Alzheimer, aux maladies cardiovasculaires et au diabète. Au cours des sept dernières années, ces coûts ont beaucoup augmenté, puisqu'en 1995 ils s'élevaient à 76 milliards de dollars. Les problèmes occasionnés par les médicaments pourraient constituer, selon la même source, la sixième cause de décès aux États-Unis chez les 65 ans et plus. La prolifération des pharmacies dites « postales » ou « pharmacies sur Internet », légales dans ce pays, semble avoir contribué à ces statistisques alarmantes. Au Canada, le coût de la morbidité reliée aux médicaments est estimé à 11 milliards de dollars, selon une étude de l'Université de Dalhousie.

Plusieurs études canadiennes ont démontré qu'entre 16 et 20 % des admissions en hôpital gériatrique sont dues à une mauvaise utilisation des médicaments. Les auteurs s'entendent pour affirmer que ce n'est pas l'âge comme tel, mais plutôt le nombre de maladies et de médicaments qui rend la personne âgée vulnérable aux effets indésirables. Le lecteur obtiendra des données plus détaillées dans le chapitre 6 consacré aux effets indésirables.

L'OBSERVANCE DU RÉGIME PHARMACOTHÉRAPEUTIQUE

L'observance thérapeutique n'est pas une fin en soi. Certains auteurs estiment que les personnes âgées font preuve d'autodéfense en diminuant d'elles-mêmes le nombre de médicaments qui leur sont prescrits. Dans un contexte de mesure de la consommation médicamenteuse, l'inobservance fausse les données statistiques. Dans un contexte clinique, l'inobservance induit une perception fausse de l'efficacité – ou non-efficacité – du médicament prescrit, entraînant par le fait même une modification de l'ordonnance. Il en résulte un risque iatrogénique supplémentaire et des coûts importants. Le refus ou l'absence de participation volontaire du patient à son traitement doit être évalué au regard de la modification de la thérapie médicamenteuse et doit remettre en question l'utilisation des médicaments. Le lecteur est invité à consulter le chapitre 4 sur l'observance.

STRATÉGIES POUR AMÉLIORER LA CONSOMMATION MÉDICAMENTEUSE

Parmi les stratégies d'amélioration de la consommation médicamenteuse en gériatrie, notons l'éducation du public, des personnes âgées et des dispensateurs de soins, ainsi qu'une meilleure formation en matière d'évaluation de la qualité des actes pharmaceutiques et médicaux. La diminution de la fragmentation des soins dispensés aux aînés est également une stratégie à considérer.

La prémisse de l'amélioration de la consommation des médicaments chez la personne âgée réside essentiellement dans la réflexion et l'évaluation de la nécessité d'un traitement pharmacologique, dans le choix du médicament, de sa posologie, dans la détection des effets indésirables et dans la comédication. La durée limitée des ordonnances est une excellente stratégie pour revoir la pertinence de continuer et d'ajuster, si besoin est, les médicaments prescrits précédemment. Les bénéfices escomptés de la thérapie médicamenteuse doivent surpasser les risques associés au médicament ou à l'absence de traitement.

À cette fin, des interventions doivent être menées sur trois niveaux: les médicaments, les personnes âgées et les professionnels de la santé. Les mécanismes d'évaluation des habitudes des prescripteurs et des dispensateurs doivent faire l'objet d'études régulières par les organismes professionnels concernés en vue d'assurer un suivi constant et de proposer des avenues de solution réalistes.

STRATÉGIES POUR AMÉLIORER LA CONSOMMATION DE MÉDICAMENTS EN GÉRIATRIE

- Surveillance pharmacothérapeutique: détection des problèmes potentiels et réels et résolution. Plusieurs problèmes peuvent être détectés précocément avant d'avoir des effets indésirables.
- Évaluation des produits et amélioration de la performance des dispensateurs de soins: publication et révision des guides de pratique, données informatiques pertinentes et à jour.
- Participation du patient à son plan de traitement. Le malade et le dispensateur de soins doivent s'entendre sur l'objectif thérapeutique. La personne âgée doit donner son consentement, et vice versa.
- Utilisation de médicaments reconnus sécuritaires pour la clientèle gériatrique.
- Utilisation de médicaments dont le ratio coûts/bénéfices est estimé.
- Amélioration des sytèmes de distribution destinés aux personnes âgées.
- S'assurer que le malade a accès à sa médication (ex.: ouverture du flacon), comprend les instructions (ex.: lisibilité), peut utiliser les dispositifs renfermant les molécules (ex.: arthrite). Un horaire quotidien d'administration des médicaments, adapté au mode de vie des personnes âgées, jumelé à une information verbale, peut contribuer à améliorer la consommation.
- Prescription orientée sur les objectifs relatifs à l'utilisation de la pharmacothérapie. Préciser l'atteinte de cette cible thérapeutique, son ampleur, ainsi que les effets indésirables associés.
- Identification des signes et symptômes associés aux médicaments autant qu'à la maladie, et réévaluation de la pharmacothérapie. Identification et réévaluation d'un diagnostic erroné.
- Documentation et communication: la mise en commun d'un dossier médical unique est essentielle pour une coopération optimale dans le système de soins actuel.

Le médicament

Grenier fait remarquer que le but ultime du médicament est de guérir une maladie, arrêter sa progression ou la ralentir afin de prévenir les complications, conserver l'autonomie de la personne, atténuer la douleur, améliorer la qualité de vie et augmenter l'espérance de vie. Ces objectifs sont nobles, mais malheureusement les médicaments agissent au-delà de ce que l'on attend d'eux en produisant des effets indésirables qui provoquent trop souvent des pertes d'autonomie, des hospitalisations, des décès, nécessitant l'ajout d'autres médicaments pour neutraliser ces effets indésirables.

L'utilisation des médicaments par les personnes âgées, particulièrement chez les plus frêles, n'est jamais sans risque, 80 % des effets indésirables observés dans cette population étant causés par des doses trop fortes. Une hospitalisation sur cinq est la conséquence directe des médicaments. Il est donc impérieux de s'assurer que les doses gériatriques sont respectées et que les règles de l'art de la prescription gériatrique sont suivies (débuter à faible dose, l'augmenter lentement).

La personne âgée

La collaboration de la personne âgée est indispensable pour une saine gestion médicamenteuse. La majorité des personnes âgées peuvent être amenées à accroître leur participation au traitement pharmacologique prescrit si celui-ci est simple et bien compris. De nombreuses enquêtes ont démontré le désir des personnes âgées de recevoir plus d'information sur l'indication des médicaments qui leur sont prescrits et sur leurs effets indésirables. Elles aiment aussi participer à des programmes éducatifs qui, même s'ils ne changent pas leur comportement d'une manière soutenue, jouent un rôle motivateur. Elles souhaitent améliorer leur relation avec les médecins, les pharmaciens et les autres intervenants de la santé, mais elles craignent de poser des questions et jugent, entre autres, que les rencontres sont trop brèves. Elles n'ont pas l'habitude des relations impersonnelles et des discussions abrégées.

L'étude canadienne de Tamblyn et de ses collaborateurs a démontré que les personnes âgées fréquentant une seule pharmacie sont significativement moins à risque de recevoir une OPNA, de présenter un problème lié à leur médication et conséquemment une MRM, que celles dont les sources d'approvisionnement sont multiples.

Pour cette génération ayant connu les révolutions médicales suscitées par la découverte de plusieurs médicaments, par exemple les antibiotiques, le médicament conserve son aura magique. Une meilleure prise en charge de leur santé par une alimentation équilibrée, l'activité physique et la relaxation fait partie intégrante du message véhiculé par plusieurs groupes de soutien et d'entraide aux personnes âgées. En particulier, les CLSC, les centres de santé publique et les organismes communautaires peuvent être des alliés précieux.

Les professionnels de la santé

La qualité des prescriptions destinées aux personnes âgées est considérée comme particulièrement pauvre. Dans l'étude de l'Université de Dalhousie, un quart des visites en cabinet de médecine familiale se sont conclues par une ordonnance jugée non appropriée par un consensus d'experts. L'analyse a démontré que 33,3 % des ordonnances rédigées n'étaient pas pertinentes et que 13 % des visites auraient nécessité une ordonnance qui n'a pas été rédigée.

Le médecin et le pharmacien auraient nettement avantage à demander à la personne âgée, ou à son accompagnateur, d'apporter ses médicaments lors des visites à la clinique médicale et à la pharmacie. La même procédure devrait s'appliquer lors d'une hospitalisation ou d'une visite à l'urgence. Cette façon de faire fournit des renseignements importants sur les habitudes de consommation des médicaments prescrits et en vente libre, et sur la prise des médicaments (observance du régime médicamenteux).

Pour une meilleure utilisation des médicaments et une consommation individuelle et collective la plus rationnelle possible, il faut respecter certaines conditions précises et simples.

POLYPHARMACIE CHEZ LA PERSONNE ÂGÉE : ÉLÉMENTS À CONSIDÉRER

- le nombre total de médicaments
- le nombre de médicaments de la même classe
- la date des différentes ordonnances
- le nombre de contenants en possession de la personne âgée
- le nombre de contenants en provenance de différentes pharmacies
- le nombre de prescripteurs différents
- le nombre de médicaments sans ordonnance
- le nombre de produits naturels
- un profil pharmaceutique à chaque visite
- les dosages sanguins si disponibles

Les médecins et les pharmaciens ne doivent pas conclure que les médicaments trouvés dans le sac de la personne âgée ou à son domicile sont consommés comme prescrits. La situation actuelle montre à quel point le médecin traitant, le pharmacien et l'infirmière doivent jouer un rôle plus accentué dans la prévention, l'enseignement et la réévaluation de la pertinence des traitements des personnes âgées en précisant les priorités de traitement et les objectifs poursuivis.

Les pharmaciens de pratique privée doivent s'impliquer de plus en plus dans les soins aux personnes âgées, autant en ce qui concerne l'utilisation des médicaments sur ordonnance que celle des médicaments en vente libre. Ils sont ceux qui côtoient le plus souvent la clientèle âgée et ils ont l'obligation professionnelle et la compétence pour interagir autant avec le médecin traitant qu'avec la personne âgée en vue de son mieux-être. Les programmes cliniques informatisés pour détecter les interactions médicamenteuses, les duplications, la sous-observance et le monitorage, entre autres, devraient faciliter l'approche clinique du pharmacien. Il est aussi nécessaire de tisser des liens entre les pharmaciens de pratique privée et ceux des établissements de santé pour maximiser la pharmacothérapie et en minimiser les risques. L'opinion du pharmacien de pratique privée s'avère particulièrement utile lors de consultations médicales multiples par la personne âgée, et un processus de révision périodique du profil médicamenteux, en collaboration avec le médecin de famille, doit devenir partie intégrante des soins pharmaceutiques dispensés à cette clientèle.

Mais au-delà du souhait d'une pharmacothérapie individuelle optimale, il demeure que les personnes âgées sont des victimes consentantes ou non de problèmes d'utilisation des médicaments malgré la bonne volonté des professionnels de la santé. L'amélioration des connaissances sur le vieillissement est impérative pour l'amélioration de la prescription et de la dispensation de médicaments aux personnes âgées.

L'éducation

La plupart des projets destinés aux médecins et aux pharmaciens sont à l'étape de l'expérimentation au Québec comme au Canada. Ces projets visent à améliorer les connaissances essentielles à l'évaluation complexe de la pharmacothérapie en gériatrie. Depuis près de dix ans, les facultés de pharmacie du Québec ont mis sur pied l'enseignement des soins pharmaceutiques, favorisant la prise en charge du patient par le pharmacien. Cette nouvelle façon d'enseigner permet d'améliorer la formation des futurs professionnels, particulièrement en matière de communication et de conseils aux patients.

Les ordres et corporations professionnels, les associations et les organismes gouvernementaux doivent être impliqués dans l'organisation et le soutien éducationnel dont les intervenants en santé ont besoin. L'éducation des populations cibles est tout aussi importante pour s'assurer de la collaboration de la personne âgée. L'éducation aura avantage à être ciblée (ex. : hypertension, insomnie) pour éviter la surcharge d'information superflue. L'éducation de groupes ne doit cependant pas remplacer l'information que les professionnels de la santé doivent fournir à leur malade.

Déjà, des programmes spécifiques d'éducation destinés aux aînés sont mis en place dans les établissements de santé et les CLSC, pour le traitement et le suivi du diabète, de l'asthme et des maladies pulmonaires, des atteintes cardiaques. Des programmes cliniques développés par des pharmaciens, assurant le suivi de certaines prescriptions auparavant jugées à risque, ont également été mis sur pied, comme par exemple les cliniques d'anticoagulothérapie qui favorisent le maintien à domicile. Le rôle des CLSC devrait s'accentuer par les programmes de services communautaires, en n'oubliant pas d'y inclure les pharmaciens.

CONCLUSION

La consommation de médicaments par les personnes âgées ne cesse de croître et les problèmes qui y sont associés sont de plus en plus complexes. Les profils de consommation quotidienne des médicaments et les données des rapports publics sont des outils utiles pour aider les professionnels de la santé à comprendre et à orienter les actions cliniques et éducatives pour améliorer la consommation des médicaments, prévenir les maladies iatrogènes et maintenir une qualité de vie optimale chez la personne âgée.

Bibliographie

Anderson, G.M., et J. Lexchin. « Strategies for improving prescribing practice », *CMAJ*, 1996, 154 : 1013-1017.

Aparasu, R.R., et S.E. Gliginger. « Inapropriate medication prescribing for the elderly by office-based physicians », *Ann. Pharmacother.*, 1997, 31 : 823-829.

Barbeau, G., M. Côté, F. Nadeau *et al.* « Guide de réalisation d'un profil de consommation des médicaments à l'usage des centres hospitaliers de soins de longue durée et des centres d'accueil et d'hébergement », *Pharmactuel*, 1995, 28 (3) : 15-18.

Bouchard, C., et S. Desgagné. « Mesure de la consommation des médicaments par les usagers d'un hôpital de jour », *Québec Pharmacie*, 1996, 42 (7).

Danjoid, M. « Le MSSS encouragera en 1995 le ménage des pharmacies familiales », *L'Actualité pharmaceutique*, novembre 1994, p. 2.

Damestoy, N. « L'utilisation rationnelle des médicaments », *Le Médecin du Québec*, 1998, 33 (6) : 29-33.

Dumas, J. « Consommation des médicaments », dans G. Barbeau, J. Guimond et L. Mallet (dir.), *Médicaments et personnes âgées*, Édisem, 1991, p. 132-141.

ElderWeb.com, *Newsletter*, 5 avril 2001.

Evans, L., et M. Spelman. « The problem of non compliance with drug therapy », *Drug*, 1983, 25 : 63-76.

Gaudreau, A. « L'affaire est dans le sac », *Le Médecin du Québec*, 1998, 33 (6) : 35-41.

Grenier, L. « Remède ou poison », *Le Médecin du Québec*, 1998, 33 (6) : 53-59.

Guimond, J., F. Daoust et D. Gauthier. « Observance au régime médicamenteux », dans G. Barbeau, J. Guimond et L. Mallet (dir.), *Médicaments et personnes âgées*, Édisem, 1991, p. 145-157.

Hébert, R. « Prescription d'un médicament », dans G. Barbeau, J. Guimond et L. Mallet (dir.), *Médicaments et personnes âgées*, Édisem, 1991, p. 121-130.

Kendrick, R., et J.R.D. Barnes. « Compliance with prescribed medication by elderly patients », *Can. Med. Assoc.*, 1982, 127 : 961-962.

Kroenke, K., et E.M. Pinholt. « Reducing polypharmacy in the elderly », *JAGS*, 1990, 38 : 31-36.

L'utilisation des médicaments chez les personnes âgées, Ministère de la Santé et des Services sociaux, Colloque 1993.

L'utilisation rationnelle des médicaments chez les personnes âgées. Stratégie d'action, Ministère de la Santé et des Services sociaux, 1994.

MacKinnon, N.J. « Early warning system. How vigilant pharmacists can prevent drug-related morbidity in seniors », *Pharm. Practice*, 2002, 18 (8) : 40-44.

Matte, J. *Actes du colloque. L'utilisation rationnelle des médicaments chez les personnes âgées*, Québec, 27 mai 1996, p. 57-58.

Mokane, M., B. Nagle. « Pharmacotherapy : strategies to control drug costs in managed care », *Geriatrics*, 1998, 53 (9).

Rapport du comité d'analyse de la consommation médicamenteuse des personnes âgées, Régie de l'assurance maladie du Québec, 1992.

Raymond, L. « Polypharmacie : un défi à gérer », *Le Médecin du Québec*, 1998, 33 (6) : 61-65.

Régie de l'assurance maladie du Québec, Statistiques annuelles, 1996.

Régie de l'assurance maladie du Québec, Statistiques annuelles, 1997.

Régie de l'assurance maladie du Québec, Statistiques annuelles, 2001.

Tamblyn, R.M., P.J. McLeod *et al.* « Do too Many Cooks Spoil the Broth ? Mutiple Physician Involvement in Medical Management of Elderly Patients and Potentially Inappropriate Drug Combinations », *CMAJ*, 1996, 154 : 1177-1184.

CHAPITRE 4

L'observance du régime médicamenteux

Jean Guimond

INTRODUCTION

L'observance du régime médicamenteux est étudiée depuis le début des années 1960. Même si certains facteurs prédisposant à l'observance et les interventions pouvant la favoriser sont connus, l'observance, mais plus particulièrement l'inobservance médicamenteuse, demeure une situation répandue et préoccupante pour tous les professionnels de la santé.

L'inobservance du régime médicamenteux touche particulièrement les personnes âgées, plus exposées à cause d'une consommation élevée de médicaments, de l'apparition d'effets indésirables et de problèmes cognitifs couramment rencontrés. Elle a des conséquences négatives sur le maintien de l'état de santé, sur l'appréciation de la qualité de vie par le malade et contribue à augmenter les hospitalisations et les décès. Les coûts associés à l'inobservance thérapeutique, extrapolés à partir d'études américaines, se situeraient, pour l'ensemble des Canadiens, entre sept et neuf milliards de dollars annuellement, tous les groupes d'âge confondus.

DÉFINITIONS

Observance du régime médicamenteux

Dans la documentation scientifique, on retrouve plusieurs synonymes et antonymes d'observance du régime médicamenteux : fidélité au traitement, adhésion au traitement, infidélité, non-adhésion, non-observance et inobservance. Il existe également plusieurs définitions de l'observance, chacune incluant ou excluant différents éléments du comportement du patient à l'endroit de son régime thérapeutique. Certains auteurs parlent présentement de concordance, où une entente est négociée entre les deux parties.

Dans le présent ouvrage, l'observance du régime médicamenteux sera abordée seulement en fonction des médicaments de prescription, même s'il est à craindre que l'ajout de médicaments en vente libre contribue à l'inobservance.

OBSERVANCE – INOBSERVANCE – CONCORDANCE

L'observance du régime médicamenteux est le respect de la fréquence, de l'intensité et de la durée d'un comportement vis-à-vis d'un traitement.

L'inobservance médicamenteuse représente un abandon de traitement, une sous-consommation, une surconsommation, une omission, une prise de doses inadéquate, des ordonnances non remplies ou l'absence de visites de suivi. L'inobservance du régime médicamenteux peut être intentionnelle et délibérée, tout comme elle peut être non voulue.

La concordance représente une situation où les préoccupations des deux parties sont mutuellement reconnues et face auxquelles un plan d'action est convenu.

Dans le contexte d'une approche multidisciplinaire, il est toutefois important d'élargir la portée des définitions de l'observance et de l'inobservance aux autres professionnels de la santé qui s'occupent de guider et d'instruire le malade sur la prise de ses médicaments. Les pharmaciens, les médecins, les infirmières et les autres professionnels de la santé sont tous appelés à jouer un rôle important dans le suivi thérapeutique de la personne âgée.

CONSTATS SUR L'OBSERVANCE DU RÉGIME MÉDICAMENTEUX

1. L'observance n'est pas un acte naturel. C'est une décision personnelle qui exige beaucoup de discipline.
2. L'observance n'est pas un comportement acquis. Le comportement de certaines personnes âgées est très variable selon les jours et les circonstances.
3. L'observance peut être temporaire ou continue.
4. L'observance est un comportement qui doit être encouragé régulièrement.
5. L'observance est fortement influencée par le nombre de médicaments.
6. L'observance est avant tout une affaire d'équipe et de collaboration entre le malade et l'équipe soignante.

Observance du régime thérapeutique

La définition de l'observance du régime thérapeutique a un sens plus large que celle du régime médicamenteux puisqu'elle peut inclure, entre autres, l'ensemble des mesures thérapeutiques diététiques et hygiéniques, le respect des rendez-vous chez le médecin ou à la pharmacie et, bien sûr, la prise des médicaments. Il serait utopique de penser que la prise de médicaments puisse être dissociée de l'ensemble des mesures thérapeutiques reconnues dans le contrôle de certaines maladies. Les maladies cardiaques et le diabète sont des exemples pertinents où il est démontré que l'application et le suivi des mesures non pharmacologiques sont tout aussi importants que les mesures pharmacologiques.

Usage inapproprié

Il est important de distinguer l'inobservance du régime médicamenteux et l'usage inapproprié d'un médicament. À titre d'exemple, la prise d'un diurétique au coucher plutôt que le matin n'est ni souhaitable, ni adéquate. Mais si la posologie ne précise pas le moment de la prise du médicament, le comportement est considéré comme observant mais non approprié pour un médicament de cette classe. De telles situations sont dues à un manque d'information précise de la part des professionnels de la santé, principalement du pharmacien qui a l'obligation de bien spécifier l'horaire optimal de la prise des médicaments.

OBSERVANCE

Niveau de l'observance

Le niveau d'observance du régime médicamenteux est généralement exprimé en pourcentage de doses prises par rapport au nombre de doses prescrites sur une période donnée :

$$\text{Observance (\%)} = \frac{\text{nombre de doses prises}}{\text{nombre de doses prescrites}} \times 100$$

On parlera de pourcentage d'observance ou d'inobservance, selon le cas. Certains cliniciens parlent d'une observance adéquate ou suffisante lorsque la personne consomme entre 80 et 110 % des doses prescrites au bon moment, c'est-à-dire à plus ou moins une heure près. Un comportement considéré comme observant selon cette définition n'exclut pas la possibilité d'un usage non approprié, comme ce serait le cas, par exemple, de la prise d'un médicament au moment du repas alors qu'il doit être pris une heure avant le repas.

Manifestations

L'inobservance du régime médicamenteux se présente sous deux formes. Dans près de 90 % des cas, elle se manifeste par la « sous-consommation » du médicament prescrit (omission de doses, prise irrégulière, arrêt prématuré du traitement). Dans des circonstances moins fréquentes, la personne âgée consommera une plus grande quantité du médicament prescrit (augmentation de la fréquence et/ou de la dose).

L'inobservance peut aussi se produire par la non-exécution de l'ordonnance à la pharmacie ou simplement par la non-consommation des médicaments reçus. Aussi, l'inobservance peut être cyclique, variant selon l'apparition ou la disparition des symptômes ou selon la perception de son état de santé.

Fréquence

Selon certains auteurs, une personne âgée sur deux n'observe pas convenablement son régime médicamenteux et près du quart d'entre elles ont un taux d'observance inférieur à 50 %, c'est-à-dire qu'elles consomment moins de la moitié des doses prescrites. Chez 70 % des malades qui ne suivent pas leur traitement correctement, cette inobservance est intentionnelle.

Ce comportement entraîne sans doute des échecs thérapeutiques dont la cause réelle, l'inobservance, peut passer inaperçue. Il peut aussi conduire à l'ajout d'un médicament ou à l'augmentation de la dose par le prescripteur, si la situation n'est pas détectée.

La question de la responsabilité de l'inobservant se pose vis-à-vis du traitement pharmacologique proposé ou de la nécessité de maintenir un traitement coûteux et rendu inefficace par un comportement continu d'inobservance. La cessation prématurée du traitement médicamenteux peut procurer une économie immédiate par le non-renouvellement de l'ordonnance à la pharmacie. Cependant, cette économie momentanée peut aussi engendrer une aggravation de la maladie et nécessiter une hospitalisation et, ultérieurement, une médication plus importante et plus coûteuse.

Évaluation

Généralement, lorsqu'on évalue l'observance, un traitement spécifique est ciblé. À titre d'exemple, les maladies cardiaques et l'hypertension sont fréquemment étudiées. En pratique, le pharmacien obtient l'information sur l'observance lors des renouvellements des ordonnances et par son contact privilégié avec la personne âgée lorsqu'il prodigue les soins pharmaceutiques. Les observations tirées de l'évaluation du dossier pharmaceutique présentent un intérêt parce qu'elles peuvent couvrir une période plus longue que le décompte des comprimés.

Le pharmacien peut aussi utiliser un questionnaire élaboré lors d'études sur l'observance et pouvant facilement s'intégrer aux soins pharmaceutiques (tableau 1). Si la personne interviewée répond par l'affirmative à l'une des quatre questions, elle est considérée comme ayant vécu une période d'inobservance.

TABLEAU 1
Questionnaire pour détecter l'inobservance

1. Vous arrive-t-il d'oublier de prendre votre(vos) médicament(s) ?
2. Vous arrive-t-il quelquefois de ne pas vous soucier de prendre votre(vos) médicament(s) ?
3. Lorsque vous vous sentez mieux, vous arrive-t-il de cesser de prendre votre(vos) médicament(s) ?
4. Si parfois vous vous sentez mal lorsque vous prenez votre(vos) médicament(s), cessez-vous de le(s) prendre ?

Source : J. P. Grégoire et collaborateurs.

Le pharmacien de pratique privée, du moins au Canada, a à sa disposition des logiciels pharmaceutiques pouvant l'aviser d'un problème de fidélité au traitement par sous-consommation pour une personne donnée. Les problèmes de surconsommation sont évidemment plus faciles à détecter, surtout si la personne fréquente toujours la même pharmacie, ce qui est souhaitable.

Dans les travaux scientifiques, on utilise différentes méthodes validées pour évaluer l'observance du régime médicamenteux. Une méthode fréquemment utilisée est le décompte des comprimés restants. Cette méthode d'évaluation est facilement accessible et peu coûteuse pour l'expérimentateur. Elle est surtout utilisée pour les médicaments prescrits sur une base régulière et sous formes solides comme les comprimés et les capsules et est souvent associée à une autre méthode tels le questionnaire ou la vérification du dossier de la pharmacie. Les médicaments pris au besoin, les liquides et les médicaments topiques sont souvent exclus, parce qu'il est difficile d'établir la consommation exacte, sauf par approximation ou par interrogation au consommateur. Peu importe la méthode utilisée, il faut toujours présumer que le médicament est réellement pris selon la directive.

Le tableau 2 présente des avantages et des limites des méthodes utilisées pour mesurer l'observance du régime médicamenteux.

Pour tenter d'améliorer l'observance et d'obtenir des mesures plus fiables, on a conçu des systèmes électroniques s'activant au moment de l'ouverture d'un contenant et permettant ainsi de vérifier la régularité de la consommation. D'autres appareils ont été mis au point pour mesurer de façon spécifique l'observance de l'utilisation des aérosols-doseurs, permettant d'étudier d'une manière plus précise des maladies comme l'asthme. Un de ces appareils, le nébuliseur Chronolog®, établit la chronologie de l'utilisation des doseurs. Cet outil est intéressant autant dans l'investigation que dans le suivi quotidien, mais, sa fiabilité n'étant pas parfaite, les cliniciens doivent interpréter prudemment les résultats obtenus.

DÉTERMINANTS DE L'OBSERVANCE

Les déterminants de l'observance sont liés à l'individu, à son état de santé, aux médicaments qu'il consomme ainsi qu'aux milieux thérapeutiques et aux intervenants rencontrés, et influencent l'observance à des degrés différents. L'impact est cumulatif, c'est-à-dire que, plus il y aura de caractéristiques négatives présentes simultanément, plus l'inobservance risque d'être importante. Durant leurs interventions, les professionnels de la santé doivent tenir compte de l'ensemble des déterminants et des caractéristiques pour corriger les comportements déviants et faciliter la prise des médicaments.

TABLEAU 2

Méthodes pour mesurer l'observance du régime médicamenteux

Méthodes	Avantages	Limites
Interrogatoire du malade	Utilisation possible d'un questionnaire standardisé. Informations complémentaires tirées de l'interrogatoire. Peut s'effectuer par téléphone. Méthode peu coûteuse.	Évaluation à partir de données approximatives.
Mesure des paramètres physiologiques, par exemple la concentration sérique d'un médicament	Informe sur le comportement du malade le jour précédant la prise sanguine.	Permet d'établir l'observance sur quelques jours seulement. Méthode invasive et coûteuse.
Décompte des comprimés restants lors des renouvellements	Contact direct avec la personne âgée. Image plus complète du profil pharmaceutique. Détection possible des erreurs.	Méthode s'étalant sur une période prolongée ou s'effectuant à la fin d'un traitement de courte durée.
Méthodes associées	Association des méthodes précédentes, généralement l'interrogatoire et le décompte des comprimés restants.	Méthode plus coûteuse, mais l'information est plus complète.

La personne âgée est souvent perçue comme étant moins fidèle à son régime médicamenteux lorsqu'elle est comparée à d'autres strates de la population. Cette situation n'est vraie que si elle est exposée à plus de caractéristiques influençant négativement la fidélité au traitement ; par exemple, la présence de plusieurs maladies, un régime médicamenteux plus complexe et la consommation abusive de sédatifs ou d'hypnotiques.

Les motifs souvent invoqués par les personnes âgées pour expliquer leur comportement d'inobservance sont la peur de l'accoutumance ou de l'empoisonnement et l'oubli des heures de la prise. Les effets indésirables, le manque d'informations et les résultats insatisfaisants de la thérapie sont plus rarement mentionnés.

Déterminants liés au sujet

Aspects sociaux

L'âge, le sexe, l'ethnie et le statut social ont une influence indirecte sur le degré d'observance du régime médicamenteux, mais les résultats des études dans ce domaine sont inconstants. Une personne âgée ayant une faible scolarité, par exemple, n'aura pas nécessairement tendance à être moins fidèle à son traitement; cependant, si elle doit prendre plusieurs médicaments, elle aura plus de difficultés à maintenir un comportement observant. Il est reconnu par ailleurs que les femmes se voient prescrire plus de médicaments que les hommes; en conséquence, le fait d'être une femme augmente la probabilité de se faire prescrire plus de médicaments et d'éprouver des problèmes de gestion du régime médicamenteux.

Aspect physique

Sur le plan physique, les aînés présentent souvent une diminution de l'acuité visuelle ou auditive ou les deux à la fois. Ainsi, le message verbal ou écrit donné au malade deviendra plus difficile à saisir ou à lire. Cette lacune risque d'entraîner une moins bonne compréhension des directives verbales, surtout si ces dernières sont longues et imprécises. De plus, plusieurs personnes âgées sont analphabètes et hésitent à l'avouer. Pour ce motif, il est important de vérifier si la personne âgée peut lire avant de lui remettre des instructions écrites, surtout si elle n'a pas de personnes-ressources qui puissent l'aider. La diminution de l'acuité visuelle ou auditive influence donc directement l'observance du régime médicamenteux.

Une diminution de la dextérité, causée par exemple par des problèmes articulaires ou par une maladie comme le Parkinson, est aussi reconnue pour engendrer des difficultés à manipuler les contenants de médicaments, ce qui peut conduire à l'inobservance. Près d'une personne âgée sur trois éprouve des difficultés à manipuler convenablement les contenants.

Aspect cognitif

L'aspect cognitif revêt une importance capitale, parce que la capacité d'apprendre et de mémoriser les informations reçues influencera la possibilité d'informer la personne âgée sur son traitement. Comme la mémoire à court terme a tendance à diminuer avec l'âge, les recommandations doivent tenir compte de ce handicap. Les informations doivent être données à vitesse réduite et être répétées à chaque rencontre et ce, tout au long du traitement. La diminution de la capacité cognitive de la personne âgée influence donc directement et négativement sa capacité à bien gérer son régime médicamenteux. Il est pertinent pour le pharmacien d'évaluer la clientèle gériatrique à domicile afin d'être bien renseigné sur sa capacité de suivre adéquatement le régime pharmacologique proposé et d'adapter les mesures thérapeutiques à la réalité du malade. Au besoin, il faut demander à un proche, si cela est possible, de s'assurer que les médicaments sont pris selon les recommandations.

GESTION DU TRAITEMENT ET MÉDICAMENTS DU SNC

Les médicaments agissant sur le système nerveux central diminuent considérablement les capacités cognitives des personnes âgées. Par exemple, ces dernières sont plus vulnérables aux effets anticholinergiques. Ainsi, leur capacité de concentration et de mémorisation peut être diminuée, augmentant alors la probabilité d'éprouver des difficultés à gérer leur traitement médicamenteux.

Aspect psychologique

Les considérants psychologiques en rapport avec la perception que l'individu a de lui-même et de sa maladie sont en lien direct avec l'observance. La personne âgée qui considère négativement la vieillesse et qui associe vieillissement et état de santé diminué aura des difficultés plus grandes à respecter le traitement recommandé.

La perception que la personne âgée a de sa maladie module aussi son comportement observant. Une perception diminuée de la gravité et des séquelles potentielles de la maladie conduit à l'inobservance. À l'inverse, un individu qui considère un traitement médicamenteux comme sans danger et utile au maintien de sa qualité de vie aura un comportement observant plus soutenu. À la suite de la consultation médicale, si l'intention au départ était de suivre les recommandations incluant la prise des médicaments, les chances d'observer le traitement sont supérieures. De même, la confiance accordée au médecin et à ses opinions sera un facteur favorable au suivi du traitement.

Sur le plan psychologique, on rencontre des inobservants *capricieux* dont le comportement est imprévisible et sans lien avec la maladie ou le régime médicamenteux. À l'opposé, les inobservants *intelligents* considèrent les avantages et les inconvénients du traitement recommandé. Ils évaluent l'impact des effets indésirables de leur traitement avant de décider du comportement à adopter.

OBSERVANCE STRICTE

L'observance stricte a, quelquefois, des répercussions négatives sur la qualité de vie des consommateurs. Par exemple, une personne s'abstenait d'aller au centre de jour parce qu'elle devait prendre de la digoxine et du furosémide à 8 h 00 ; comme le transporteur devait la cueillir à 7 h 30 et qu'elle ne voulait pas prendre ses médicaments devant ses compagnes, elle préférait renoncer à sa sortie. Il est fort probable qu'une meilleure communication entre le pharmacien et la personne âgée aurait pu éviter cette situation.

Déterminants liés à la santé

La chronicité d'une maladie exerce une influence négative directe sur l'observance médicamenteuse et ce, dans tous les groupes d'âge. Après quelques mois, un phénomène d'usure s'installe et l'on observe une augmentation de la difficulté à poursuivre adéquatement le traitement. L'absence de symptômes peut amplifier cette situation. En effet, la personne âgée peut se sentir guérie et ne verra pas la nécessité de poursuivre son traitement.

Les éléments les plus favorables au maintien d'une thérapie à long terme sont une bonne connaissance de la maladie et de ses conséquences, une expérience antérieure de la maladie, un faible niveau d'anxiété et une maladie qui interfère avec les activités quotidiennes.

OBSERVANCE ET MALADIE SILENCIEUSE

L'absence de symptômes peut encourager l'inobservance comme c'est le cas avec l'hypertension. D'une part, les symptômes de l'hypertension sont peu apparents et, d'autre part, le traitement pharmacologique est nécessairement prolongé. Dans de telles conditions, la personne âgée ne fait pas toujours le lien entre la nécessité de maintenir le traitement et les bénéfices potentiels. Par contre, en présence de maladies symptomatiques comme les atteintes ostéo-articulaires, la douleur et l'inconfort semblent servir de rappel à la prise des médicaments afin de hâter la disparition des symptômes.

Dans la majorité des situations, la gravité de la maladie influence positivement l'observance du régime médicamenteux, surtout si la maladie est symptomatique et que le traitement est efficace et perçu comme tel. Par ailleurs, la présence de plusieurs maladies n'est pas directement associée à l'inobservance, mais elle entraîne fréquemment une multitude de prescriptions et crée inévitablement des difficultés à gérer correctement les médicaments prescrits.

Déterminants liés aux médicaments

Ordonnance

L'observance du régime médicamenteux débute par l'exécution de l'ordonnance à la pharmacie. Il est reconnu qu'un malade bien informé par son médecin sur sa maladie et sur les motifs justifiant la prescription de médicaments favorise un taux élevé d'exécution des ordonnances. À l'inverse, un diagnostic non précis et l'imprécision des ordonnances ont un impact négatif.

Une attention particulière doit être apportée aux prescriptions de courte durée, parce que les personnes âgées ont plus tendance à ne pas les faire exécuter. Les ordonnances prolongées pour maladies chroniques conduisent, au contraire à un taux plus élevé d'exécution.

Contenants

Les personnes âgées affirment souvent avoir de la difficulté à manipuler les contenants sécuritaires. Pour faciliter la manipulation, elles auront tendance à transférer les médicaments dans des contenants plus faciles à ouvrir et certaines mélangeront plusieurs médicaments dans un seul contenant, ce qui entraîne un risque élevé d'erreurs. Le pharmacien est encouragé à évaluer avec la personne âgée quels sont les contenants ou autres systèmes qui conviennent le mieux.

Le pharmacien pourra suggérer l'utilisation d'un pilulier aux personnes âgées ayant de la difficulté à manipuler les contenants et à lire les étiquettes. L'utilisation du pilulier n'est pas une garantie de l'observance. Cependant, comme chaque case contient l'ensemble des médicaments à prendre aux différents moments de la journée, la personne ne risque pas d'omettre d'en prendre un parmi ceux prévus à ces moments; par contre, elle peut oublier de les prendre tous ou sélectionner ceux qu'elle veut prendre. Les dispositifs facilitant l'administration des gouttes ophtalmiques et des médicaments en inhalation de même que les stylos pour l'injection de l'insuline favorisent grandement une utilisation plus adéquate des médicaments, mais ils ne garantissent pas l'observance.

Étiquettes[1]

L'étiquette est trop souvent la seule référence écrite et permanente dont la personne âgée dispose pour se rappeler les consignes reçues sur la manière de

1. Au Canada, le pharmacien reconditionne les médicaments. Il doit donc apposer sur le contenant remis au malade une étiquette consignant les instructions sur la prise du médicament.

prendre ses médicaments. Les renseignements qu'on y inscrit sont d'une importance capitale. L'étiquette doit donc être parfaitement claire, lisible et composée en caractères adaptés à la personne âgée. Le pharmacien doit vérifier la capacité de la personne âgée à lire les étiquettes et sa compréhension de la posologie inscrite.

PRÉCISIONS À APPORTER SUR L'ÉTIQUETTE

Plusieurs personnes âgées ne prennent que deux repas par jour et une collation ; il faut préciser que la collation du midi ou du souper, selon le cas, est aussi un repas. Les directives « usage connu », « au besoin », « si nécessaire » doivent être bannies autant par le médecin qui rédige l'ordonnance que par le pharmacien qui délivre les médicaments.

Il est important de préciser sur l'étiquette l'indication (pourquoi) et les moments opportuns de la prise du médicament (quand). Des termes précis tels que « le soir au coucher si insomnie », « une fois par jour avec le déjeuner/pour la pression », « deux fois par jour avec le déjeuner et le souper » aident à la compréhension.

Lorsque l'information n'est pas complète ou est imprécise, il faut considérer que le médicament est utilisé d'une manière non appropriée et qu'il ne s'agit pas d'inobservance.

Lorsque l'on inscrit sur l'étiquette un horaire précis (8 h, 12 h et 17 h), il est important d'aviser la personne âgée de la latitude dont elle dispose pour prendre sa médication. Il faut savoir adapter l'horaire aux habitudes de vie de la personne âgée, par exemple l'heure du lever, les activités extérieures ou les habitudes alimentaires.

Nombre de médicaments

La quantité de médicaments à prendre quotidiennement est un des facteurs les plus importants influençant négativement l'observance du régime médicamenteux. Il est reconnu que l'observance augmente lorsque le nombre de médicaments et le nombre de doses quotidiennes diminuent. À l'opposé, le risque d'erreurs est plus élevé lorsque le malade âgé a un grand nombre de médicaments à prendre. Diminuer le nombre de doses ou le nombre de médicaments est un objectif qu'il faut toujours viser, mais ce n'est pas une garantie de l'observance du régime médicamenteux.

Un moyen de faciliter la gestion du traitement est l'utilisation de formes pharmaceutiques à dose quotidienne unique, telle la forme à libération progressive, ou d'un médicament dont la demi-vie permet une seule dose journalière. Plusieurs médicaments se prêtent à l'administration en une dose unique quotidienne parce que leur demi-vie d'élimination est prolongée chez le sujet âgé.

Effets indésirables

Il n'y a pas de relation constante entre les effets indésirables et l'inobservance. Lorsqu'on interroge le malade sur les motifs de son comportement déviant, les effets indésirables sont, en général, un des derniers motifs invoqués. Cependant, si les effets indésirables sont signalés spontanément par le malade, l'inobservance est plus fréquente. Enfin, une personne informée des effets indésirables possibles aura moins tendance à cesser le traitement.

Déterminants liés aux milieux thérapeutiques

Le domicile, le cabinet du médecin, la pharmacie communautaire sont les lieux principaux où la personne âgée reçoit des services de santé. Les pharmacies devraient prévoir des visites à domicile ou des aménagements permettant le confort physique et la confidentialité des échanges. Sans qu'il y ait un impact connu sur l'observance du régime médicamenteux, un aménagement adéquat peut faciliter la communication entre le professionnel de la santé et le malade et, indirectement, augmenter la motivation de ce dernier.

Médecin

Le médecin tient une place privilégiée dans la prescription médicamenteuse tant par le nombre et la durée des traitements que par la complexité des régimes médicamenteux. Une attitude positive et attentive du médecin améliore la confiance du sujet dans le traitement, sa motivation et son comportement. Généralement, les personnes âgées préfèrent une relation amicale de type traditionnel à une relation de type autoritaire. L'attitude compréhensive et attentive du médecin favorise la fidélité au traitement, alors que le dirigisme et l'autoritarisme médical ont un impact négatif.

Des rendez-vous d'une durée permettant à la personne âgée d'exprimer ses problèmes, de recevoir des réponses aux questions posées (bien qu'elle soit peu encline à en poser par crainte de déranger), des rendez-vous à intervalles rapprochés, une ouverture à consulter au besoin et l'implication du malade dans son traitement sont des éléments qui favorisent l'observance du régime médicamenteux et, probablement, du régime thérapeutique.

L'habileté du médecin à bien communiquer l'information au patient contribue fortement au respect du traitement. Une bonne communication diminue aussi le risque d'erreurs et d'omissions. Cependant, une surcharge d'information peut contribuer à augmenter l'anxiété du patient et celui-ci retirera une satisfaction moindre du rendez-vous. Par ailleurs, en présence d'inobservance, le médecin a tendance à en rejeter l'entière responsabilité sur le malade, alors que cette responsabilité est souvent partagée.

Pharmacien

Le pharmacien est le professionnel le plus souvent en contact avec la personne âgée et souvent assure le suivi entre les visites médicales. La relation entre le pharmacien de pratique privée et la personne âgée lors de l'exécution ou du renouvellement des ordonnances ainsi qu'à l'achat de médicaments en vente libre fait de ce professionnel un intervenant privilégié. Il peut relever les sources d'erreurs et, de concert avec le patient et en collaboration avec le médecin, proposer un schéma thérapeutique visant à diminuer la complexité du régime médicamenteux et ainsi faciliter son observance.

L'information donnée par le pharmacien améliore les connaissances de la personne âgée sur les médicaments. Lorsque l'information verbale ou écrite est transmise en toute confidentialité, une amélioration est observée dans la durée de la consultation, dans l'observance et dans le taux de satisfaction du patient à l'égard de sa relation avec le pharmacien.

Autres professionnels de la santé

Dans le contexte actuel du maintien à domicile, il faut tenir compte de l'importance que représentent les autres professionnels de la santé (infirmières, infirmières auxiliaires, ergothérapeutes) dans le comportement des personnes âgées à l'égard du suivi médicamenteux. L'observance n'est jamais un comportement stable et permanent ; les études démontrent clairement que l'impact des interventions visant à améliorer l'observance est d'une durée limitée, souvent de moins d'un mois.

Les encouragements des autres professionnels de la santé et le succès du traitement ont, à long terme, une influence importante sur le comportement du malade. Les personnes âgées désirent être comprises et acceptent les renforcements positifs qui doivent se poursuivre tout au long du traitement.

INTERVENTIONS POUR AMÉLIORER L'OBSERVANCE

Information verbale et information écrite

Au cours des dernières décennies, plusieurs auteurs ont montré que l'information verbale et l'information écrite ont un impact positif à court terme sur l'observance. À long terme, l'influence des informations verbale et écrite demeure douteuse, mais, conjointement, elles contribuent à diminuer le nombre d'erreurs plus que ne le fait l'information écrite seule. De plus, elles sont appréciées par les aînés même si ces derniers ne modifient pas nécessairement leur comportement.

L'information verbale seule a une influence positive supérieure à l'information écrite. L'information verbale améliore la relation entre le professionnel de la santé et le patient. Il en résulte une motivation supérieure, pierre angulaire du comportement positif. L'information écrite n'est qu'un outil supplémentaire dans la motivation du malade à poursuivre son traitement.

Les feuillets d'information doivent être adaptés à la personne âgée et contenir des renseignements utiles et pertinents. Une évaluation de certains feuillets a montré qu'ils étaient souvent trop ardus à comprendre et trop difficiles à lire pour la majorité de la population âgée.

Les feuillets ne devraient pas contenir plus de dix éléments, les plus importants pouvant être soulignés ou composés en caractères distincts. L'utilisation d'exemples est importante : « nourriture qui contient du potassium comme des bananes ». Il est aussi primordial de préciser au malade ce qu'il doit faire dans certaines situations, par exemple « contactez un médecin ou un pharmacien si votre glycémie n'est pas stable trois jours d'affilée ». L'utilisation de symboles facilitera la compréhension du message, en particulier pour ceux qui ont de la difficulté à lire ou dont la vision est diminuée.

Trop souvent, les professionnels de la santé oublient le taux élevé d'analphabètes chez les gens âgés et le fait que peu d'entre eux sont enclins à l'avouer spontanément. Le pharmacien doit discuter de cet aspect de la communication et s'assurer que les renseignements fournis seront compris.

Une information verbale simple, mais précise, accompagnée d'outils servant de rappel visuel est parfois nécessaire. L'utilisation de pictogrammes représentant des moments de la journée (fourchette/repas, lune/coucher, verre d'eau) avec un comprimé identifié collé sur un carton peut s'avérer utile.

Observance adéquate et réaliste

Suivre un régime médicamenteux est exigeant. Pour favoriser l'observance, il est essentiel de définir des objectifs et des priorités de traitement. Il est utopique de vouloir rendre la population âgée « observante » en conservant les approches thérapeutiques actuelles.

ÉQUIPE ET PRIORITÉ

Pour favoriser l'observance, le médecin, en collaboration avec le malade et l'équipe de soins, doit accorder la priorité au traitement des maladies incapacitantes qui diminuent la qualité de vie. Il est utopique de vouloir traiter toutes les maladies et toutes les incapacités sans risquer l'« iatrogénicité » et l'inobservance.

Lorsque les priorités de traitement sont établies, le régime médicamenteux doit être individualisé en tenant compte des capacités cognitives, psychologiques et physiques de la personne âgée, de façon à créer un équilibre entre le comportement souhaité et le comportement réel du malade. Cet équilibre doit être réévalué périodiquement par l'ensemble des intervenants. Autant il doit y avoir une bonne communication entre les intervenants et le malade, autant elle doit être facilitée entre les différents intervenants. Toute modification au régime médicamenteux ou dans la capacité de gestion des médicaments par la personne âgée nécessite une réévaluation des objectifs thérapeutiques.

Priorités d'intervention

Les interventions visant à diminuer le nombre de médicaments et le nombre de doses doivent être la priorité des différents intervenants. La rationalisation du régime médicamenteux a une influence majeure sur l'observance. Des interventions sur les autres déterminants de l'observance sans agir sur le nombre de médicaments et le nombre de doses auraient un impact moindre.

La diminution de l'état cognitif du malade et la chronicité des problèmes de santé sont les deux caractéristiques non modifiables les plus importantes. Elles agissent directement sur les capacités d'autogestion médicamenteuse. Cette constatation devrait inciter les professionnels de la santé à donner la priorité aux interventions susceptibles de favoriser l'observance du régime médicamenteux (tableau 3).

TABLEAU 3
Principales actions favorisant l'observance

Personne âgée
Avoir une relation motivante, globale et orientée vers la personne.
Prévoir du temps pour l'examen médical et pour l'information à donner sur les objectifs recherchés.
Donner des consignes adaptées (mots simples).
Tenir compte des déficiences visuelle, auditive et cognitive.
Encourager à la socialisation.
Médicaments
Utiliser un minimum de médicaments facilement identifiables.
Utiliser un minimum de doses quotidiennes.
Ajuster l'horaire de la médication en fonction des activités.
Fournir des contenants faciles à manipuler ou un outil tel un pilulier.
S'assurer que l'étiquette est lisible.
Donner des consignes verbales et écrites qui sont précises et concises.
Environnement
Aménager les rencontres dans un lieu favorisant la discussion.

CONCLUSION

L'observance du régime médicamenteux demeure un problème crucial chez la moitié des personnes âgées malgré les connaissances acquises sur ce phénomène. Les intervenants de la santé doivent tenter d'identifier les inobservants, sans toutefois leur transmettre un sentiment de culpabilité, dans le but de les aider à mieux gérer la prise de leurs médicaments. Les professionnels de la santé doivent aussi remettre en question certaines approches cliniques. Tous les intervenants ont des responsabilités précises, mais aussi communes, qu'ils ne peuvent ignorer s'ils veulent s'assurer de la collaboration des aînés.

Le pharmacien doit donc jouer un rôle accru face à cette situation problématique et chercher à l'aide des différents déterminants, des moyens pour aider les personnes âgées à mieux gérer la prise des médicaments et ainsi protéger leur qualité de vie.

Bibliographie

Buck, M.L. « Providing patients with written medication information », *Ann. Pharmacother.*, 1998, 32 : 962-969.

Col, N., J.E. Fanale et P. Kronholm. « The role of medication noncompliance and adverse drug reactions in hospitalizations of the eldery », *Arch. Intern.*, 1990, 150 : 841-845.

Esposito, L. « The effects of medication education on adherence to medication regimens in an elderly population », *J. Adv. Nurs.*, 1995, 21 : 935-943.

Grégoire, J.P., R. Guibert, A. Archambeault *et al.* « Medication compliance in a family practice », *Can. Fam. Physician*, 1992, 38 : 2333-2337.

Grégoire, J.P., R. Guibert, A. Archambeault *et al.* « Measurement of noncompliance to antihypertensive medication using pill counts and pharmacy records », *J. of Soc. and Administ. Pharmacy*, 1997, 14 : 198-207.

Lowe, C.J., D.K. Raynor, E.A. Courtney *et al.* « Effects of self medication program on knowledge of drugs and compliance with treatment in the elderly patients », *BMJ*, 1995, 310 : 1229-1231.

McDonald, H.P., A.X. Garg et R.B. Haynes. « Interventions to enhance patient adherence to medication prescriptions : scientific review », *JAMA*, 2002, 288 : 2868-2879.

McElnay, J.C., C.R. MaCallion, F. Al-Deagi *et al.* « Self-reported medication noncompliance in the elderly », *Eur. J. Clin. Pharmacol.*, 1997, 53 : 171-178.

Monane, M., R.L. Bohn, J.H. Gurwitz *et al.* « Noncompliance with congestive heart failure therapy in the elderly », *Arch. Inter. Med.*, 1994, 154 : 433-437.

Murphy, J., et G. Coster. « Issues in patients compliance », *Drugs*, 1997, 54 : 797-800.

Rich, M.W., D.B. Gray, V. Beckham *et al.* « Effect of multidisciplanary intervention on medication compliance in elderly patients with congestive heart failure », *Am. J. Med.*, 1996, 101 : 270-276.

Rivers, P.H. « Compliance aids – do they work ? », *Drugs Aging*, 1992, 2 : 103-111.

Tashkin, D.P. « Microelectronic adherence monitors for metered-dose inhalers : who monitors the monitors », *J. Allergy Clin. Immunol.*, 1999, 104 (1) : 22-24.

CHAPITRE 5

Pharmacocinétique et pharmacodynamie

Lise Grenier

INTRODUCTION

Au cours de leur pratique, le prescripteur et le pharmacien doivent faire face à des situations uniques pour lesquelles la connaissance des données pharmacocinétiques et pharmacodynamiques en relation avec le vieillissement, la maladie, la génétique, l'origine ethnique, les interactions, est le principal outil d'individualisation de la thérapie médicamenteuse. Il existe quelques études sur la pharmacocinétique des médicaments chez les personnes âgées. La plupart ont été réalisées avant la mise sur le marché d'un nouvel agent pharmacologique chez des sujets en bonne santé ne consommant aucune autre médication. Ces études expérimentent l'administration en dose unique d'un nouveau médicament couplée à plusieurs mesures successives de la concentration sanguine échelonnées dans le temps afin d'obtenir tout d'abord la relation dose-concentration et ensuite d'établir la relation dose-effet. Cette approche a le mérite de recueillir des données de base, lesquelles sont ensuite confrontées à la réalité et à la pratique gériatrique.

Comment expliquer que deux individus de même sexe et de même poids, l'un jeune et l'autre âgé, recevant la même dose d'un même médicament réagissent différemment et parfois de manière inattendue ou diamétralement opposée ? La seule explication apparente réside dans la pharmacocinétique et la pharmacodynamie des médicaments, qui sont modifiées chez les personnes âgées. Il faut prendre en considération ces changements si l'on veut réduire la fréquence et la sévérité des effets indésirables tout en visant des résultats thérapeutiques satisfaisants.

PHARMACOCINÉTIQUE

La pharmacocinétique est l'étude de l'action de l'organisme sur le médicament et a recours aux notions d'absorption, de biodisponibilité, d'effet de premier passage hépatique, de distribution, de métabolisme et d'élimination. La mesure de paramètres comme la biodisponibilité, la concentration plasmatique, le temps requis pour atteindre une concentration plasmatique, le volume de distribution, la demi-vie d'élimination, la clairance d'un médicament permettent de mieux adapter les posologies médicamenteuses et d'optimiser le traitement.

Absorption

Le vieillissement du tube digestif s'accompagne de modifications physiologiques susceptibles d'influencer la quantité de médicament absorbé et la vitesse d'absorption. Le vieillissement entraîne une diminution des cellules sécrétrices d'acide chlorhydrique et par conséquent une élévation du pH gastrique. Cependant, cette augmentation du pH gastrique n'est pas observée chez les sujets âgés en bonne santé. En présence de gastrite atrophique, cet effet est toujours noté. D'autres changements physiologiques ou biologiques liés au vieillissement induisent des variations dans l'absorption médicamenteuse : une motilité gastro-intestinale réduite et une vitesse de vidange gastrique aussi ralentie (tableau 1).

TABLEAU 1
Modifications physiologiques de l'absorption

Modification	Impact	Exemple
Élévation du pH gastrique	Modification de l'ionisation et de la solubilité des médicaments	Se référer au tableau 3
↓ de la motilité propulsive gastro-intestinale	Ralentissement de la vidange gastrique	Peu d'impact sur l'absorption des formes liquides des médicaments
	Temps de transit intestinal des médicaments allongé	Modification du temps requis pour obtenir une concentration plasmatique maximale de la forme solide
↓ de la concentration des protéines responsables du transport actif	↓ de l'absorption des médicaments principalement absorbés par transport actif	Calcium Fer Thiamine

La majorité des médicaments sont administrés par voie orale et, pour être absorbés, ils doivent traverser la muqueuse gastro-intestinale avant d'atteindre ultérieurement la circulation sanguine systémique.

Pour être absorbé, un principe actif doit d'abord être libéré de sa forme galénique. Les particules libérées doivent ensuite se dissoudre car la présentation du médicament aux sites d'absorption sous forme de solution est un préalable à l'absorption. La vitesse de solubilisation dépend de la taille des molécules, du coefficient de partition du médicament entre les lipides et l'eau et du degré d'ionisation du composé. Les médicaments à caractère basique ou acide faible se solubiliseront différemment selon que le milieu est alcalin ou acide. La dissolution du médicament dépend donc du pH du milieu, du site d'absorption et des propriétés physico-chimiques du produit (tableau 2).

TABLEAU 2
Facteurs influençant l'absorption par voie orale

Vitesse de dissolution du médicament
Vitesse de vidange gastrique
Motilité gastro-intestinale
Interactions médicament-aliment
Interactions médicament-médicament
Passage à travers la barrière gastro-intestinale

L'augmentation du pH gastrique peut modifier le degré d'ionisation des acides faibles qui sont alors moins bien absorbés parce que le rapport de la forme ionisée sur la forme non ionisée augmente. En considérant que la forme absorbable par diffusion passive est la forme non ionisée, l'absorption des acides faibles est réduite en milieu alcalin. Ce principe explique aussi pourquoi les bases faibles sont mieux absorbées en milieu alcalin, donc dans l'intestin grêle (tableau 3).

TABLEAU 3
Exemples de médicaments acides ou basiques

Acides faibles	**Bases faibles**
Acétaminophène	Allopurinol
Acide valproïque	Amantadine
Anti-inflammatoires non stéroïdiens	Amiodarone
Amoxicilline	Antidépresseurs tricycliques
Cloxacilline	Antipsychotiques traditionnels
Diurétiques (sauf amiloride)	Benzodiazépines
Phénytoïne	Bêta-bloquants
Salicylates	Clonidine
Sulfamides	Codéine
Warfarine	Fentanyl

Une diminution de la surface d'absorption est aussi observée chez les personnes âgées. De fait, cette constatation est sans conséquence puisque l'intestin fonctionne bien en dessous de ses capacités maximales d'absorption. Par ailleurs, à cause d'une diminution du débit sanguin mésentérique, un retard dans l'absorption intestinale des médicaments est probable.

Trois principaux modes de transport permettent aux médicaments de traverser la paroi intestinale pour atteindre la circulation sanguine. Il s'agit de la diffusion passive, du transport actif et de la diffusion facilitée. Les personnes âgées subissent une diminution de l'absorption des molécules qui empruntent le transport actif. Cette diminution est en relation avec une baisse des transporteurs, composants cellulaires (ex. : protéines) à l'intérieur des membranes biologiques responsables de lier le médicament pour l'entraîner dans la circulation sanguine. Le passage de la substance médicamenteuse est ainsi limité par la disponibilité du transporteur. Par ailleurs, la majorité des médicaments sont absorbés par diffusion passive, qui est peu altérée par l'âge.

En fait, le système gastro-intestinal de la personne âgée est souvent perturbé par d'autres facteurs que le vieillissement : la maladie, la polymédication, les habitudes alimentaires, la dysphagie, le reflux gastro-œsophagien, la dyspepsie, la constipation, le positionnement, etc. Les modifications physiologiques du vieillissement s'ajoutent à ces conditions pour expliquer les variations interindividuelles observées dans l'absorption des médicaments.

Biodisponibilité et effet de premier passage hépatique

La biodisponibilité représente la fraction du médicament qui atteint la circulation systémique. Après l'injection d'un médicament par la voie intraveineuse, la biodisponibilité absolue est de 100 %. La voie d'administration des médicaments est un facteur d'importance majeure pour établir leur biodisponibilité. Pour de nombreux médicaments administrés par voie orale, la quantité totale qui se retrouve dans la circulation générale est inférieure à 100 %. Une fraction de ceux-ci sera extraite avant même d'atteindre la circulation systémique, là où la distribution vers les sites d'action est possible (figure 1).

Il existe différents mécanismes d'élimination présystémique des médicaments administrés par voie orale. Une fraction du principe actif libéré de sa forme peut être inactivée dans l'intestin soit par des enzymes localisées dans la muqueuse digestive, soit par des enzymes de la flore bactérienne. De plus, certains médicaments seront partiellement éliminés dès leur premier passage au foie, conséquence d'une biotransformation par les enzymes hépatiques.

Le vieillissement apporte des changements physiologiques importants quant à l'effet de premier passage hépatique. D'abord, l'effet filtre subit une baisse expliquée en partie par une diminution de la perfusion sanguine qui résulte la plupart du temps de la réduction du débit cardiaque chez la personne âgée. Par ailleurs, étant sous la dépendance des enzymes du cytochrome P-450, l'élimination présystémique de certains médicaments présente naturellement des variations interindividuelles qui s'expliquent, pour certaines enzymes, par un polymorphisme génétique (ex. : CYP2D6). Pour d'autres enzymes, cette variabilité est amplifiée par le vieillissement. Le cytochrome CYP3A4, dont l'expression à l'intérieur de la muqueuse gastrique se modifie avec l'âge, peut changer la biodisponibilité de certains médicaments. L'élimination médicamenteuse présystémique varie donc en fonction de l'âge, de facteurs génétiques, de facteurs environnementaux et de certaines maladies, en particulier les affections hépatiques et cardiovasculaires.

Figure 1

Absorption d'un médicament et effet de premier passage au foie

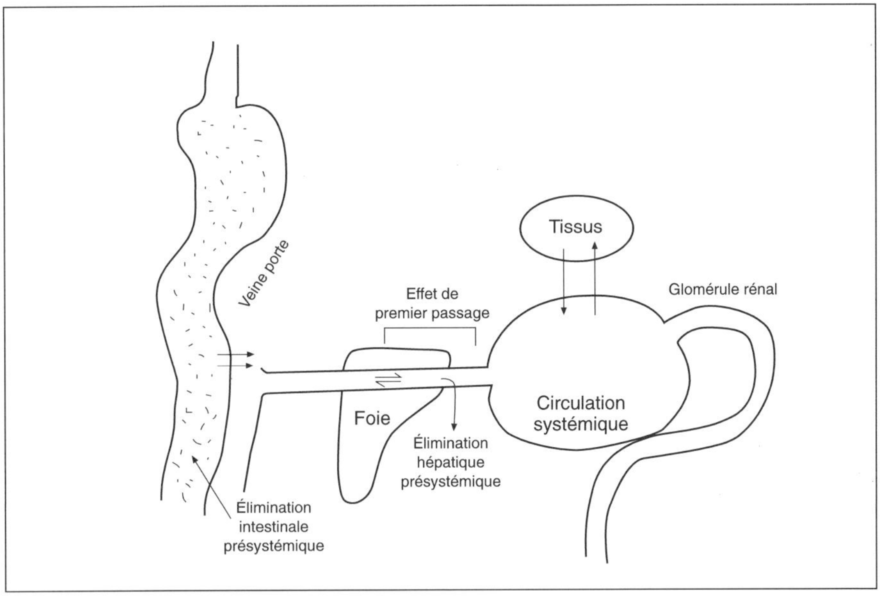

UN CALCUL DE BIODISPONIBILITÉ

Un médicament (forme active) ayant une biodisponibilité moyenne de 40 % aura une biodisponibilité plus élevée chez la personne âgée. Mais cette hausse est difficile à prédire. La nouvelle biodisponibilité pourrait être de 50, 60 ou 70 %. Ainsi, à dose identique, il faut s'attendre à une concentration plasmatique plus élevée et à une réponse pharmacologique plus importante, voire toxique, chez les personnes âgées.

Si le médicament ingéré est un promédicament, c'est-à-dire une molécule initiale pharmacologiquement inerte, sa transformation biochimique par le foie en un médicament actif sera aussi affectée mais, cette fois-ci, le résultat est inversé. La biodisponibilité attendue de la molécule active sera moindre chez certains sujets âgés.

D'autres situations peuvent également modifier la biodisponibilité orale d'un médicament. Lorsque, à cause de problèmes de dysphagie ou pour d'autres raisons, il y a atteinte à l'intégrité des formes pharmaceutiques administrées (comprimés écrasés ou croqués, gélules ouvertes), l'absorption et la biodisponibilité peuvent être modifiées. Il devient difficile de prévoir la biodisponibilité relative à la suite de ces processus qui n'ont pas fait l'objet d'études pharmacocinétiques.

Les posologies des médicaments sont établies par l'étude pharmacocinétique des différentes formes pharmaceutiques, en tenant compte du degré de compression du comprimé, de la présence d'une pompe osmotique ou d'une matrice. Ces formes médicamenteuses solides possèdent des propriétés cinétiques qui sont perdues lorsqu'elles sont manipulées. Toutes les fois que cela est possible, il faut préférer le sirop, la solution ou l'élixir, lorsque ces formulations sont disponibles.

Autres voies d'administration

Voie sublinguale

Certains médicaments subissent un effet de premier passage hépatique tellement important qu'ils ne peuvent être administrés par voie orale car la quantité atteignant la circulation systémique est presque nulle. C'est le cas de la nitroglycérine (trininatre de glycéryle), qui s'administre par voie sublinguale. La muqueuse buccale et la langue étant très vascularisées, l'absorption médicamenteuse évite ainsi la circulation portale puisque le drainage veineux de la cavité buccale se rend directement dans la circulation générale.

Voie intrarectale

La voie intrarectale évite aussi l'effet de premier passage hépatique. Si un médicament ingéré par voie orale subit un métabolisme hépatique présystémique, son administration par voie intrarectale exigerait normalement un ajustement posologique (ex. : anti-inflammatoire non stéroïdien). Par contre, il est difficile de prévoir la biodisponibilité réelle d'un médicament administré par voie intrarectale car l'absorption varie d'un individu à un autre et est même sujette à des variations intra-individuelles. L'état de la muqueuse rectale, l'irrigation sanguine et le contenu de l'ampoule rectale sont autant de variables qui influencent l'absorption d'un médicament sous forme de suppositoire ou de solution administrée par voie intrarectale.

Voie transdermique

L'administration d'un médicament par voie transdermique est l'application topique d'un principe actif, souvent sous forme de timbre cutané, qui vise un effet systémique. Cette forme pharmaceutique a l'avantage de passer directement dans la circulation systémique, de libérer le médicament lentement et ainsi de diminuer le nombre de prises. Cependant, l'intégrité de la peau de la personne âgée constitue une barrière à la diffusion passive du médicament en rendant sa biodisponibilité imprévisible ou constitue un obstacle tout simplement en rendant le timbre inutilisable en raison de la fragilité de la peau.

Distribution

Lorsque le médicament atteint la circulation systémique, il se comporte de la même façon, peu importe la voie d'administration. À partir du compartiment sanguin, le médicament se distribue dans les organes cibles, les tissus de réserve ou les organes de biotransformation ou d'excrétion.

Volume de distribution

Le volume de distribution (Vd) des médicaments est un des paramètres cinétiques qui permettent la mesure de la distribution d'un médicament. La valeur du Vd dépend de facteurs liés à l'individu, telles la composition corporelle et la vascularisation des tissus et des organes, et de facteurs liés au principe actif, tels la liposolubilité, la capacité de liaison de ses composantes (affinité) et le degré d'ionisation. Certains de ces facteurs se modifient avec l'âge (tableau 4).

TABLEAU 4

Modifications physiologiques à l'étape de la distribution

Modification	Impact	Exemples
↑ de la masse adipeuse	↑ du volume de distribution des médicaments liposolubles	Antidépresseurs Antipsychotiques Benzodiazépines Phénytoïne Propranolol
↓ de l'eau corporelle totale (↓ de la masse maigre)	↓ du volume de distribution des médicaments hydrosolubles	Acétaminophène Aminoglycosides Digoxine Théophylline Vérapamil
↓ de l'albumine sérique	↑ de la fraction libre du médicament (acides faibles)	réf.: tableau 3
↑ de l'alpha-1-glycoprotéine acide	↑ de la fraction libre du médicament (bases faibles)	réf.: tableau 3

Le volume de distribution n'est pas un volume réel, il s'agit d'un volume virtuel. C'est le rapport entre la quantité totale du médicament présent dans l'organisme à un moment précis et sa concentration plasmatique au même moment. Le Vd s'exprime en litres ou est normalisé en litres par kilogramme de poids corporel.

FORMULE DU VOLUME DE DISTRIBUTION

$$Vd = \frac{\text{Quantité totale du médicament présent dans l'organisme}}{\text{Concentration du médicament dans le plasma}}$$

Pour la théophylline :

Concentration plasmatique mesurée au temps « x » = 10 mg/L (ou 60 µmol/L)
Quantité totale dans l'organisme au même temps = 350 mg

$$Vd = \frac{350\ \text{mg}}{10\ \text{mg/L}} = 35\ \text{L}$$

Volume de distribution et composition corporelle

Chez un individu de 80 ans, l'eau corporelle totale s'est abaissée d'environ 15 % par rapport à sa valeur lorsque cette personne avait 20 ans. La masse musculaire (masse maigre) et l'eau extracellulaire diminuent proportionnellement à l'augmentation de la masse adipeuse. Le contenu lipidique de l'organisme subit une augmentation de l'ordre de 20 à 40 %, toujours en comparaison avec le jeune adulte. Cette proportion varie selon le sexe, étant de 18 à 36 % chez les hommes comparativement à 33 à 48 % chez les femmes. Cette répartition différente des compartiments tissulaires modifie la distribution des médicaments selon qu'ils sont hydrosolubles ou liposolubles.

Les médicaments hydrosolubles ont donc un Vd diminué chez la personne âgée, ce qui exige une adaptation posologique à la baisse pour éviter que la concentration du médicament hydrosoluble ne s'élève. Cet ajustement posologique est primordial si le médicament hydrosoluble possède un index thérapeutique étroit (ex. : digoxine, aminoglycosides).

À l'inverse, les médicaments liposolubles ont un Vd augmenté chez les sujets âgés (tableau 4). Une élévation du Vd d'un médicament liposoluble sans augmentation équivalente de sa clairance suppose que le médicament séjourne plus longtemps dans l'organisme lors d'une prise régulière. Il existe une corrélation mathématique entre le Vd et la demi-vie d'élimination d'un médicament : demi-vie = (0,693 × Vd) / clairance. Cette relation explique, en partie, l'accumulation, lors d'une administration quotidienne, des médicaments liposolubles qui ont une demi-vie d'élimination supérieure à 24 heures (ex. : le flurazépam).

Le Vd est utile en thérapeutique pour calculer la dose de charge d'un médicament qui doit atteindre immédiatement une concentration plasmatique thérapeutique (dose de charge = concentration plasmatique désirée × Vd). Chez la personne âgée, la distribution tissulaire d'un médicament liposoluble est rapide après l'administration d'une dose unique, et, pour cette raison, la dose de charge ne demande habituellement pas d'ajustement à la baisse. Cependant, l'administration de doses répétées du même médicament nécessite un ajustement posologique, car la concentration plasmatique s'élève de façon significative avec le temps. Toutefois, chez les gens très âgés qui perdent du poids de façon marquée, la proportion de la masse adipeuse diminue et parallèlement le Vd des médicaments liposolubles s'abaisse. Une réévaluation de la posologie est requise dans ce contexte.

Liaison aux protéines

La liaison entre un médicament et les protéines plasmatiques constitue une réserve circulante du médicament. Il se forme alors un complexe médicament-protéine. Il existe différentes protéines liantes dans le plasma : l'albumine, l'alpha-1-glycoprotéine acide, les lipoprotéines et les gammaglobulines. L'albumine est la protéine la plus abondante et son rôle est essentiel dans la fixation protéique du médicament, surtout des molécules qui ont un caractère acide. La liaison protéique dépend de l'affinité du médicament pour l'albumine et de la concentration de celle-ci. L'alpha-1-glycoprotéine acide, quant à elle, lie surtout les médicaments basiques. L'alpha-1-glycoprotéine acide tend à augmenter avec le vieillissement : cette augmentation est encore accentuée en présence d'une maladie aiguë comme un infarctus du myocarde ou après une chirurgie.

Cette fixation aux protéines s'exprime en pourcentage de liaison et elle est réversible. Lors de la prise régulière d'un médicament, il s'établit un équilibre entre la fraction du médicament liée aux protéines et sa fraction libre. Ainsi, lorsque la quantité de médicament sous forme libre diminue parce qu'il est biotransformé ou éliminé, une partie du médicament dans le sang se libère de l'albumine de sorte que la fraction de médicament sous forme libre demeure constante. Il faut retenir que seule la fraction libre du médicament est disponible pour se lier à un récepteur, pour être biotransformée ou éliminée.

ALBUMINE SÉRIQUE ET VIEILLISSEMENT

L'âge avancé contribue à une baisse de la concentration de l'albumine sérique. Cette diminution est toutefois insuffisante pour entraîner des répercussions cliniques majeures chez une personne âgée en bonne santé. La présence d'une ou de plusieurs maladies chroniques et la dénutrition sont des facteurs contribuant à l'hypoalbuminémie si fréquemment rencontrée chez les personnes âgées frêles.

La diminution de la concentration de l'albumine modifie la fraction libre du médicament, mais pas toujours la concentration du médicament sous forme libre. La fixation protéique est un phénomène qui doit être considéré aux niveaux plasmatique et tissulaire. Si la quantité de médicament sous forme libre dans le sang est plus importante, il y a par conséquent un taux plus élevé de médicament disponible pour la diffusion tissulaire ou pour l'élimination.

L'équilibre se rétablit, de sorte que les proportions du médicament libre et lié sont maintenues.

En présence d'une augmentation de la quantité de médicament sous forme libre, la fraction libre du médicament, la seule forme disponible pour l'élimination, sera éliminée dans une proportion équivalente à cette augmentation. Si la fraction libre est doublée, la clairance est aussi doublée, à moins de contraintes qui seront révisées à l'étape du métabolisme et de l'excrétion. Il en résulte une diminution proportionnelle de la concentration totale du médicament. Par ailleurs, la concentration du médicament sous forme libre (C_u) est rétablie.

CONCENTRATION LIBRE (C_u) ET FRACTION LIBRE (F_u) D'UN MÉDICAMENT

Pour un médicament lié aux protéines à 95 %, la fraction libre = 5 % ($f_u = 0{,}05$)

$$f_u = \frac{C_u}{C_{totale}} = \frac{0{,}2\ \text{mg/mL}}{4{,}0\ \text{mg/mL}} = 0{,}05$$

si f_u est doublée (0,10) sans changer la C_{totale} (4,0 g/mL) (ex. : déplacement des sites de liaison),

C_u est aussi doublée = 0,4 mg/mL

Sous des conditions normales :

1. En doublant la fraction libre du médicament, une augmentation proportionnelle du taux d'élimination est à prévoir.
2. Si le taux d'élimination est doublé, la C_{totale} est réduite de moitié en quelques minutes pour que les concentrations du médicament sous forme libre et liée soient maintenues (10 % et 90 %).

Donc si :

$f_u = 0{,}10$

$C_{totale} = 2\ \text{mg/mL}$

$C_u = f_u \times C_{totale} = 0{,}1 \times 2\ \text{mg/mL} = 0{,}2\ \text{mg/mL}$

(La fraction libre du médicament a doublé et la concentration du médicament sous forme libre demeure inchangée.)

Exceptions : acide valproïque et acide acétylsalicylique

C_u = concentration du médicament sous forme libre.
f_u = fraction libre du médicament.
C_{totale} = concentration totale du médicament (libre et lié).

Une interaction médicament-médicament provoquant un déplacement des sites de liaison aux protéines n'aura pas d'impact sur l'effet thérapeutique puisque la concentration du médicament sous forme libre demeure la même.

Toutefois, le danger d'une telle situation est que, après avoir mesuré la concentration totale du médicament par un prélèvement sanguin et obtenu un résultat sous la limite inférieure souhaitée, on décide d'augmenter la dose devant l'apparence d'un résultat sous-thérapeutique. Il serait préférable de mesurer la concentration libre du médicament, mais cette mesure n'est possible que dans les laboratoires spécialisés.

MODIFICATION DU TAUX DE LIAISON AUX PROTÉINES

Des changements au niveau de la liaison aux protéines sont importants seulement sous les conditions suivantes. Le médicament:

- est fortement lié à l'albumine
- a un petit V_d
- possède un index thérapeutique étroit
- présente une clairance totale diminuée

Métabolisme

Le métabolisme hépatique permet la biotransformation d'un médicament en un composé plus hydrosoluble et plus facilement éliminé. Le métabolite formé peut être seul à détenir des propriétés pharmacologiques thérapeutiques: c'est le cas d'un promédicament transformé en métabolite actif (ex.: énalapril, midodrine). Quelquefois, le métabolite partage l'action thérapeutique avec le médicament initial (ex.: fluoxétine et norfluoxétine), mais, dans de nombreuses circonstances, le métabolite devient inactif, car seule la molécule mère joue un rôle thérapeutique (ex.: oxazépam). La capacité du foie à biotransformer un médicament en métabolites est à l'origine de la notion de clairance métabolique hépatique. Le métabolisme hépatique est un mécanisme d'épuration du médicament de l'organisme.

CLAIRANCE D'UN MÉDICAMENT

Clairance totale = clairance rénale + clairance extrarénale (ex.: clairance hépatique)

L'activité métabolique du foie est influencée principalement par deux paramètres: le flux sanguin hépatique et l'activité enzymatique des hépatocytes. L'effet de l'âge sur la capacité du foie à métaboliser les médicaments n'est pas très bien connu.

L'apport sanguin au foie est dépendant du débit sanguin cardiaque. Toutefois, les malades âgés avec une insuffisance cardiaque auront un métabolisme hépatique plus ou moins modifié ; cela dépendra de la clairance hépatique intrinsèque de chaque médicament. D'autres facteurs nuisibles à une perfusion sanguine adéquate sont tout aussi importants, comme l'arrêt de l'activité physique et l'alitement.

Par ailleurs, la capacité métabolique du foie chez l'humain âgé est variable. En raison d'une réduction de la masse hépatique, soit une diminution approximative de 20 % du poids du foie entre l'âge de 20 ans et 80 ans, il subsiste moins d'hépatocytes fonctionnels. À l'intérieur du réticulum endoplasmique, structure cellulaire de l'hépatocyte, s'effectuent la synthèse et l'activité des enzymes impliquées dans la biotransformation hépatique.

Réactions de phase I

Une baisse d'activité des oxygénases hépatiques, responsables des réactions de phase I (oxydation, réduction, hydrolyse), explique pourquoi de nombreuses personnes âgées éliminent plus lentement les médicaments qui doivent subir une réaction d'oxydation. Chez la population âgée dénutrie et fragile, il y aurait une plus forte proportion d'individus qui subissent une diminution notable de cette activité enzymatique. La capacité du foie âgé à biotransformer les médicaments par les mécanismes d'oxydation ne semble pas décliner de façon identique pour tous les médicaments. Des variations interindividuelles, génétiques ou acquises, compliquent encore davantage cet état.

Réactions de phase II

Les enzymes responsables des réactions de phase II, telle la conjugaison, ne semblent pas affectées par l'âge. La conjugaison permet la formation d'un complexe associant le médicament ou son métabolite à une substance fournie par le foie (acide glucuronique, radical acétyl ou méthyl) qui deviendra un sel (glucuronate, acétate, sulfate, etc.). Le complexe formé est fortement ionisé à un pH physiologique, hydrosoluble et, par conséquent, facilement éliminé dans l'urine. Les médicaments, même s'ils font partie d'une même classe pharmacologique, sont uniques quant à leur voie métabolique (tableau 5).

TABLEAU 5

Biotransformation hépatique (exemples)

Phase I : Oxydation	Phase II : Conjugaison
Alprazolam	Lorazépam
Diazépam	Oxazépam
Flurazépam	Témazépam

Clairance hépatique intrinsèque

La clairance hépatique intrinsèque reflète l'activité des enzymes hépatiques en présence d'un médicament. On peut dire aussi que la clairance hépatique intrinsèque est la capacité intrinsèque du foie à éliminer de la circulation sanguine, par métabolisme enzymatique, la fraction libre du médicament en formant un ou des métabolites. Une clairance hépatique intrinsèque élevée signifie que les enzymes hépatiques ont une grande capacité à métaboliser le médicament, beaucoup plus grande que le débit sanguin hépatique ne peut en véhiculer. Lorsque la clairance hépatique intrinsèque du médicament est élevée, son coefficient d'extraction est alors fonction du débit sanguin de l'organe extracteur, en l'occurrence le foie.

Le tableau 6 donne des exemples de médicaments classés selon leur coefficient d'extraction. Dans les situations cliniques qui modifient le débit sanguin telle l'insuffisance cardiaque (diminution du débit) ou lors de la prise médicamenteuse d'un vasodilatateur (augmentation du flux sanguin), la clairance hépatique de certains médicaments sera aussi modifiée. Il est raisonnable de penser que les médicaments avec une clairance hépatique intrinsèque élevée sont ceux-là mêmes qui subissent un effet de premier passage hépatique important après leur administration par voie orale.

TABLEAU 6
Modifications physiologiques à l'étape du métabolisme

Modification	Impact	Exemples
↓ du flux sanguin hépatique	↓ de la clairance hépatique des médicaments avec un coefficient d'extraction élevé	Antidépresseurs tricycliques, morphine, métoprolol, propranolol, vérapamil
↓ de la masse hépatique	↓ du nombre d'hépatocytes fonctionnels	Médicaments métabolisés par le foie
↓ de l'activité enzymatique	Ralentissement des réactions d'oxydation (Phase I) ↓ de la clairance hépatique des médicaments avec un coefficient d'extraction faible	Acide valproïque, alprazolam, carbamazépine, chlordiazépoxide, diazépam, naproxène, phénytoïne, théophylline, warfarine

Si la clairance hépatique intrinsèque est faible, cela signifie que les enzymes hépatiques ont une capacité limitée à métaboliser le médicament. La disponibilité du médicament n'est pas restreinte par la perfusion sanguine. Dans ces conditions, la clairance hépatique est proportionnelle au taux de médicament sous forme libre et est aussi fonction de la capacité limitée des enzymes à métaboliser le médicament. Ces médicaments ont un coefficient d'extraction faible.

La clairance hépatique d'un médicament dont le coefficient d'extraction est élevé sera peu touchée par une élévation de la fraction libre de celui-ci, car, dans ce cas, la grande capacité d'extraction enzymatique assume l'augmentation. La clairance est ici fonction du débit sanguin.

Si, au contraire, le médicament a un coefficient d'extraction faible et que sa fraction libre est modifiée à la hausse, cette variation aura un impact sur sa concentration plasmatique à l'équilibre. La clairance hépatique du médicament est alors directement proportionnelle au taux de liaison aux protéines et à l'activité des enzymes hépatiques. Elle ne dépend pas du débit sanguin hépatique. Cette notion est importante dans le cas d'une interaction par déplacement de la fixation protéique. Le bilan hépatique ne détermine pas, quant à lui, la capacité du foie à métaboliser un médicament. Il fournit plutôt de l'information sur les dommages cellulaires hépatiques.

Élimination rénale

Une réduction de 40 à 50 % de la filtration glomérulaire, même en l'absence de maladie rénale, est observée entre 40 et 70 ans, avec pour conséquence une concentration plasmatique potentiellement toxique si le médicament est éliminé essentiellement par excrétion rénale. L'élimination rénale est le résultat net de trois processus : la filtration au niveau du glomérule, la sécrétion active au tubule proximal et la réabsorption tout au long du tubule rénal. La figure 2 illustre ce processus.

Avec l'âge, la filtration glomérulaire et la sécrétion tubulaire déclinent graduellement (tableau 7). La capacité de réabsorption est aussi modifiée à la baisse. Ces modifications physiologiques rendent nécessaire une évaluation de la fonction rénale, plus particulièrement de la filtration glomérulaire. Cela peut se faire à l'aide de la créatinine qui est essentiellement filtrée dans le glomérule, peu sécrétée dans le tubule et non réabsorbée. La mesure de la créatinine retrouvée dans les urines pendant 24 heures reflète l'état de la fonction rénale de la personne âgée. Toutefois, la collecte des urines pendant 24 heures pose plusieurs contraintes liées à une relative fiabilité.

La concentration sérique de la créatinine donne, à elle seule, peu d'information sur l'état de la fonction rénale. En vieillissant, les muscles produisent moins de cette substance et, parallèlement, les reins en filtrent moins. Ainsi, les

Figure 2
Clairance rénale

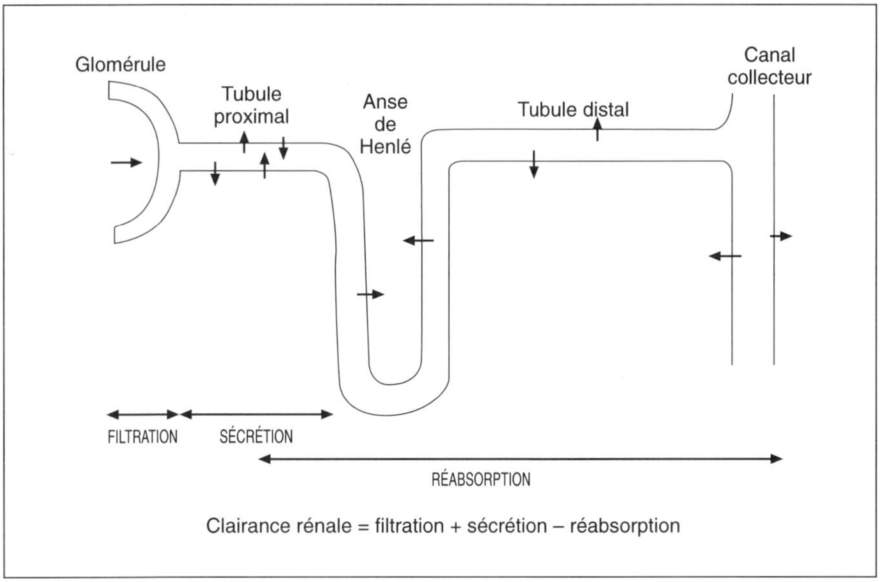

TABLEAU 7
Modifications physiologiques à l'étape de l'excrétion rénale

Modification	**Impact**	**Exemples (Élimination rénale ≥ 50 %)**
↓ de la filtration glomérulaire	↓ de l'élimination des médicaments ou des métabolites pharmacologiquement actifs ↑ des concentrations plasmatiques et risque accru d'effets indésirables	Allopurinol, amantadine, anti-H_2, inhibiteurs de l'ECA, céphalosporines, ciprofloxacine, famciclovir, fluconazole, hydrochlorothiazide, triméthoprim-sulfaméthoxazole valacyclovir
↓ de la sécrétion tubulaire		
↓ de la masse rénale		Médicaments avec un index thérapeutique étroit : aminoglycosides, digoxine, lithium, vancomycine

valeurs de la créatinine sérique fluctuent peu et peuvent sembler normales. C'est pourquoi la concentration de la créatinine sérique doit être mise en relation avec des facteurs d'ajustement comme l'âge, le poids et le sexe de la personne. L'équation mathématique proposée par Cockcroft et Gault estime la clairance de la créatinine à partir de laquelle l'état de la fonction rénale sera extrapolé. Cette équation est moins utile si la personne âgée est très amaigrie et possède peu de masse musculaire. La valeur abaissée de la créatinine sérique donne une surestimation de la clairance de la créatinine.

ÉQUATION DE COCKCROFT ET GAULT

$$\text{Clairance de la créatinine (mL/s)} = \frac{(140 - \text{âge}) \times \text{poids idéal (kg)}}{49 \times \text{créatinine sérique (mmol/L)}}$$

pour les femmes : résultat x 0,85

Pour exprimer le résultat en mL/min, on multiplie par 60.

L'importance d'estimer la fonction rénale est plus grande si le médicament est éliminé par voie rénale sous sa forme active. Si l'élimination rénale est diminuée, le médicament ou le métabolite pharmacologiquement actif qui requiert une excrétion rénale s'accumule dans l'organisme. L'utilisation de doses standard comporte alors un risque accru d'effets indésirables chez la personne âgée. Des adaptations posologiques sont nécessaires en gériatrie. Des exemples de médicaments qui nécessitent des ajustements posologiques sont présentés au tableau 7.

Demi-vie d'élimination

La demi-vie d'élimination ($t_{1/2}$) représente le temps nécessaire pour éliminer la moitié de la quantité totale du médicament présent dans l'organisme, après l'absorption et la distribution de ce dernier. Elle s'exprime en unités de temps : minutes, heures, jours (figure 3).

La demi-vie dépend à la fois des caractéristiques de distribution et d'élimination, comme le montre l'équation suivante : $t_{1/2} = (0{,}693 \times Vd) / \text{clairance totale}$. Si la clairance d'un médicament diminue, sa demi-vie augmente, et si le volume de distribution augmente, la demi-vie augmente aussi.

La notion de demi-vie d'élimination est importante car elle permet de déterminer la fréquence d'administration, l'intervalle entre deux doses afin d'éviter une accumulation médicamenteuse. Si un médicament a une demi-vie de 12 heures, son administration biquotidienne aux 12 heures est souhaitable. De plus, la demi-vie informe sur le temps nécessaire à l'atteinte de la concentration plasmatique à l'équilibre : il s'agit de compter au moins cinq fois la demi-vie

Figure 3
Demi-vie d'élimination

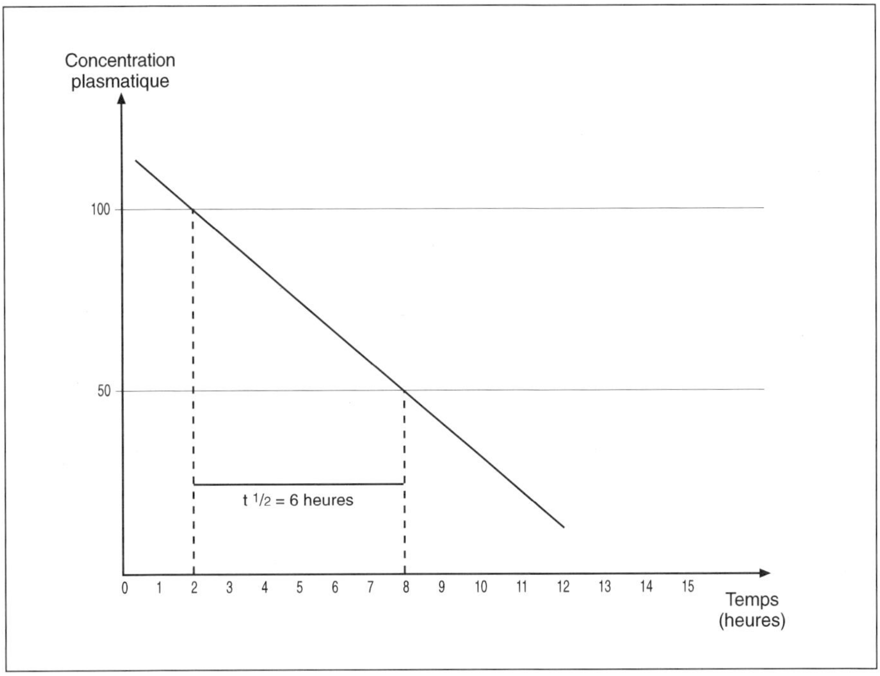

avec l'administration de doses répétées. À l'état d'équilibre, le médicament est éliminé à la même vitesse qu'il est absorbé.

La demi-vie d'élimination n'est pas toujours liée à la durée de l'effet thérapeutique. En effet, il arrive qu'un médicament produise un effet thérapeutique (ex. : diminution de la tension artérielle) d'une durée plus longue que sa demi-vie d'élimination (antihypertenseur) parce que l'effet exercé sur les récepteurs dure plus longtemps que la présence du médicament dans le plasma.

PHARMACODYNAMIE

La pharmacodynamie est l'étude en pharmacologie des effets thérapeutiques et des effets indésirables d'un médicament dans l'organisme. Elle s'intéresse à la réponse de l'organisme et à l'interaction du médicament et de ses récepteurs. La réponse pharmacodynamique est dépendante du nombre de récepteurs et de leur affinité pour le médicament, des mécanismes de transmission des signaux, de la réponse cellulaire et de l'équilibre homéostatique.

Alors que les effets de l'âge sur la pharmacocinétique sont bien documentés, il est plus difficile de recueillir des informations relatives aux effets des changements physiologiques du vieillissement sur la pharmacodynamie.

MODIFICATIONS PHARMACODYNAMIQUES OBSERVÉES CHEZ LA PERSONNE ÂGÉE

Toxicité hématologique plus grave avec les antinéoplasiques

Sédation plus marquée avec les benzodiazépines

Saignements plus fréquents avec les anti-inflammatoires non stéroïdiens

Il semble donc que certains changements physiologiques peuvent modifier la réponse de l'organisme aux médicaments. Ces modifications entraînent parfois une augmentation de la sensibilité des personnes âgées aux médicaments ou, à l'inverse, une diminution de leur effet. Bien souvent, elles rendent les malades âgés plus vulnérables aux effets indésirables médicamenteux.

L'effet d'un médicament, thérapeutique ou indésirable, est dû à la liaison entre le récepteur et le médicament. Le récepteur peut être situé soit dans la cellule, soit sur la membrane de celle-ci. Le médicament joue alors le rôle de neurotransmetteur endogène en bloquant le signal de transmission (antagoniste ou bloqueur) ou en exerçant la même fonction (agoniste) (figure 4).

Récepteurs

Les principaux systèmes de neurotransmission sont les systèmes cholinergique, dopaminergique, adrénergique et GABAergique. Au cours du vieillissement, ces systèmes seront atteints à divers degrés. Seuls ces systèmes de récepteurs ont été examinés suffisamment en détail pour attribuer ces modifications à l'âge.

Système cholinergique

Le système cholinergique est très important car il joue un rôle dans le maintien de l'intégrité des fonctions cognitives et plus particulièrement de la mémoire. D'ailleurs, une des hypothèses étiologiques de la maladie d'Alzheimer est la perturbation de la neurotransmission cholinergique, soit par une perte de neurones cholinergiques, soit par une diminution de l'activité de la choline acétyltransférase. La choline acétyltransférase est l'enzyme responsable de la synthèse de l'acétylcholine, principal neurotransmetteur du système cholinergique. Une diminution de l'activité cholinergique chez la personne âgée contribue probablement à la manifestation relativement fréquente de confusion, voire de delirium, secondaire aux médicaments anticholinergiques.

Système dopaminergique

Le système dopaminergique est probablement le système le plus altéré par le vieillissement. Le vieillissement normal entraîne la perte progressive des récepteurs D_2 de la dopamine dans le striatum du cerveau. Chez la personne âgée en santé, cette perte mène à l'amplification des mouvements correcteurs pour maintenir une posture adéquate : marche à petits pas, élargissement du polygone de base, etc. Lorsque le nombre de neurones dopaminergiques diminue en deçà du seuil critique pour maintenir une motricité adéquate, des symptômes parkinsoniens se manifestent, comme cela est observé dans la maladie de Parkinson.

La perte de récepteurs D_2 peut aussi expliquer la sensibilité des personnes âgées à la médication antipsychotique ou à la métoclopramide. En effet, ces médicaments ont des effets bloquants dopaminergiques qui contribuent à accroître l'incidence de réactions extrapyramidales. Il est de plus préférable d'éviter tout simplement l'usage de la métoclopramide par voie orale ; la dompéridone administrée par voie orale ne produit pas ce type d'effets indésirables.

Système adrénergique

Les changements observés dans le système adrénergique sont spécifiques à chaque tissu ; il en résulte des effets différents selon l'organe où se trouvent les récepteurs. Comparativement aux adultes plus jeunes, les personnes âgées sont relativement résistantes à la stimulation ou au blocage adrénergique des récepteurs bêta (β). Les cellules répondent alors avec une plus faible hausse de l'AMP cyclique générant une incapacité à activer ou à inhiber le système adrénergique.

Concrètement, ce phénomène se traduit par la diminution de l'effet antihypertenseur des bêta-bloquants, par exemple. Il semble qu'il y ait aussi, en vieillissant, une désensibilisation de ces récepteurs car le niveau de base de la noradrénaline (agoniste endogène) et celui observé après un effort ont tendance à s'élever avec l'âge, sans toutefois démontrer les signes d'une activation adrénergique proportionnelle (tachycardie, palpitations, maux de tête). Il y aurait un déclin dans la réponse du myocarde aux catécholamines endogènes (ex. : noradrénaline) ou exogènes (ex. : isoprotérénol) car les récepteurs qui sont continuellement stimulés deviennent hyposensibles.

Système GABAergique

Même s'il n'est pas facile d'expliquer exactement pourquoi, il appert que les personnes âgées ont un ralentissement psychomoteur plus marqué lors de la prise d'une benzodiazépine en comparaison avec les jeunes adultes. Ce phénomène s'observe même si les concentrations sériques sont identiques dans les deux groupes d'âge.

La raison de la sensibilité accrue aux benzodiazépines n'est pas tout à fait élucidée, mais quelques hypothèses sont davantage retenues : l'interaction moléculaire entre le GABA et les benzodiazépines, l'augmentation de la perméabilité cellulaire aux ions chlore (hyperpolarisation cellulaire) ou l'augmentation de la perméabilité de la membrane hémato-encéphalique aux benzodiazépines. Les benzodiazépines semblent potentialiser l'action inhibitrice du GABA dans le système nerveux central. L'effet amplifié des benzodiazépines chez les personnes âgées conduit fréquemment à des effets indésirables comme des pertes de mémoire, des troubles de l'attention, le delirium ou des chutes.

HOMÉOSTASIE

Le fait que les mécanismes de régulation de l'homéostasie deviennent insuffisants est un trait caractéristique du vieillissement. Aussi, la réponse à une offense biologique fait défaut chez les vieillards. La capacité fonctionnelle de réserve diminue et ne permet plus une très grande capacité d'adaptation des mécanismes compensatoires, c'est-à-dire qu'elle ne permet plus le maintien des différentes constantes physiologiques de l'individu: thermorégulation, tonus vasculaire, digestion, etc. Par exemple, en réponse à une chute de la tension artérielle, normalement, le rythme cardiaque s'accélère afin de maintenir une perfusion sanguine adéquate des principaux organes. Toutefois, le vieillissement affaiblit ce système de compensation. À la suite d'une perturbation d'une fonction physiologique, plus de temps est requis pour retrouver l'équilibre original. Plusieurs médicaments compromettent ce seuil critique où la personne âgée maintient tout juste de nombreuses fonctions organiques (tableau 8).

TABLEAU 8
Seuil critique: iatrogénie et médicaments

Classe médicamenteuse	Iatrogénie
Anti-inflammatoires non stéroïdiens	Insuffisance rénale Saignements gastro-intestinaux
Anticholinergiques	Rétention urinaire
Anticoagulants	Saignement
Antihypertenseurs	Hypotension orthostatique
Antipsychotiques	Effets extrapyramidaux
Bêta-bloquants	Insuffisance cardiaque Bradycardie
Diurétiques	Déshydratation Déséquilibre hydroélectrolytique
Opiacés	Delirium Sédation excessive
Psychotropes en général	Diminution des fonctions cognitives Incoordination motrice

Figure 4
Liaison d'un médicament avec son récepteur

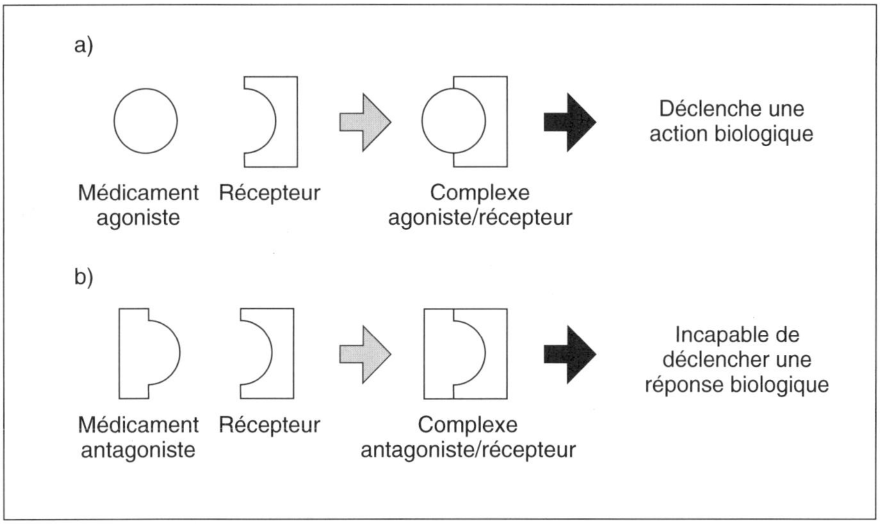

CONCLUSION

Le temps est révolu où tous les malades âgés recevaient la même dose du même médicament, sans considération des caractéristiques propres à chaque individu (âge, poids, sexe et antécédents de santé). L'application des principes pharmacocinétiques aide le médecin et le pharmacien à individualiser le traitement médicamenteux en prédisant la dose nécessaire pour obtenir une concentration thérapeutique sans effet indésirable nuisible, ce que l'on appelle la relation dose-concentration. Les principales sources de variabilité de la pharmacocinétique sont nombreuses : parmi celles-ci, il y a le vieillissement et le sexe des individus, la polypathologie, la polymédication et les interactions médicamenteuses, l'environnement, le bagage génétique et, à un autre niveau, l'observance.

Au regard de la pharmacodynamie, il est plus difficile d'établir les sources de variabilité. La relation concentration-effet thérapeutique se modifie avec l'âge, parfois sans explication apparente.

Bibliographie

Bauer, L.A. « Individualization of drug therapy : clinical pharmacokinetics and pharmacodynamics », dans J.T. Dipiro, R.L. Talbert, P.E. Hayes, G.C. Yee, G.R. Matzke et L.M. Posey (dir.), *Pharmacotherapy. A Pathophysiologic Approach*, 2e éd., New York, Elsevier, 1999, p. 15-31.

Catterson, M.L., S.H. Preskorn et R.L. Martin. « Pharmacodynamic and pharmacokinetic considerations in geriatric psychopharmacology », *Psychiatr. Clin. North Am.*, 1997, 20 (1) : 205-218.

Grenier, L., et G. Barbeau. « Pharmacologie », dans M. Arcand et R. Hébert (dir.), *Précis pratique de gériatrie*, 2e éd., Saint-Hyacinthc, Ediscm, 1997, p. 699-713.

Hammerlein, A., H. Derendorf et D.T. Lowenthal. « Pharmacokinetic and pharmacodynamic changes in the elderly. Clinical implications », *Clin. Pharmacokinet.*, 1998, 35 (1) : 49-64.

Kinirons, M.T., et P. Crome. « Clinical pharmacokinetic considerations in the elderly. An update », *Clin. Pharmacokinet.*, 1997, 33 : 302-312.

Lam, Y.W., S. Banerji, C. Hatfield *et al.* « Principles of drug administration in renal insufficiency », *Clin. Pharmacokinet.*, 1997, 32 : 30-57.

Paintaud, G. « La relation dose-effet dans la prescription du médicament », *Rev. Prat.*, 1997, 47 : 1485-1489.

Taeschner, W., et S. Vozeh. « Pharmacokinetic drug data », dans *Clinical Pharmacokinetics. Drug Data Handbook*, 3e éd., Auckland, Adis International Limited, 1998, p. 1-48.

Tumer, N., P.J. Scarpace et D.T. Lowenthal. « Geriatric pharmacology : basic and clinical considerations », *Ann. Rev. Pharmacol. Toxicol.*, 1992, 32 : 271-302.

Turnheim, K. « Drug dosage in the elderly. Is it rational ? », *Drugs Aging*, 1998, 13 : 357-379.

Chapitre 6

Les effets indésirables des médicaments

Lise Grenier

INTRODUCTION

La polymédication et la polypathologie sont des réalités quotidiennes en gériatrie. Incontestablement, la prise de médicaments expose les utilisateurs aux effets indésirables médicamenteux (EIM). Malgré les nombreuses études, l'information fait défaut sur l'épidémiologie des EIM chez les personnes âgées parce que la recherche est souvent confrontée aux difficultés d'évaluation.

La maladie iatrogène, secondaire à la prise d'un médicament, est responsable de 15 à 20 % des hospitalisations des personnes âgées qui se présentent à l'urgence. Au cours d'une hospitalisation, 50 % des complications iatrogènes sont dues aux médicaments et, à la suite d'une complication occasionnée par les médicaments, un patient âgé sur 1 000 décède.

L'Organisation mondiale de la santé (OMS) estime qu'entre 5,5 et 17 % du budget total de la santé est dépensé pour résoudre les problèmes reliés aux EIM. Toutefois, il est évidemment hasardeux de lancer ces chiffres sans tenir compte des risques par rapport aux bénéfices attendus et, aussi, de la gravité de la maladie.

Se fondant sur une méta-analyse, un groupe de chercheurs a conclu que les EIM étaient la sixième cause de décès aux États-Unis, chez les patients hospitalisés. En effet, si l'on ne retient que la définition stricte d'un EIM selon l'OMS, les effets indésirables comme cause de décès chez les personnes hospitalisées arrivent immédiatement derrière les les accidents et juste avant les pneumonies et le diabète.

CAUSES DE DÉCÈS CHEZ LES PERSONNES HOSPITALISÉES PAR ORDRE D'IMPORTANCE (ÉTATS-UNIS, 1994)

1. Maladies cardiaques
2. Cancer
3. Accidents vasculaires cérébraux
4. Maladies pulmonaires
5. Accidents
6. EIM
7. Pneumonies
8. Diabète

DÉFINITIONS

Effet indésirable médicamenteux, iatrogénie médicamenteuse, événement indésirable médicamenteux, erreur médicamenteuse, accident médicamenteux, autant d'expressions qui illustrent une terminologie difficile à cerner. Elles contribuent à augmenter l'ambiguïté dans les échanges scientifiques. C'est pourtant à la lumière de ces définitions qu'il faut interpréter les résultats des différentes recherches.

Effet indésirable médicamenteux

Selon l'OMS, un EIM réfère à toute réponse nuisible et non recherchée qui se manifeste après l'absorption d'un médicament aux doses utilisées chez l'homme à des fins thérapeutiques, prophylactiques ou diagnostiques. Cette définition ne tient aucun compte des mécanismes de l'EIM. La définition de l'OMS exclut les échecs de la thérapie, les empoisonnements, les abus, les erreurs et l'inobservance, mais elle inclut les allergies, l'idiosyncrasie, les effets secondaires, les effets toxiques et les interactions.

En pratique, la plupart des cliniciens adoptent une version modifiée, plus opérationnelle de cette définition, qui inclut les notions de suspicion médicamenteuse et de gravité de l'effet.

DÉFINITION OPÉRATIONNELLE D'UN EIM

Événement indésirable suspect d'être lié à un médicament, non souhaité ou inattendu, qui requiert un changement dans la thérapeutique tel que : cesser le médicament, modifier la posologie, prolonger la durée d'une hospitalisation, administrer un traitement de soutien, etc.

Cette définition exclut l'arrêt volontaire d'un médicament pour un autre motif qu'un EIM, son coût par exemple. Le surdosage volontaire et les abus ainsi que les empoisonnements accidentels échappent à cette définition.

Iatrogénie médicamenteuse

Il faut aussi noter que la définition d'un EIM se rapproche sensiblement de la définition de l'iatrogénie médicamenteuse. La recommandation d'utiliser un médicament par un professionnel de la santé est le point distinctif. Une personne prenant de l'acide acétylsalicylique sur prescription médicale et présentant un méléna est considérée comme atteinte d'une maladie iatrogène secondaire à un EIM. Une autre personne consommant de l'acide acétylsalicylique de son propre chef et qui présenterait le même tableau clinique est, quant à elle, victime d'un EIM. L'action d'un intervenant de la santé est déterminante dans l'iatrogénie médicamenteuse.

Événement indésirable médicamenteux

Il convient de préciser quelques termes anglais : *adverse drug reaction* (ADR), *adverse effect* et *adverse drug event* (ADE). L'ADR serait l'équivalent à l'EIM tel que défini précédemment. Les termes *reaction* et *effect* impliquent la notion de suspicion de la causalité du médicament associé temporellement à l'événement indésirable.

L'événement indésirable médicamenteux correspond à l'ADE des anglophones. C'est tout événement indésirable lié temporellement à la prise d'un médicament, mais sans préjuger d'un lien causal avec ce médicament. Prenons par exemple la chute, la nuit, causée par un obstacle sur le plancher, d'un utilisateur d'antibiotique. La chute est ici la conséquence d'une imprudence ou d'un manque de vigilance, mais elle survient après la prise d'un produit qui, en l'occurrence, est non suspecté. En conséquence, tous les effets indésirables médicamenteux sont des événements indésirables médicamenteux, mais tous les événements indésirables médicamenteux ne sont pas nécessairement des EIM (figure 1).

Figure 1
Événement indésirable = Ensemble universel

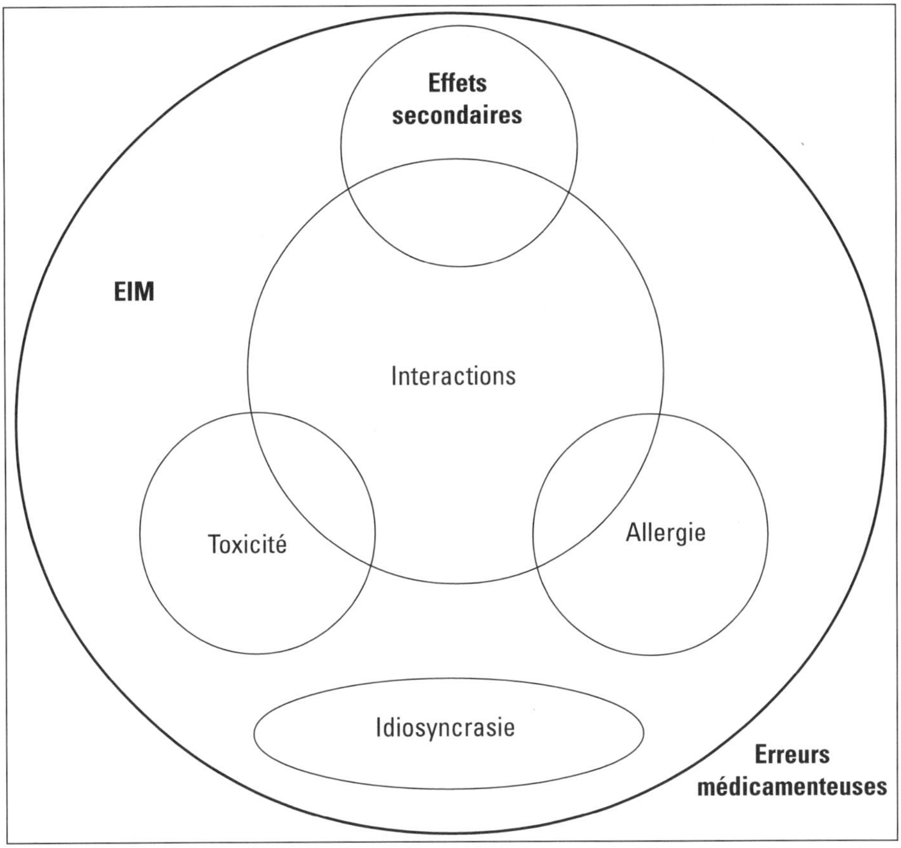

Erreur médicamenteuse

Traditionnellement, il y avait erreur médicamenteuse lorsque le médicament administré à la personne désignée était non conforme à l'ordonnance du médecin. Il manquait toutefois des éléments à cette définition. C'est pourquoi, par la suite, une erreur médicamenteuse a été définie comme la violation d'un des cinq « B ». Ce paradigme demeure vrai, mais il convient de l'élaborer davantage. Ainsi, avant qu'un malade ne prenne un médicament, tout un processus d'administration se met en place et les risques inhérents à ce processus sont bel et bien existants. Au moins cinq étapes différentes composent ce processus : la rédaction de l'ordonnance, l'interprétation, la validation, la distribution, l'administration.

LES CINQ B

Bon médicament

Bon patient

Bonne dose

Bon moment

Bonne façon

Il existe des erreurs dites mécaniques qui relèvent de la préparation et des erreurs de jugement qui surviennent au moment de l'interprétation. Par ailleurs, l'erreur médicamenteuse dépend de l'intervenant, soit le médecin, le pharmacien, l'infirmière ou même le patient, à l'une ou l'autre des étapes du processus d'administration d'un médicament.

CLASSIFICATION DES EFFETS INDÉSIRABLES MÉDICAMENTEUX

Selon les propriétés pharmacologiques des médicaments

Effet secondaire

Un effet secondaire est un EIM qui accompagne l'effet thérapeutique d'un médicament. L'effet secondaire est un effet pharmacologique non recherché par le thérapeute. Il résulte de la stimulation de sites d'action ou de récepteurs autres que ceux qui sont ciblés. Il est influencé par la dose administrée et par la sensibilité des récepteurs non ciblés. Quelques exemples : nausées ou vomissements avec l'érythromycine ; constipation avec les suppléments de fer ; hypotension orthostatique avec la lévodopa/carbidopa.

Il arrive qu'une personne âgée prenne un médicament justement pour son effet secondaire. L'effet qu'on peut alors qualifier de « latéral » devient l'effet recherché. L'utilisation de l'effet antidiarrhéique avec un antiacide comme l'hydroxyde d'aluminium en est un exemple.

Effet toxique

Cet EIM est l'extension, l'exagération de l'effet pharmacologique désiré. L'effet toxique est dépendant de la dose. Par exemple : une hypotension orthostatique à l'introduction d'un antihypertenseur à une dose trop forte ; une hypoglycémie à l'insuline ou une diarrhée avec les laxatifs.

Hypersensibilité

C'est un EIM qui suppose une réaction immunologique. Après une première exposition à un médicament, l'organisme développe des anticorps et répond à la prochaine prise de ce médicament par une réaction de type antigène-anticorps. La détection d'une réaction d'hypersensibilité se fait habituellement sans difficulté. La chronologie des événements est facile à documenter et la manifestation de cet EIM est typique. On note par exemple une éruption cutanée, un choc anaphylactique ou un bronchospasme à l'acide acétylsalicylique.

Idiosyncrasie

L'idiosyncrasie est une manifestation imprévisible et inexpliquée, due à un médicament. L'effet observé ne s'explique pas, au départ, par les propriétés pharmacologiques connues du médicament, ni par une réaction immunologique. À mesure que les connaissances sur les mécanismes d'action progressent, un effet qualifié provisoirement d'idiosyncrasique finira éventuellement par être considéré comme pharmacologique ou immunologique. La rupture d'un tendon d'Achille associée à un antibiotique de type fluoroquinolone est un exemple d'idiosyncrasie.

Selon le mécanisme d'action de la réaction

Lorsque qu'ils sont classés selon le mécanisme d'action en cause dans la réaction, les EIM se répartissent en différents types simplement désignés type A, B, C, D ou E. Le tableau 1 résume les principales caractéristiques de chaque type d'EIM selon cette classification.

Les effets secondaires, les surdosages sont des EIM de type A (A pour « **a**ugmentés par la dose »). Ils représentent environ 80 % de tous les EIM documentés. Les effets de type B (**bi**zarres) sont ou allergiques, ou idiosyncrasiques. Puis, il existe les effets de type C (**c**hroniques, **c**ontinus), comme les cancers gynécologiques et les accidents thromboemboliques après une hormonothérapie

TABLEAU 1

Classification des EIM selon le mécanisme de la réaction

Type	A	B	C	D	E
Mécanisme	Lié aux propriétés pharmacologiques du médicament : – effet secondaire – toxicité	Immunologique ou inexpliqué : – allergie – idiosyncrasie	Continu	Latence	Arrêt brusque
Caractéristiques	Effet : – prévisible – relié à la dose	Effet : – imprévisible – non relié à la dose	Survenant après un usage continu	Long délai d'apparition après la dernière dose : carcinogénicité, tératogénicité	Changement au niveau des récepteurs secondaire à un blocage ou à une stimulation : – effet rebond – effet de sevrage
Incidence	Élevée	Faible	–	–	–
Morbidité	Élevée	Faible	–	–	–
Mortalité	Faible	Élevée	–	–	–

œstrogénique. Les effets de type D (**d**élai, latence) surviennent longtemps après la dernière dose, comme les effets tératogènes et carcinogènes. Les effets de type E (*end of use*) sont causés par l'arrêt subit du produit. Ce sont les effets rebond et les effets de sevrage.

EFFETS INDÉSIRABLES MÉDICAMENTEUX ET VIEILLISSEMENT

Bien qu'il soit difficile de mettre en évidence l'âge comme facteur de risque d'apparition d'un EIM, il demeure que les changements physiologiques, pathologiques et pharmacothérapeutiques qui surviennent avec l'âge expliquent de nombreux EIM.

Changements pharmacocinétiques

Le vieillissement des organes cibles qui métabolisent et éliminent, comme le foie et le rein, ainsi que les modifications de la masse corporelle chez les très âgés et les grands malades obligent les prescripteurs à ajuster à la baisse la posologie des médicaments afin d'éviter le surdosage, l'accumulation ou des effets toxiques. Une personne âgée qui reçoit un médicament selon une posologie individualisée ne risque pas de présenter davantage d'EIM, au regard de la pharmacocinétique, qu'un jeune adulte qui prend le même médicament. Cependant, plus de 50 % des EIM prévisibles sont liés à une dose trop élevée du médicament en cause.

Les modifications touchant le métabolisme ou l'élimination des médicaments sont responsables de la plupart des EIM de type A. Ces changements sont attribuables soit à une maladie concomitante, soit à une interaction médicamenteuse ou simplement au vieillissement physiologique d'un organe qui le rend imparfaitement fonctionnel.

Dans une étude française, il a été estimé que la survenue d'un effet indésirable empêche les activités de la vie quotidienne et domestique dans un cas sur dix. Près de 20 % des patients interrogés se sont plaints du traitement prescrit et, au nombre de ceux-ci, 25 % ont mis fin à leur traitement avant terme. Enfin, 5 % des malades ont dû prendre un médicament pour traiter l'EIM occasionné par un autre médicament. Cette étude menée en milieu communautaire ne tenait pas compte de l'âge des individus. Il va sans dire que la situation est probablement sous-estimée dans la population âgée.

Les propriétés pharmacocinétiques d'un médicament et les particularités de la personne qui le reçoit sont les éléments de base d'une thérapie médicamenteuse optimale. Ces changements pharmacocinétiques sont inévitables chez la personne âgée et il faut les prendre en considération. Le lecteur est invité à lire le chapitre 5 portant sur la pharmacocinétique.

Changements pharmacodynamiques

La pharmacodynamie ajoute à la complexité de la prescription en gériatrie. La sensibilité accrue à l'effet de nombreux médicaments tels les hypotenseurs, les anticholinergiques et les benzodiazépines est un fait bien documenté. Les personnes âgées sont aussi plus sensibles aux EIM qui en résultent.

La détection d'un EIM causé par un changement pharmacodynamique est difficile étant donné la symptomatologie atypique du sujet âgé et l'hétérogénéité rencontrée dans ce groupe d'âge. Étant formés à reconnaître les risques qui compromettent le pronostic vital des patients, plusieurs intervenants ne voient dans certains EIM ressentis par les personnes âgées que des désagréments, sans plus. Toutefois, la moindre atteinte à l'intégrité fonctionnelle de la personne âgée est d'importance majeure car la cascade d'événements qui en découle accélère le déclin du bien-être et de la qualité de vie.

FACTEURS DE RISQUE D'APPARITION D'UN EFFET INDÉSIRABLE MÉDICAMENTEUX

De nombreux facteurs de risque ont été identifiés dans l'apparition d'un EIM. Certains ne sont pas modifiables, même s'il faut s'en préoccuper en tout temps. Il s'agit du sexe et de la comorbidité. Les facteurs de risque modifiables, tels la dose, le choix du médicament et le nombre de médicaments, sont responsables de la plupart des EIM prévisibles. En corollaire, afin d'éviter la manifestation d'un EIM, le prescripteur doit tenir compte des caractéristiques du patient, de la maladie et des médicaments.

Caractéristiques du patient

Même en contrôlant de nombreuses variables, les femmes sont plus à risque de souffrir d'un EIM. Les explications relatives à cette observation manquent encore de clarté. Les différences et les changements physiologiques, le poids corporel, le grand âge plus fréquent chez les femmes, sont autant de facteurs de risque dont il convient de rappeler l'importance.

Caractéristiques de la maladie

Une personne âgée fragilisée par une ou plusieurs conditions médicales présente un risque élevé d'EIM à l'introduction d'un médicament. L'homéostasie, équilibre nécessaire entre la capacité fonctionnelle de réserve de l'hôte et une quelconque atteinte biologique, est déficitaire chez plusieurs personnes âgées et se situe au seuil critique chez de nombreuses autres. L'introduction d'un médicament peut faire franchir ce seuil sous lequel l'adaptation n'est plus possible.

La personne âgée atteinte de démence, même légère, devient confuse à l'introduction d'un médicament aux propriétés anticholinergiques. Il en va de même dans bien d'autres situations comme l'insuffisance rénale aiguë secondaire à un inhibiteur de l'ECA chez une personne âgée déshydratée ou l'incontinence urinaire permanente consécutive à l'emploi d'un diurétique chez un incontinent urinaire occasionnel.

Il est alors plus facile de comprendre qu'un médicament comme la digoxine atteint une concentration toxique chez une personne âgée déshydratée, car le rein, principal organe d'élimination de la digoxine, est au seuil critique chez certains malades et l'atteinte biologique, dans ce cas-ci la déshydratation, ajoute à l'incapacité du rein à éliminer le médicament. Ainsi, l'état de santé global de la personne âgée doit s'inscrire parmi les considérations nécessaires à l'évaluation des risques et des bénéfices de l'utilisation d'un médicament.

Caractéristiques des médicaments

Certains produits ou classes de produits sont plus souvent responsables des EIM que d'autres et doivent recevoir une attention particulière de la part des intervenants (tableau 2).

TABLEAU 2

Classes de médicaments impliquées dans des EIM par ordre décroissant de fréquence

Antibiotiques
Antinéoplasiques
Anticoagulants
Médicaments cardiovasculaires
Antihypertenseurs
Anticonvulsivants
Hypoglycémiants
Analgésiques
Sédatifs-hypnotiques
Antidépresseurs
Antipsychotiques
Antiulcéreux

Les manifestations cliniques d'un EIM, tous âges confondus, sont, dans 60 % des situations, des effets sur la formule sanguine, des saignements, des effets sur le système nerveux central ou encore des réactions dermatologiques (tableau 3). Toutefois, chez les personnes âgées, la présentation clinique d'un EIM est souvent modifiée ou atypique. Maintes fois, une perte d'autonomie, de la confusion, de l'anorexie ou des chutes seront l'expression d'un EIM.

TABLEAU 3

Principales manifestations cliniques d'un EIM

Dyscrasie sanguine
Saignements
Effets sur le SNC
Réactions dermatologiques (allergie)
Effets métaboliques
Effets cardiovasculaires
Effets gastro-intestinaux
Insuffisance rénale
Effets sur la fonction respiratoire

Par ailleurs, certains médicaments, dont l'emploi exige une surveillance étroite étant donné le risque élevé d'un EIM, peuvent s'avérer malgré tout utiles au traitement de certaines maladies. Certains autres médicaments sont tout simplement à éviter chez les personnes âgées.

Médicaments à risque élevé

Un médicament possédant une fenêtre thérapeutique étroite et une longue demi-vie d'élimination, qui est principalement éliminé par voie rénale dans sa forme active ou qui présente des propriétés secondaires particulièrement défavorables, est un médicament dont l'emploi représente un risque élevé d'EIM en gériatrie. D'autres caractéristiques rendent également certains médicaments à risque élevé chez les personnes âgées (tableau 4).

TABLEAU 4
Médicaments à risque élevé d'EIM

Médicament ayant une fenêtre thérapeutique étroite (ex. : digoxine, lithium)
Médicament de deuxième ou de troisième intention représentant le seul choix possible (ex. : clonidine pour le traitement de l'hypertension artérielle)
Médicament à risque de présenter une toxicité grave (ex. : ticlopidine)
Médicament à risque élevé à cause de la maladie sous-jacente (ex. : bêta-bloquant chez un patient atteint d'une bronchopneumopathie)

Dans la pratique courante, les malades nécessitant la prescription d'un médicament à risque élevé d'EIM ne peuvent être privés de cette thérapeutique du fait de leur grand âge. Le malade aura accès à un traitement médicamenteux optimal et individualisé, grâce à des ajustements posologiques et un suivi régulier.

Médicaments à éviter

La frontière entre un médicament à risque élevé et un médicament à éviter réside souvent dans le choix des options pharmacologiques possibles. Si, pour traiter une maladie ou atténuer un symptôme, il existe plus d'une molécule offrant le même potentiel curatif, il va sans dire que le choix portera sur le médicament possédant le meilleur profil pharmacologique compte tenu de ses qualités pharmacocinétiques et pharmacodynamiques, de sa toxicité, de son potentiel d'interactions, de son accessibilité, des attentes du malade, etc. (tableau 5).

TABLEAU 5
Médicaments à éviter

Médicaments dont les risques sont supérieurs aux bénéfices attendus (ex. : diazépam, flurazépam)
Médicaments pour lesquels il existe d'autres solutions thérapeutiques à moindre risque (ex. : mépéridine)
Médicaments ayant un potentiel élevé d'effets indésirables ou d'interactions, dont l'efficacité thérapeutique n'est pas démontrée (ex. : quinine pour soulager les crampes nocturnes dans les membres inférieurs)

Ainsi, le même médicament sera à risque élevé pour un malade et à éviter pour un autre. Prenons l'exemple de deux malades de 75 ans qui présentent une crise de goutte. Le premier souffre d'insuffisance cardiaque et possède une histoire d'ulcère gastro-duodénal hémorragique. Pour cette personne, l'utilisation d'un anti-inflammatoire non stéroïdien (AINS) est à éviter en raison des risques de complications graves comme les saignements digestifs et la décompensation cardiaque. Le second malade, porteur d'une hyperplasie bénigne de la prostate et d'un glaucome à angle ouvert, a déjà présenté dans le passé une ischémie cérébrale transitoire. Pour lui, l'usage d'un AINS présente un risque moins élevé, car, dans ce cas-ci, le risque lié à la comorbidité porte un poids différent. Malgré toutes ces nuances, il a été possible d'établir une liste de médicaments à éviter en gériatrie, les bénéfices étant habituellement inférieurs aux inconvénients (voir le chapitre sur les médicaments inappropriés).

Polymédication et polypharmacie

Parmi les facteurs de risque susceptibles d'engendrer un EIM, la polymédication est le plus important et le plus consistant. La consommation de médicaments prescrits ou en vente libre augmente avec l'âge. Il est connu que le nombre de maladies chroniques augmente aussi avec l'âge et il semble assez logique de compter un plus grand nombre de médicaments dans la population âgée. Les patients non hospitalisés reçoivent en moyenne trois à huit médicaments prescrits ou non. La déréglementation de nombreux médicaments (certains médicaments autrefois prescrits deviennent des médicaments en vente libre) invite encore plus à la prudence puisqu'elle facilite l'automédication qui est déjà un phénomène répandu (un à trois médicaments en vente libre par patient âgé en moyenne).

Les études révèlent aussi les faits suivants : le nombre d'EIM augmente de façon **exponentielle** avec le nombre de médicaments prescrits, le risque d'interactions médicamenteuses s'accroît, la prescription d'un médicament pour soulager les effets indésirables d'un autre est courante et les erreurs d'observance se multiplient.

Les situations sont fréquentes où l'interprétation d'un malaise ou d'un symptôme chez la personne âgée mène au diagnostic d'un nouveau problème nécessitant un traitement pharmacologique. En tout temps, il faut se demander si la médication n'est pas à l'origine de l'effet observé avant de se laisser piéger et d'être responsable d'une cascade médicamenteuse.

Cette cascade débute quand l'EIM est interprété comme une nouvelle maladie. Un médicament supplémentaire est alors prescrit. Le malade risque donc encore plus de présenter un autre EIM et de se voir prescrire un autre médicament. Ce phénomène est fréquent et prévisible. Il faut systématiquement considérer chaque nouveau signe ou symptôme comme la conséquence possible de la médication que le malade reçoit et envisager une remise en question du traitement (figure 2).

Figure 2
Cascade médicamenteuse

Médicament prescrit →	Effets indésirables	→ Nouvelle prescription
Anti-inflammatoire →	Perte de sang	→ Inhibiteur de l'ECA
	Anémie	+
	Insuffisance cardiaque	Digoxine

L'analyse de nombreux dossiers révèle la présence d'ordonnances potentiellement non appropriées : duplications, associations à proscrire, durée du traitement inadéquate, posologie discutable, etc. (voir chapitre 7). Dans ces conditions, les Anglo-Saxons parlent de polypharmacie. La seule façon d'enrayer la polypharmacie est de rechercher systématiquement, et de façon rigoureuse, les problèmes liés à la pharmacothérapie.

MORBIDITÉ ASSOCIÉE AUX EFFETS INDÉSIRABLES MÉDICAMENTEUX

Des données américaines fournissent des informations fort troublantes au sujet des EIM. Ainsi, des experts estiment que les EIM sont une des cinq principales problématiques de soins chez les personnes âgées. De nombreux intervenants affirment que ces données sont transposables au Canada. La prévention des EIM devrait être une priorité en ce début du XXIe siècle. Afin de mieux saisir les enjeux, il convient d'examiner de plus près les conséquences d'un EIM en gériatrie et d'identifier les pistes qui conduisent vers la prévention.

Conséquences d'un effet indésirable médicamenteux

L'expression d'un EIM est souvent la répercussion de la polypharmacie et vice-versa. Quoi qu'il en soit, la résultante demeure la même : une morbidité ou une mortalité associée. Environ un tiers des personnes âgées vivant dans la communauté et recevant 5 médicaments ou plus présenteront un EIM au cours de l'année. L'épreuve d'un EIM chez les personnes âgées est donc commune.

Une étude prospective auprès de participants ayant présenté un EIM révèle qu'environ les trois quarts d'entre eux ont entrepris une démarche pour solutionner l'EIM : 10 % se sont présentés à une clinique d'urgence ; 11 % ont été hospitalisés ; 63 % sont retournés chez le médecin pour une consultation (figure 3).

On estime qu'environ un jour d'hospitalisation sur sept est dépensé pour traiter un EIM. De nombreuses personnes âgées ne retrouvent jamais leur état de santé antérieur à un EIM et environ 1 % décèdent des suites d'un EIM.

Figure 3
Conséquences d'un EIM

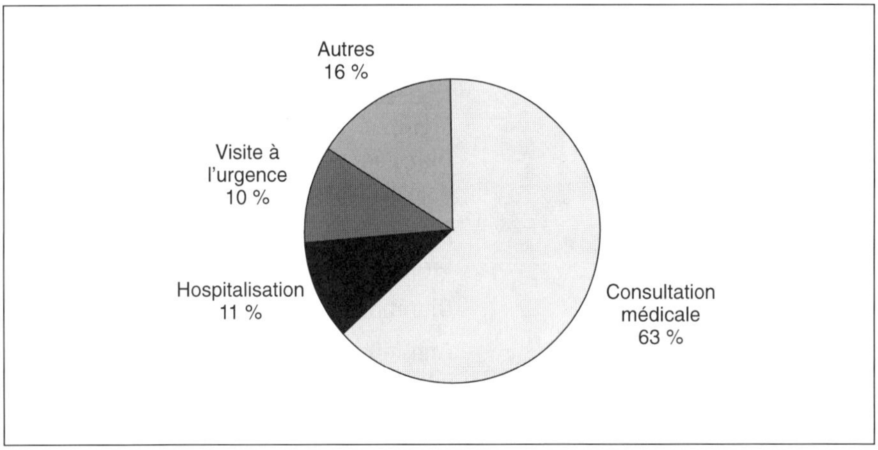

Détection des effets indésirables médicamenteux

D'entrée de jeu, il faut reconnaître les manifestations cliniques des EIM. Les symptômes d'appel sont souvent trompeurs et faussent les observations. Les manifestations atypiques d'un EIM chez la personne âgée sont fréquentes. À titre d'exemple, les premiers signes de toxicité de la digoxine sont habituellement d'ordre digestif. Pourtant, la confusion rencontrée chez un sujet âgé en consultation à l'urgence pourrait être le seul élément de nature à orienter le diagnostic vers un EIM possible de ce médicament.

Il faut se rappeler que la manifestation clinique d'un EIM chez la personne âgée peut être facilement confondue avec le vieillissement, même si la réaction apparaît à une concentration sérique du médicament à l'intérieur de la fenêtre thérapeutique. Ces symptômes qui brouillent les indices permettant de soupçonner un EIM sont communément appelés les géants gériatriques. Il est toutefois possible de répertorier d'autres symptômes fréquents associés aux effets secondaires à la prise de médicament (tableau 6).

LES GÉANTS GÉRIATRIQUES

Confusion

Chutes

Incontinence urinaire

Perte d'autonomie

Delirium

TABLEAU 6

Les EIM les plus courants en gériatrie

EIM	Quelques exemples de médicaments
Déséquilibre électrolytique	Déshydratation : diurétiques Nausées/vomissements : érythromycine, opiacés Diarrhée : colchicine, amoxicilline-clavulanate
Hypotension	Antidépresseurs tricycliques (surtout amines tertiaires), antihypertenseurs, nitrates
Incontinence urinaire	Diurétiques
Insuffisance rénale	Anti-inflammatoires non stéroïdiens, inhibiteurs de l'ECA
Effets anticholinergiques	Antidépresseurs, antihistaminiques, antiparkinsoniens, antipsychotiques
Troubles digestifs (ballonnement, dyspepsie, constipation)	Anti-inflammatoires non stéroïdiens, inhibiteurs sélectifs de la recapture de la sérotonine, opiacés, supplément de fer, vérapamil
Troubles du rythme ou de la conduction	Antiarythmiques, bloquants des canaux calciques, digoxine
Troubles hématologiques	Ticlopidine
Troubles neuropsychiques	Antidépresseurs tricycliques, antiparkinsoniens

PRÉVENTION D'UN EFFET INDÉSIRABLE MÉDICAMENTEUX

De nombreuses études ont montré que la plupart des EIM sont prévisibles. L'EIM le plus fréquent est l'effet secondaire relié à la dose. Même les doses standard recommandées par les compagnies pharmaceutiques sont trop élevées pour de nombreuses personnes âgées. Ces posologies suggérées sont des guides et non des règles strictes.

Les monographies indiquent la dose habituelle de départ, peu importe si le malade a 25 ou 80 ans, s'il pèse 45 ou 100 kilogrammes, s'il mesure 150 ou 190 centimètres, s'il est un homme ou une femme. Le manque d'individualisation est encore plus marqué lorsqu'un médicament n'est disponible qu'à un seul dosage, par exemple 10 milligrammes pour tout le monde. Il faut considérer l'âge, le poids et la taille de la personne, même si les variations interindividuelles sont souvent liées à des facteurs génétiques qui influencent le métabolisme des médicaments.

Tout nouveau médicament doit être introduit lentement. Cette précaution permet de prévenir l'arrêt du médicament pour cause d'EIM, d'éviter l'iatrogénie médicamenteuse, de rester vigilant face à l'apparition d'un EIM et d'éviter la cascade de prescriptions. De récentes études médicales fournissent des doses de départ en gériatrie bien en deçà des doses habituellement indiquées dans les monographies (tableau 7). Il est parfois difficile de fournir ces posologies car des dosages aussi faibles sont peu accessibles lors de la mise en marché de nombreux produits.

TABLEAU 7
Quelques exemples de posologie gériatrique

Médicament	Dose de départ : jeune adulte (mg/jour)	Dose de départ : personne âgée (mg/jour)
Amlodipine	5	2,5
Aténolol	50	25
Bupropion	200 (100 mg 2 fois par jour)	100 (50 mg 2 fois par jour)
Hydrochlorothiazide	25	12,5
Nizatidine	300	100
Oméprazole	20	10
Trazodone	150	25

Afin de prévenir les EIM, les professionnels sont invités à discuter avec la personne âgée des choix thérapeutiques autres que les médicaments, à promouvoir le recours à de saines habitudes de vie, à encourager l'exercice et à communiquer des informations complètes sur les mesures thérapeutiques possibles. Lorsque le médicament est la solution, choisir un médicament dont l'efficacité est reconnue, débuter à faible dose et établir un plan de suivi sont des nécessités absolues. Le lecteur consultera les différents chapitres pour l'évaluation de l'innocuité des différents médicaments.

CONCLUSION

Les EIM, en gériatrie, sont loin d'être de simples inconvénients. Ils sont plus fréquents et plus graves que chez les plus jeunes. Les EIM engendrent des pertes d'autonomie fonctionnelle, cognitive et psychosociale. Ils augmentent la comorbidité fréquemment rencontrée chez les personnes âgées et ils élèvent considérablement les coûts de santé.

Les médicaments qui agissent sur la vigilance, sur le système nerveux autonome et sur les fonctions rénales et hépatiques donnent lieu à plus d'EIM chez les personnes âgées que chez les jeunes adultes. Ce sont des EIM atypiques, difficilement décelables étant donné leur ressemblance avec les grands géants gériatriques. Les EIM sont responsables de nombreuses hospitalisations de personnes âgées, allant même jusqu'à causer des décès. La prévention d'un EIM demeure la voie privilégiée d'intervention auprès des aînés.

Bibliographie

Aparasu, R.R., et J.R. Mort. « Inappropriate prescribing for the elderly: Beers criteria-based review », *Ann. Pharmacother.*, 2000, 34 : 338-346.

Beers, M.H., J.G. Ouslander, I. Rollingher *et al.* « Explicit criteria for determining inappropriate medication use in nursing home residents », *Arch. Intern. Med.*, 1991, 151 : 1825-1832.

Bry, D., O. Chapiro, J. Cogneau *et al.* « Les effets indésirables des prescriptions en médecine générale : Résultats de l'enquête PHARE (I) », *La Revue du Praticien*, 1995, 9 (312) : 19-24.

Cobert, B.L., et P. Biron. *Pharmacovigilance from A to Z*, Malden (Mass.), Blackwell Science, 2001, 235 p.

Grenier-Gosselin, L. « Contribution des effets indésirables médicamenteux à l'hospitalisation des personnes âgées », mémoire de maîtrise ès sciences (M.Sc.), École de pharmacie, École des gradués, Université Laval, Québec, février 1992.

Grenier, L. « Remède ou poison ? », *Le Médecin du Québec*, 1998, 33 (6) : 53-59.

Grenier, L., et G. Barbeau. « Effets indésirables des médicaments », dans G. Barbeau, J. Guimond et L. Mallet (dir.), *Médicaments et personnes âgées*, Saint-Hyacinthe, Edisem, 1991, p. 159-174.

Grenier-Gosselin, L. « Médicaments, motif important d'hospitalisation des personnes âgées », *Québec Pharmacie*, 1991, 38 : 535-538.

Hanlon, J.T., K.E. Schmader, M.J. Koronkowski *et al.* « Adverse drug events in high risk older outpatients », *J. Am. Geriatr. Soc.*, 1997, 45 : 945-948.

Holland, E.G., et F.V. Degruy. « Drug-induced disorders », *Am. Fam. Phys.*, 1997, 56 : 1781-1788.

Lazarou, J., B.H. Pomeranz et P.N. Corey. « Incidence of adverse drug reactions in hospitalized patients : a meta-analysis of prospective studies », *JAMA*, 1998, 279 : 1200-1205.

Meyboom, R.H., A.C. Egberts, I.R. Edwards *et al.* « Principles of signal detection in pharmacovigilance », *Drug Saf.*, 1997, 16 : 355-365.

Riedinger, J.L., et L.J. Robbins. « Prevention of iatrogenic illness : adverse drug reactions and nosocomial infections in hospitalized older adults », *Clin. Geriatr. Med.*, 1998, 14 : 681-698.

Rochon, P.A., et J.H. Gurwitz. « Optimising drug treatment for elderly people : the prescribing cascade », *BMJ*, 1997, 315 : 1096-1099.

Strand, L.M.., R. Cipolle et P.C. Morley. « Drug-related problems : their structure and function », *Drug Intell. Clin. Pharm.*, 1990, 24 : 1093-1097.

Stuck, A.E., M.H. Beers., A. Steiner *et al.* « Inappropriate medication use in community-residing older persons », *Arch. Intern. Med.*, 1994, 154 : 2195-2200.

Tamblyn, R.M., P.J. Mcleod, M. Abrahamowicz *et al.* « Questionable prescribing for elderly patients in Quebec », *CMAJ*, 1994, 150 : 1801-1809.

Venulet, J., et M. ten Ham. « Methods for monitoring and documenting adverse drug reactions », *Int. J. Clin. Pharmacol. Ther.*, 1996, 34 (3) : 112-129.

CHAPITRE 7

Les médicaments potentiellement inappropriés

Louise Mallet et Lise Grenier

INTRODUCTION

L'individualisation de la pharmacothérapie chez la personne âgée repose entre autres sur les facteurs suivants: les changements pharmacocinétiques et pharmacodynamiques associés à l'âge, les pathologies associées, la polymédication menant souvent à des interactions médicament-médicament et médicament-maladie, la fidélité au traitement et les déficits cognitifs. La vulnérabilité accrue de la personne âgée et la présence de nombreux médicaments expliquent en partie l'incidence élevée des effets indésirables à l'origine de 5 à 10 % des hospitalisations après 65 ans et de plus de 20 % après 80 ans.

Afin d'optimiser la médication chez la personne âgée, il est important d'évaluer le rapport bénéfice/risque des médicaments prescrits, de réévaluer régulièrement la pharmacothérapie, d'établir la priorité des pathologies selon leur processus évolutif et de revoir les mesures pharmacologiques selon les résultats recherchés. Certains médicaments sont considérés comme inappropriés chez le sujet âgé; dans la plupart des cas, il existe une alternative thérapeutique plus acceptable ou plus adéquate et l'arrêt immédiat ou le retrait graduel de ces médicaments est indiqué.

MÉDICAMENTS INAPPROPRIÉS

Les médicaments inappropriés sont des médicaments dont les risques l'emportent sur les bénéfices. Leur utilisation chez les personnes âgées comporte un risque élevé de morbidité et de mortalité.

Des listes de médicaments potentiellement inappropriés chez les personnes âgées ont été établies; elles incluent:

- des médicaments ayant une longue demi-vie d'élimination;
- des posologies non adaptées selon la fonction rénale du patient;
- des durées d'ordonnance trop longues;
- des chevauchements thérapeutiques;
- des choix de médicaments non compatibles avec les changements associés au vieillissement;
- des associations de produits présentant un risque accru d'interactions médicament-médicament ou médicament-maladie.

Ces listes de médicaments inappropriés peuvent être utilisées dans la pratique quotidienne pour, dans un premier temps, exclure l'utilisation de ces médicaments et prescrire des médicaments plus adaptés à la personne âgée.

CRITÈRES DE BEERS

La notion de médicaments inappropriés en gériatrie apparaît dans la documentation scientifique au début des années 1990. En effet, Beers et ses collaborateurs publient en 1991 des critères d'utilisation pour des médicaments prescrits chez les personnes âgées demeurant en centre d'hébergement de soins de longue durée. Une liste de médicaments inappropriés est donc établie à la suite d'un processus de consultation auprès de treize experts œuvrant en gériatrie en utilisant un consensus de type Delphi. Cette liste comprend des médicaments ou des classes de médicaments qui ne devraient pas être utilisés chez les personnes âgées.

Sont inclus dans cette liste des médicaments à longue demi-vie d'élimination, des posologies et des durées de traitement inappropriées et des médicaments qui présentent un risque élevé de toxicité (tableau 1). Par exemple, les benzodiazépines à courte demi-vie auraient un meilleur profil d'innocuité que les benzodiazépines à longue demi-vie, le méprobamate et les barbituriques à courte demi-vie. Certains médicaments sont jugés inappropriés parce qu'ils présentent un profil d'effets indésirables importants ; notons, entre autres, les effets anticholinergiques et l'hypotension orthostatique de l'amitriptyline et de l'imipramine, les effets indésirables sur le système nerveux central de certains antihypertenseurs, le risque d'hypoglycémie avec l'utilisation du chlorpropamide. Notons que plusieurs médicaments inclus dans cette première version de la liste de Beers (tableau 1) ont été retirés du marché ou ne sont plus utilisés dans la pratique gériatrique. Cependant, en 2003, certains médicaments inclus dans cette liste sont encore prescrits chez les personnes âgées et devraient être remplacés par des médicaments ayant un profil d'innocuité et d'efficacité plus approprié. Une mise à jour de la liste des critères de Beers a été effectuée en 1997. Il faut noter que cette liste ne prend pas en considération les pathologies associées, les changements au niveau de la pharmacocinétique, la dénutrition, les interactions médicamenteuses, etc. Cette liste devrait être actualisée tout en considérant les autres facteurs associés à l'évaluation de la médication chez la personne âgée.

Aux États-Unis, en utilisant les critères de Beers, des études ont montré que 23,5 % et 17,5 % des patients âgés de plus de 65 ans demeurant à la maison utilisaient un médicament inapproprié en 1987 et 1992 respectivement. En centre hospitalier de soins de longue durée, en 1992, la prévalence de la prescription de médicaments inappropriés était de 40,3 %.

Selon une étude récente en 1996, 21,3 % des patients âgés demeurant à domicile aux États-Unis recevaient au moins un médicament inapproprié selon la liste établie par Beers. En 2001, une enquête de santé transversale effectuée auprès de 3 400 personnes âgées de plus de 65 ans demeurant au Québec, sur l'usage déclaré de médicaments au cours des deux jours précédant l'enquête, a permis de déterminer que 6,5 % d'entre elles avaient utilisé au moins un médicament contre-indiqué, 2,5 % présentaient au moins un chevauchement potentiellement inapproprié et 2,7 % au moins une interaction potentielle.

L'usage de benzodiazépines à longue demi-vie était rapporté par 4,2 % de l'échantillon. Les résultats préliminaires de l'étude de cohorte 3C effectuée chez des sujets âgés de plus de 65 ans demeurant en France indiquent qu'environ 10 % des participants consomment des benzodiazépines à longue demi-vie (plus de 20 heures). Ce problème demeure donc sérieux et d'actualité. Le tableau 2 suggère des options de traitement pour les médicaments inappropriés.

CRITÈRES DE MCLEOD

En 1997, McLeod et ses collaborateurs ont établi une liste consensuelle de pratiques indues dans l'établissement d'ordonnances à l'intention des personnes âgées. Les auteurs de cette étude ont effectué un sondage postal auprès d'un échantillon national de 32 spécialistes travaillant en centres médicaux d'enseignement au Canada. Les experts ont dressé une liste de médicaments généralement contre-indiqués pour les personnes âgées, une liste d'interactions médicament-maladie et une liste d'interactions médicament-médicament. Le risque pour le patient est indiqué ainsi que des suggestions de thérapies de substitution. Le tableau 3 donne quelques exemples de médicaments inappropriés selon Mcleod.

TABLEAU 1
Critères de Beers : Médicaments inappropriés (1991)

Classe	Médicaments à éviter	Raisons
Analgésiques	Propoxyphène, pentazocine	Toxicité élevée. Potentiel élevé de dépendance. Efficacité non prouvée du propoxyphène.
Antidépresseurs tricycliques	Amitriptyline	Effets anticholinergiques importants. Amine tertiaire.
Antihypertenseurs	Hydrochlorothiazide	Dose de plus de 50 mg par jour : effets indésirables importants.
	Méthyldopa, propranolol, réserpine	Présence de dépression. Effets indésirables importants.
Anti-inflammatoires non stéroïdiens	Indométhacine, phénylbutazone	Toxicité élevée.
Antiplaquettaire	Dipyridamole seule	Efficacité non démontrée.
Antipsychotiques	Halopéridol	Dose de plus de 3 mg par jour pour les troubles du comportement : effets extrapyramidaux importants.
	Thioridazine	Dose de plus de 30 mg par jour pour troubles du comportement : effets anticholinergiques et sédation importants.
Autres	Méprobamate	Dépendance. Index thérapeutique faible.
Barbituriques	Pentobarbital, sécobarbital	Dépendance. Index thérapeutique faible.
Benzodiazépines avec longue $t_{1/2}$	Flurazépam, diazépam, chlordiazépoxide	Accumulation due à leur longue demi-vie. Risque de chutes, de fractures de la hanche.
Benzodiazépines avec courte $t_{1/2}$	Oxazépam, alprazolam, triazolam	Ne pas utiliser pendant plus de 4 semaines comme sédatif-hypnotique. Risque de dépendance.
Décongestionnants oraux	Oxymétazoline, pseudoéphédrine, phénylpropanolamine	Ne pas utiliser plus de 2 semaines.
Fer	Dose de plus de 325 mg par jour de sulfate ferreux	Pas d'augmentation de l'absorption du fer et présence d'effets indésirables.
Hypoglycémiant oral	Chlorpropamide	Longue demi-vie. Accumulation et risque d'hypoglycémie.
Médicaments agissant sur le système digestif	Antispasmodiques	Effets indésirables importants dont les effets anticholinergiques.
	Cimétidine	Dose de plus de 900 mg par jour : effets indésirables sur le SNC. Nombreuses interactions médicamenteuses.
	Ranitidine	Dose de plus de 300 mg par jour : effets indésirables sur le SNC.
Myorelaxants	Cyclobenzaprine, orphénadrine, méthocarbamol	Effets indésirables importants sur le SNC : sédation et effets anticholinergiques.

SNC= système nerveux central.

TABLEAU 2
Médicaments à éviter en gériatrie

Classe	Médicaments à éviter	Suggestions
Antidépresseurs tricycliques	Amines tertiaires : amitriptyline, imipramine, doxépine, clomipramine, protriptyline, trimipramine	Utiliser un amine secondaire, soit la désipramine ou la nortriptyline, si un antidépresseur tricyclique doit être utilisé. L'amine secondaire a moins d'effets anticholinergiques et donne moins d'hypotension orthostatique.
Analgésiques	Propoxyphène, pentazocine, mépéridine	Utiliser la codéine, la morphine ou l'hydromorphone. Le propoxyphène n'est pas plus efficace que l'acétaminophène et possède plus d'effets indésirables sur le SNC. Le métabolite de la mépéridine, la norméperidine, peut provoquer de la confusion, des hallucinations et des convulsions chez la personne âgée avec fonction rénale altérée.
Anti-inflammatoires non stéroïdiens (AINS)	Indométhacine	Chez la personne âgée avec des problèmes de goutte, éviter l'indométhacine. Si un AINS est adéquat, l'ibuprofène s'avère un bon choix. Si l'AINS est contre-indiqué, la prednisone peut être utilisée à court terme pour la goutte aiguë.
	Piroxicam, oxaprozine, nabumétone	Éviter les AINS à longue demi-vie.
Hypoglycémiants oraux	Chlorpropamide : $t_{1/2}$ de plus de 96 heures Accumulation, risque d'hypoglycémie Syndrome de la sécrétion inappropriée de l'hormone antidiurétique (SIADH)	Utiliser le glyburide ou le gliclazide.
Antihypertenseurs	Hydrochlorothiazide à des doses de plus de 50 mg par jour Méthyldopa, propranolol, réserpine	Non efficace si Cl_{Cr} < 30 mL/min ou 0,5 mL/s. Utiliser 25 mg par jour ou moins. Dépression avec le méthyldopa, le propranolol et la réserpine ; possibilité d'effets extrapyramidaux avec le méthyldopa. Utiliser un autre agent selon les pathologies associées.
Benzodiazépines à longue $t_{1/2}$	Flurazépam, diazépam, chlordiazépoxide, bromazépam Accumulation, risque de chutes, fractures de la hanche	Si nécessaire, utiliser une benzodiazépine à courte demi-vie ou un traitement non pharmacologique.
Benzodiazépines à courte $t_{1/2}$ comme hypnotiques	Éviter d'utiliser pour une période de plus de 4 semaines	Recourir à des mesures non pharmacologiques.
Décongestionnants oraux	Oxymétazoline, pseudoéphédrine, phénylpropanolamine	Durée du traitement : moins de 2 semaines. Attention aux patients hypertendus.

TABLEAU 2 (SUITE)
Médicaments à éviter en gériatrie

Classe	Médicaments à éviter	Suggestions
Relaxants musculaires, antispasmodiques.	Cyclobenzaprine, orphénadrine, méthocarbamol, carisoprodol	Effets indésirables importants. Éviter de prescrire.
Inhibiteur sélectif de la recapture de la sérotonine	Fluoxétine : longue demi-vie et métabolite actif	Utiliser un autre inhibiteur sélectif de la recapture de la sérotonine à demi-vie plus courte.
Autres	Métoclopramide	Peut causer des effets extrapyramidaux. Utiliser le dompéridone.

TABLEAU 3
Quelques exemples des critères de McLeod

Pratique	Risque pour le patient	Thérapie de substitution
Utilisation à long terme d'un anti-inflammatoire non stéroïdien chez un patient avec une histoire d'hypertension	Peut causer une rétention sodée et liquidienne et exacerber l'hypertension	Acétaminophène ou traitement non pharmacologique avec une surveillance de la tension artérielle
Utilisation d'un antidépresseur tricyclique pour traiter la dépression chez un patient avec une histoire d'hypotension orthostatique	Peut exacerber l'hypotension orthostatique et provoquer des chutes	Utiliser un inhibiteur sélectif de la recapture de la sérotonine avec une surveillance de la tension artérielle
Utilisation à long terme des benzodiazépines à longue demi-vie pour traiter l'insomnie	Peut causer des chutes, des fractures, de la confusion, de la dépendance	Traitement non pharmacologique ou utilisation à court terme d'une benzodiazépine telle l'oxazépam
Utilisation d'un anticholinergique pour prévenir les effets extrapyramidaux d'un antipsychotique	Peut causer de l'agitation et des changements de la fonction cognitive	Diminuer la dose de l'antipsychotique ou changer de médicament
Utilisation du méthocarbamol pour traiter les spasmes musculaires	Peut causer de la somnolence, de l'agitation	Traitement non pharmacologique
Utilisation d'un antidépresseur tricyclique avec métabolite actif pour traiter la dépression (amitriptyline ou imipramine)	Peut causer des effets anticholinergiques importants	Utiliser un antidépresseur tricyclique de type amine secondaire (désipramine ou nortriptyline) ou une autre classe d'antidépresseur

CRITÈRES DE BROWN

Brown et ses collaborateurs ont élaboré en 1998 des critères pour faciliter l'évaluation d'un patient gériatrique par les intervenants de la santé particulièrement les infirmières effectuant des visites à domicile. À ces critères, ils ajoutent la notion de problèmes associés à la pharmacothérapie, soit la présence d'hallucinations, les chutes, l'hypotension orthostatique et la diminution de la fréquence cardiaque. La duplication de thérapie, les posologies gériatriques doivent aussi être prises en considération au moment de l'évaluation de la thérapie d'une personne âgée.

CONCLUSION

La prescription de médicaments inappropriés représente un problème majeur en 2003. La prescription d'un médicament n'est pas un processus statique. Dans un premier temps, éliminons la prescription des médicaments inappropriés en gériatrie et optimisons le traitement en fonction des objectifs thérapeutiques visés. À la réception d'une ordonnance d'un médicament inapproprié, le pharmacien doit suggérer un médicament ayant un profil de sécurité et d'efficacité plus approprié pour la personne âgée afin d'éviter l'apparition d'effets indésirables.

Bibliographie

«ACOVE quality indicators», *Ann. Intern. Med.*, 2001, 135: 653-667.

Aparasu, R.R., et J.R. Mort. «Inappropriate prescribing for the elderly: Beers criteria-based review», *Ann. Pharmacother.*, 2000, 34: 338-346.

Avorn, J. «Improving drug use in elderly patients. Getting to the next level», *JAMA*, 2001, 286: 2866-2868.

Beers, M.H., J.G. Ouslander, S.F. Fingold *et al.* «Inappropriate medication prescribing in skilled-nursing facilities», *Ann. Intern. Med.*, 1992, 117: 684-689.

Beers, M.H., J.G. Ouslander, I. Rollingher *et al.* «Explicit criteria for determining inappropriate medication use in nursing home residents», *Arch. Intern. Med.*, 1991, 151: 1825-1832.

Beers, M.H. «Explicit criteria for determining potentially inappropriate medication use by the elderly», *Arch. Intern. Med.*, 1997, 157: 1531-1536.

Brown, N.J., M.R. Griffin, W.A. Ray *et al.* «A model for improving medication use in home health care patients», *J. Am. Pharm. Ass.*, 1998, 98: 696-702.

Fourrier, A. *Application des critères de Beers à la consommation de médicaments des participants à l'étude de cohorte des 3 Cités (3C)- Résultats préliminaires*, comptes-rendus des XXXIIes Journées régionales de la Société française de gériatrie et gérontologie, 21-22 mars 2002, Limoges (France), 2002, Abstract nº 618.

Hanlon, J.T., L.A. Shimp et T.P. Semla. « Recent advances in geriatrics : Drug-related problems in the elderly », *Ann. Pharmacother.*, 2000, 34 : 360-365.

Knight, E.L., et J. Avorn. « Quality indicators for appropriate medication use in vulnerable elders », *Ann. Intern. Med.*, 2001, 135 : 703-710.

Laurier, C., Y. Moride et W.A. Kennedy. « Health survey data on potentially inappropriate geriatric drug use », *Ann. Pharmacother*, 2002, 36 : 404-409.

McLeod, P.J., A.R. Huang, R.M. Tamblyn et D.C. Gayton. « Defining inappropriate practices in prescribing for elderly people : a national consensus panel », *Can. Med. Assoc. J.*, 1997, 56 : 385-391.

Rochon, P.A., et J.H. Gurwitz. « Optimising drug treatment for elderly people : the prescribing cascade », *BMJ*, 1997, 315 : 1096-1099.

Zhan, C., J. Sangl, A.S. Bierman *et al.* « Potentially inappropriate medication use in the community-dwelling elderly », *JAMA*, 2001, 286 : 2823-2829.

CHAPITRE 8

Les interactions médicamenteuses

Lise Grenier

INTRODUCTION

La possibilité d'une interaction médicamenteuse existe dès que deux médicaments ou plus sont administrés chez le même sujet. La fréquence des interactions médicament-médicament conduisant à un effet indésirable et déclarées aux organismes de surveillance est d'environ 10 %. Par ailleurs, les interactions médicamenteuses seraient responsables d'environ 2,8 % des hospitalisations.

Cette information sous-estime probablement l'étendue du phénomène chez la clientèle âgée parce que :

- elle ne tient pas compte spécifiquement de l'âge ;
- les interactions sont confondues avec les effets indésirables ;
- les interactions médicament-aliment, médicament-pathologie, médicament-nutrition sont ignorées ;
- les interactions responsables de l'absence d'effet thérapeutique ne sont pas identifiées.

Des études soutiennent qu'un malade prenant deux médicaments serait à risque de présenter une interaction médicamenteuse de l'ordre de 6 %. Ce risque s'élève à 50 % avec l'utilisation de cinq médicaments et à près de 100 % avec huit médicaments ou plus. Généralement, l'importance de l'interaction dépend de la concentration de la molécule pharmacologiquement active dans la circulation, de son site d'action et aussi de son index thérapeutique. Plus la différence entre la concentration minimale toxique du médicament et la concentration minimale efficace est petite (écart thérapeutique étroit), plus l'interaction risque d'entraîner des conséquences cliniques sérieuses.

Comme les interactions sont statistiquement plus fréquentes à l'introduction ou à l'arrêt d'un médicament, l'analyse de l'ensemble du profil pharmacologique et des pathologies présentes doit précéder la prescription. Il faut cependant admettre que l'apparition d'une interaction médicamenteuse est une probabilité et non une certitude absolue, étant donné la variabilité intra et interindividuelle du métabolisme et de la réponse au médicament de chaque patient.

INTERACTION MÉDICAMENTEUSE : UNE DÉFINITION

Une interaction médicamenteuse se définit comme l'influence qu'un médicament exerce sur un ou plusieurs autres médicaments en affectant la pharmacocinétique, l'efficacité et/ou la toxicité de ce ou ces médicaments lors d'une prise rapprochée ou concomitante.

De façon générale, les interactions médicamenteuses peuvent être divisées en deux grandes catégories : les interactions pharmacocinétiques et les interactions pharmacodynamiques. Le résultat d'une interaction peut se traduire par une augmentation ou une diminution de l'effet thérapeutique, par l'apparition d'un effet indésirable ou d'un nouvel effet non observé lorsque les deux agents sont utilisés séparément.

À côté des interactions médicamenteuses, il existe d'autres types d'interactions : interactions médicament-maladie, médicament-aliment ou nutriment, médicament-épreuve de laboratoire, médicament-alcool et, plus récemment, médicament-substance naturelle. Dans ce chapitre, nous allons nous attarder principalement aux interactions médicament-médicament et aux interactions médicament-aliment, en particulier dans les processus d'absorption.

EFFET DE L'ÂGE AU REGARD DES INTERACTIONS MÉDICAMENTEUSES

L'âge avancé n'est pas un facteur responsable d'une interaction médicamenteuse, mais la fréquence des interactions médicamenteuses est nettement plus élevée dans la population âgée pour deux raisons : la consommation de médicaments y est indiscutablement plus importante et plusieurs facteurs plus spécifiques à ce groupe d'âge peuvent favoriser la survenue d'une interaction (tableau 1).

TABLEAU 1

Facteurs contribuant aux interactions médicamenteuses chez la personne âgée

Polypathologie
État nutritionnel
Automédication
Ingestion d'alcool
Polymédication
Modifications physiologiques

De plus, les différents types d'interactions ne sont pas exclusifs à la population gériatrique. Les interactions médicament-aliment ou médicament-nutriment sont les mêmes pour tous les groupes d'âge. S'ajoutent les interactions médicament-maladie qui peuvent entraîner des modifications de la pharmacocinétique et du métabolisme des médicaments : l'insuffisance rénale, l'insuffisance cardiaque, les problèmes hépatiques, l'hypothyroïdie et l'hyperthyroïdie influencent le métabolisme des médicaments. Il en va de même des rythmes biologiques sur la pharmacocinétique des médicaments.

INTERACTION MÉDICAMENT-MALADIE

D'un côté, on pourra prescrire de la digoxine, selon les règles habituelles, à une personne souffrant d'hypothyroïdie traitée et stabilisée avec de la lévothyroxine. D'un autre côté, pour un patient consommant de la digoxine qui présenterait une hypothyroïdie non traitée, il faudrait tenir compte de cet état et suspecter une élévation de la digoxinémie. Un ajustement de la dose de la digoxine à la baisse sera requis, sinon une intoxication digitalique risque de se manifester. Lorsque le patient deviendra euthyroïdien à la suite de la prescription de la lévothyroxine, il faudra s'attendre à une digoxinémie diminuée et réajuster la dose de la digoxine à la hausse.

INTERACTIONS PHARMACOCINÉTIQUES

Absorption

Généralités

Les modifications physiologiques liées au vieillissement ont peu de conséquences cliniques sur l'absorption d'un médicament. La légère élévation du pH gastrique, le ralentissement de la vidange gastrique et la diminution du flux sanguin intestinal influencent peu l'absorption des médicaments si ces modifications ne sont pas amplifiées par une condition médicale sous-jacente ou par un autre médicament les affectant spécifiquement. Les phénomènes qui modulent l'absorption d'un médicament pris par voie orale sont présentés au tableau 2. Par exemple, les variations du pH gastrique causées par les antagonistes des récepteurs histaminiques de type 2 ou les inhibiteurs de la pompe à protons induisent parfois des variations dans l'absorption des médicaments selon leur caractère acido-basique (pKa). C'est le cas, notamment, du carbonate de calcium, mieux absorbé en milieu acide.

Pour être biodisponible, un principe actif doit être libéré de sa forme pharmaceutique et mis en solution. La majorité des interactions médicamenteuses qui se produisent au moment de l'absorption s'expliquent par une entrave à la solubilisation de médicaments conduisant à la formation de complexes insolubles et donc non absorbables (tableau 3). Par ailleurs, d'autres facteurs contribuent aussi à modifier l'absorption : la flore intestinale et la vitesse de la vidange gastrique. Afin de prévenir les modifications cinétiques liées au processus de dissolution et de solubilisation des principes actifs, le pharmacien proposera un horaire d'administration compatible avec une utilisation optimale des médicaments en cause.

TABLEAU 2
Facteurs modulant l'absorption d'un médicament

Facteur	Mécanisme	Impact
Dissolution	Variation de pH	Différence dans la vitesse et le rendement de l'absorption des médicaments à caractère acide ou basique Ex.: Antiacides et anti-inflammatoires non stéroïdiens
	Chélation-Adsorption-Échange ionique	Formation de complexes insolubles (voir tableau 3)
Modification de la flore intestinale	Diminution du nombre de bactéries responsables de la biotransformation	Variation de l'absorption de: – Digoxine (chez 10 % des utilisateurs) – Œstrogènes
Vidange gastrique	Variation de la vitesse	Variation du temps de contact aux sites d'absorption
	par un ralentissement	Allongement du temps de contact Ex: Médicaments avec propriétés anticholinergiques: neuroleptiques, antidépresseurs tricycliques, etc. Opiacés: morphine, codéine
	par une accélération:	Réduction du temps de contact Ex.: dompéridone, métoclopramide, laxatifs.

TABLEAU 3
Formation de complexes insolubles

Mécanisme	Médicament affecté	Médicament responsable de la modification	Conduite à suivre
Chélation	Tétracyclines Ciprofloxacine	Préparations qui contiennent du calcium, magnésium, aluminium ou fer	Éviter l'emploi concomitant. Espacer l'administration de 2 heures.
	Lévothyroxine	Calcium, fer, polyvitamines avec minéraux	Éviter l'emploi concomitant. Espacer l'administration de 2 heures.
	Alendronate, étidronate, risédronate	Calcium, nourriture	Prendre le médicament à jeun.
Adsorption	Tétracyclines	Attapulgite Sous-salicylate de bismuth	Éviter l'emploi concomitant.
Échange ionique (fixation)	Digoxine Lévothyroxine	Cholestyramine	Éviter l'emploi concomitant. Espacer l'administration d'au moins 4 heures.

Vitesse de vidange gastrique

Au regard des changements dans la vitesse de vidange gastrique, l'importance des interactions médicamenteuses est difficilement quantifiable. Le ralentissement de la motilité intestinale par des médicaments aux propriétés anticholinergiques ou l'augmentation de la vitesse de transit par des médicaments régulateurs de la motilité ou par des laxatifs peuvent influencer théoriquement la biodisponibilité des médicaments. L'accélération de la vidange gastrique pourrait influencer l'absorption des médicaments à libération contrôlée en réduisant le temps nécessaire à leur dissolution. Quoi qu'il en soit, il est rarement nécessaire d'éviter l'emploi concomitant de ces médicaments dans un usage régulier. Le clinicien établira alors les posologies en fonction de chaque patient et de la réponse thérapeutique obtenue.

INTERACTIONS À L'ÉTAPE DE L'ABSORPTION

Les interactions médicamenteuses qui influencent la quantité totale absorbée d'un autre médicament peuvent parfois entraîner une toxicité ou, à l'opposé, un manque d'efficacité. Les interactions médicamenteuses qui induisent des variations dans la vitesse d'absorption modifient les C_{max} et les T_{max}, mais rarement la quantité totale absorbée d'un médicament dans un usage chronique.

C_{max} = concentration plasmatique maximale

T_{max} = temps requis pour atteindre la C_{max}

Quelques cas particuliers

La prise de nourriture avec certains médicaments peut influencer leur absorption par de nombreux mécanismes. En effet, un aliment comme le jus de pamplemousse peut modifier la biodisponibilité de nombreux principes actifs, car ce jus inhibe le CYP3A4 (voir plus loin) présent principalement dans la paroi intestinale. Il a été démontré que l'ingestion de 150 mL de jus de pamplemousse augmentait la concentration sanguine de nombreux médicaments, dont les dihydropyridines, la cyclosporine et la plupart des inhibiteurs de l'HMG-COA réductase. Ces médicaments subissent une baisse de leur biotransformation présystémique s'ils sont pris avec du jus de pamplemousse comparativement avec de l'eau.

L'alcool, ingéré régulièrement, diminue l'absorption des folates, de la thiamine et du calcium. Parfois, l'interaction médicamenteuse est bénéfique. À titre d'exemple, l'absorption de la pénicilline V est améliorée par la prise de nourriture. Dans quelques rares situations, la prise de nourriture est à proscrire (bisphosphonates) car la biodisponibilité du médicament en est diminuée. Un changement d'horaire est souhaité pour espacer l'ingestion d'aliments et la prise du médicament afin d'éviter toute interférence.

Distribution

Deux médicaments fortement liés aux protéines plasmatiques ou tissulaires (>90 %) peuvent entrer en compétition pour les mêmes sites de liaison. On observe alors un déplacement de la molécule de moindre affinité qui se retrouve sous forme non liée (fraction libre). Une augmentation de la fraction libre (forme active, diffusable et métabolisable) du médicament déplacé peut laisser craindre des effets toxiques. Cependant, pour de nombreux médicaments, lorsque la fraction libre est augmentée, une augmentation proportionnelle de l'élimination (métabolisme, filtration glomérulaire) est observée et il s'établit un nouvel équilibre. Il en résulte, en fait, peu de variation dans la concentration plasmatique de la forme libre du médicament déplacé.

Il existe très peu d'interactions médicamenteuses associées à un déplacement des sites de liaison aux protéines (tableau 4). Parmi les médicaments couramment utilisés, les anticoagulants oraux, les hypoglycémiants, les anti-inflammatoires non stéroïdiens et les anticonvulsivants sont fortement liés à l'albumine sérique, principale protéine liante des médicaments à caractère acide. Ainsi, lorsque des médicaments appartenant à ces différentes classes sont administrés ensemble, il se produit un déplacement des sites de liaison des protéines plasmatiques et parfois tissulaires, d'où le risque d'interaction. L'importance de l'interaction, même si elle est difficilement prévisible, dépend de l'affinité du lien médicament-protéine, des concentrations respectives du médicament et des protéines et de la possibilité de saturation des protéines liantes.

TABLEAU 4
Interaction significative chez le malade âgé

L'interaction médicamenteuse sera significative si une ou plusieurs des conditions suivantes, souvent présentes chez le malade âgé, sont réunies :

1. ***Diminution du volume de distribution***

   état de déshydratation ou de dénutrition (hypoprotéinémie, protéines dénaturées)

   médicaments hydrosolubles (faible volume de distribution)

2. ***Diminution de l'élimination***

   inhibition du métabolisme hépatique

   insuffisance rénale

3. ***Index thérapeutique étroit***

   utilisation de médicaments à index thérapeutique étroit (acide valproïque, warfarine)

Métabolisme

La majorité des médicaments subissent des biotransformations qui modifient leurs propriétés physico-chimiques et permettent leur élimination. Un important groupe d'enzymes microsomales, les enzymes de la superfamille des cytochromes P-450, catalysent les réactions d'oxydation et de réduction nécessaires au métabolisme de la majorité des médicaments (réactions biochimiques de la phase 1).

La superfamille des cytochromes P450 (CYP450)

La superfamille des CYP450 se subdivise en familles et en sous-familles génétiquement déterminées. Les principales isoformes responsables de la biotransformation des médicaments chez l'humain sont: 1A2, 2C9, 2C19, 2D6, 2E1, 3A4, qu'on appelle CYP1A2, CYP2C9, etc. Plus de 90 % des médicaments sont métabolisés par ces six isoformes du CYP450.

La molécule dont le métabolisme est inhibé à la suite d'une interaction par un autre médicament aura tendance à s'accumuler dans l'organisme. Si la molécule retenue dans l'organisme est pharmacologiquement active, les risques d'effets indésirables, voire d'effets toxiques avec l'administration de doses répétées sont potentiellement importants. Toutefois, dans certaines circonstances, cette propriété d'inhibition pourra être mise à profit pour augmenter la biodisponibilité d'un principe actif ou réduire la formation d'un métabolite éventuellement toxique.

En plus de la possibilité d'une interaction au niveau du métabolisme, il faut ajouter que certaines personnes âgées voient leur métabolisme ralenti.

Métabolisme ralenti

Une diminution du débit cardiaque, une réduction du volume du foie et la baisse du nombre de cellules hépatiques fonctionnelles chez la personne âgée entraînent une réduction du coefficient d'extraction du médicament dans le foie ou une diminution de l'activité enzymatique.

Le foie est le principal site d'activité des CYP450, mais certaines isoformes peuvent se retrouver en quantité suffisante dans d'autres tissus (intestin, peau et SNC) pour aussi influencer le métabolisme. À titre d'exemple, le CYP3A4, présent dans le tractus gastro-intestinal, contribue à l'élimination présystémique intestinale de quelques médicaments. Il faut souligner que l'activité de ces enzymes n'est pas uniforme chez l'être humain et en conséquence ne s'exprime pas dans des proportions égales. Le CYP3A4 représente une proportion variant de 30 à 50 % des enzymes microsomales hépatiques, alors que le CYP2D6 correspond à moins de 15 % et le CYP2C à environ 20 %.

Substrat, inducteur, inhibiteur

Un médicament métabolisé sous l'action d'une isoforme du CYP450 est désigné comme l'un de ses substrats. Le médicament-substrat démontre une affinité pour la protéine enzymatique et le lien créé déclenche une réaction biochimique nécessaire à la transformation de la molécule en métabolite. Un médicament inducteur d'une isoforme du CYP450 favorise la synthèse de cette protéine enzymatique, phénomène qui accélère le métabolisme des substrats de cette enzyme et, par conséquent, diminue leurs concentrations sanguines. Un médicament inhibiteur d'une isoforme du CYP450 entraîne une baisse d'activité de l'enzyme en empêchant la fixation des substrats à cette enzyme ou en nuisant à la réaction biochimique attendue (augmentation de la concentration du substrat).

Chaque enzyme de la superfamille des CYP450 a un site de fixation unique sur un substrat. Cette conformité détermine le degré d'affinité du lien entre l'enzyme et le substrat. C'est le concept de spécificité du substrat (figure 1).

Figure 1

Affinité entre un substrat et une isoforme du CYP450

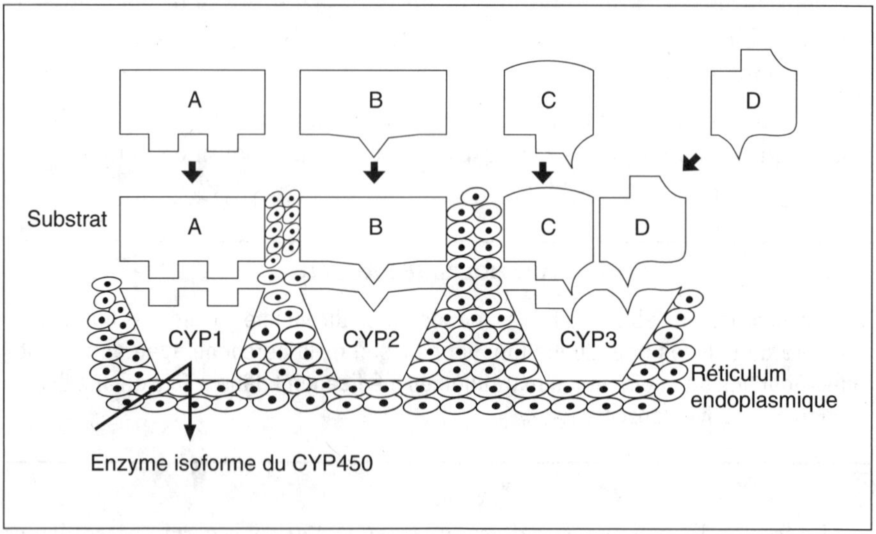

Par ailleurs, une enzyme peut métaboliser de nombreuses molécules. Certains médicaments vont interférer dans le processus métabolique en ralentissant ou en stimulant l'activité de certaines enzymes, devenant ainsi des inhibiteurs ou des inducteurs enzymatiques.

En général, une interaction médicament-médicament est probable si deux médicaments ou plus, en l'occurrence deux substrats d'une même enzyme, entrent en compétition pour cette enzyme. On a alors une inhibition compétitive. Cette inhibition compétitive est un mécanisme d'interaction médicamenteuse dont le degré et la durée de l'inhibition dépendent, encore une fois, de la concentration de l'inhibiteur, de l'affinité manifeste de ce dernier pour l'enzyme et des produits de dégradation.

LA QUINIDINE, À LA FOIS INHIBITEUR ET SUBSTRAT

Puissant inhibiteur spécifique du CYP2D6, la quinidine est principalement métabolisée par une autre enzyme, soit le CYP3A4. En se fixant sur la protéine CYP2D6, la quinidine pourrait modifier la structure de cette enzyme qui, dans ce cas, ne reconnaît plus ses substrats. Ainsi, la quinidine inhibe le métabolisme du métoprolol, du dextrométhorphane, etc. En conséquence, des effets indésirables secondaires à des concentrations trop élevées de métoprolol (trouble du rythme) ou de dextrométhorphane (confusion chez le sujet âgé) sont probables.

En résumé, le potentiel d'inhibition d'une molécule est parfois lié à sa forte affinité pour une isoforme du CYP450 responsable de sa conversion en métabolite(s) (inhibition compétitive) ou à sa capacité intrinsèque d'inhibition d'une isoforme du CYP450, ou aux deux phénomènes à la fois.

Il est important d'éviter si possible de prescrire deux médicaments empruntant la même voie métabolique. À titre d'exemple, l'administration simultanée de codéine et de paroxétine, deux substrats du CYP2D6, est à craindre, car la paroxétine peut empêcher la biotransformation de la codéine en son métabolite actif, soit la morphine, réduisant l'activité analgésique de la codéine. Pour gérer cette interaction médicamenteuse, on utilisera un autre antidépresseur qui n'est pas métabolisé par le CYP2D6. Cette compétition peut cependant être mise à profit sur le plan thérapeutique, par exemple par l'administration de diltiazem aux personnes recevant de la cyclosporine. Ces deux médicaments sont des substrats du CYP3A4; le diltiazem inhibe le métabolisme de la cyclosporine, augmente la concentration plasmatique de cette dernière et permet ainsi de diminuer la posologie de la cyclosporine.

On trouvera à la fin de ce chapitre des listes qui rassemblent les substrats, les inducteurs et les inhibiteurs des diverses isoformes du CYP450 (tableaux 9 à 13). La compréhension de ces listes aide à planifier une prescription et à prévoir une surveillance du traitement.

Polymorphisme génétique

Le métabolisme de certains médicaments est sous le contrôle d'enzymes déterminées génétiquement. Il en résulte parfois des variations interindividuelles des concentrations sanguines pouvant conduire à l'inefficacité médicamenteuse chez certains individus ou à la toxicité chez d'autres. Chez l'humain, un polymorphisme génétique distinctif a été identifié, par exemple, pour les isoformes 2D6 et 2C9/19 de la superfamille des CYP450. Quant à l'isoforme CYP3A4, sa distribution est unimodale dans la population générale.

PROPORTION DE LA POPULATION AVEC UNE DÉFICIENCE GÉNÉTIQUE D'UNE ISOFORME DU CYP450 SELON L'ORIGINE ETHNIQUE

	Caucasiens	Asiatiques
CYP2D6	5-10 %	1-2 %
CYP2C	1-2 %	23 %

Dans le cas des enzymes qui s'expriment par un polymorphisme génétique, la détermination du phénotypage, par exemple pour le CYP2D6, est effectuée par un prélèvement urinaire chez l'homme après lui avoir administré un substrat, soit le dextrométhorphane. Dans les prochaines années, cette technique de phénotypage permettra d'identifier les médicaments qui empruntent cette voie métabolique ou d'identifier les métabolisateurs lents.

Excrétion rénale

Le système rénal, on le sait, est affecté par le vieillissement et l'on observe souvent une diminution de l'efficacité de cet émonctoire. Au niveau de la filtration glomérulaire, les variations entre la fraction libre d'une molécule et la capacité du rein à l'éliminer demeurent la principale cause d'interaction. Cependant, la filtration glomérulaire n'est pas le site principal des interactions médicamenteuses.

Sécrétion tubulaire

La sécrétion tubulaire, processus essentiellement actif qui nécessite la présence de transporteurs, peut être une source d'interactions importantes. La glycoprotéine P (P-gp) est un transporteur qui est retrouvé principalement dans les cellules épithéliales de l'intestin et des reins. La P-gp a un effet protecteur ; par exemple dans l'intestin, elle favorise l'élimination de certains médicaments en les empêchant d'être absorbés. Le même phénomène se produit dans les reins : la P-gp facilite la sécrétion tubulaire de certains médicaments (tableau 5).

Tableau 5
Médicaments qui compétitionnent au niveau de la sécrétion tubulaire

Acide salicylique
Amiodarone
Anti-inflammatoires non stéroïdiens
Céphalosporines
Clarithromycine
Digoxine
Méthotrexate
Pénicilline
Quinidine
Vérapamil

La présence de la P-gp dans les reins explique l'interaction médicamenteuse entre la digoxine et, entre autres, le diltiazem, le vérapamil, la quinidine, l'amiodarone, la clarithromycine, tous des substrats du CYP3A4. Ces médicaments inhibent la P-gp, ce qui a pour résultat de réduire la sécrétion tubulaire de la digoxine. Une intoxication digitalique peut donc en résulter, d'où la nécessité de diminuer la dose de digoxine d'environ 50 % à l'introduction de ces médicaments.

D'autres interactions par compétition avec les transporteurs responsables de la sécrétion active tubulaire surviennent lors de l'association du méthotrexate avec l'acide acétylsalicylique ou avec un anti-inflammatoire non stéroïdien (AINS). Il faut cependant noter que l'interaction entre le méthotrexate et l'acide acétylsalicylique ou l'AINS est généralement non significative lorsque des doses de moins de 15 mg de méthotrexate par semaine sont utilisées. La vigilance s'impose chez les patients à risque de développer une toxicité au méthotrexate, soit ceux qui ont une fonction rénale diminuée, une insuffisance hépatique ou une hypoalbuminémie. Dans la mesure du possible, il faut éviter ces associations avec le méthotrexate.

PH urinaire

La variation du pH urinaire est un autre mécanisme qui explique quelques interactions médicamenteuses au niveau de l'élimination rénale. Des différences dans l'élimination des molécules à caractère acide (warfarine) ou des bases faibles (antihistaminiques, théophylline, quinine) ont été observées à la suite d'une acidification (avec la prise régulière de plus de 1 g d'acide ascorbique par jour) ou d'une alcalinisation (avec la prise régulière d'antiacides) des urines. Le rapport (concentration ionisée)/(concentration non ionisée) de la molécule change avec la variation de pH et modifie les processus de diffusion passive.

Ainsi, l'élimination rénale d'un acide est augmentée si le pH urinaire est élevé et, implicitement, celle d'un médicament basique est réduite.

Concentration de sodium

Enfin, une modification de la concentration de sodium dans le tubule rénal comporte un risque chez les utilisateurs de lithium. Aussi, des précautions s'imposent avec l'emploi des diurétiques, des AINS, en présence d'une restriction alimentaire sévère en sel et dans les cas de déshydratation. Une élévation du sodium urinaire favorise la rétention du lithium dans l'organisme afin de maintenir l'équilibre entre les gradients de pression du sang et des urines. La concentration sérique du lithium augmente et engendre un risque de toxicité.

INTERACTIONS PHARMACODYNAMIQUES

Les interactions pharmacodynamiques correspondent à l'impact d'un médicament sur la réponse pharmacologique d'un autre. Un médicament peut produire un effet additif, un effet synergique ou un effet antagoniste sur un autre médicament.

Dans de nombreuses situations, l'utilisation favorable d'associations médicamenteuses sera encouragée pour optimiser la réponse au traitement; tel est le cas dans le traitement de l'hypertension en associant, par exemple, un diurétique et un inhibiteur de l'ECA, dans le traitement de la douleur avec la prise d'un antidépresseur et d'un narcotique, et dans le traitement de la maladie pulmonaire obstructive chronique en associant un β_2-agoniste et un anticholinergique par inhalation, entre autres.

Effet additif

L'effet additif est la somme des effets semblables au niveau des récepteurs. La réponse pharmacologique à l'emploi de deux ou de plusieurs médicaments qui ont un effet thérapeutique semblable ou qui possèdent le même type d'effets indésirables en agissant sur les mêmes récepteurs, illustre bien ce type d'interactions. C'est le cas d'un patient qui prend simultanément un antiparkinsonien, soit la procyclidine, de l'oxybutynine pour un problème d'incontinence urinaire et de la nortriptyline comme antidépresseur. Ces trois médicaments diffèrent dans leur but thérapeutique, mais possèdent tous une activité anticholinergique majeure. Il est difficile de prédire avec exactitude ce qui arrivera à ce patient. Néanmoins, il est bien décrit que le malade âgé réagira souvent exagérément à ces effets additifs, pouvant aller de la bouche sèche pour certains jusqu'au delirium chez d'autres (tableau 6).

TABLEAU 6
Effets additifs

Médicaments à effets semblables	Résultat
Alcool Antidépresseurs Antihistaminiques de première génération Antihypertenseurs à action centrale Antipsychotiques Narcotiques Sédatifs-hypnotiques	Effet dépresseur sur le système nerveux central
Agonistes dopaminergiques Antidépresseurs tricycliques Antihypertenseurs, Antipsychotiques Lévodopa/carbidopa	Hypotension orthostatique
Anticholinergiques Antidépresseurs tricycliques Antiparkinsoniens Antipsychotiques	Effets indésirables anticholinergiques centraux et périphériques
Diurétiques épargneurs de potassium Inhibiteurs de l'ECA Antagonistes des récepteurs AT_1 de l'angiotensine II Suppléments de potassium	Hyperkaliémie possible
Bêta-bloquant Diltiazem Vérapamil	Diminution de la conduction cardiaque, danger de bloc auriculo-ventriculaire

Effet antagoniste

Un effet antagoniste est le résultat observé lorsqu'on associe deux médicaments qui ont des actions pharmacologiques contraires. Cette propriété est particulièrement utile dans l'élaboration d'un antidote lors d'une intoxication aux opiacés ou aux benzodiazépines par exemple. Ces interactions médicamenteuses sont assez faciles à prévoir et à détecter lorsque les mécanismes d'action sont connus et nécessitent souvent l'arrêt d'un des deux médicaments ou un ajustement posologique. Les principales interactions à effet antagoniste sont présentées au tableau 7.

TABLEAU 7
Effets antagonistes

Médicament 1	Médicament 2	Mesure à prendre
Bêta-bloquant: propranolol	Stimulant des récepteurs bêta : salbutamol	Association à éviter. En absence d'une alternative, favoriser un bêta-bloquant plus sélectif au niveau des récepteurs β_1.
Antagoniste des opiacés : naloxone	Opiacés	Réserver l'usage du médicament 1 comme antidote lors d'une intoxication.
Antiparkinsonien : Lévodopa/carbidopa	Antipsychotiques traditionnels ou rispéridone, ou olanzapine	Choisir une médication antipsychotique plus sélective au niveau des récepteurs dopaminergiques.
Warfarine	Vitamine K	Effet anticoagulant interrompu. Effet recherché lors d'une augmentation du RIN.

RIN : ratio international normalisé.

Effet synergique

L'effet synergique se produit lorsque deux médicaments n'agissant pas sur les mêmes récepteurs peuvent contribuer à augmenter l'effet thérapeutique de façon positive. C'est ce qui se produit lorsqu'on associe une sulfonylurée à un biguanide, deux médicaments utilisés dans le traitement du diabète. Le prescripteur recherche parfois les effets pharmacothérapeutiques par des mécanismes différents afin d'éviter des doses trop élevées d'un seul médicament qui serait responsable d'effets indésirables. Il faut tout de même demeurer prudent dans cette pratique. La plupart du temps, il est préférable d'utiliser un seul médicament avec des doses optimales. Mais si les effets indésirables sont trop importants, une association médicamenteuse synergique peut s'avérer judicieuse.

GESTION D'UNE INTERACTION MÉDICAMENTEUSE

Il est difficile d'évaluer la fréquence réelle des interactions médicamenteuses menant à des conséquences dommageables chez les personnes âgées. Les pertes d'autonomie, les chutes, les hospitalisations et la cascade de prescriptions médicamenteuses pour soulager les effets indésirables d'autres médicaments sont rarement attribuées aux interactions médicamenteuses. Dans ce contexte, il est nécessaire d'avoir des lignes de conduite pour éviter une interaction médicamenteuse (voir stratégies de prévention plus bas) et une bonne démarche pour détecter l'interaction et pour la corriger. Le tableau 8 propose une démarche à suivre dans la gestion d'une interaction médicamenteuse.

STRATÉGIES DE PRÉVENTION

Des lignes de conduite pour éviter une interaction médicamenteuse sont ici énumérées :

- Reconnaître les médicaments ayant un index thérapeutique étroit, soit les anticoagulants, les anticonvulsivants, les antiarythmiques, les antidépresseurs, les immunosuppresseurs, la digoxine, la théophylline, le lithium.
- Reconnaître les associations médicamenteuses qui ont le potentiel d'engendrer une toxicité.
- Reconnaître et éviter les médicaments non appropriés.
- Reconnaître les inhibiteurs et les inducteurs des CYP450.
- Identifier les substrats ayant une voie métabolique majeure au regard d'une seule isoforme du CYP450.
- Reconnaître les patients à risque, soit les personnes dénutries, les métabolisateurs lents, les personnes avec plus d'une pathologie, les personnes avec polymédication.
- Vérifier si le patient prend des produits naturels ou des médicaments en vente libre (millepertuis, glucosamine, ginkgo biloba, etc.).

Ces quelques règles favorisent une utilisation rationnelle des médicaments. Elles s'incorporent dans une analyse détaillée de toutes les composantes d'une prescription médicamenteuse adaptée à la personne âgée.

TABLEAU 8
Démarche à suivre dans la gestion d'une interaction médicamenteuse

Étapes à suivre	Questions à se poser dans la gestion d'une interaction
Identification de la nature de l'interaction	1. Est-ce qu'il s'agit d'une interaction médicament-médicament ? médicament-maladie ? médicament-aliment ? médicament-diète ? ou d'une association de tous ces facteurs ?
Compréhension du mécanisme de l'interaction	1. S'agit-il d'un effet au niveau de l'absorption, du métabolisme hépatique, ou d'un effet au niveau pharmacodynamique ? 2. Le début d'action est-il rapide (en dedans de 24 heures) ou retardé (jours à semaine) ? 3. Est-ce que l'interaction s'est manifestée à l'arrêt d'un médicament ou à son introduction ? 4. Est-ce que le mécanisme d'interaction peut expliquer la survenue de l'interaction ? 5. Est-ce que l'interaction est clairement établie dans la documentation scientifique ? 6. Est-ce que l'interaction peut être évitée en changeant les heures d'administration des médicaments ?
Conséquences réelles ou potentielles chez le patient	1. Quelles sont les conséquences cliniques pour le patient à court et à long terme ? 2. Est-ce que l'interaction peut mettre la vie du patient en danger ou provoquer des séquelles majeures ? 3. Est-ce que l'interaction va engendrer une détérioration de l'état clinique du patient ? 4. Est-ce que l'interaction est cliniquement significative ? 5. Le patient fait-il des chutes, a-t-il de la difficulté à marcher, des saignements importants, une augmentation ou une diminution de la tension artérielle, de la confusion ?
Identification des solutions possibles et celles retenues pour le patient	1. Quelles sont les différentes solutions possibles pour gérer l'interaction ? Changer de classe de médicament ? augmenter ou diminuer la dose ? effectuer une surveillance plus étroite de la concentration plasmatique du médicament ? arrêter le médicament pendant une semaine ? etc. 2. Quels sont les facteurs physiologiques associés au patient qui peuvent influencer l'interaction : insuffisance rénale, insuffisance hépatique, hypoalbuminémie, hypothyroïdie ou hyperthyroïdie non contrôlée ?
Détermination du suivi à effectuer	1. Quels sont les éléments de suivi mesurables et à quelle fréquence ce suivi doit-il être effectué ? tous les jours, toutes les semaines, etc. ? 2. Doit-on mesurer la tension artérielle, la glycémie, la concentration plasmatique du médicament, établir une échelle de la douleur ? tous les jours ? toutes les semaines ?
Notification des interventions	1. Comment transmettre l'information au patient et aux autres intervenants de la santé ? notes au dossier, opinions ou avis pharmaceutiques ?

CONCLUSION

Dans la détection et la gestion des interactions chez la personne âgée, il faut évaluer le patient dans sa globalité. Il est de bon aloi de s'intéresser aux interactions médicamenteuses, mais il ne faut surtout pas oublier les interactions médicament-maladie, médicament-nutrition, médicament-médicament en vente libre, médicament-produit naturel et médicament-alcool.

Plusieurs interactions médicamenteuses peuvent se manifester de façon insidieuse et réduire la capacité fonctionnelle des gens âgés. On pourra facilement les confondre avec les changements physiologiques liés à l'âge : vision trouble, perte de mémoire, diminution de la concentration, chutes, perte de dextérité. Certains professionnels considéreront que la sécheresse de la bouche est un problème mineur, mais cet effet pourrait être particulièrement nuisible en rendant difficile, voire blessant, l'usage de prothèses dentaires ; la mastication et la déglutition sont quelquefois compromises, contribuant à la dénutrition.

Ce qui est spécifique à la personne âgée, c'est une plus grande lenteur de sa faculté de récupération des conséquences d'une interaction médicamenteuse par rapport à une population jeune. En ce sens, la prévention et la gestion d'une interaction médicamenteuse sont impératives.

De nombreuses interactions sont prévisibles. Le clinicien a tout avantage à demeurer suspicieux lors de l'ajout d'un médicament au régime thérapeutique de la personne âgée et à planifier un plan de surveillance ou de suivi dans un tel contexte.

TABLEAU 9
Principaux substrats, inhibiteurs et inducteurs du CYP1A2

SUBSTRATS	INHIBITEURS
Acétaminophène Caféine + Clozapine + Cyclobenzaprine Halopéridol Imipramine Olanzapine Propranolol Ropinirole R-Warfarine Théophylline +	**Potentiel d'inhibition :** **Élevé :** Ciprofloxacine Fluvoxamine
	Modéré : Cimétidine Érythromycine Mexilétine
	Faible : Diltiazem Isoniazide Moclobémide Ticlopidine Vérapamil
INDUCTEURS : Cuisson sur charbon de bois, fumée de cigarette, oméprazole	

+ = voie métabolique majeure

TABLEAU 10
Principaux substrats, inhibiteurs et inducteurs du CYP2C19

SUBSTRATS	INHIBITEURS
Citalopram Diazépam + Lansoprazole Moclobémide Oméprazole Pantoprazole Propranolol R-Warfarine	**Potentiel d'inhibition:** **Élevé**: aucun médicament à signaler
	Modéré: Fluvoxamine Oméprazole
	Faible: Fluoxétine Fluvoxamine Lansoprazole Ticlopidine
INDUCTEURS: barbituriques, rifampicine	

+ = voie métabolique majeure

TABLEAU 11
Principaux substrats, inhibiteurs et inducteurs du CYP2C9

SUBSTRATS	INHIBITEURS
Antagonistes des récepteurs de l'angiotensine II Irbesartan Losartan + Valsartan *Antagonistes des récepteurs des leucotriènes* Montelukast Zafirlukast *Anticoagulant* S-Warfarine + *Anticonvulsivant* Phénytoïne *Régulateur du métabolisme lipidique* Fluvastatine *Anti-inflammatoires non stéroïdiens* Célécoxib Diclofénac Flurbiprofène Ibuprofène Indométhacine Piroxicam Ténoxicam *Médicaments pour le diabète* Glyburide Rosiglitazone Tolbutamide +	**Potentiel d'inhibition :** **Élevé :** aucun médicament à signaler **Modéré :** Amiodarone Cimétidine Fluconazole Métronidazole Sulfaméthoxazole-triméthoprime **Faible :** Fluvastatine Fluvoxamine Isoniazide Lovastatine Paroxétine Zafirlukast

INDUCTEURS : phénobarbital, rifampicine

+ = voie métabolique majeure

TABLEAU 12
Principaux substrats, inhibiteurs et inducteurs du CYP2D6

SUBSTRATS	INHIBITEURS
Analgésiques Codéine + Hydrocodone Mépéridine Oxycodone *Antiarythmiques* Flécaïnide Mexilétine + Propafénone + *Antidépresseurs* Désipramine + Fluoxétine + Fluvoxamine Nortriptyline + Paroxétine + Sertraline Trazodone Venlafaxine *Antihistaminiques* Chlorphéniramine Clémastine Diphenhydramine *Antipsychotiques* Halopéridol Perphénazine Rispéridone + Thioridazine + *Bêta-bloquants* Carvédilol Labétolol Métoprolol + Propranolol Timolol + *Autres* Dextrométhorphane + Donépézil	**Potentiel d'inhibition :** **Élevé :** Fluoxétine Paroxétine Propafénone Thioridazine Quinidine **Modéré :** Amiodarone Chlorphéniramine Cimétidine **Faible :** Citalopram Fluvoxamine Halopéridol Moclobémide Néfazodone Perphénazine Ranitidine Sertraline Thioridazine Venlafaxine
INDUCTEURS : Aucun inducteur spécifique identifié à ce jour	

+ = voie métabolique majeure

TABLEAU 13
Principaux substrats, inhibiteurs et inducteurs du CYP3A4

SUBSTRATS	INHIBITEURS
Antiarythmiques Amiodarone +, Quinidine + *Antihistaminiques* Astémizole +, Loratadine *Anti-infectieux*: Érythromycine, Clarithromycine, Clindamycine *Bloqueurs des canaux calciques* + Amlodipine, Diltiazem, Félodipine, Nicardipine, Nifédipine, Vérapamil *Hormones/stéroïdes* Œstrogènes, Prednisone, Progestérone, Testostérone *Psychotropes* Alprazolam +, Bromazépam, Bupropion, Buspirone, Clonazépam, Diazépam, Midazolam +, Néfazodone +, Pimozide, Quétiapine, Sertraline, Trazodone, Triazolam + *Régulateurs du métabolisme lipidique* Atorvastatine Lovastatine + Simvastatine + *Autres* Bêta-bloquant + Cyclosporine + Donépézil Fentanyl Finastéride Itraconazole Kétoconazole Quinine R-Warfarine Sildénafil	**Potentiel d'inhibition**: **Élevé**: Cimétidine Clarithromycine Érythromycine Itraconazole Jus de pamplemousse Kétoconazole Néfazodone **Modéré**: Amiodarone Fluconazole Fluvoxamine Quinine Sulfaméthoxazole-triméthoprime **Faible**: Diltiazem Fluoxétine Métronidazole Sertraline Vérapamil Zafirlukast
INDUCTEURS : barbituriques, carbamazépine, dexaméthasone, phénytoïne, rifampicine	

+ = voie métabolique majeure

Bibliographie

Demers, D. « Interactions médicamenteuses », dans G. Barbeau, J. Guimond et L. Mallet (dir.), *Médicaments et personnes âgées,* Saint-Hyacinthe, Édisem-Maloine, 1991, p. 175-190.

Hamilton, R.A., L.L. Briceland et M.H. Andritz. « Frequency of hospitalization after exposure to known drug-drug interactions in a Medicaid population », *Pharmacotherapy,* 1998, 18 : 1112-1120.

Hansten, P.D. « Drug interactions », dans L.Y. Young et M.A. Koda-Kimble (dir.), *Applied Therapeutics : The Clinical Use of Drugs,* 6e éd., Vancouver, Applied Therapeutics, Inc., 1995, p. 3.1-3.10.

Hansten, P.D., et J.R. Horn (dir.), *Drug Interactions Analysis and Management,* St. Louis, Facts and comparisons, 2001.

Harvey, A.T., et S.H. Preskorn. « Cytochrome P450 enzymes : Interpretation of their interactions with selective serotonine reuptake inhibitors. Part II », *J. Clin. Psychopharmacol.,* 1996, 16 : 345-355.

Lin, J.H., et A.Y. Lu. « Inhibition and induction of cytochrome P 450 and the clinical implications », *Clin. Pharmacokinet.,* 1998, 35 (5) : 361-390.

Michalets, E.L. « Update : Clinically significant cytochrome P450 drug interactions », *Pharmacotherapy,* 1998, 18 : 84-112.

Michaud, V., et J. Turgeon. « Les cytochromes P450 et leur rôle clinique », *Le Médecin du Québec,* 2002, 37 (8) : 73-84

Nemeroff, C.B., C.L. DeVane et B.G. Pollock. « Newer antidepressants and the cytochrome P450 system », *Am. J. Psychiatry,* 1996, 153 : 311-320.

Rodrigues, A.D. « Integrated cytochrome P450 reaction phenotyping : attempting to bridge the gap between cDNA-expressed cytochromes P450 and native human liver microsomes », *Biochem. Pharmacol.,* 1999, 57 : 465-480.

Sansom, L.N., et A.M. Evans. « What is the true clinical significance of plasma protein binding displacement interactions ?, *Drug Safety,* 1995, 12 : 227-233.

Shader, R.I., L.L. von Moltke, J. Schmider *et al.* « The clinician and drug interactions – an update », *J. Clin. Psychopharmacol.,* 1996, 16 : 197-201.

Shapiro, L.E., et N.H. Shear. « Drug-drug interactions : How scared should we be ?, *CMAJ,* 1999, 161 : 1266-1267.

Tatro, D.S. (dir.). *Drug Interactions Facts,* St. Louis, Facts and Comparisons, 1999.

Turgeon, J., E. Lessard et L. Labbé. *La super-famille des cytochromes P450 et les interactions médicamenteuses,* Programme de formation continue, Montréal, Université de Montréal, 2001.

Watkins, P.B.. « Drug metabolism by cytochrome P450 in the liver and small bowel », *Gastroenterol. Clin. North Am.,* 1992, 21 : 511-526.

DEUXIÈME PARTIE
Principes de traitement : approche par classes de médicaments

Chapitre 9

Les analgésiques

Louise Mallet et Jean Guimond

INTRODUCTION

Le traitement de la douleur est une priorité chez nos aînés dont on a souvent tendance à sous-traiter les algies. Le succès de la thérapie antalgique passe par une approche globale développée d'abord par les équipes de soins palliatifs. L'évaluation de la douleur et son traitement s'opèrent dans un cadre bio-psycho-socio-spirituel. Du strict point de vue pharmacologique, la maîtrise de la douleur requiert souvent l'utilisation simultanée de plusieurs médicaments agissant à différents niveaux. La personne âgée, comme toute personne souffrante, est et demeurera l'unique juge du succès de la thérapie antalgique. Aujourd'hui, il est reconnu que les analgésiques au sens classique du terme ne peuvent soulager toutes les formes de douleur. Ainsi, une utilisation rationnelle et concomitante de médicaments ayant des propriétés antalgiques associées à chaque composante de la douleur permet d'espérer une meilleure maîtrise des algies chez la personne âgée.

PRÉVALENCE

La prévalence des douleurs chroniques augmente avec l'âge. Certains types de douleurs cependant, comme les céphalées, diminuent de fréquence. La prévalence obtenue dans les études, selon la population ciblée et la définition de la douleur utilisée – ressentez-vous de la douleur ou bien ressentez-vous une douleur significative ? » –, varie de 25 à 75 %, plus près de 75 % dans la plupart des études. Près de 80 % des visites médicales ont comme motif une composante douloureuse. Après l'âge de 65 ans, 80 à 85 % des personnes âgées sont prédisposées à la douleur lorsqu'elles sont confrontées à un problème de santé.

En établissement de soins prolongés, on note une prévalence de 50 à 75 % de douleurs chroniques, selon la définition de la douleur utilisée et le statut cognitif des patients. Plus une personne est dépendante fonctionnellement et plus elle présente des atteintes cognitives, moins elle se plaint de douleurs. Il semble que la présence de troubles cognitifs empêche le sujet d'exprimer sa douleur.

Les douleurs muscolo-squelettiques sont plus fréquentes avec l'âge, particulièrement chez les femmes. Les douleurs thoraciques, abdominales, les escarres, les douleurs associées au zona sont également courantes chez les aînés. La prévalence des migraines est moindre au grand âge. Les sites douloureux les plus souvent observés sont le dos, les articulations.

La douleur chronique est une atteinte à la qualité de vie des aînés. Elle entraîne une diminution des activités physiques et sociales, de l'insomnie, des états dépressifs. En matière de santé, les personnes âgées se perçoivent comme étant plus vulnérables que les jeunes. Elles ont donc moins tendance à signaler des problèmes de douleur qu'elles croient normaux à leur âge.

DÉFINITION

La douleur est définie par l'*International Association for the Study of Pain* (IASP) comme étant une « expérience sensorielle et émotionnelle désagréable, associée à une lésion tissulaire existante ou potentielle ou décrite en termes évoquant une telle lésion ». La douleur chronique se définit comme une douleur évoluant sur trois à six mois. Le soulagement de la douleur doit être l'objectif principal des intervenants de la santé. La prise en charge de la douleur touche tous types de douleur : douleur aiguë, douleur chronique cancéreuse ou non cancéreuse.

PARTICULARITÉS DE LA DOULEUR CHEZ LA PERSONNE ÂGÉE

Les seuils et la tolérance de la douleur sont semblables chez les sujets jeunes et chez les personnes âgées. Chez ces dernières, la localisation de la douleur est souvent imprécise et la tolérance aux stimulations nociceptives de forte intensité est diminuée. Il existe un lien entre douleur chronique, anxiété et dépression. Avec l'âge, la fréquence de la dépression accompagnant une douleur chronique augmente. Les personnes âgées n'ont pas une plus grande tolérance à la douleur. Les réponses à la douleur sont modifiées par la chronicité d'un passé douloureux, et par l'histoire personnelle.

Expression de la douleur

La personne âgée, à l'instar de l'enfant, peut avoir plus de difficulté que l'adulte à décrire sa douleur. Les troubles sensoriels (surtout la presbyacousie et la cécité), les troubles cognitifs (en particulier mnésiques) et les troubles moteurs (la dysarthrie et l'aphasie) rendent difficile l'évaluation de la douleur.

Modifications associées à l'âge

Les modifications précises du système de perception de la douleur associées à l'âge sont mal connues. Bien que le seuil de perception de la douleur expérimentale reste inchangé, les personnes âgées ont plus de difficulté à caractériser et à décrire la douleur de façon précise. Cela s'explique probablement par des changements à plusieurs niveaux dans la perception et la transmission de la douleur. La fonction des fibres nerveuses nociceptives périphériques semble en effet altérée. Diverses modifications du système nerveux autonome et de la représentation cérébrale de la douleur contribuent également à ces changements. Certaines pathologies douloureuses (ex.: infarctus du myocarde se présentent sans douleur chez la personne âgée. L'explication de cette présentation atypique n'est cependant pas connue.

AU-DELÀ DES MODIFICATIONS PHYSIOLOGIQUES

1- La perception des douleurs superficielles est légèrement diminuée par le vieillissement. La perception des douleurs viscérales reste intacte.
2- Les douleurs profondes (*deep pain* ou *referred pain*) peuvent être moins intenses dans certains désordres aigus (appendicite aiguë).
3- La douleur chronique associée à des désordres musculo-squelettiques ou cardiovasculaires s'intensifie avec l'âge.
4- Les impacts de la douleur chronique chez les personnes âgées ne sont pas suffisamment étudiés, particulièrement chez les gens du quatrième âge et les plus débilités.
5- La douleur chronique est une cause importante de morbidité et de mortalité, et diminue la qualité de vie.

TYPES DE DOULEUR

Une douleur peut être aiguë ou chronique, et, bien entendu, la douleur aiguë peut se superposer à la douleur chronique ou peut devenir chronique (ex.: fracture vertébrale, névralgie postherpétique). La douleur aiguë est accompagnée d'anxiété, d'hypertension systolique, de tachycardie, de sudation et de mydriase. Ces symptômes reflètent l'activité du système adrénergique.

La douleur aiguë est généralement plus facile à soulager. En effet, les mécanismes de production et de persistance de la douleur sont relativement simples. Les interventions chirurgicales, l'infarctus du myocarde et les fractures (fractures de la hanche ou vertébrale) sont les principales causes de douleur aiguë. Si la douleur aiguë a une fonction physiologique indiquant un danger ou une menace à l'intégrité corporelle, la douleur chronique ne sert aucune fonction physiologique.

Quand la douleur devient chronique, les signes d'hyperactivité sympathique et l'anxiété se résorbent et font place à des signes végétatifs et à la dépression. Celle-ci étant relativement fréquente au troisième âge, il en découle des plaintes psychosomatiques plus fréquentes. Les amines biogènes jouent un rôle majeur dans l'étiologie des désordres affectifs de même que dans la modulation de la perception des algies. Il n'est pas surprenant de constater une augmentation des algies et des dépressions chez les malades âgés.

Les caractéristiques principales de la douleur chronique sont sa constance et son caractère répétitif. Elle peut se manifester par des signes discrets: perte de l'appétit, dépression, insomnie, retrait de la vie sociale. L'anticipation du prochain épisode douloureux peut être la cause de tensions psychologiques et physiques capables d'intensifier la sensation algique en abaissant le seuil de la douleur. L'apaisement adéquat de la douleur chronique nécessite une approche pharmacologique préventive basée sur l'administration d'un analgésique et/ou d'un coanalgésique efficace avant que la douleur ne réapparaisse.

ÉVALUATION DE LA DOULEUR

L'utilisation des analgésiques repose sur deux grands principes. D'abord, un diagnostic médical précisant les origines de la douleur, ses composantes et ses caractéristiques doit être posé. Idéalement, le malade doit préciser le site, l'aire d'irradiation, la durée, le type et l'intensité de la douleur ressentie, ce qui la provoque et ce qui la soulage. Ensuite, il faut tenir compte de l'appréciation par le malade de l'efficacité des traitements reçus. Sans ces conditions, les soignants demeurent dans l'incertitude sur l'efficacité de la thérapie utilisée.

Échelles de la douleur

Différentes échelles d'évaluation de la douleur ont été proposées pour évaluer l'intensité de la douleur. On distingue les échelles d'autoévaluation (le patient évalue lui-même sa douleur) et les échelles d'hétéroévaluation sur lesquelles la douleur du patient est évaluée par un observateur. Notons que ces échelles ne donnent pas d'information sur la nature de la douleur, qu'elles ne peuvent pas être utilisées pour comparer les patients entre eux et qu'il n'y a pas de lien direct entre la valeur obtenue sur une échelle et le type de traitement antalgique indiqué pour le patient. Les échelles de la douleur servent à préciser l'intensité de la douleur et à faciliter le suivi du patient.

Si le patient âgé ne présente aucun trouble cognitif, on peut utiliser l'échelle visuelle analogique (EVA). Dans la pratique gériatrique, on constate certaines difficultés à utiliser cette échelle chez les personnes très âgées, son utilisation étant trop abstraite. Le patient doit en effet situer l'intensité de sa douleur entre deux extrêmes (absence de la douleur ou une douleur maximale) en déplaçant un curseur sur une règle dont la face n'est pas graduée ou en traçant une ligne avec un crayon. Les études ont noté une fréquence importante de réponses incorrectes par les personnes très âgées en utilisant l'échelle visuelle analogique. La présentation de la règle en position verticale, comme un thermomètre de la douleur, pourrait permettre une meilleure compréhension du principe. On peut utiliser l'EVA plusieurs fois par jour. Certaines personnes très âgées perçoivent leur douleur de la tête au pied lorsque l'EVA est présentée verticalement et ont de la difficulté à l'évaluer.

Sur l'échelle numérique, le patient évalue sa douleur en lui attribuant une note de 0 à 10, tandis que sur l'échelle verbale il caractérise sa douleur comme absente, très légère, modérée, marquée ou insupportable. Ces échelles sont plus souples à utiliser.

Il peut être difficile pour le malade de collaborer à l'évaluation de sa douleur s'il souffre de désordres psychiatriques, de démence. Dans ces circonstances, les cliniciens sont obligés d'évaluer le résultat de la thérapie en observant le plus attentivement possible les comportements et la physionomie du malade. Les observations des proches ou des membres des équipes soignantes sont alors particulièrement utiles. Dans cette situation, on peut utiliser les échelles d'hétéroévaluation de la douleur. Il n'existe pas encore d'échelles validées pour la personne âgée, mais des études sont présentement en cours. On peut utiliser l'échelle DOLOPLUS, échelle multidimensionnelle utilisée en équipe multidisciplinaire.

Dès le début du traitement, il est essentiel d'évaluer le soulagement de la douleur en utilisant toujours la même échelle, de façon régulière, jusqu'à l'obtention du soulagement du patient. Le soulagement complet de la douleur est impossible, la plupart du temps. Il faut trouver la dose optimale entre le soulagement et la présence d'effets indésirables. L'intensité de la douleur est un élément de l'évaluation ; l'impact affectif et fonctionnel de la douleur chez le patient servira de guide dans la prise en charge.

TRAITEMENT

Principes généraux

Avant de prescrire un analgésique pour le soulagement de la douleur, certains principes généraux s'appliquent :

1. Toujours croire ce que le patient dit lorsqu'il se plaint.
2. S'informer sur les traitements et l'efficacité des traitements déjà prescrits.
3. Privilégier la voie orale lorsqu'elle est possible.
4. Ne jamais utiliser d'analgésique « à la demande » seul, sans analgésique régulier, en présence de douleurs chroniques constantes.
5. Réévaluer régulièrement l'efficacité et l'innocuité du traitement avant d'ajuster la dose.
6. Considérer les modifications pharmacocinétiques et pharmacodynamiques associées au vieillissement avant de prescrire un analgésique.
7. Considérer les pathologies et les autres médicaments associés qui peuvent influencer le devenir de l'analgésique.

8. Vérifier le risque d'interactions médicamenteuses.

Les médicaments utilisés pour soulager les algies se divisent en trois groupes : les analgésiques non opiacés, les opiacés et les coanalgésiques. Le tableau 1 reprend la proposition de l'Organisation mondiale de la santé (OMS) quant à l'utilisation des analgésiques dans le traitement des douleurs chroniques.

Bien qu'encore couramment citée dans la littérature et toujours considérée comme les lignes directrices incontournables, l'approche de l'OMS a perdu de sa popularité surtout en raison des paliers 2 et 3. On sait maintenant qu'il n'y a pas vraiment d'opiacés « faibles » et d'opiacés « puissants », mais qu'il est plutôt question de dose équianalgésique. Par exemple, si la dose équianalgésique est plus élevée, la codéine peut être plus « puissante » que la morphine. Pour les douleurs de faible intensité, l'acétaminophène et les anti-inflammatoires non stéroïdiens sont indiqués (tableau 1). En gériatrie, l'acétaminophène est utilisé de préférence.

TABLEAU 1

L'analgésie par paliers progressifs

Palier 1 Douleurs légères	Palier 2 Douleurs modérées	Palier 3 Douleurs intenses
Analgésiques non opiacés : – acétaminophène – aspirine – AINS	Ajouter un opiacé de faible puissance : – codéine – oxycodone	Utiliser un opiacé puissant : – morphine – hydromorphone
Ajouter la coanalgésie		

AINS: anti-inflammatoire non stéroïdien

Analgésique non opiacé (acétaminophène)

L'acétaminophène (ou paracétamol en Europe) est l'analgésique le plus utilisé pour les douleurs légères à modérées, tant en vente libre que sur ordonnance. Il est surtout utilisé chez les personnes âgées en première intention dans l'arthrose et pour soulager les douleurs imprécises liées à l'inconfort du malade. Contre une douleur intense et permanente comme celle causée par les métastases osseuses et certaines douleurs inflammatoires, l'acétaminophène est souvent insuffisant.

Mécanisme d'action

L'activité de l'acétaminophène semble associée aux voies inhibitrices de la synthèse des prostaglandines dans le système nerveux central. Son action analgésique serait liée à l'augmentation du seuil de sensibilité aux phénomènes douloureux. Son activité analgésique est comparable à celle de l'AAS. L'acétaminophène possède une activité antipyrétique, mais n'a pas d'action anti-inflammatoire car il n'a que très peu d'effets sur la synthèse périphérique des prostaglandines.

Propriétés pharmacocinétiques

L'acétaminophène est rapidement absorbé et atteint sa concentration plasmatique maximale en deux heures. Il commence à agir après 40 à 60 minutes et son action dure de quatre à six heures. Le métabolisme de l'acétaminophène est essentiellement hépatique. Il suit une voie métabolique majeure, la glucoroconjugaison, et ses métabolites sont inactifs. La demi-vie de l'acétaminophène est de une à quatre heures.

Effets indésirables

Les effets indésirables sont rares aux doses thérapeutiques. Des éruptions cutanées et de l'urticaire peuvent apparaître rarement, et nécessiter l'arrêt du médicament. Les complications hépatiques sont rares également, même dans les traitements au long cours. Une nécrose hépatique irréversible peut résulter d'un surdosage. Des doses plus faibles peuvent se révéler toxiques surtout chez les consommateurs d'alcool et les patients dénutris. Des problèmes rénaux (nécrose tubulaire aiguë) accompagnent souvent l'insuffisance hépatique sévère. Ces complications rénales sont cependant peu fréquentes.

Posologie

Pour les traitements de courte durée, la dose maximale recommandée est de 4 g par jour, aux repas et au coucher. À long terme, la dose ne devrait pas excéder 3 g par jour, particulièrement chez les gens fragiles et dénutris. À la dose maximale, les personnes âgées doivent prendre plusieurs comprimés de 325 ou 500 mg, ce qui rend son utilisation difficile. L'acétaminophène se présente sous forme orale (comprimé et liquide) et en suppositoire. Certaines formulations liquides ont un goût désagréable et peuvent provoquer des nausées et des vomissements.

Dans une étude menée auprès de patients dont l'âge moyen était de 89 ans, le poids moyen de 59 kg, la clairance de la créatinine moyenne de 42 mL/min et recevant 1 g d'acétaminophène trois fois par jour pendant cinq jours, on a constaté que ces patients du quatrième âge toléraient bien ce médicament sans aucune accumulation. Ces patients recevaient en plus trois à huit médicaments de façon concomitante.

Une préparation à libération prolongée en comprimés de 500 mg est disponible et permet une administration à toutes les huit heures. Il ne faut cependant pas omettre d'informer le patient de ne pas dépasser une dose totale quotienne de 3 g dans une utilisation prolongée. L'acétaminophène est associé à la codéine ou à l'oxycodone pour soulager les douleurs modérées. Leur combinaison dans un seul comprimé limite cependant la flexibilité de la posologie des deux médicaments.

Interaction médicamenteuse

Une interaction médicamenteuse a été décrite avec la prise d'acétaminophène et de warfarine. On explique une partie du mécanisme d'action de cette interaction par le fait que la forme R-warfarine (forme moins active) est, comme l'acétaminophène, un substrat du CYP1A2. Une inhibition compétitive du métabolisme de la warfarine a été notée chez certains patients, ce qui a pour résultat une augmentation du RIN et des risques de saignements. Cette interaction a été observée à la dose de 4 g d'acétaminophène par jour. On suggère d'effectuer une mesure du RIN avant d'introduire l'acétaminophène chez un patient recevant de la warfarine.

Analgésiques opiacés

La morphine représente le prototype des opiacés. Le type et la durée de la douleur déterminent le choix de l'opiacé (tableau 2). L'efficacité des différents opiacés dans le soulagement de la douleur est comparable à celle de la morphine lorsque des doses équianalgésiques sont utilisées.

Les analgésiques opiacés ont été réservés pendant de nombreuses années aux patients en phase terminale de cancer. On les utilise aujourd'hui lorsque les analgésiques non opiacés et les approches non pharmacologiques ne suffisent pas à soulager le malade. Les opiacés sont réservés au soulagement des douleurs modérées et intenses, aiguës et chroniques, d'origine cancéreuse ou non. La durée du traitement n'est pas un facteur limitant si l'opiacé contribue à rendre la personne âgée confortable et s'il améliore sa qualité de vie.

Mécanisme d'action

Les opiacés se fixent sur les récepteurs opiacés mu, kappa, sigma, delta et epsilon. Les différents opiacés possèdent une affinité variable pour ces récepteurs, ce qui confère à chacun une particularité analgésique et un profil d'effets indésirables spécifiques.

L'effet analgésique provient de leur action sur les récepteurs mu, kappa et sigma. Les opiacés agonistes agissent principalement sur le récepteur mu alors que les antagonistes-agonistes agissent sur les récepteurs kappa (médiateurs des effets analgésiques) et sigma (effets psychodysleptiques).

Propriétés pharmacocinétiques

La demi-vie de la morphine est de deux à quatre heures chez les jeunes adultes. Elle est métabolisée principalement dans le foie sous forme de métabolites actifs, la morphine-6-glucuronide et la morphine-3-glucuronide. La morphine est éliminée essentiellement par les reins (formes non conjuguée et conjuguée). Elle est contre-indiquée en présence d'insuffisance rénale sévère (clairance à la créatinine ≤ 10 mL/min ou 0,16 mL/s). Par voie sous-cutanée, le pic d'action de la morphine survient sept à huit minutes après l'injection.

L'hydromorphone est métabolisé en hydromorphone-3-glucuronide et hydromorphone-6-glucuronide. Une insuffisance rénale peut entraîner une accumulation de ces métabolites, favorisant l'apparition d'effets indésirables importants. La déshydratation, l'âge (70 ans +), l'augmentation rapide de la dose et l'utilisation prolongée peuvent aussi contribuer à l'accumulation des métabolites de la morphine et de l'hydromorphone.

La codéine doit être métabolisée dans le foie pour être active, où elle est transformée en morphine par le CYP2D6. Chez 5 à 10 % de la population, l'enzyme nécessaire à cette transformation est absente. La détermination du phénotype du patient pourrait s'avérer une avenue intéressante dans le traitement des patients ne répondant pas aux doses maximales de codéine.

La biodisponibilité du fentanyl transdermique est d'environ 92 % et l'absence de premier passage hépatique lui confère une efficacité de 12 heures après la mise en place du timbre. Le fentanyl est métabolisé par le CYP3A4. Le timbre étant mis en place pour trois jours, la durée d'élimination après le retrait du timbre est d'environ 17 heures chez le jeune adulte. Les données sont cependant absentes en gériatrie. Ces éléments doivent être pris en considération au moment de remplacer un opiacé par un autre. Le tableau 2 présente les principales caractéristiques pharmacocinétiques de certains opiacés.

TABLEAU 2

Propriétés pharmacocinétiques de certains opiacés

Médicament	Début d'action voie orale (min)	Durée d'action (h)	Intervalle posologique
Codéine	30-60	4-6	4
Hydromorphone	15-30	4-5	4
Morphine	15-60	4-6	4
Oxycodone	10-15	3-5	3-4

Effets indésirables

Constipation

La constipation est un problème inévitable inhérent aux opiacés, peu importe la dose utilisée. Elle est causée par une diminution du péristaltisme intestinal. Elle accentue les problèmes de constipation déjà fréquents chez la personne âgée. Contrairement aux nausées ou aux vomissements pour lesquels une tolérance peut s'installer, la constipation persiste tout au long du traitement.

La constipation peut être prévenue d'abord par l'utilisation de méthodes non pharmacologiques comme l'hydratation et la mobilisation. Des laxatifs osmotiques de type lactulose ou sorbitol peuvent être ajoutés. Si ces mesures sont insuffisantes, on doit privilégier un laxatif stimulant le péristaltisme intestinal (séné). Même si elle est fréquente et redoutée par les patients, la constipation ne devrait pas être un motif de ne pas recourir à un traitement avec un opiacé.

Nausées et vomissements

Les nausées et les vomissements surviennent plus particulièrement pendant les 72 heures suivant le début du traitement ou à l'augmentation de la dose. Ils résultent d'une stimulation de la zone « gâchette » des chimiorécepteurs, d'un retard de la vidange gastrique et d'un accroissement de la sensibilité vestibulaire.

Les nausées causées par la stimulation de la zone « gâchette » des chimiorécepteurs sont généralement atténuées par la prochlorpérazine, cette dernière étant bien tolérée par la personne âgée. La prochlorpérazine est disponible sous forme orale (comprimé et solution), injectable et en suppositoire. Elle peut cependant provoquer de l'hypotension et des effets extrapyramidaux.

Somnolence

La somnolence apparaît en début de traitement (premiers jours) et peut quelquefois être souhaitée. Si elle est excessive, il faut soupçonner un surdosage à la suite d'une augmentation de la dose, d'une dose de départ trop élevée ou de la prise d'autres médicaments à effet sédatif (ex. : les anxiolytiques, les antinauséeux).

La somnolence est plus incommodante pour les malades ambulatoires, mais chez certains elle permet des périodes de repos bienfaisant. Généralement, le malade ne se plaindra pas si la somnolence est passagère et si elle ne l'empêche pas de vaquer à ses activités quotidiennes.

Bien que cette pratique ne soit pas bien étudiée en gériatrie, certains cliniciens utilisent le méthylphénidate pour contrer la somnolence causée par les opiacés chez des patients dont la douleur est bien contrôlée par ces derniers. Cette pratique pour le moment ne devrait pas être suivie en gériatrie, considérant les nombreux effets indésirables du méthylphénidate.

Rétention urinaire

La rétention urinaire est fréquente avec l'utilisation des opiacés. Elle est causée par l'augmentation du tonus musculaire des muscles du sphincter vésical. Elle peut être problématique, surtout chez les hommes présentant une hyperplasie bénigne de la prostate. La rétention urinaire peut être exagérée par les fécalomes et les anticholinergiques. Si le réajustement du profil pharmacologique ne réussit pas à atténuer le problème, des cathétérismes intermittents sont indiqués si le patient les accepte. D'autres avenues peuvent être explorées, surtout avec les coanalgésiques. De plus, en raison de leur action spécifique sur les différents récepteurs, les opiacés n'ont pas tous les mêmes effets secondaires chez le même patient. La rétention urinaire pourrait être solutionnée en changeant d'opiacé. L'administration intraspinale d'opiacés peut aussi prévenir certains effets indésirables systémiques puisque de faibles doses sont utilisées.

Delirium

Le delirium est particulièrement pénible : confusion, hallucinations, cauchemars. Ces effets sont plus fréquents avec la pentazocine et la mépéridine, qu'il faut proscrire chez la personne âgée. Le delirium est plus probable lorsque le patient a des facteurs prédisposants (ex. : démence, autres médicaments) ; avant d'imputer un delirium a un opiacé, il faut éliminer les autres causes.

Dépression respiratoire

La dépression respiratoire est l'un des mythes entourant l'utilisation des opiacés. Elle n'est pas à craindre et ne survient que très rarement ; elle résulte souvent d'un surdosage ou d'une erreur d'administration. Les malades âgés les plus vulnérables à la dépression respiratoire sont ceux qui souffrent d'une maladie pulmonaire chronique, d'un cœur pulmonaire ou ceux qui reçoivent d'autres dépresseurs du système nerveux central.

Allergie

Les allergies franches se manifestent par une réaction anaphylactique et un rash pancorporel. Le malade peut présenter une défaillance respiratoire avec œdème du larynx, un spasme bronchique, de l'hypotension et de l'urticaire étendu. Une réaction locale au site d'injection ne doit pas être interprétée comme une réaction allergique. Ce que les patients qualifient habituellement d'allergie est plutôt une intolérance, soit des nausées et des vomissements.

La codéine et la morphine sont des opiacés naturels, alors que l'hydromorphone et l'oxycodone sont des opiacés semi-synthétiques. La mépéridine et le fentanyl sont des opiacés synthétiques. Si on soupçonne une allergie, on peut changer de classe d'opiacés et observer la réaction du malade. Une allergie croisée reste toujours possible.

Tolérance et dépendances

Il est important de distinguer les différents phénomènes associés à la prise prolongée d'opiacés : la tolérance, la dépendance physique, la dépendance psychologique et la pseudodépendance.

La *tolérance* se manifeste par une détérioration du contrôle de la douleur après l'administration prolongée d'opiacés, avec la nécessité d'augmenter graduellement la dose pour obtenir un même niveau de soulagement. C'est un phénomène normal, dû à la clairance plus rapide des opiacés et à l'adaptation des récepteurs. Avant d'augmenter la dose pour obtenir le même soulagement, il faut cependant s'assurer qu'il n'y pas progression ou récurrence de la maladie plutôt qu'une tolérance aux opiacés.

La *dépendance physique* est un phénomène physiologique qui peut se manifester après quelques doses, mais elle survient généralement après une thérapie prolongée. Ses principales manifestations lors d'une diminution ou d'une cessation de l'opiacé sont l'irritabilité, l'agitation, la perturbation du sommeil et l'augmentation de la douleur. Le malade peut présenter des symptômes tels que larmoiements, rhinorrhée et diaphorèse. Il est important de se rappeler que les patients ne présenteront pas tous des symptômes de sevrage après le retrait de l'opiacé, mais il est préférable de diminuer la dose de façon graduelle. On peut généralement éviter le sevrage en diminuant de 25 % la dose initiale.

La *dépendance psychologique* est différente de la dépendance physique puisque le patient a besoin de l'opiacé non pour calmer sa douleur ou éviter un sevrage, mais pour assouvir un besoin psychologique. En gériatrie, chez les patients cancéreux comme chez toute personne souffrant de douleur chronique, la dépendance psychologique à un opiacé est très rare. Les patients développant une dépendance psychologique présentent souvent des facteurs de risque, comme d'autres dépendances (alcool) ou une histoire familiale. La crainte d'une dépendance psychologique ne devrait cependant pas empêcher de prescrire un opiacé lorsqu'il est approprié. On doit soupçonner une dépendance psychologique en présence des comportements suivants : augmentation graduelle de la dose sans consultation médicale, prises plus fréquentes, prescriptions souvent volées ou perdues. Si une dépendance psychologique est soupçonnée, le patient devrait être dirigé vers un spécialiste.

La *pseudodépendance* se manifeste également par l'augmentation de la dose et, parfois, par des prises de l'opiacé plus fréquentes que prescrit. Mais elle est la manifestation d'une douleur non soulagée plutôt qu'une réelle dépendance psychologique. La solution dans ce cas consiste à effectuer un ajustement du régime thérapeutique.

L'évaluation de l'efficacité et de l'innocuité du traitement doit être effectuée régulièrement en utilisant une échelle de la douleur et en prenant en considération la prévention des effets indésirables (tableau 3).

TABLEAU 3
Évaluation de l'efficacité et de l'innocuité des opiacés

Évaluation	Éléments d'évaluation	Interventions	Suivi
Efficacité	– Degré de soulagement – Évaluation globale de la douleur du patient	– Mesurer et décrire la douleur selon l'échelle utilisée. – Vérifier la prise d'entre-doses. – Vérifier la durée de l'effet analgésique.	– Évaluer en début de traitement 2 à 3 fois par jour. – Avant de modifier la dose, attendre 24 heures pour la forme à action rapide et 48 à 72 heures pour les formes à libération prolongée. – Utiliser un coanalgésique au besoin.
Innocuité	– Constipation	– Toujours administrer un laxatif en même temps que l'opiacé.	– Ajuster la dose du laxatif quotidiennement. – Assurer une hydratation suffisante.
	– Nausées et vomissements	– Utiliser la prochlorpérazine au besoin. – Ne pas utiliser la voie orale jusqu'au contrôle des nausées.	– Évaluer quotidiennement et particulièrement au moment de l'augmentation de la dose.
	– Confusion	– Ajuster la dose à la baisse. – Vérifier la présence d'autres médicaments ou conditions pouvant causer la confusion.	– Évaluer le rétablissement de la fonction cognitive.

Posologie

La posologie des différents opiacés est déterminée par l'intensité de la douleur et elle est ajustée selon le soulagement ressenti par le malade, la réapparition des symptômes douloureux et la tolérance aux effets indésirables. Chez les personnes âgées, la dose initiale est réduite de moitié parce qu'elles sont plus sensibles à l'action analgésique et aux effets indésirables, en particulier la somnolence et la confusion.

Dans le traitement de la douleur chronique constante, la dose de l'opiacé utilisé doit être administrée selon un horaire régulier qui varie en fonction de la forme pharmaceutique utilisée. La dose de départ est équivalente à 2,5 à 5 mg de morphine à action rapide et est administrée à toutes les quatre heures par voie orale de façon régulière. On doit respecter un intervalle d'au moins quatre heures entre les deux doses. Si la douleur réapparaît avant la prochaine dose, il vaut mieux augmenter légèrement la dose que de diminuer l'intervalle. Lorsque la douleur est contrôlée, on doit privilégier l'utilisation des formes à libération prolongée qui permettent d'obtenir un effet analgésique constant et de réduire le nombre d'administrations.

Les formes à libération prolongée facilitent l'observance médicamenteuse en diminuant le nombre de prises quotidiennes. Elles sont particulièrement utiles lorsque la douleur est stable et que le besoin en analgésique est connu. Les comprimés à libération prolongée ne doivent être ni écrasés ni croqués. Certains d'entre eux sont sécables. Chez les malades qui ont un fécalome ou qui souffrent de constipation sévère, il est probable que les opiacés à libération prolongée soient moins bien absorbés.

Doses équianalgésiques

Il n'existe pas de doses maximales pour les opiacés. La dose s'établit en fonction du soulagement obtenu. La codéine fait exception puisqu'elle atteint un plateau analgésique lorsque la posologie atteint 300 mg par jour. On utilise des tables d'équivalence pour déterminer la dose approximative à prescrire selon l'opiacé et la voie d'administration (tableau 4).

TABLEAU 4
Doses équianalgésiques des opiacés

Médicaments	Voie orale	Voie parentérale
Morphine	20 à 30 mg (adm. chronique)	10 mg
Hydromorphone	4 à 6 mg	2 mg
Oxycodone	10 à 15 mg	Non disponible
Codéine	200 mg	120 mg
Fentanyl (timbre)	12,5 µg/h (équivalent à 30 mg morphine/jour)	Non utilisé

Augmentation de la dose

L'augmentation de la dose des opiacés doit se faire par paliers afin d'éviter que le malade âgé reçoive des doses excessives et que des effets indésirables évitables se produisent. L'ajustement de la dose se fait habituellement toutes les 24 heures pour les formulations à libération rapide. Pour les formules à libération prolongée, il est suggéré d'attendre 48 à 72 heures, et trois jours pour les timbres cutanés.

Il arrive que les douleurs s'intensifient rapidement et que l'opiacé ne réussisse pas à apporter un soulagement suffisant malgré un ajustement de la dose.

Dans ces cas, il est recommandé de réévaluer l'efficacité de l'opiacé selon le type de douleur et de prévoir l'ajout d'un coanalgésique.

Intervalle posologique

Il est primordial de respecter l'intervalle posologique prescrit pour la forme pharmaceutique utilisée. Il peut arriver exceptionnellement que le comprimé à libération prolongée formulé pour une administration aux 12 heures soit administré à toutes les 8 heures pour maintenir un effet analgésique suffisant en fin d'intervalle. Cependant, la dose quotidienne totale demeure la même (ex. : 15 mg aux 12 heures ou 10 mg à toutes les 8 heures).

La dose sera ajustée selon le pattern de douleur du patient. Par exemple, s'il a du mal en marchant mais non au repos, il pourrait prendre une dose plus élevée le matin. S'il a de la difficulté à dormir à cause de la douleur mais fonctionne bien le jour, la dose au coucher pourrait être plus élevée.

Entre-doses

Il est important de prévoir des entre-doses pour soulager la douleur si elle réapparaît avant l'heure prévue pour la prochaine dose. L'entre-dose correspond généralement à 25 ou 50 % de la dose régulière à toutes les quatre heures, selon l'intensité de la douleur. La même voie d'administration est généralement utilisée pour l'entre-dose, mais si une autre voie doit être prise, la dose sera ajustée en conséquence. Pour une dose de morphine de 5 mg aux quatre heures, l'entre-dose sera d'environ 2,5 mg aux heures. Le total des entre-doses ne devrait pas dépasser la dose régulière.

ENTRE-DOSE : RÈGLE SIMPLE

L'entre-dose équivaut généralement à la dose d'opiacé que le malade reçoit chaque heure, peu importe la forme pharmaceutique utilisée. Seules les formes à courte durée d'action sont utilisées comme entre-dose. Les formes pharmaceutiques à libération prolongée ne conviennent pas.

Si le patient prend plusieurs entre-doses par jour, une modification de la dose régulière se fera en calculant la quantité quotidienne totale d'opiacé (total des doses régulières et des entre-doses) et en la répartissant selon l'intervalle posologique de la forme utilisée. Il est nécessaire de prévoir une entre-dose pour pallier les douleurs prévisibles, par exemple celles causées par les mobilisations ou les changements de pansement.

Voie d'administration

La voie orale est préconisée en début de traitement et chez les patients dont le soulagement de la douleur est variable. Elle est peu coûteuse, aussi efficace que la voie parentérale. Les sirops, amers et moins bien tolérés, constituent un second recours. Il peut être nécessaire de changer de voie d'administration en cours de traitement pour des motifs comme les nausées/vomissements ou l'incapacité d'avaler.

Choix de l'opiacé

La morphine demeure la substance de référence pour soulager la douleur de forte intensité. Ses nombreuses présentations et voies d'administration fournissent aux cliniciens un large éventail de possibilités. À doses analgésiques équivalentes, les opiacés sont d'une efficacité thérapeutique comparable. Il n'y a habituellement pas d'avantage à utiliser plus d'un opiacé. Cependant, en raison de leurs effets sur les différents récepteurs opioïdes, il peut y avoir un avantage à associer différents opiacés pour obtenir le maximum d'analgésie avec de plus petites doses et possiblement moins d'effets indésirables.

Certains opiacés sont à proscrire en gériatrie dont la pentazocine, la mépéridine et le propoxyphène. Le timbre de fentanyl doit être utilisé avec prudence chez les personnes âgées. Son action dure trois jours ; à l'application du premier timbre, le début d'action est plus lent car le médicament se dépose dans la peau avant de gagner la circulation. Le recours au fentanyl transdermique en première intention chez un sujet âgé n'ayant jamais reçu d'opiacés expose au risque de surdosage. De plus, la fièvre augmente la pénétration transcutanée du produit et donc le risque de surdosage.

Les doses équianalgésiques du timbre de fentanyl et de la morphine sont très variables, ce qui rend la conversion difficile. L'expérience a montré que le timbre 25 µg/h est équianalgésique à environ 60 mg de morphine par voie orale par jour. Chez le patient qui n'a jamais été exposé aux opiacés, la forme pharmaceutique disponible la plus faible, soit 25 µg/h, estsouvent trop élevée. Une préparation de 12,5 µg/h sera prochainement disponible.

L'absorption est encore plus variable chez la personne âgée dont la peau subit des changements importants. Lorsqu'on veut utiliser une petite dose de fentanyl, soit 12,5 µg/h, on suggère d'appliquer un pansement adhésif transparent sur la peau et mettre la moitié du timbre sur le pansement. Ceci permet d'empêcher l'absorption de la moitié du timbre. Cette pratique n'a cependant pas fait l'objet d'aucune étude. On ne doit pas couper le timbre.

OPIACÉS À PROSCRIRE CHEZ LA PERSONNE ÂGÉE

La mépéridine, la pentazocine et le propoxyphène sont à proscrire en gériatrie, peu importe le type de douleur.

Coanalgésiques

Le traitement des douleurs chroniques cancéreuses ou non cancéreuses a évolué considérablement au cours des deux dernières décennies. En effet, une meilleure compréhension des mécanismes responsables des algies a permis d'attaquer la douleur à sa source en utilisant des coanalgésiques. Ceux-ci agissent en complémentarité avec les analgésiques.

Les coanalgésiques sont des médicaments qui ont été mis au point pour une indication autre que le soulagement de la douleur, mais qui ont des propriétés analgésiques (tableau 5). Ils sont utilisés seuls ou en association avec les analgésiques, peu importe l'intensité de la douleur. Ils permettent de réduire le besoin d'analgésique et soulagent des douleurs qui ne répondent que partiellement aux analgésiques. Le lecteur est prié de se référer aux chapitres traitant des AINS, de l'ostéoporose et du traitement de l'herpès zoster pour des renseignements pharmacologiques sur les coanalgésiques.

TABLEAU 5

Coanalgésiques utilisés contre la douleur

Douleur osseuse AINS Bisphosphonates Calcitonine Corticostéroïdes	**Douleur neuropathique** Antiarythmiques Anticonvulsivants Antidépresseurs Baclofène	**Douleur mécanique** Baclofène	**Douleur spasmodique** Antispasmodique Baclofène
Douleur inflammatoire AINS Corticostéroïdes	**Douleur sympathique** Antagonistes du calcium Bloc nerveux Corticostéroïdes	**Douleur cutanée** Anesthésiques locaux	

CONCLUSION

Les personnes âgées sont souvent atteintes de douleurs qui affectent leur qualité de vie et limitent leurs activités quotidiennes. Il importe de tout mettre en œuvre pour leur apporter un soulagement adéquat en utilisant des analgésiques et des coanalgésiques d'une manière judicieuse. Le diagnostic juste et précis de l'origine des algies demeure la pierre angulaire de l'approche thérapeutique ; il permet d'utiliser à bon escient les médicaments aux propriétés analgésiques pour soulager les douleurs chez nos aînés.

Bibliographie

AGS Panel on Persistent Pain in Older Persons. « The management of persistent pain in older patient », *J. Am. Geriatri. Soc.*, 2002, 50 : S205-S224.

Ashburn, M.A., et P.S. Staats. « Management of chronic pain », *Lancet*, 1999, 353 : 1865-1869.

Bannwarth, B., F. Pehourcq, F. Lagrance *et al.* « Single and multiple dose pharmacokinetics of acetaminophen in polymedication very old patients with rheumatic pain », *J. Rheumatol.*, 2001, 28 : 182-184.

Desbiens, N.A., N. Mueller-Rizner, A.F. Connors *et al.* « Pain in the oldest-old during hospitalization and up to one year later. HELP Investigators. Hospitalized Elderly Longitudinal Project », *J. Am. Geriatr. Soc.*, 1997, 45 : 1167-1172.

Erwin, W.G. « A general review of pain assessment and pain management for elderly patients », *Consult. Pharm.*, 1999, 14 (suppl. A) : 3-11.

Laurent-Kenesi, M.A., N. Cognon et K.J.L. Lejonc. « Comment évaluer un effet analgésique chez les sujets âgés confus ou déments », *La Revue de Gériatrie*, 1996, 21 : 309-312.

Lefèbvre-Chapiro, S., C. Trivalle, S. Legrain *et al.* « Particularités de la douleur et de sa prise en charge chez les personnes âgées », *Presse Med.*, 2000, 29 : 333-339.

Loeser, J.D., et R. Melzack. « Pain : an overview », *Lancet*, 1999, 353 : 1607-1609.

Lussier, D. « Approche et évaluation multidimensionnelle de la douleur chronique chez les patients gériatriques », *La Revue de Gériatrie*, 2000, 25 : 673-682.

McQuay, H. « Opioids in pain management », *Lancet*, 1999, 353 : 2229-2232.

Portenoy, R.K. « Adjuvant analgesic agents », *Hematol. Oncol. Clin. North Am.*, 1996, 10 : 103-119.

Shimp, L.A. « Safety issues in the pharmacologic management of chronic pain in the elderly », *Pharmacotherapy*, 1998, 18 : 1313-1322.

Twycross, R. « Cancer pain classification », *Acta. Anaesthesiol. Scand.*, 1997, 41 (1 Pt 2) : 141-145.

Wary, B. et collectif DOLOPLUS. « Plaidoyer pour l'évaluation de la douleur chez les sujets âgés », *Gérontologie et Société*, 1997, 78 : 89-98.

Wilder-Smith, C.H. « Pain treatment in multimorbid patients, the older population and other high-risk groups », *Drug Safety*, 1998, 18 : 457-472.

CHAPITRE 10

Les anti-inflammatoires non stéroïdiens

Lise Grenier

INTRODUCTION

La prise d'un anti-inflammatoire non stéroïdien (AINS) est pratique courante chez la personne âgée. La proportion de personnes âgées recevant une prescription d'un AINS au cours d'une année varie de 10 à 15 % ; il y en aurait autant qui achèterait des médicaments de cette classe en vente libre. Les AINS représentent la classe médicamenteuse la plus vendue au monde.

Selon les études épidémiologiques, entre 2 et 4 % des utilisateurs chroniques d'AINS auront une complication dangereuse après un an : hémorragie digestive, perforation gastro-intestinale, ulcère compliqué. Environ 10 % d'entre eux en mourront, soit, annuellement, près de 2 000 décès au Canada. Comme elle regroupe tous les groupes d'âge de la population, cette statistique sous-estime probablement le taux réel dans la population âgée.

Pour une personne âgée, prendre un AINS multiplie par sept le risque d'être hospitalisée. À titre de comparaison, l'utilisation d'un AINS double le risque d'hospitalisation pour un premier épisode d'insuffisance cardiaque. Quant à la personne âgée souffrant déjà d'insuffisance cardiaque et prenant un AINS, elle est exposée à un risque d'hospitalisation dix fois supérieur à celui d'une autre personne sans histoire d'insuffisance cardiaque.

Une meilleure compréhension des mécanismes d'action, de la toxicité, des applications cliniques, de la nécessité de bien reconnaître les personnes à risque de complications et de la nécessité d'établir des éléments de suivi rigoureux, devrait aider à réduire l'incidence et la gravité des effets indésirables liés aux AINS.

INDICATION

Les AINS sont surtout utilisés pour réduire la symptomatologie des maladies ostéoarticulaires. Le traitement symptomatique par un AINS vise d'abord la diminution de la douleur afin de maintenir l'état fonctionnel de la personne âgée et d'améliorer sa qualité de vie. Aucun AINS ne freine la progression de la maladie arthritique.

Les AINS sont aussi utilisés dans les pathologies musculo-squelettiques des tissus mous, dans les troubles mécaniques ou inflammatoires (tendinite, bursite, lombalgie, cervicalgie, etc.) et dans les maladies inflammatoires arthritiques comme la polyarthrite rhumatoïde. On les utilise dans l'arthrose modérée à sévère, lorsque celle-ci n'est plus suffisamment contrôlée par l'acétaminophène, ou encore lors d'une poussée inflammatoire d'une ou de plusieurs articulations. Les indications des nouveaux AINS, inhibiteurs spécifiques de la COX-2, sont sensiblement les mêmes que celles retenues pour les AINS traditionnels.

MÉCANISME D'ACTION

Les AINS bloquent la biosynthèse des prostaglandines (PG) en inhibant une enzyme, la cyclo-oxygénase (COX). En présence d'un dommage tissulaire, aigu ou chronique, une phospholipase, la phospholipase A_2, détache l'acide arachidonique des phospholipides de la membrane cellulaire. L'acide arachidonique est ensuite transformé par deux enzymes distinctes: en leucotriènes par l'action de la lipoxygénase, ou en prostaglandines et en tromboxanes par celle de la COX (figure 1).

La découverte de deux isoformes de la COX, soit la COX-1 et la COX-2, permet d'espérer la mise au point de médicaments anti-inflammatoires plus spécifiques. Ces deux isoformes diffèrent dans leur expression génique et dans leur distribution.

Figure 1
Mécanisme d'action des AINS

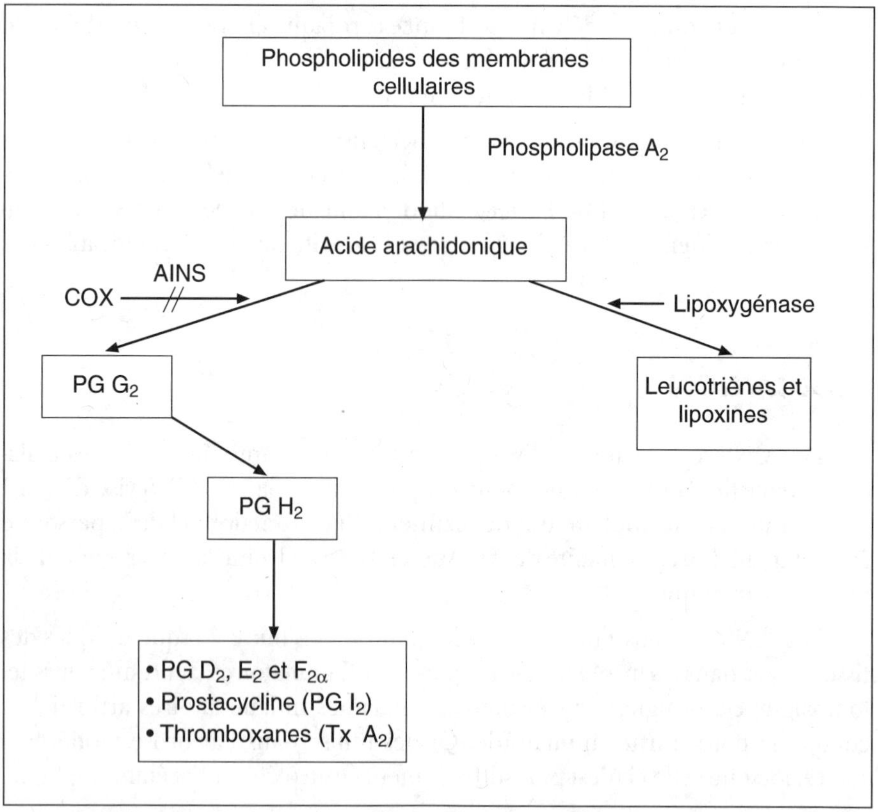

Un seul AINS peut difficilement être associé à ce mode d'action. Il s'agit du salsalate, dont le principal mécanisme d'action n'est pas l'inhibition de la synthèse des prostaglandines. Une hypothèse avancée pour expliquer son effet est l'inhibition de l'activation des neutrophiles. D'autres mécanismes d'action sont étudiés : effet stabilisateur de la membrane des liposomes, diminution de la production des leucotriènes et des kinines.

Rôle des prostaglandines

Les prostaglandines sont responsables de l'homéostasie de nombreuses fonctions physiologiques. La COX-1 permet la biosynthèse de plusieurs prostaglandines, dont la prostacycline PGI_2 sécrétée par l'endothélium gastrique. La PGI_2 confère au mucus ses propriétés protectrices de la muqueuse gastrique. Une autre prostaglandine, la PGE_2, participe, par son action vasodilatatrice, au maintien de la perfusion sanguine dans les reins. La COX-1 est aussi responsable de la transformation de l'acide arachidonique en thromboxane A_2 (TXA_2). La TXA_2 régule l'agrégation plaquettaire. Pour toutes ces raisons, la COX-1 est qualifiée de « bonne » COX. Il s'agit d'une enzyme constitutive, car elle est présente dans la plupart des cellules de l'organisme (figure 2).

Figure 2
Rôle des prostaglandines

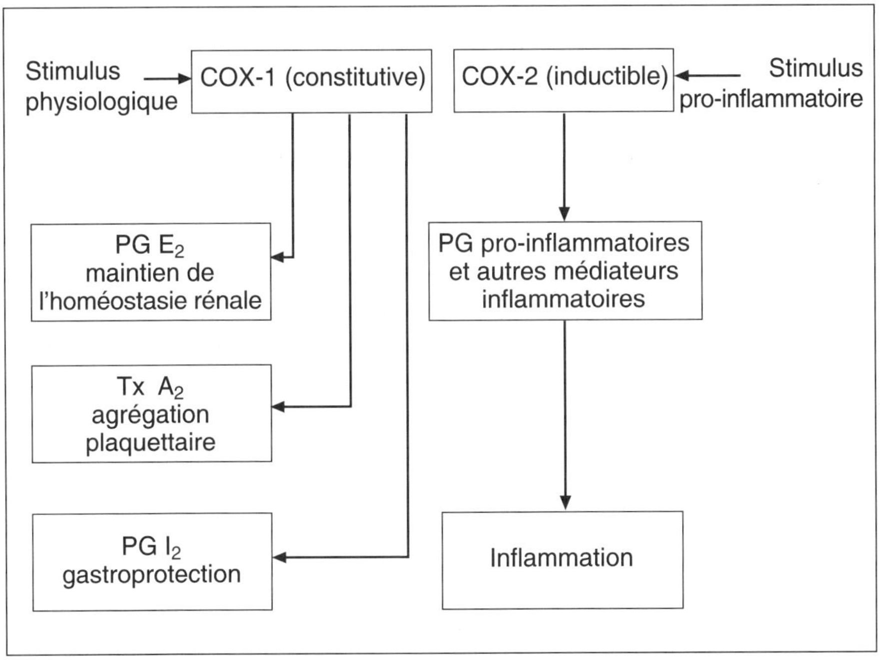

Lors d'un événement aigu engendrant un stimulus inflammatoire, les cytokines stimulent la seconde isoforme, la COX-2. Les prostaglandines alors produites sont responsables de l'inflammation en provoquant une vasodilatation et une augmentation de la perméabilité vasculaire. Cela explique les signes observés de gonflement, de chaleur et de rougeur. Les prostaglandines ne causent pas de douleur, mais elles augmentent la sensibilité des terminaisons nerveuses nociceptrices aux stimuli douloureux provoqués par la libération de cytokines telles la bradykinine ou l'histamine.

L'isoforme COX-2 est inductible et elle est considérée comme une « mauvaise » COX. La COX-2 est exprimée dans les cellules inflammatoires et les cellules immunes : neutrophiles, macrophages et mastocytes, entre autres. Son inhibition explique donc en grande partie l'effet anti-inflammatoire des AINS. Paradoxalement, la COX-2 est aussi exprimée de façon constitutive dans les reins et assure, chez de nombreuses personnes âgées, une protection rénale en favorisant une meilleure perfusion sanguine par la production de prostaglandines vasodilatatrices (tableau 1).

TABLEAU 1

Localisation des isoformes de l'enzyme cyclo-oxygénase

Isoformes	Sites
COX-1	Cellules endothéliales Foie Plaquettes Poumon Synoviale Tractus gastro-intestinal Tubules collecteurs rénaux
COX-2	Adénocarcinome colorectal Cancer du sein Cancer tête et cou Cerveau Parenchyme rénal et cellules interstitielles rénales Rate Sites inflammatoires

Rôle des anti-inflammatoires non stéroïdiens

Les AINS ont une capacité variable à inhiber les deux isoformes de l'enzyme COX. Cependant, aucune étude n'a démontré de corrélation entre le degré d'inhibition d'une isoforme spécifique de la COX et l'effet anti-inflammatoire. Par contre, ces variations induisent de nombreuses différences dans les effets indésirables. Un exemple est l'indométhacine qui inhibe davantage la COX-1 que la COX-2. L'inhibition préférentielle de la COX-1 explique notamment l'incidence élevée des effets indésirables digestifs et hématologiques de l'indométhacine. Toutefois, malgré une inhibition moindre de la COX-2, la preuve de l'effet anti-inflammatoire de ce médicament n'est plus à faire. Cela dit, en général, c'est en inhibant la COX-2 que les AINS réussissent à contrecarrer la réaction inflammatoire.

CLASSIFICATION

Les AINS regroupent des molécules chimiquement différentes qui peuvent aussi être classées selon leur action sur les différentes COX (tableau 2). Ainsi, tous les AINS traditionnels inhibent la COX-1 et la COX-2 aux doses thérapeutiques utilisées. Le nabumétone, l'étodolac et le méloxicam inhibent préférentiellement la COX-2 lorsqu'ils sont utilisés à faibles doses et ils inhibent partiellement la COX-1 aux doses élevées. Mais cette sélectivité partielle est peu documentée en gériatrie. Par ailleurs, il existe des inhibiteurs spécifiques de la COX-2. Le célécoxib, le rofécoxib et le valdécoxib sont les premiers AINS de cette catégorie.

PHARMACOCINÉTIQUE

L'absorption des AINS est rapide et quasi complète. Elle peut être ralentie par la prise de nourriture, mais cela ne modifie pas leur biodisponibilité. Les AINS sont tous très liés aux protéines, mais leur affinité pour l'albumine en particulier diminuerait avec le vieillissement. Puisqu'ils sont en partie liposolubles, les AINS traversent la barrière hémato-encéphalique. La plupart des AINS sont des molécules mères actives. Seuls le nabumétone et le sulindac sont des promédicaments dont l'action dépend de leurs métabolites.

Certains AINS subissent un métabolisme hépatique qui permet leur transformation biochimique en métabolites inactifs. Le kétoprofène, le flurbiprofène et le diflunisal sont conjugués dans une proportion supérieure à 75 %. D'autres AINS subissent des réactions d'oxydation. Actuellement, les AINS suivants sont identifiés comme des substrats du CYP2C9 : le diclofénac, l'ibuprofène, le piroxicam, l'indométhacine, le ténoxicam et le célécoxib.

L'élimination rénale des AINS sous forme inchangée est souvent inférieure à 5 %, sauf pour le kétorolac et l'acide tiaprofénique dont l'élimination de la forme active est supérieure à 60 % et 90 % respectivement. La demi-vie d'élimination des AINS est variable (tableau 2). Chez la personne âgée, les AINS avec une longue demi-vie sont à proscrire.

L'ajustement posologique d'un AINS en présence d'une insuffisance rénale légère à modérée est requis, notamment à cause du risque élevé de précipiter une insuffisance rénale aiguë fonctionnelle. Lorsque la clairance de la

TABLEAU 2

Anti-inflammatoires non stéroïdiens en gériatrie

Dénomination commune (par classe)	Demi-vie (h)[1]	Nbre de prises /24 h[2]	Dose anti-inflammatoire (mg par jour[3])
Acides salicylés			
Acide acétylsalicylique	9-16	2-4	3600
Salsalate	9-16	2	1500-3000
Diflunisal	9-16	2	1000
Dérivés de l'acide propionique			
Fénoprofène	2	3-4	1200-3200
Flurbiprofène	3-4	2-4	100-300
Ibuprofène	2	3-4	1200-3200
Kétoprofène	2	3	100-300
Naproxène	13	2	500-1250
Oxaprozine[5]	50	1	600-1200
Acide tiaprofénique	1,7	3	100-300
Dérivés de l'acide acétique			
Diclofénac	2	2	75-150
Etodolac	7	2-3	600-1200
Indométhacine[4]	5-6	2-3	75-100
Kétorolac	2-8	4-6	10-40 (durée maximale : 5 jours)
Nabumétone[5]	24 (métabolite actif)	1	500-2000
Sulindac	16 (métabolite actif)	2	300-400
Tolmétine	2	3-4	600-1800
Oxicams			
Piroxicam[5]	30-86	1	10-20
COX-2			
Célécoxib	11,2	1-2	100-200
Méloxicam	15-20	1	7,5-15
Rofécoxib	17	1	12,5-25
Valdécoxib	8	1	5-10

1. La demi-vie a été mesurée chez des sujets sains. Il existe peu de données sur la demi-vie des AINS en gériatrie. On peut présumer une augmentation de la demi-vie des AINS liée au vieillissement.
2. Il existe également des formes à libération prolongée. Les formes traditionnelles devraient être utilisées en premier.
3. Étant donné qu'aucune étude n'a déterminé les doses anti-inflammatoires pour les personnes âgées, il est recommandé d'emblée de diminuer la dose d'AINS de moitié et de l'augmenter graduellement toutes les une ou deux semaines si aucun effet clinique n'est observé.
4. L'indométhacine est l'AINS qui produit le plus d'effets indésirables sur le système nerveux central.
5. Les AINS avec une longue demi-vie sont à proscrire en gériatrie.

créatinine est inférieure à 30 mL/min (0,5 mL/s), il est préférable d'éviter l'emploi d'un AINS.

EFFETS INDÉSIRABLES

Système digestif

Les effets indésirables gastro-intestinaux provoqués par les AINS augmentent avec la dose, en particulier chez les personnes âgées. Les AINS peuvent causer de la dyspepsie chez 30 à 40 % des utilisateurs. Celle-ci se manifeste soit par des nausées, par de l'inconfort abdominal ou encore par des brûlures. La dyspepsie n'est pas le signe avant-coureur d'une complication sévère dans le système digestif. Cette corrélation a été maintes fois réfutée par des études cliniques et endoscopiques. Près de 50 % des personnes qui présentent une dyspepsie ont en effet une endoscopie normale. La dyspepsie est la cause la plus fréquente de l'abandon du traitement. Elle est souvent passagère ; si elle persiste, il faut envisager une réduction de la dose, un changement de formulation ou encore un changement de classe d'AINS.

Dans la muqueuse digestive haute, la PGE_2 crée une barrière protectrice en diminuant la sécrétion acide et en augmentant la production de mucus et de bicarbonates. L'âge avancé est associé à plusieurs changements physiologiques dans le système digestif, ce qui contribue à augmenter le risque de gastropathies liées aux AINS. Le grand âge est associé à une concentration plus faible de prostaglandines gastroprotectrices. En inhibant la production de PGE_2, les AINS augmentent les risques de lésions et de complications sérieuses : ulcère, perforation, hémorragie. Chez les personnes âgées de 60 ans et plus, le risque relatif d'ulcères induits par les AINS est multiplié par cinq. Dans cette population, on observe une relation linéaire entre le vieillissement et les effets indésirables gastro-intestinaux des AINS.

La personne âgée qui souffre d'un ulcère induit par un AINS présentera généralement un tableau clinique atypique : apathie, perte de l'appétit, perte de poids, décompensation cardiaque sur fond d'anémie ou hémorragie franche, mais rarement des douleurs abdominales.

Certains facteurs de risque prédisposant à la toxicité gastro-intestinale ont été relevés. Ils fournissent des éléments objectifs quant à la nécessité d'ajouter un médicament en prophylaxie gastrique ou tout simplement de proscrire l'emploi d'un AINS.

FACTEURS DE RISQUE ÉTABLIS DE TOXICITÉ GASTRO-INTESTINALE PAR LES AINS

- Âge avancé : 60 ans ou plus (risque x 5)
- Antécédents d'ulcère gastro-duodénal (risque x 10)
- Emploi simultané d'un corticostéroïde
- Doses élevées d'un AINS ou emploi de plus d'un AINS, y compris l'acide acétylsalicylique à faible dose
- Utilisation concomitante d'anticoagulants
- Présence de comorbidité : insuffisance cardiaque, hypertension, insuffisance rénale, insuffisance hépatique

La découverte de la prédominance de la COX-1 dans la muqueuse digestive et des effets délétères de l'inhibition de cette enzyme constitutive par les AINS a orienté la recherche vers de nouvelles molécules plus sélectives : les inhibiteurs spécifiques de la COX-2. Ces nouveaux AINS inhibent peu la COX-1 et ont réduit de 79 % les évidences endoscopiques de lésions gastro-intestinales dans des études réalisées sur des périodes de trois à six mois en comparaison avec les AINS non spécifiques, c'est-à-dire les AINS traditionnels.

Par ailleurs, certains chercheurs ont étudié l'indice de toxicité gastro-intestinale des AINS traditionnels, et il semble qu'ils ne soient pas tous égaux à cet égard. Ainsi, l'ibuprofène posséderait une toxicité digestive beaucoup plus faible que l'indométhacine ou le kétoprofène.

La relation qui pourrait exister entre une infection à *Helicobacter pylori* (*H. pylori*), la prise d'un AINS et le risque de complications gastro-intestinales est certes préoccupante. On ne peut toutefois affirmer que les personnes âgées infectées par *H. pylori* présenteront une incidence plus élevée d'ulcères gastroduodénaux. Quelques études ont démontré que la présence d'une infection à *H. pylori* et la prise d'un AINS sont deux facteurs indépendants, alors que d'autres suggèrent une relation synergique, mais non statistiquement significative.

Chez les personnes âgées, les AINS inhibiteurs spécifiques de la COX-2 sont préférés aux autres AINS en présence de facteurs de risque de toxicité digestive. Tous les AINS sont à proscrire s'il y a eu des saignements digestifs récents, c'est-à-dire depuis moins de six semaines. Si le patient a des antécédents d'ulcère, il est recommandé de faire la recherche d'une infection à *H. pylori* et, si elle s'avère positive, de l'éradiquer avant d'envisager l'emploi d'un AINS.

En l'absence d'antécédents d'ulcère gastro-intestinal, une cytoprotection avec le misoprostol ou un inhibiteur de la pompe à protons est incontournable avec l'utilisation des AINS traditionnels chez les personnes âgées. D'après les données recueillies à ce jour, une telle cytoprotection n'est pas recommandée d'emblée avec l'utilisation d'un AINS inhibiteur spécifique de la COX-2. Toutefois, lorsque l'emploi simultané d'un anticoagulant et d'un inhibiteur de la COX-2 est inévitable, on suggère l'ajout prophylactique d'un inhibiteur de la pompe à protons.

L'oxyde nitrique semble jouer un rôle majeur dans le maintien de l'intégrité de la muqueuse digestive en exerçant un effet semblable à celui produit par les prostaglandines endogènes. En effet, des études en cours tentent de confirmer l'hypothèse qu'une formulation « AINS et oxyde nitrique » permettrait de compenser la suppression des prostaglandines de la muqueuse digestive par la libération d'oxyde nitrique. Sous ces conditions, l'effet anti-inflammatoire de l'AINS est maintenu par l'inhibition de la COX alors que les effets toxiques sont réduits. L'oxyde nitrique améliorerait la perfusion sanguine de la muqueuse, favoriserait la sécrétion de mucus et de bicarbonates, la restitution cellulaire et diminuerait l'adhérence des neutrophiles, offrant ainsi une protection gastrique. Cette association médicamenteuse qui semble prometteuse n'est pas encore disponible.

Enfin, il faut retenir que les comprimés à enrobage entérique, à libération continue et les suppositoires sont capables d'inhiber les prostaglandines de l'estomac et ont été associés, à des degrés comparables, à des lésions gastro-intestinales lors de l'examen endoscopique.

Fonction rénale

Les changements physiologiques rénaux associés au vieillissement réduisent la perfusion rénale parfois jusqu'à un seuil critique. Par ailleurs, une hypovolémie, qu'elle soit due à une insuffisance rénale, à une déshydratation ou à une cirrhose hépatique, doit être compensée par la libération de médiateurs vasoconstricteurs afin d'assurer une résistance vasculaire et une pression sanguine systémique suffisantes.

Ainsi, lorsque la perfusion sanguine est réduite, les prostaglandines rénales contrecarrent localement l'effet vasoconstricteur à l'intérieur du parenchyme rénal. L'action vasodilatatrice des PGE_2 et des PGI_2, synthétisées respectivement par la médullaire rénale et les glomérules rénaux, permet de maintenir la perfusion sanguine rénale, protégeant ainsi les reins d'une lésion ischémique. Ces prostaglandines contribuent au contrôle du flux sanguin rénal et à l'excrétion des sels et de l'eau. Ce mécanisme compensatoire joue un rôle limité chez les adultes plus jeunes dont la fonction rénale est normale, mais devient de première importance chez les personnes âgées.

Les AINS réduisent la concentration des prostaglandines rénales vasodilatatrices et inhibent cette capacité du rein à s'adapter à une réduction de la perfusion sanguine, amplifiant ainsi l'insuffisance rénale préexistante. Tous les AINS peuvent produire des effets néphrotoxiques, mais certaines personnes âgées sont plus à risque que d'autres de présenter ces effets; c'est le cas des patients dont la fonction rénale dépend de la production intrarénale de prostaglandines. Les facteurs de risque de toxicité rénale sont présentés ci-dessous.

FACTEURS DE RISQUE DE TOXICITÉ RÉNALE PAR LES AINS

Maladie rénale déjà présente
Néphrosclérose (diabète, hypertension)
Glomérulonéphrite (maladie auto-immune)
Perte de néphrons (âge avancé)

Hypoperfusion rénale
Insuffisance cardiaque
Insuffisance hépatique
Hypovolémie
Hypoalbuminémie
Hypertension

Utilisation concomitante de certains médicaments
Antihypertenseurs
Diurétiques

La baisse de prostaglandines entraîne aussi une diminution de l'excrétion rénale de sodium et des ions chlore et une augmentation de leur réabsorption ainsi qu'une augmentation des liquides extracellulaires. De plus, les taux de rénine et d'aldostérone s'abaissent et l'effet de l'hormone antidiurétique est amplifié. Ces modifications provoquent une hyperkaliémie due à une diminution de l'excrétion du potassium et une augmentation du volume plasmatique circulant entraînant l'apparition d'un œdème périphérique et d'une surcharge volémique (figure 3). D'autres effets indésirables rénaux, autres qu'une insuffisance rénale aiguë et un déséquilibre hydroélectrolytique, tels un syndrome néphrotique et une nécrose papillaire, ont été signalés avec les AINS. Quant à la néphrite interstitielle, elle est un effet indésirable idiosyncrasique.

La toxicité rénale semble moins importante avec le salsalate, car cet AINS inhibe peu la production des prostaglandines. L'arrivée récente des AINS inhibiteurs spécifiques de la COX-2 n'apporte pas la garantie d'une protection supplémentaire chez la personne âgée. En effet, les deux isoformes de la COX sont exprimés de façon constitutive dans les reins, y constituant donc une concentration importante de COX-2. Comme tous les AINS, les inhibiteurs spécifiques de la COX-2 doivent être utilisés avec prudence chez les personnes âgées souffrant notamment de rétention liquidienne, d'insuffisance cardiaque, d'hypertension ou d'insuffisance rénale.

Agrégation plaquettaire

La thromboxane A_2 est la prostaglandine qui régule l'agrégation plaquettaire. L'effet antiplaquettaire de l'acide acétylsalicylique est bien connu et mis à profit dans de nombreuses situations cliniques, dont la maladie coronarienne. En acétylant de façon irréversible la COX-1 dans les plaquettes, l'acide acétylsalicylique inhibe la production de thromboxane A_2, essentielle à

Figure 3

Conséquences de l'inhibition de la COX sur les prostaglandines rénales

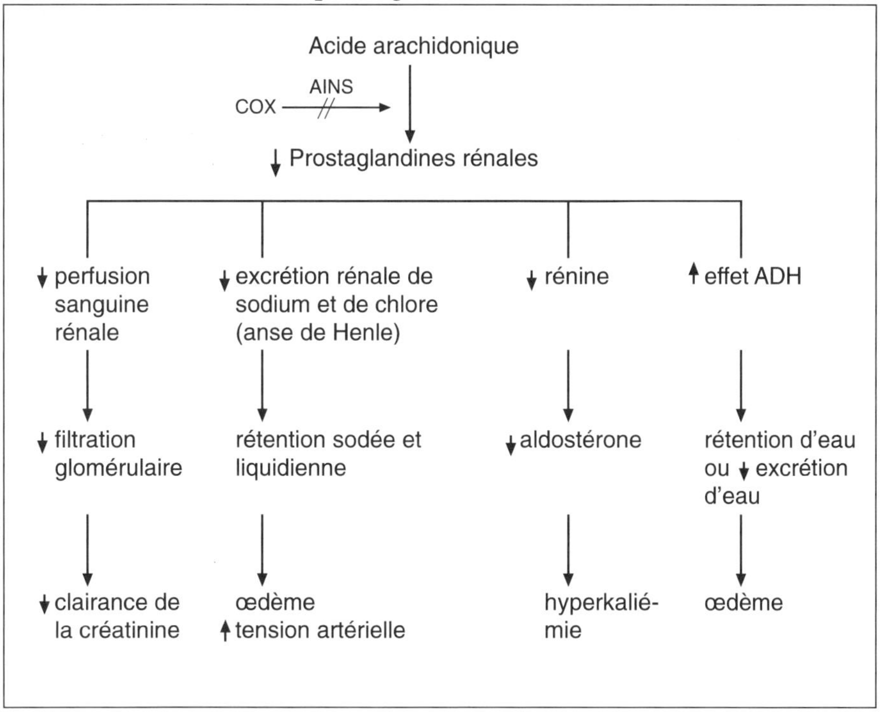

ADH : Hormone antidiurétique

l'agrégation plaquettaire. Les plaquettes sont alors incapables de synthétiser à nouveau la COX-1 et, conséquemment, l'effet antiplaquettaire dure tout près de deux semaines, soit la durée de vie des plaquettes.

Les AINS traditionnels inhibent la COX-1, mais de façon réversible et habituellement sans trop de conséquences cliniques. La fonction plaquettaire se rétablit dès que l'AINS est éliminé de l'organisme. Les inhibiteurs spécifiques de la COX-2, quant à eux, ont peu d'effets sur la fonction plaquettaire, puisque l'isoforme COX-2 n'est pas exprimée dans les plaquettes.

PRÉPARATION À UNE INTERVENTION CHIRURGICALE

Si une intervention chirurgicale ou dentaire est prévue, l'AINS doit être cessé pendant une période équivalente à quatre ou cinq fois la demi-vie du médicament avant le jour de l'intervention. L'AAS, par contre, doit être cessé au moins une semaine avant une intervention dentaire ou chirurgicale puisque son effet sur les plaquettes est irréversible.

Autres effets

Tous les AINS peuvent produire des effets indésirables sur le système nerveux central : confusion, changement de comportement, apathie, céphalées, tinnitus, plus rarement psychose. Il faut faire montre de prudence avec les personnes âgées car les AINS peuvent causer des malaises qui peuvent facilement être confondus avec d'autres symptômes dont l'étiologie est difficile à cerner : faiblesse, étourdissements, troubles visuels, vertiges, insomnie, états dépressifs.

Une élévation des transaminases hépatiques liée à la prise d'un AINS est possible, quoique peu fréquente. Une réaction d'hypersensibilité peut se manifester avec l'AAS ou un autre AINS. On a observé des éruptions cutanées, du prurit, un bronchospasme. Les patients ayant des antécédents de crise asthmatique ou présentant des symptômes d'asthme, d'urticaire, de rhinite (polypes nasaux) ou d'angiœdème doivent s'abstenir d'utiliser un inhibiteur de la COX, peu importe sa spécificité. Les inhibiteurs spécifiques de la COX-2 simulent parfois un état grippal avec fièvre, frissons, soif excessive, chez 3 à 5 % des utilisateurs.

Dans des études majeures, l'utilisation du célécoxib et du rofécoxib a révélé un risque potentiellement accru d'événements thrombotiques cardiovasculaires, en comparaison avec les AINS traditionnels. Ce phénomène s'expliquerait par l'absence d'effet antiagrégant plaquettaire des COX-2. Ces médicaments inhibent tout de même la synthèse de la prostacycline, une prostaglandine qui joue un rôle protecteur antithrombotique. Le tableau 3 présente les éléments d'évaluation de l'innocuité des AINS.

POSOLOGIE

La dose d'un AINS chez le sujet âgé est plus faible que celle proposée dans les textes généraux (tableau 2). Lorsqu'un traitement avec un AINS est absolument nécessaire, des précautions d'emploi sont essentielles : déterminer la dose la plus faible possible qui correspond souvent à 50 % de la dose recommandée, limiter la durée du traitement à une courte période, évaluer le besoin d'utiliser une prophylaxie gastrique et établir un plan de surveillance. De façon générale, les AINS ont une efficacité comparable à des doses équipotentes, mais la réponse individuelle peut différer.

CHOIX D'UN AINS

Le choix d'un AINS doit être adapté à la présence de comorbidité chez le patient. Par exemple, quoiqu'elle soit encore répertoriée comme un AINS de première ligne dans le traitement de la goutte, l'indométhacine doit être remplacée par une autre molécule chez la personne âgée à cause de ses effets indésirables sur le système nerveux central et sur l'appareil gastro-intestinal. En

TABLEAU 3
Évaluation de l'innocuité des AINS

Évaluation	Éléments d'évaluation	Interventions	Suivi
Système gastro-intestinal	– Pâleur, fatigue, méléna, perte de l'appétit, perte de poids – Nausées, vomissements, constipation, crampes abdominales	– Cesser l'AINS si perte de poids, perte de l'appétit, fatigue, chute de l'hémoglobine durant les premiers mois du traitement. – Si nausées et vomissements, cesser l'AINS.	Si utilisation prolongée, plus de 2 semaines, mesurer avant le début du traitement l'hémoglobine et l'hématocrite et répéter aux 3 à 6 mois. Si chute de l'hémoglobine, cesser l'AINS. Surveiller la perte de poids. Surveiller la présence de méléna.
Système rénal	– Fatigue, gain pondéral, œdème, augmentation de la tension artérielle – Augmentation ou apparition de dyspnée	– Cesser l'AINS en présence de décompensation cardiaque, d'œdème, de gain de poids. – Les patients avec présence d'insuffisance cardiaque, d'insuffisance rénale, d'ascite, d'hypovolémie, de déshydratation ou avec utilisation prolongée de diurétiques sont plus à risque de développer des problèmes rénaux.	Mesurer avant le début du traitement les électrolytes, la créatinine sérique, la tension artérielle et le poids. Si augmentation de la créatinine sérique de l'ordre de 30 %, cesser l'AINS. Effectuer un suivi dans la première semaine suivant le début du traitement chez les patients à risque et chaque mois par la suite. Vérifier la présence d'œdème. Mesurer la tension artérielle si consommation de l'AINS sur plus d'une semaine.
Système hépatique	– Vomissements sévères, suspicion d'insuffisance hépatique aiguë	– Mesurer les transaminases hépatiques lors d'une utilisation prolongée.	Mesurer les transaminases hépatiques avant le début du traitement et aux trois mois par la suite. Si augmentation des transaminases hépatiques de plus de 3 fois la valeur normale, cesser l'AINS.
Système nerveux central	– Confusion, hallucinations, oubli – Demander au patient la date, l'endroit où il se trouve, quelles activités il a effectuées au cours de la journée	– Cesser le médicament si détérioration de la fonction cognitive du patient.	Chaque semaine, en début de traitement ou après une augmentation de la dose.

présence d'une allergie connue à l'AAS, un salicylate non acétylé peut s'avérer un choix avisé.

Par ailleurs, le choix d'un AINS peut aussi être basé sur ses propriétés pharmacocinétiques telles que le pic de la concentration plasmatique et la demi-vie d'élimination. Pour soulager les douleurs musculo-squelettiques aiguës, le choix s'orientera vers une molécule possédant un pic de concentration sérique rapide et une demi-vie courte. Par contre, dans des conditions chroniques, on préférera les AINS à demi-vie intermédiaire. Cependant, les AINS dont la demi-vie est longue, supérieure à 24 heures, ne sont pas un bon choix en gériatrie à cause de leur accumulation potentielle augmentant le risque d'effets indésirables et de complications.

Les inhibiteurs spécifiques de la COX-2 sont à privilégier chez la personne âgée lorsqu'il faut instaurer un traitement chronique avec un AINS. En effet, les personnes âgées présentant des facteurs de risque de complications gastro-intestinales voient le risque d'un effet indésirable digestif grave augmenter considérablement avec les AINS traditionnels. Les inhibiteurs spécifiques de la COX-2 réduiraient le risque d'ulcères compliqués d'environ 50 % par rapport aux AINS traditionnels. Il devient alors avantageux d'utiliser un inhibiteur spécifique de la COX-2 chez les personnes âgées. Cette modalité thérapeutique est aussi probablement rentable sous le rapport coût/bénéfice, d'autant plus que l'ajout d'un médicament cytoprotecteur tels le misoprostol ou un inhibiteur de la pompe à protons n'est pas recommandé avec l'utilisation d'un inhibiteur de la COX-2.

Toutefois, malgré une réduction des effets indésirables gastro-intestinaux et l'absence d'effet antiplaquettaire, les inhibiteurs de la COX-2 demeurent des médicaments comportant des risques iatrogéniques chez les personnes âgées présentant des facteurs de risque de troubles rénaux. Il est aussi recommandé de s'abstenir d'utiliser le célécoxib chez les personnes déclarées allergiques aux sulfamides. En effet, le célécoxib est formé d'un groupement sulfonamide théoriquement susceptible d'entraîner des réactions d'hypersensibilité croisée.

INTERACTIONS MÉDICAMENTEUSES

Les AINS sont impliqués dans un bon nombre d'interactions médicamenteuses, tant pharmacocinétiques que pharmacodynamiques. Les tableaux 4 et 5 présentent les principales d'entre elles et les recommandations s'y rattachant.

TABLEAU 4
Interactions médicamenteuses avec les AINS

Médicaments	Mécanisme d'action	Effet clinique	Intervention
Antiacides	– Formation d'un complexe lorsque administré en association	– ↓ de l'absorption de l'AINS	Espacer l'administration de l'antiacide et de l'AINS d'au moins 2 heures.
Glyburide Tolbutamide	– Compétition possible au niveau du CYP2C9 – Inhibition du métabolisme de l'hypoglycémiant oral	– Effet hypoglycémiant possible	Surveiller la glycémie deux fois par jour pendant 2 semaines. Ajuster la posologie de l'hypoglycémiant oral selon les résultats obtenus.
Lithium	– ↓ de la clairance rénale du lithium – ↑ de la lithiémie de l'ordre de 12 à 67 % au cours de la première semaine suivant l'addition d'un AINS – Pas d'interaction encore connue avec le rofécoxib	– ↑ de la toxicité du lithium	Utiliser le rofécoxib comme premier choix. Surveiller la lithiémie une semaine après le début de l'association. Ajuster la posologie du lithium selon le résultat de la lithiémie.
Méthotrexate	– ↓ de la clairance rénale du méthotrexate – Pas d'interaction connue avec le célécoxib et le méloxicam – Toxicité signalée avec le rofécoxib et les AINS traditionnels	– ↑ de la toxicité du méthotrexate – Interaction non significative avec AAS et les AINS si des doses de moins de 15 mg de méthotrexate par semaine sont utilisées – Cependant les personnes âgées sont plus susceptibles de présenter une toxicité au méthotrexate en présence d'une insuffisance rénale, hépatique ou d'une hypoalbuminémie.	Vérifier la posologie du méthotrexate. Demander la formule sanguine complète et les enzymes hépatiques (AST et ALT) avant le début du traitement, puis aux 4 à 8 semaines par la suite. Mesurer la créatinine sérique au début du traitement puis aux 3 mois.
Warfarine	– Compétition possible au niveau du CYP2C9 – Prolongement du temps de saignement	– ↑ de l'effet de la warfarine – ↑ du RIN	Diminuer la dose de warfarine selon la valeur de RIN visée. Proscrire les AINS traditionnels avec la warfarine. Choisir une COX-2. Mesurer le RIN deux fois par semaine pendant 2 semaines consécutives. Considérer l'ajout d'une gastroprotection.

TABLEAU 5
Influence des AINS sur certaines classes de médicaments

Médicaments	Effet observé	Intervention
Antihypertenseurs	– ↑ modérée de la tension artérielle de l'ordre de 5 mm Hg en moyenne sur une période de quelques semaines chez les patients hypertendus après l'ajout d'un AINS. – Cependant, les études n'ont pas inclus les personnes âgées et les hypertendus sévères et ont été effectuées généralement sur une période de moins de six semaines.	– Si l'utilisation d'un AINS est nécessaire pendant plus d'une semaine, vérifier la tension artérielle une à deux semaines après le début du traitement et selon l'état clinique par la suite. – Si le patient présente une hypertension sévère ou non contrôlée, éviter l'utilisation d'un AINS.
Autres AINS	– ↑ du risque d'ulcère gastro-duodénal et des effets indésirables digestifs.	– Éviter cette association.
Corticostéroïdes	– ↑ de l'incidence des effets indésirables digestifs.	– Éviter cette association.
Diurétiques	– Rétention hydrosodée réduisant l'effet natriurétique des diurétiques. – Les patients présentant une déshydratation et une hypovolémie associées aux diurétiques sont plus à risque de développer une insuffisance rénale aiguë.	– Déconseiller cette association chez les personnes âgées présentant des facteurs de risque de toxicité rénale aux AINS.
Inhibiteurs de l'ECA	– ↓ de l'effet antihypertenseur. – Probabilité accrue d'insuffisance rénale aiguë. – Risque d'hyperkaliémie : une augmentation de la kaliémie de 1 mmol/L ou plus peut se manifester durant la première semaine de la prise concomitante d'une IECA et d'un AINS.	– Déconseiller cette association. – Si l'association est nécessaire, surveiller les électrolytes avant et une semaine après le début du traitement. – Répéter tous les 2 à 3 mois par la suite.

La combinaison de l'effet antiagrégant plaquettaire des AINS traditionnels et de l'effet anticoagulant de la warfarine peut provoquer des saignements graves, surtout chez les personnes âgées. Les inhibiteurs spécifiques de la COX-2 sont plus sécuritaires de ce côté, mais pas totalement dépourvus de risque. La prudence demeure de mise dans l'association de ces derniers avec la warfarine.

Les interactions pharmacocinétiques découlant de l'inhibition d'une enzyme du CYP450, plus particulièrement de l'isoforme 2C9, entraînent une élévation de la concentration de l'AINS en tant que substrat (voir le chapitre sur les interactions médicamenteuses) et, par conséquent, une augmentation de la toxicité de l'AINS. Il faut se rappeler que près de 25 % de la population asiatique présente un polymorphisme génétique pour cette isoforme du CYP450, et de ce fait ces personnes sont des métabolisateurs lents de nombreux AINS. Parmi les inhibiteurs de la COX-2, le rofécoxib échappe à ces contraintes liées au métabolisme hépatique. Notons, par ailleurs, que le célécoxib est un faible inhibiteur du CYP2D6.

AINS ET ARTHROSE

Près de 80 % des personnes de 70 ans et plus présentent des signes radiologiques d'arthrose et environ 15 à 25 % en souffriront à des degrés divers. Le vieillissement, cependant, n'explique pas à lui seul ce phénomène. Des causes secondaires tels l'hérédité, l'obésité, le diabète, l'hypertension, l'hyperuricémie, l'ostéoporose ainsi que des facteurs mécaniques sont autant de facteurs dont la corrélation avec l'arthrose a été établie.

L'arthrose est caractérisée par une perte localisée de cartilage articulaire accompagnée de changements réactionnels dans l'os sous-chondral, la synoviale et les structures para-articulaires. L'arthrose touche surtout les genoux, les hanches et la colonne vertébrale.

En présence d'arthrose, l'équilibre entre la dégénérescence du cartilage articulaire et de l'os sous-chondral et le processus de réparation est rompu. Les mécanismes de réparation naturels du cartilage impliquent la synthèse du collagène et des protéoglycanes par les chrondrocytes. Or selon une théorie, certains AINS favoriseraient ce processus dynamique de réparation (ex. : diclofénac, acide tiaprofénique, sulindac), alors que d'autres produiraient l'effet contraire en inhibant la synthèse des protéoglycanes (ex. : indométhacine, acide acétylsalicylique).

Parce que l'inflammation n'est pas le principal mécanisme pathogénique de l'arthrose dans sa phase quiescente, l'utilisation des AINS dans ce contexte est controversée. La supériorité des AINS sur l'acétaminophène en regard de la maladie n'a pas été clairement démontrée. Cependant, de l'avis de nombreux spécialistes, une certaine proportion de malades souffrant d'arthrose retirent un bénéfice des AINS, quant à leur qualité de vie, au moment d'une poussée inflammatoire ou pour un usage périodique. Ces mêmes personnes expriment une plus grande satisfaction avec un AINS qu'avec l'acétaminophène. Il n'est toutefois pas possible de prédire qui répondra davantage à un AINS qu'à l'acétaminophène.

L'objectif principal de la médication dans le traitement de l'arthrose est de diminuer la douleur afin de préserver la mobilité de la personne âgée et d'éviter une invalidité progressive. Il peut être raisonnable de recourir à un AINS, mais seulement si les mesures non pharmacologiques, la perte de poids, les exercices de renforcement des quadriceps, les mesures locales alternant chaleur et froid et l'acétaminophène ne suffisent pas. On utilisera alors un seul AINS à la fois, à une dose minimale efficace, lequel devra être réévalué à l'intérieur d'un mois. Une fréquence d'administration au besoin est parfois suffisante et même encouragée. La prescription d'un AINS ne doit pas être systématique dans le traitement de l'arthrose.

Anti-inflammatoires et analgésiques topiques

Un AINS traditionnel en formulation topique (le diclofénac) est maintenant disponible au Canada. Les salicylates topiques sont parfois utilisés contre l'arthrose. La capsaïcine est une autre préparation topique utilisée pour soulager les douleurs rhumatismales. Les salicylates agissent par leur effet rubéfiant ou contre-irritant, alors que la capsaïcine serait responsable de la déplétion de la substance P, neuropeptide médiateur de la douleur au niveau des terminaisons nerveuses, rendant la peau insensible à la douleur.

Les crèmes topiques, autant les salicylates que la capsaïcine, peuvent procurer un soulagement de la douleur lorsqu'elles sont utilisées en monothérapie ou en association avec les analgésiques oraux. La capsaïcine demande un essai thérapeutique d'au moins quatre semaines avant qu'on puisse conclure à un échec. À raison de trois ou quatre applications par jour, ces crèmes peuvent être utilisées sur de petites surfaces corporelles, par exemple sur une ou deux articulations, en prenant bien soin d'éviter tout contact avec les yeux, les muqueuses ou la peau lésée. Quant aux dérivés des salicylates, les fabricants précisent des précautions d'emploi chez les malades anticoagulés et une contre-indication chez les personnes allergiques à l'acide acétylsalicylique.

Produits naturels et arthrose

La glucosamine et la chondroïtine figurent maintenant parmi les choix de traitement possibles de l'arthrose. Ces composés essentiels à la formation du cartilage existent à l'état naturel dans l'organisme humain. La glucosamine, un sucre complexe endogène, est un substrat essentiel à la biosynthèse des protéoglycanes et des glycosaminoglycanes. La chondroïtine est une glycosaminoglycane intacte qui se retrouve dans les protéoglycanes du cartilage articulaire. L'effet espéré de la consommation de ces substances est la prévention de la destruction du cartilage par la glucosamine et la restauration du cartilage endommagé par la chondroïtine.

Plusieurs études ont conclu que la glucosamine était supérieure au placebo ou même qu'elle était aussi efficace que l'ibuprofène et mieux tolérée dans l'arthrose. Cependant, ces études sont peu crédibles en raison d'importantes lacunes dans la méthodologie utilisée et l'analyse des résultats : groupes restreints de participants ; parfois courte période d'utilisation, omission de prendre en compte des thérapies concomitantes, données démographiques absentes, etc. Afin de pallier ces lacunes, un organisme indépendant, l'American National Institute of Health (NIH) mène actuellement une étude sur l'efficacité et l'innocuité de ces suppléments alimentaires, dans laquelle plus d'un millier de participants sont répartis en quatre grands groupes : glucosamine seule, chondroïtine seule, association de glucosamine et de chondroïtine, et groupe placebo. Les résultats sont attendus en l'an 2004.

La glucosamine et la chondroïtine ont des propriétés anti-inflammatoires légères. Les deux produisent un effet positif sur le métabolisme du cartilage *in vitro* et semblent efficaces pour soulager la douleur dans l'arthrose, mais à un degré moindre que ne le clament les essais cliniques. Elles permettent parfois de diminuer les doses d'analgésiques ou d'AINS. Il est toutefois prématuré d'affirmer que ces suppléments arrêtent la progression de l'arthrose. Cependant, deux études incluant chacune plus de deux cents participants ont montré que la glucosamine retarde la progression de gonarthrose. Une amélioration de la symptomatologie est aussi notable.

Les données pharmacocinétiques de ces produits sont limitées parce qu'ils sont considérés comme des suppléments alimentaires et non comme des médicaments. La glucosamine est bien absorbée par voie orale et subit un effet de premier passage hépatique. Sa biodisponibilité est de l'ordre de 25 %. La glucosamine n'est pas liée à l'albumine et sa demi-vie varie entre 60 et 70 heures. Au moins deux semaines sont nécessaires à la glucosamine pour produire son effet thérapeutique sur les symptômes de l'arthrose et cet effet persiste jusqu'à deux mois après l'arrêt du produit. La glucosamine est le plus souvent extraite de carapaces de crustacés, mais elle peut aussi être obtenue par synthèse. La forme synthétique est préférée chez les personnes allergiques aux fruits de mer. Des précautions d'emploi sont aussi émises pour les personnes diabétiques, car des études expérimentales sur des animaux font état d'une diminution de la sécrétion d'insuline, d'une diminution de la sensibilité à l'insuline et d'une inhibition de l'enzyme glucokinase. Ces effets pourraient entraîner une élévation des glycémies. Les contenus en sodium, en potassium et en magnésium des divers produits sont parfois suffisants pour les déconseiller aux malades qui présentent des restrictions à cet égard.

Par ailleurs, la glucosamine est bien tolérée à la dose suggérée de 500 mg trois fois par jour. À noter que cette posologie n'est pas appuyée par les données pharmacocinétiques du produit. Quelques dérangements digestifs, rarement de la diarrhée, des céphalées, de l'insomnie ou des démangeaisons cutanées sont parfois signalés. Les informations sur la chondroïtine font défaut.

Les dérivés de l'acide hyaluronique à action locale soulagent la douleur arthrosique de certains patients, le plus souvent aux genoux. À raison de trois injections intra-articulaires à une semaine d'intervalle, l'effet est rémanent pendant une moyenne de six mois. Ce produit de viscosuppléance confère une élastoviscosité au liquide synovial. Il rétablit un milieu physiologique qui contribue à la lubrification des tissus articulaires et qui assure ainsi une protection du cartilage. Une diminution de la douleur et une augmentation de la mobilité sont les bénéfices attendus de cette médication. Toutefois, une analyse des études comparant l'efficacité de l'acide hyaluronique à un placebo ne témoigne pas de la supériorité de ce médicament pour ce qui est de la mobilité des sujets et du soulagement de leur douleur. Pour l'instant, ce produit semble peu utile dans le traitement de l'arthrose des genoux.

CONCLUSION

La prescription d'un AINS chez la personne âgée est courante. Même si les AINS représentent une option thérapeutique de grande valeur dans le traitement des affections musculo-squelettiques, leur toxicité potentielle ne peut être ignorée en gériatrie. Il existe plus d'une explication au risque élevé de problèmes médicaux imputables aux AINS chez les personnes âgées : utilisation plus fréquente et souvent inadéquate, dose trop élevée, une durée de traitement indéterminée, gastroprotection absente avec un AINS traditionnel, polymédication, organes cibles fragilisés par l'âge et les maladies multiples.

Chez les personnes âgées, il est de première importance de bien évaluer les risques liés à l'emploi d'un AINS en regard des bénéfices et de tenir compte des autres options thérapeutiques. L'évidence de la supériorité des AINS sur l'acétaminophène dans le traitement de l'arthrose n'est pas chose acquise. Les inhibiteurs de la COX-2 s'avèrent, quant à eux, aussi efficaces que les AINS traditionnels pour réduire la douleur et l'inflammation. Il a été démontré qu'ils réduisent les risques de lésions gastro-intestinales supérieures, mais ils exigent les mêmes précautions et le même suivi que les AINS traditionnels au regard de la fonction rénale et des fonctions cognitives.

Les interventions pour réduire les taux de morbidité et de mortalité liées aux AINS passeront nécessairement par une analyse complète des facteurs de risque présents et par une ordonnance individualisée.

Bibliographie

Cada, D.J., et D.E. Baker. « Celecoxib », *Hospital Pharmacy*, 1999, 34 (5) : 560-576.

Creamer, P., R. Flores et M.C. Hochberg. « Management of osteoarthritis in older adults », *Clinics in Geriatric Medecine*, 1998, 3 (14) : 435-454.

Felson, D.T., R.C. Lawrence, M.C. Hochberg *et al.* « Osteoarthritis : new insights, part 1 : the disease and its risk factors. NIH Conference », *Ann. Intern. Med.*, 2000, 133 : 635-646.

Felson, D.T., R.C. Lawrence, P.A. Dieppe *et al.* « Osteoarthritis : New insights, part 2 : treatment approaches. NIH Conference », *Ann. Intern. Med.*, 2000, 133 : 726-737.

Felson, D.T., et J.J. Anderson. « Hyaluronate sodium injections for osteoarthritis : hope, hype, and hard truths », *Arch. Intern. Med.*, 2002, 162 : 245-247.

Henry, D., L.L.-Y. Lim, L.A. Garcia-Rodriguez *et al.* « Variability in risk of gastrointestinal complications with individual non-steroidal anti-inflammatory drugs : results of a collaborative meta-analysis », *BMJ*, 1996, 312 : 1563-1566.

Huang, S.H.K. « Rheumatology : 7. Basics of therapy », *CMAJ*, 2000, 163 (4) : 417-423.

Lussier, A., et R. de Medicis. « Pleins feux sur le traitement de l'arthrose », *Le Clinicien,* 1994, févr. : 39-52.

Mukherjee, D., S.E. Nissen et E. Topol. « Risk of cardiovascular events associated with selective COX-2 inhibitors », *JAMA,* 2001, 286 : 954-959.

Pavelka, K., J. Gatterova, M. Olejarova *et al.* « Glucosamine sulfate use and delay of progression of knee osteoarthritis : a 3-year, randomized, placebo-controlled, double-blind study », *Arch. Intern. Med.,* 2002, 162 : 2113-2123.

Phillips, A.C., et L.S. Simon. « Using nonsteroidal anti-inflammatory drugs safely : practical considerations », *Hospital Medecine,* 1998, 34 (9) : 33-34, 37-43.

Reginster, J.Y., R. Deroisy, I.C. Rovaty *et al.* « Long-term effects of glucosamine sulphate on osteoarthritis progression : a randomised, placebo-controlled clinical trial », *Lancet,* 2001, 357 : 251-256.

Silverstein, F.E., G. Faich, J.L. Goldstein « Gastrointestinal toxicity with celecoxib *vs* nonsteroidal anti-inflammatory drugs for osteoarthritis and rheumatoid arthritis. The CLASS study : a randomized controlled trial », *JAMA,* 2000, 284 : 1247-1255.

Solomon, D.H., et J.H. Gurwitz. « Toxicity of nonsteroidal anti-inflammatory drugs in the elderly : is advanced age a risk factor ? », *Am. J. Med.,* 1997, 102 : 208-215.

Tannenbaum, H., P. Davis, A.S. Russell « An evidence-based approach to prescribing NSAIDs in musculoskeletal disease : A Canadian consensus », *CMAJ,* 1996, 155 (1) : 77-87.

Tannenbaum, H., P.M.J. Peloso, A.S. Russell *et al.* « An evidence-based approach to prescribing NSAIDs in the treatment of osteoarthritis and rheumatoid arthritis : the second Canadian consensus conference », *Can. J. Clin. Pharmacol.,* 2000, 7 (suppl. A) : 4A-16A.

Wolfe, M.M., D.R. Lichtenstein et G. Singh. « Gastrointestinal toxicity of nonsteroidal antiinflammatory drugs », *N. Engl. J. Med.,* 1999, 340 (24) : 1888-1899.

CHAPITRE 11

Les anxiolytiques-sédatifs et les hypnotiques

Jean Guimond

INTRODUCTION

Les anxiolytiques-sédatifs et les hypnotiques de type benzodiazépines sont très largement utilisés. Cependant, de nombreux rapports scientifiques constatent un écart important entre les recommandations sur l'usage approprié des anxiolytiques-sédatifs et des hypnotiques et leur utilisation, notamment quant à la durée des traitements prescrits.

Les personnes âgées forment 12 % de la population du Québec et consomment le tiers des anxiolytiques-sédatifs et des hypnotiques prescrits. L'insomnie est le motif invoqué dans 20 % des prescriptions, alors que 38 % des benzodiazépines prescrites sont associées à des plaintes d'inconfort. Les femmes âgées reçoivent deux fois plus d'anxiolytiques-sédatifs et d'hypnotiques que les hommes pour ce qui est des nouvelles ordonnances et pour un usage chronique.

L'usage à court terme des anxiolytiques-sédatifs et des hypnotiques est sécuritaire mais non dépourvu de risques, et leur utilisation prolongée ne réduit pas les symptômes qui ont motivé l'utilisation du médicament, sauf dans le traitement de l'anxiété généralisée. Les benzodiazépines, plus particulièrement mais non exclusivement, sont associées à un risque accru de chutes, de fractures (hanche, poignet), d'accidents de voiture et d'atteintes cognitives nécessitant une hospitalisation. Elles sont aussi associées à des hospitalisations d'une plus longue durée que chez les non-utilisateurs. Le tableau 1 donne la liste des anxiolytiques-sédatifs et des hypnotiques disponibles pour différents usages thérapeutiques.

TABLEAU 1

Anxiolytiques-sédatifs et hypnotiques

Benzodiazépines	
Anxiolytiques-sédatifs	*Hypnotiques*
Alprazolam	Flurazépam
Bromazépam	Nitrazépam
Chlordiazépoxide	Témazépam
Clorazépate	Triazolam
Diazépam	
Lorazépam	
Oxazépam	
Autres molécules	
Anxiolytiques ou sédatifs	*Hypnotique*
Buspirone	Hydrate de chloral
Diphenhydramine	

INDICATIONS THÉRAPEUTIQUES

Les principales indications thérapeutiques des anxiolytiques-sédatifs et des hypnotiques de type benzodiazépines sont présentées au tableau 2. Les anxiolytiques-sédatifs et les hypnotiques n'ont pas tous les mêmes indications ; par exemple, certains sont reconnus comme hypnotiques et d'autres n'ont que l'indication d'anxiolytiques ou anxiolytiques-sédatifs. D'autres encore sont utilisés dans le traitement de l'épilepsie. Les indications particulières à chacun sont abordées dans les chapitres qui les concernent.

TABLEAU 2

Indications thérapeutiques des anxiolytiques-sédatifs / hypnotiques de type benzodiazépines

- Traitement de l'anxiété, de l'insomnie et de la panique
- Troubles somatiques
- Traitement du sevrage de l'alcool ou des benzodiazépines elles-mêmes
- Myorelaxant
- Anticonvulsivants
- En association médicamenteuse dans le traitement de douleurs ou en prémédication avant une intervention chirurgicale, par exemple

PRÉALABLE AU TRAITEMENT

L'usage des anxiolytiques-sédatifs et des hypnotiques exige au préalable l'élimination de la source du problème, qu'elle soit physique, psychologique ou environnementale. La participation du malade à son traitement par un changement d'habitudes ou d'attitudes est la clef du succès. Sans cette contribution, le malade doit souvent faire face à une résurgence des symptômes ou des plaintes.

L'importance de la consommation de médicaments pour contrer l'anxiété et l'insomnie justifie qu'on insiste sur la recherche de leurs causes et qu'on suggère des actions appropriées avant d'introduire le médicament choisi. C'est par la participation des professionnels intervenant auprès des personnes âgées qu'une utilisation plus rationnelle de ces produits sera possible.

CAUSES DE L'ANXIÉTÉ ET DE L'INSOMNIE

L'anxiété et l'insomnie sont souvent secondaires à des conditions similaires. Le tableau 3 présente certaines de ces conditions.

TABLEAU 3
Causes associées à l'anxiété ou à l'insomnie

Causes physiques
- Maladies cardiovasculaires (ex. : angine, arythmie, infarctus du myocarde)
- Maladies pulmonaires (ex. : MPOC)
- Douleurs (ex. : arthrite, rhumatisme, névralgies, douleurs cancéreuses)
- Insuffisance rénale
- Atteinte du SNC (ex. : parkinson, épilepsie, démence, migraine)
- Déficience endocrinienne (ex. : diabète, atteintes thyroïdiennes)
- Apnée du sommeil, syndrome des jambes sans repos
- Incontinence urinaire

Causes psychosociales
États dépressifs, problèmes financiers, mortalité, départ d'un enfant, perte du conjoint, peur de ne pas dormir

Causes environnementales
Bruit, lumière, promiscuité, température, activité stimulante physique en soirée

Causes médicamenteuses
Théophylline, caféine, désipramine, sélégiline, lévodopa, fluoxétine, alcool, méthylphénidate

COMPRÉHENSION DE L'ANXIÉTÉ

L'anxiété est un sentiment d'appréhension ou la crainte anticipée d'événements souvent hors de notre contrôle. Elle se manifeste par des troubles moteurs (tremblements, tension musculaire, incapacité de se reposer, sentiment de fatigue), par l'hyperactivité du système nerveux autonome (palpitations, souffle court, bouche sèche, nausées, diarrhée, polyurie, augmentation du rythme cardiaque) ou encore par de l'hypervigilance (sensation d'être observé, sursaut, difficulté de concentration, irritabilité, insomnie). L'anxiété se traite d'abord en fonction de son origine après un diagnostic médical précis.

Chez les personnes âgées, l'anxiété, mis à part la phobie, est souvent associée à un désordre physique, à la dépression, à la détérioration des fonctions cognitives ou à des troubles de la personnalité. Au moins 20 % des personnes âgées présenteront des symptômes d'anxiété pathologique qui nécessiteront une intervention médicale et pharmaceutique plus ou moins prolongées.

COMPRÉHENSION DE L'INSOMNIE

L'insomnie est un motif très fréquent de consultations médicales. Une personne âgée sur deux se plaint d'insomnie lors de ses visites chez le médecin. Est-ce toujours pathologique ? Probablement que non, mais il est toujours important de se préoccuper de cette plainte qui cache souvent un autre problème de santé.

Elle nécessite une recherche de la cause de l'insomnie et un traitement approprié, s'il y a lieu.

La personne âgée qui se plaint d'insomnie dit avoir de la difficulté à s'endormir, à rester endormi (éveil plus long et plus fréquent) ou se réveiller trop tôt le matin. L'insomnie est souvent associée à une diminution de la capacité d'effectuer ses activités quotidiennes à cause de la fatigue. Ainsi, les personnes âgées, particulièrement les hommes, font des siestes au cours de la journée pour compenser.

SOMMEIL DES AÎNÉS

Les besoins qualitatif et quantitatif de sommeil ne sont pas différents chez la personne âgée et, contrairement à la croyance, ils ne diminuent en rien. Si on tient compte des petites siestes prises au cours de la journée, la durée totale du sommeil varie peu en vieillissant.

Les personnes âgées éprouvent aussi de la difficulté à s'adapter aux changements physiologiques normaux du sommeil et aux autres changements survenus dans leur mode de vie (retraite, manque d'activité, solitude non désirée, hébergement en centre d'accueil). Souvent, leurs préoccupations grandissantes face à ces modifications aggravent l'insomnie. Le tableau 4 présente quelques règles d'hygiène facilitant la venue et le maintien du sommeil de la personne âgée.

TABLEAU 4

Règles d'hygiène pour améliorer le sommeil

- Avoir des activités physiques quotidiennes occasionnant des dépenses d'énergie (permet de dormir plus profondément).
- Socialiser avec les parents et les amis de l'entourage.
- Éviter de dormir le jour.
- Dormir suffisamment pour se sentir frais et dispos.
- Se lever et se coucher à des heures régulières (rythme circadien).
- Isoler la chambre contre le bruit et maintenir une température confortable.
- Prendre une collation ou du lait chaud avant de se coucher.
- Se coucher lorsque l'on est prêt à dormir.
- Éviter la caféine, le chocolat, les stimulants et l'alcool après 18 heures.
- Éviter les contrariétés. Dans l'impossibilité de dormir, se lever et s'occuper à une activité plaisante et relaxante.

SOMMEIL EN CENTRE D'HÉBERGEMENT

Les personnes âgées dépendantes physiquement et surtout celles vivant en centre d'hébergement sont souvent à la merci d'autrui pour l'heure du coucher, et les conditions optimales favorisant le sommeil ne sont pas toujours facilement applicables. Il revient à ceux et celles qui prennent soin des personnes âgées de planifier et structurer un milieu convivial prédisposant au sommeil.

Dans les unités de soins prolongés, les personnes âgées, surtout les moins autonomes, sont couchées tôt (vers 20 heures). Comme la plainte la plus invalidante de l'insomnie est le réveil matinal, il ne faut pas se surprendre de la demande importante d'hypnotiques chez cette clientèle. Cette demande provient du malade, mais parfois aussi du personnel soignant.

STRUCTURE DU SOMMEIL ET BENZODIAZÉPINES

Les modifications naturelles de la structure du sommeil chez la personne âgée lui font percevoir son sommeil comme perturbé par rapport à celui qu'elle avait lorsqu'elle était plus jeune. Globalement, le sommeil de l'aîné est moins profond et ponctué d'éveils plus fréquents. Ces modifications physiologiques expliquent les plaintes d'insomnie. Même si ces changements ne sont pas pathologiques, la personne âgée a tendance à les considérer comme tels, d'où la consultation médicale pour se faire prescrire une aide au sommeil.

MODIFICATIONS PHYSIOLOGIQUES DU SOMMEIL DE LA PERSONNE ÂGÉE

Globalement, le sujet âgé met plus de temps à s'endormir, son sommeil est moins profond et entrecoupé de fréquentes périodes d'éveil. On parle d'un sommeil fractionné.

Les benzodiazépines sont reconnues pour raccourcir la période du sommeil profond, voire la supprimer. Elles produisent le même effet sur le sommeil paradoxal. Les benzodiazépines altèrent le patron normal du sommeil déjà modifié par l'âge, surtout lorsqu'elles sont utilisées à long terme et à des doses élevées. Leur utilisation régulière pendant des semaines induit faussement le sentiment d'un meilleur sommeil. Par ailleurs, l'apparition de l'insomnie de rebond à l'arrêt de la benzodiazépine incite les personnes âgées à poursuive l'usage d'un hypnotique.

COMPORTEMENTS PROFESSIONNELS

Médecins

L'anxiété et l'insomnie chez la personne âgée représentent un défi important pour le médecin car elles sont des motifs fréquents de consultation. La prescription d'un anxiolytique-sédatif ou d'un hypnotique pour une courte période peut être justifiée. Des correctifs immédiats doivent être apportés en privilégiant l'élimination ou le traitement de la cause, en association avec une approche non pharmacologique tant dans le traitement de l'anxiété que dans celui de l'insomnie.

PRESCRIPTION ET COMPLAISANCE

La prescription d'un anxiolytique-sédatif ou d'un hypnotique peut sembler un geste gratifiant et une solution facile pour le médecin et le personnel en milieu hospitalier. Ce geste est tout aussi apprécié par la personne âgée (ou son entourage) qui a l'impression que les intervenants font quelque chose pour remédier à sa situation désagréable. Cependant, les risques sont souvent supérieurs aux bénéfices.

L'approche pharmacologique temporaire peut être appuyée par des techniques comportementales ou de rétroactions biologiques qui ont fait leurs preuves en gériatrie. Parmi ces techniques potentiellement utiles, mentionnons la relaxation et la méditation. Elles présentent beaucoup moins de risques iatrogènes et elles pourraient être utilisées plus fréquemment. Cependant, l'utilisation de ces techniques nécessite des ressources professionnelles spécialisées, et malheureusement celles-ci ne sont pas suffisantes faute de ressources financières.

Autres professionnels

Pour les personnes âgées vivant en établissement de santé, le personnel soignant (infirmières, préposés aux malades) joue un rôle important dans la prescription d'un hypnotique ou d'un anxiolytique-sédatif . En effet, leur perception du sommeil ou de l'anxiété, leur compassion pour le malade, leur compréhension de ses besoins et de ses préoccupations, leur méconnaissance des risques associés à l'utilisation des anxiolytiques-sédatifs et des hypnotiques et leur désir de vouloir aider la personne âgée sont autant d'éléments qui font que les demandes d'intervention sont pressantes et souvent impératives. Le manque de personnel de soirée et de nuit et l'alourdissement de la clientèle sont aussi des facteurs à considérer. Le tableau 5 présente quelques règles à suivre dans la prescription d'un hypnotique.

TABLEAU 5
Règles de prescription d'un hypnotique

À faire

- Traiter les problèmes physiques et psychologiques (ex. : apnée du sommeil, MPOC, myoclonie nocturne).
- Rechercher et éliminer les causes iatrogènes.
- Tenir compte d'un partenaire dérangeant (ex. : ronfleur) et suggérer les modifications possibles.
- Intégrer une thérapie globale (information sur le sommeil, modification des habitudes de vie).
- Utiliser un hypnotique pour une courte période (14 jours) et à faible dose.
- Aviser la personne âgée des précautions à suivre et des principaux effets indésirables à signaler (somnolence diurne, oublis, chutes, étourdissements).

À ne pas faire

- Rendre le malade dépendant en l'assurant de l'innocuité du médicament.
- Prescrire un hypnotique pour plus de deux semaines.
- Cesser un hypnotique brusquement après un usage prolongé.
- Associer plus d'une benzodiazépine.
- Prescrire un hypnotique à une personne atteinte de démence.

Les infirmières et les pharmaciens ont des rôles de soutien importants à jouer dans l'utilisation des hypnotiques et des anxiolytiques-sédatifs. Ils occupent une position privilégiée pour participer à l'information et à l'éducation de la personne âgée. Ils sont les ressources de première ligne qui appliquent les programmes favorisant le maintien des activités physiques et intellectuelles des résidants. Par leur attitude, ils pourront influencer positivement ou négativement la prescription d'un hypnotique ou d'un anxiolytique-sédatif.

Le pharmacien, comme le médecin, a pour rôle principal de s'assurer que toute la médication prescrite n'aura pas pour conséquence de diminuer les capacités intellectuelles et physiques du malade ou de contribuer à l'étiologie de l'insomnie ou de l'anxiété. Il est un professionnel dont le rôle est d'informer le personnel clinique et les personnes âgées sur les risques potentiels associés à l'utilisation des médicaments.

BENZODIAZÉPINES

Indication

Les benzodiazépines sont principalement utilisées dans le traitement de l'anxiété et de l'insomnie. La reconnaissance d'une molécule comme anxiolytique-sédatif ou hypnotique tient davantage à la commercialisation et aux dosages disponibles, donc au choix du fabricant.

Lorsque ces médicaments sont requis, les cliniciens doivent tenir compte de leur efficacité réelle, de leur innocuité relative, des modifications physiologiques de la personne âgée. De plus, le choix doit être fait en considérant la réponse individuelle.

Mécanisme d'action

L'acide gamma-aminobutyrique (GABA) est un médiateur chimique qui agit en bloquant la transmission nerveuse par la dépolarisation des cellules de la substance réticulée. Il contrôle la quantité d'influx nerveux nécessaire pour maintenir l'état d'excitation approprié au fonctionnement de l'individu.

Durant les périodes d'excitation intense (stress, anxiété, panique, insomnie), le GABA n'arrive plus à contrôler les influx nerveux par sa seule action inhibitrice. Les benzodiazépines favorisent l'action inhibitrice du GABA dans le contrôle de l'activité motrice. Leur activité est agoniste.

Les benzodiazépines agissent de façon similaire au GABA, quoique leur puissance de liaison aux récepteurs GABAergiques ne soit pas la même. Les benzodiazépines ayant une plus grande affinité sont dites « puissantes ». Les représentants de ce groupe sont le lorazépam, l'alprazolam, le triazolam, le clonazépam et le midazolam. Cette affinité élevée pour leurs récepteurs aura des répercussions au moment de l'arrêt brusque du médicament et sur l'intensité des symptômes de sevrage.

Propriétés pharmacocinétiques

Absorption

Les benzodiazépines sont généralement bien absorbées par voie orale ; dans des conditions normales, c'est la voie d'administration recommandée. La nourriture et la prise de médicaments anticholinergiques augmentent le délai d'absorption des benzodiazépines et retardent en conséquence le début de leur action, mais sans modifier l'intensité globale de leur effet.

Liposolubilité

Chez les personnes âgées, la masse musculaire diminue alors que la masse adipeuse augmente. Ce changement physiologique a comme conséquence de modifier la cinétique des benzodiazépines. Ainsi, les benzodiazépines les plus liposolubles ont un début d'action rapide, diffusent rapidement dans les tissus adipeux (emmagasinage) et, de là, plus lentement dans la circulation sanguine, allongeant ainsi leur demi-vie d'élimination. Afin d'éviter le risque d'accumulation, on utilise de préférence les benzodiazépines les moins liposolubles chez les personnes âgées (tableau 6).

TABLEAU 6
Liposolubilité des benzodiazépines

Faible	Moyenne	Élevée
Bromazépam	Alprazolam	Clorazépate
Clonazépam	Chlordiazépoxide	Diazépam
Lorazépam	Témazépam	Flurazépam
Nitrazépam	Triazolam	
Oxazépam		

Liaison aux protéines

Les benzodiazépines sont fortement liées aux protéines plasmatiques. Une diminution du taux d'albumine de 15 à 25 % augmente le pourcentage de la fraction libre du médicament et peut intensifier l'effet recherché, mais aussi contribuer à l'apparition d'effets indésirables.

Métabolisme et élimination

Certaines benzodiazépines sont métabolisées dans le foie par la voie oxydative et sont par la suite conjuguées avec l'acide glucuronique avant d'être éliminées par le rein sous une forme inactive. Le métabolisme hépatique de la voie d'oxydation est altéré par le vieillissement et son déclin ralentit l'élimination métabolique de la benzodiazépine ou de ses métabolites actifs.

MÉTABOLISME ET ACCUMULATION

La demi-vie du desméthyldiazépam (métabolite du diazépam) passe de 50 heures à 150 heures chez le sujet âgé. Le flurazépam a une demi-vie d'environ 30 heures et son activité pharmacologique est principalement due à son métabolite, le désalkylflurazépam, dont la demi-vie augmente avec l'âge de 40 à 280 heures.

Le lorazépam, l'oxazépam et le témazépam échappent au métabolisme de la voie oxydative et empruntent directement la voie de conjugaison avant d'être éliminés par la voie rénale en métabolites inactifs. Le métabolisme de la conjugaison n'est pas altéré par l'âge. Cette propriété pharmacocinétique est d'un grand intérêt en gériatrie.

Le métabolisme du clonazépam et du nitrazépam en dérivés aminés et acétylés seraient peu ou pas influencés par le vieillissement. Toutefois, il faut se rappeler que leur demi-vie d'élimination est supérieure à 24 heures. Le tableau 7 présente les demi-vies d'élimination des benzodiazépines.

TABLEAU 7
Demi-vies d'élimination des benzodiazépines en gériatrie

Demi-vie d'élimination	Benzodiazépines	Molécule mère Demi-vie (h)	Métabolite actif Demi-vie (h)
Longue	Chlordiazépoxide	5 à 30	24 à 96
	Clonazépam	20 à 80	–
	Clorazépate	non significatif	50 à 100
	Diazépam	20 à 50	50 à 150
	Flurazépam	non significatif	40 à 280
	Nitrazépam	18 à 57	–
Intermédiaire	Alprazolam	12 à15	–
	Bromazépam	8 à 30	–
	Lorazépam	10 à 20	–
	Oxazépam	5 à 20	–
	Témazépam	10 à 20	–
Courte	Triazolam	1,7 à 5	–
	Midazolam	1 à 4	–

Pharmacodynamie

Comparées aux populations plus jeunes, les personnes âgées ont une plus forte réponse sédative aux benzodiazépines aux concentrations sanguines équivalentes. Les modifications physiologiques normales entraînent donc une réponse clinique et des effets indésirables amplifiés. Les patients âgés dont l'état de santé est précaire sont plus à risque et demandent une plus grande vigilance. Compte tenu de la sensibilité accrue de la personne âgée à l'effet des benzodiazépines, il est primordial de réduire les doses.

Les benzodiazépines n'ont pas toutes la même affinité pour leurs récepteurs. Leur grande capacité de fixation aux récepteurs suggère que l'alprazolam, le triazolam, le midazolam, le clonazépam et le lorazépam sont des benzodiazépines puissantes.

Effets indésirables

L'apparition d'effets indésirables chez la personne âgée est beaucoup plus fréquente et peut être insidieuse. En effet, certains effets indésirables peuvent se confondre avec des situations couramment vécues par les personnes âgées : faiblesse physique (perte d'équilibre, chute), incapacité d'exécuter des tâches fines (couture, bricolage) ou simplement un signe de vieillissement (baisse de la concentration, de la mémoire).

Curieusement, les effets indésirables les plus communs des benzodiazépines tels que la somnolence, les vertiges, la pensée embrouillée, la fatigue physique et une coordination déficiente sont aussi les signes manifestés par quelqu'un qui a passé une mauvaise nuit. La sédation et la confusion indiquent plus sûrement l'apparition d'un effet indésirable. Toutefois, il demeure que l'utilisation des benzodiazépines en gériatrie comporte des risques qui, malheureusement, sont trop souvent soupesés par rapport aux bénéfices attendus.

La dose de benzodiazépine utilisée chez la personne âgée est aussi un facteur important d'apparition d'un effet indésirable. Plusieurs études ont démontré que les effets indésirables du flurazépam surviennent 20 fois plus fréquemment à la dose de 30 mg qu'à celle de 15 mg. Ils se manifestent d'abord au début de l'utilisation et perdurent plusieurs semaines après l'arrêt du traitement. Le vieillissement accentue encore davantage ce phénomène. Les effets indésirables sont deux à trois fois plus fréquents chez les plus de 80 ans que chez les moins de 60 ans.

Le triazolam est responsable de comportements bizarres, de troubles mnésiques, de l'insomnie de rebond. La sévérité des effets secondaires surpasse nettement les bénéfices attendus de ce médicament. Le triazolam ne doit pas être utilisé chez la personne âgée.

Les personnes atteintes d'une maladie pulmonaire obstructive chronique, celles souffrant de l'apnée du sommeil et celles qui consomment de l'alcool sont particulièrement vulnérables aux effets indésirables des benzodiazépines. L'utilisation des benzodiazépines, plus particulièrement celles dont les métabolites sont actifs, peut aggraver la maladie. En présence d'atteintes pulmonaires ou hépatiques sévères, les benzodiazépines sont à éviter.

Sédation

La sédation est l'effet indésirable le plus fréquent. Elle est liée à une dose excessive, à l'accumulation de métabolites et à la plus grande sensibilité des personnes âgées à l'action des benzodiazépines. Les risques de sédation diurne augmentent sensiblement avec l'utilisation prolongée de benzodiazépines à longue demi-vie. Une sédation excessive peut être le signe précurseur d'effets indésirables tels que le manque de coordination, les chutes ou la confusion.

Baisse de la vigilance

Les benzodiazépines diminuent la vigilance des personnes âgées. La baisse de l'attention se produit plus particulièrement au début du traitement ou au moment de l'augmentation de la dose ou d'un changement de benzodiazépine. Les personnes âgées, durant ces périodes d'ajustement médicamenteux, sont plus à risque de chutes ou d'accidents (conduite automobile). Dans ces circonstances, il est indiqué de s'abstenir d'activités qui demandent de la vigilance, le temps de s'habituer au changement. Certaines personnes âgées ne s'habituent jamais.

Risque de chute

Le risque de chute avec ou sans fracture est beaucoup plus élevé chez les consommateurs de benzodiazépines. Le risque augmente lorsque les benzodiazépines utilisées ont une longue demi-vie et que la dose utilisée est supérieure à celle recommandée en gériatrie. Le risque de chute est plus élevé en début de traitement mais il demeure présent même si une tolérance à la sédation s'installe.

Les chutes se produisent plus fréquemment chez les consommatrices de moins de 80 ans si on les compare aux hommes. Cependant, après 80 ans, le risque de chute est comparable chez les deux sexes.

Confusion et pertes de mémoire

De la confusion et des pertes de mémoire résultent souvent de l'emploi des benzodiazépines. Leur incidence est encore plus élevée si la personne âgée consomme plusieurs médicaments et que l'ajustement des doses n'est pas fait correctement. Malheureusement, ces pertes cognitives sont couramment confondues avec le vieillissement et la détérioration de l'état de santé plutôt qu'attribuées au médicament.

Conséquemment, il devient plus difficile pour la personne âgée vivant à domicile d'effectuer ses activités de la vie quotidienne. Son autonomie face aux exigences de son régime médicamenteux est aussi compromise, d'où le risque accru de maladies iatrogènes. En établissement de santé, la confusion et les pertes de mémoire signifient une plus grande prise en charge du malade par le personnel soignant.

Amnésie antérograde

Les benzodiazépines qui possèdent une plus grande affinité pour leurs récepteurs (alprazolam, clonazépam, triazolam, lorazépam, midazolam) sont plus souvent associées à l'amnésie antérograde. Celles dont l'affinité est moindre (témazépam) seraient moins impliquées dans ce phénomène. Lorsqu'il se manifeste, cet effet indésirable est comparable à une amnésie consécutive à une anesthésie générale. On ne peut pas exclure que l'amnésie antérograde puisse se manifester avec toutes les benzodiazépines, même aux doses gériatriques usuelles.

Réactions paradoxales

Les réactions paradoxales sont peu communes mais possibles avec les benzodiazépines utilisées aux doses gériatriques. Comme nous le verrons dans le syndrome de retrait, des réactions paradoxales comme une surexcitation, de l'insomnie, de l'anxiété peuvent se produire, mais elles sont la plupart du temps l'effet d'un « manque » de médicaments plutôt qu'une réaction paradoxale comme telle.

Autres

D'autres effets indésirables peuvent être attribués aux benzodiazépines (ataxie, état dépressif, faiblesse, fatigue, troubles du comportement, hypotension). Ces effets obligent le clinicien à reconsidérer le choix du médicament et la dose prescrite afin de préserver au maximum l'autonomie de la personne âgée. Le changement d'une benzodiazépine pour une autre ne fera pas nécessairement disparaître les effets indésirables.

AUTRES EFFETS INDÉSIRABLES

Ataxie
Augmentation de l'appétit
Difficulté d'élocution
État dépressif
Étourdissements
Faiblesse musculaire
Fatigue
Hypotension
Manque de concentration
Nausées et vomissements
Sudation
Vision brouillée
Troubles du comportement

Posologie

Le tableau 8 présente les doses équivalentes et les doses quotidiennes maximales recommandées en gériatrie comme anxiolytiques-sédatifs. Les individus répondent différemment aux benzodiazépines.

TABLEAU 8
Équivalences et doses anxiolytiques-sédatives des benzodiazépines en gériatrie

Benzodiazépines	Dose équivalente (mg)	Dose (mg)
Alprazolam	0,25	0,75
Bromazépam	3	3,0
Clonazépam	0,25	1,0
Diazépam	5	non recommandée
Flurazépam	15	non recommandée
Lorazépam	0,5	1,0
Nitrazépam	2,5	2,5
Oxazépam	7,5	15
Témazépam	15	15
Triazolam	0,25	non recommandée

Durée du traitement

La majorité des cliniciens reconnaissent que les benzodiazépines perdent leur efficacité après quelques semaines d'utilisation dans le traitement de l'insomnie et qu'elles devraient être réservées aux traitements de courte durée. Après ce laps de temps, si le médicament n'est pas efficace, il est opportun de revoir les objectifs de la prescription, le diagnostic et de reconsidérer l'approche globale du traitement de l'insomnie. De toute évidence, il faut vérifier l'observance par le patient de son régime thérapeutique.

Dans certaines conditions telles que l'anxiété généralisée, les états de panique, anxio-dépressifs chroniques ou les états anxieux liés à une maladie somatique chronique, l'utilisation prolongée d'une benzodiazépine peut s'avérer adéquate. Le traitement médicamenteux doit être appuyé de mesures thérapeutiques non pharmacologiques. Il est tout de même recommandé de reconsidérer au moins tous les six mois la pertinence de poursuivre les benzodiazépines et de réévaluer la dose.

Insomnie et anxiété de rebond

L'insomnie et l'anxiété de rebond sont associées à la rapidité d'élimination des benzodiazépines et à leur affinité pour les récepteurs. L'élimination du médicament détermine le moment d'apparition des symptômes de retrait, estimé sommairement à quatre ou cinq fois la demi-vie du médicament.

Ainsi, avec le triazolam, les symptômes de retrait apparaissent très rapidement, alors qu'ils sont plus lents à se manifester dans le cas d'une benzodiazépine intermédiaire tel le témazépam (deux à trois jours) et encore plus lents avec le flurazépam (quelques semaines). Par ailleurs, le lorazépam, l'alprazolam, le clonazépam et le triazolam, dont l'affinité pour les récepteurs est plus élevée, présenteront des symptômes de retrait plus sévères.

Quand plusieurs facteurs, tels l'élimination, l'affinité élevée pour les récepteurs, une durée de traitement prolongée, une dose élevée, sont associés, les symptômes de rebond sont plus graves. À la lumière de ces informations, on comprend pourquoi l'insomnie de rebond avec le triazolam vient plus rapidement et est plus importante qu'avec l'oxazépam.

Pharmacodépendance

La consommation quotidienne d'une benzodiazépine pendant une période dépassant trois à quatre semaines entraîne une dépendance physique et psychologique. La difficulté de cesser la médication sans procéder à un sevrage progressif témoigne de ce fait.

L'importance de cette dépendance est liée à la dose utilisée, à la durée du traitement et au choix de la benzodiazépine. La pharmacodépendance est plus manifeste si le sujet utilise d'autres médicaments agissant sur le système nerveux central ou s'il consomme de l'alcool. Selon certains auteurs, une personne sur deux est incapable de cesser complètement les benzodiazépines. En gériatrie, la dépendance aux benzodiazépines utilisées pour les troubles du sommeil est courante ; par contre, l'abus de ces médicaments est un phénomène plutôt marginal.

Symptômes de retrait

Outre les questions pharmacologiques, il faut considérer l'aspect éthique du sevrage des benzodiazépines. Doit-on sevrer à tout prix un malade âgé sous traitement depuis plusieurs années ? La réponse réside probablement dans l'importance que le malade et le thérapeute attachent à la qualité de vie. Cependant, il apparaît important de vérifier la nécessité de continuer la benzodiazépine, la pertinence de la dose et la présence d'effets indésirables.

Lorsque le retrait est bien planifié et accepté par le patient, les résultats obtenus auprès de la clientèle âgée sont excellents. Il peut arriver qu'il ne soit pas possible de procéder à un sevrage complet dans certaines circonstances, par exemple dans des conditions pathologiques anxiogènes.

Manifestations cliniques du sevrage

Lorsque les benzodiazépines sont utilisées pour une courte période et que la dose est adaptée à la personne âgée, les manifestations de sevrage sont peu importantes. Cependant, l'appréhension de ces manifestations pourra dépendre de l'expérience antérieure de la personne âgée qui a déjà tenté de cesser le médicament et qui a vécu un syndrome de retrait désagréable (tableau 9).

Procédure de sevrage

Pour réussir le sevrage d'une benzodiazépine, le médecin et le pharmacien doivent établir un plan d'action en accord avec le malade après lui avoir bien expliqué les motifs du retrait. Le retrait graduel du médicament doit tenir compte de la benzodiazépine utilisée, de la dose, de la durée du traitement, de la présence de dépresseurs du système nerveux central et de l'évaluation de la dépendance psychologique (peur, crainte, accord, accord conditionnel, menace). Il est important de considérer les expériences antérieures et les échecs vécus par la personne âgée.

Durant la procédure de retrait, il est primordial de rassurer la personne âgée sur le soutien et la disponibilité des ressources humaines, particulièrement si elle vit à domicile. Il faut se rappeler que le sevrage peut être plus ou moins long, avec des retours à l'étape précédente si la démarche établie ne convient pas au malade. Un retour en arrière temporaire ne doit pas être considéré comme un échec thérapeutique (tableau 10). Il arrive parfois que le retrait soit partiel. Si c'est le cas, la démarche doit être considérée comme un succès et le soutien psychologique et occupationnel (aspect non pharmacologique) doit être maintenu.

TABLEAU 9
Manifestations d'un sevrage après un retrait rapide

Sévères
Psychose, delirium, hallucinations
Paranoïa, sudation excessive
Tremblements, convulsions
Anxiété prononcée (ne répond pas à la demande de calme)
Excès de pleurs et de cris
Insomnie, tachycardie et hypertension
Problèmes gastro-intestinaux, nausées et vomissements
Modérées
Tremblement des mains, augmentation du tonus musculaire
Anxiété prononcée (répond à la demande de calme)
Réactions excessives à des stimuli
Perturbation du sommeil, anorexie, nausées
Nervosité, concentration inadéquate, maux de tête
Paranoïa modérée
Légères
Frissons, spasmes musculaires
Maux de tête, augmentation du tonus musculaire, douleurs
Anxiété légère, réponse adéquate aux suggestions
Insomnie et irritabilité

Dans le cas des personnes âgées autonomes, il est souhaitable que le pharmacien prépare un calendrier pour faciliter la réduction progressive de la benzodiazépine. L'utilisation d'un questionnaire permettant au patient de noter son appréciation du sevrage peut aussi faciliter l'entrevue à la prochaine visite médicale.

Certains auteurs recommandent d'utiliser le diazépam pour le sevrage, mais d'autres molécules peuvent aussi être employées, dont le profil pharmacocinétique est bien adapté à la personne âgée. D'autres suggèrent de poursuivre avec la molécule déjà utilisée et d'entreprendre une réduction graduelle de la dose. C'est la méthode privilégiée en gériatrie.

TABLEAU 10
Étapes suggérées d'un retrait graduel des benzodiazépines

- → Discuter avec le malade de l'importance d'arrêter le traitement aux benzodiazépines.
- → Assurer le malade d'un soutien non pharmacologique soutenu et répéter l'objectif de l'intervention.
- → En cas de refus, rediscuter avec lui de la pertinence de cesser le médicament à chaque renouvellement.
- → S'il accepte, évaluer la dose quotidienne de toutes les benzodiazépines.
- → Administrer une seule benzodiazépine à la dose équivalente, en une dose unique ou fractionnée selon le cas.
- → Préparer un programme de retrait graduel avec une baisse de la dose de 10 % par semaine. Il est parfois nécessaire de remplacer la benzodiazépine pour pouvoir utiliser des doses de plus en plus faibles. L'oxazépam permet un fractionnement de la dose sur une longue durée.
- → Ajuster la dose selon la réaction du malade et garder la possibilité de l'augmenter temporairement si nécessaire.
- → Rencontrer le patient chaque semaine puis aux quatre semaines après le retrait de la dernière dose.
- → Si le retrait graduel échoue, revenir aux doses précédentes et reprendre le processus ultérieurement.

Soutien thérapeutique au sevrage

Le sevrage des benzodiazépines doit être accompagné du rappel des règles d'hygiène favorisant la diminution de l'anxiété ou facilitant le sommeil. Certains établissements de santé mettent en place des programmes d'activité et d'accompagnement pour faciliter le sevrage des benzodiazépines. Ces programmes, lorsqu'ils sont soutenus, diminuent considérablement la consommation, mais ils nécessitent la participation et l'implication personnelle de tous les intervenants.

Interactions médicamenteuses

Les interactions médicamenteuses des benzodiazépines prennent une place importante chez nos aînés parce qu'une légère augmentation ou diminution du métabolisme du médicament peut avoir un impact très important. Ainsi, une interaction « mineure » chez un jeune adulte deviendra « majeure » chez la personne âgée. Le tableau 11 présente des interactions médicamenteuses susceptibles d'influencer la réponse des personnes âgées aux benzodiazépines.

TABLEAU 11

Principales interactions médicamenteuses

Médicament	Effet	Intervention
Alcool et autres dépresseurs du système nerveux central	Effet dépressif et intoxication possible	Association à proscrire.
Diazépam avec inhibiteurs du CYP2C19	↑ de la concentration plasmatique du diazépam par inhibition du métabolisme	Utiliser l'oxazépam, le témazépam ou le lorazépam.
Alprazolam, bromazépam, clonazépam, diazépam, midazolam avec inhibiteurs du CYP3A4	↑ de la concentration plasmatique de ces benzodiazépines par inhibition du métabolisme	Utiliser l'oxazépam, le témazépam ou le lorazépam.
Inducteurs enzymatiques: carbamazépine, rifampicine	↑ du métabolisme des benzodiazépines, surtout celles métabolisées par oxydation	Utiliser l'oxazépam, le témazépam ou le lorazépam.

AUTRES HYPNOTIQUES ET ANXIOLYTIQUES

Zopiclone

La zopiclone est un hypnotique différent chimiquement des benzodiazépines mais son profil pharmacologique est similaire, si bien qu'elle est désignée comme une *benzodiazépine like*. Elle a la capacité de réduire le temps d'endormissement, d'augmenter le temps de sommeil et de diminuer le nombre de réveils nocturnes.

Propriétés pharmacocinétiques

La biodisponibilité de la zopiclone est d'environ 75 %. Elle est métabolisée dans le foie en métabolites inactifs. Chez la personne âgée, sa demi-vie est d'environ sept heures. Son action hypnotique débute environ 30 minutes après l'ingestion.

La demi-vie d'élimination de la zopiclone est augmentée à 12 heures en présence d'insuffisance hépatique, mais ne semble pas influencée par l'insuffisance rénale. Les personnes âgées ayant des antécédents d'abus d'alcool doivent être suivies de façon spéciale. Ce médicament ne doit pas être utilisé en présence d'insuffisance hépatique.

Effets indésirables

La zopiclone peut laisser un goût amer et la bouche sèche au réveil, nuisant parfois à la prise du petit déjeuner. Un verre de jus d'orange atténue cet effet. De la confusion, des pertes de mémoire sont possibles avec l'utilisation de la zopiclone.

Posologie

Les données pharmacologiques actuelles suggèrent de débuter à une dose de zopiclone de 3,5 mg chez les personnes âgées. Son utilisation ne devrait pas dépasser sept à dix jours consécutifs.

Interactions médicamenteuses

La zopiclone, comme les benzodiazépines, potentialise les effets dépresseurs d'autres médicaments agissant sur le système nerveux central, comme les antihistaminiques, les anticonvulsivants, les neuroleptiques, et les effets dépresseurs de l'alcool.

Buspirone

La buspirone est un anxiolytique de la classe des azaspirones. Sa structure chimique lui confère une activité dopaminergique agoniste et antagoniste qui est à l'origine de son action anxiolytique. Elle n'est pas apparentée aux benzodiazépines, aux barbituriques ni aux autres anxiolytiques.

La buspirone est indiquée dans le traitement des désordres anxieux et des symptômes d'anxiété. Il est important de ne pas substituer la buspirone à une benzodiazépine sans prévoir le retrait progressif de cette dernière, pour éviter le syndrome de retrait. Elle serait moins efficace chez les personnes qui ont déjà consommé des benzodiazépines.

Propriétés pharmacocinétiques

La buspirone est rapidement absorbée et sa biodisponibilité n'est pas influencée par la nourriture. Elle subit une importante transformation au premier passage hépatique et atteint sa concentration plasmatique après 40 à 90 minutes. La buspirone est liée à 86 % aux protéines. Elle est métabolisée par la voie oxydative du CYP3A4 et sa demi-vie est d'environ trois heures. Plusieurs de ses métabolites sont actifs. Son élimination principale se fait par la voie urinaire sous forme de métabolites inactifs dans une proportion supérieure à 60 %.

Effets indésirables

Les effets indésirables les plus communs de la buspirone sont les nausées, les étourdissements, les maux de tête, la nervosité et l'excitation. Bien que la buspirone soit différente des benzodiazépines et qu'elle ne nécessite pas un sevrage progressif important, il est recommandé d'étaler son retrait sur quelques jours afin de prévenir l'anxiété et l'insomnie.

Posologie

La posologie de départ de la buspirone est de 5 mg aux 12 heures. La dose peut être augmentée progressivement selon la tolérance. Il est important de rappeler que la buspirone prend une à deux semaines avant de produire son effet anxiolytique. Ce temps de latence décourage souvent les utilisateurs de benzodiazépines qui sont habitués à un effet rapide. Son usage n'est pas indiqué sur le mode « à la demande ». La dose doit être diminuée de moitié en présence d'insuffisance rénale ou hépatique.

ANCIENS MÉDICAMENTS

Certains médicaments utilisés autrefois comme anxiolytiques ou hypnotiques n'ont plus leur place en gériatrie. C'est le cas de la métaqualone, de la méthyprylone, du glutéthimide et du méprobamate.

L'hydrate de chloral ne devrait plus être prescrit en gériatrie. Son potentiel d'effets indésirables est élevé : irritation gastrique, dépendance physique et excitations paradoxales favorisant les tendances suicidaires. Sa toxicité augmente en présence d'insuffisance hépatique ou rénale. De plus, on observe une tolérance rapide à ce médicament, en moins de 15 jours.

La diphenhydramine est quelquefois utilisée en automédication. Elle est présente dans plusieurs spécialités pharmaceutiques. Cet antihistaminique possède des effets anticholinergiques importants. Son utilisation en gériatrie comme hypnotique n'a pas sa place. Il est préférable de suggérer des approches non médicamenteuses ou de référer le malade à son médecin traitant si l'insomnie persiste.

CONCLUSION

Les benzodiazépines procurent une amélioration réelle mais éphémère des symptômes associés à l'insomnie. Leur utilisation prolongée ne procure pas d'avantages significatifs quant à la qualité du sommeil. Les autres anxiolytiques et hypnotiques sont d'utilité restreinte. Le maintien de l'autonomie de la personne âgée passe par un meilleur soutien physique et psychologique et par des changements dans les habitudes de vie.

Bibliographie

Holbrook, A.M., R. Crowther, A. Lotter *et al.* « The diagnosis and management of insomnia in clinical practice : A practical evidence-based approach », *CMAJ*, 2000, 162 : 216-220.

Holbrook, A.M., R. Crowther, A. Lotter *et al.* « Meta-analysis of benzodiazepine use in treatment of insomnia », *CMAJ*, 2000, 162 : 225-233.

Maleta, G., K.M. Mattox et M. Dysken. « Update 2000. Guidelines for prescribing psychoactive drugs », *Geriatrics*, 2000, 55 (3) : 65-72, 75-76, 79.

McDowell, J.A., L.C. Mion, T.J. Lydon *et al.* « A nonpharmacologic sleep protocol for hospitalized older patient », *J. Am. Geriatr. Soc.*, 1998, 46 : 700-705.

Moss, J.H., et K.L. Lanctôt. « Iatrogenic benzodiazepine withdrawal delirium in hospitalized older patient », *J. Am. Geriat. Soc.*, 1995, 43 : 1020-1022.

Nelson, J., et G. Chouinard. « Guidelines for the clinical use of benzodiapezines : Pharmacokinetics, dependency, rebound and withdrawal », *Can. J. Clin. Pharmacol.*, 1999, 6 (2) : 69-83.

Sadavoy, J.K., et J.K. LeClair. « Treatment of anxiety disorders in late life », *Can. J. Psychiatry*, 1997, 42, suppl. 1 : 28S-34S.

Salzman, C. « An 87-year old woman taking a benzodiazepine », *JAMA*, 1999, 281 : 1121-1125.

Taillard, J., et J. Mouret. « Le rythme veille-sommeil chez le sujet âgé », *La Revue gériatrique*, 1993, 18 : 277-288.

CHAPITRE 12

Les anticonvulsivants

Louise Mallet

INTRODUCTION

L'épilepsie a longtemps été considérée comme une maladie de l'enfant. Cependant, des études épidémiologiques récentes ont démontré que l'épilepsie présente une distribution bimodale, avec un premier pic surtout dans la première année de la vie et un second pic après 65 ans. Ces mêmes études révèlent une incidence annuelle de 100 cas par 100 000 durant l'enfance, de 30 cas par 100 000 chez les adultes et de 134 cas par 100 000 chez les plus de 65 ans. L'épilepsie demeure un sujet très peu étudié en gériatrie, ce qui explique la carence des publications médicales sur ce sujet.

ÉTIOLOGIE

L'accident vasculaire cérébral, notamment celui de nature hémorragique, est une cause importante de convulsions chez les sujets âgés. Selon les différentes populations étudiées, de 32 à 52 % des personnes âgées ont des convulsions à la suite d'un accident vasculaire cérébral. La personne ayant subi un accident vasculaire cérébral serait vingt fois plus à risque de développer des crises convulsives. Ces convulsions surviennent généralement au cours des deux premières semaines après l'événement. Par ailleurs, la présence d'une activité ictale dans les jours qui suivent l'accident vasculaire cérébral serait associée à un risque accru de mortalité.

Les tumeurs cérébrales et les démences d'origine non vasculaire sont d'autres causes de convulsions. Les patients souffrant de la maladie d'Alzheimer seraient cinq à dix fois plus à risque de développer des crises convulsives dans la cinquième année de leur maladie. Parmi les causes moins fréquentes de convulsions chez les personnes âgées, mentionnons les traumatismes crâniens causés le plus souvent par des chutes, l'abus d'alcool, les perturbations métaboliques (présence d'hypoglycémie) ou électrolytiques, l'insuffisance rénale ou hépatique et certains médicaments (tableau 1).

TABLEAU 1
Quelques médicaments prédisposant aux convulsions

Alcool
Antidépresseurs tricycliques
Antihistaminiques
Antipsychotiques
Baclofène
Benzodiazépines
Clozapine
Hypoglycémiants oraux ou insuline (hypoglycémie)
Isoniazide
Lithium
Mépéridine
Théophylline

TRAITEMENT MÉDICAMENTEUX

Le traitement médicamenteux a pour objectifs de contrôler et de prévenir les crises convulsives ainsi que de permettre au sujet de mener une vie normale et de bonne qualité. Il se révèle particulièrement compliqué chez le sujet âgé en raison des facteurs de comorbidité, des nombreux médicaments et des changements pharmacocinétiques associés au vieillissement. Notons que les recommandations actuelles relatives au traitement de l'épilepsie en gériatrie sont extrapolées des données concernant les patients jeunes et sont plutôt mal adaptées au cerveau vieillissant et présentant une plus grande prévalence de lésions focales.

De plus, il existe très peu de données sur les modifications de la cinétique des anticonvulsivants chez les personnes âgées. Chez celles-ci, on n'observe aucune corrélation entre l'efficacité, la toxicité et la fenêtre thérapeutique des anticonvulsivants. Une réponse thérapeutique peut être notée à une concentration plasmatique dans la limite inférieure de la normale ou même dans une fenêtre sous-thérapeutique.

Les anticonvulsivants les plus prescrits en gériatrie sont la phénytoïne et l'acide valproïque. Le phénobarbital et la primidone ne constituent plus des médicaments de choix à cause de leurs effets indésirables sur le système nerveux central. La rareté des études sur les nouveaux médicaments tels que la gabapentine et la lamotrigine les relègue au second choix.

Phénytoïne

Découverte dans les années 1930, la phénytoïne fut longtemps le médicament de référence pour le traitement de l'épilepsie avant d'être reléguée, ces dernières années, à la seconde place pour des raisons de toxicité. On l'utilise surtout pour contrôler les crises épileptiques tonico-cloniques généralisées et les crises partielles simples et complexes.

La phénytoïne augmente le seuil épileptogène et diminue l'intensité et la progression d'une excitation excessive. Elle augmente le flux ionique inhibiteur (chlorure et potassium), diminue le flux ionique excitateur (sodium et calcium) et provoque une réduction de l'excitation synpatique.

Propriétés pharmacocinétiques

La phénytoïne administrée par voie orale est absorbée lentement sur une période d'environ 3 à 12 heures et de façon incomplète au niveau de l'intestin. Par voie intramusculaire, son absorption est très lente et erratique ; une cristallisation du médicament ainsi qu'une nécrose musculaire sont notées au site d'injection. Seulement 50 % de la dose administrée par voie intramusculaire est absorbée en 24 heures ; l'administration par cette voie est contre-indiquée.

Phénytoïne en suspension

La phénytoïne en suspension est souvent utilisée chez les patients ayant de la difficulté à avaler ou ayant un tube de gavage. Il faut agiter la bouteille pendant quelques minutes avant de mesurer la dose prescrite, afin de bien mélanger la suspension. On utilise une seringue pour mesurer le volume exact de la dose prescrite. Une variation dans la concentration plasmatique de la phénytoïne a été notée en présence d'une suspension mal mélangée entraînant soit un surdosage, soit un sous-dosage.

La phénytoïne est liée à 90 % aux protéines plasmatiques. Une diminution de l'albumine, souvent observée chez le vieillard frêle, peut augmenter la fraction libre du médicament et entraîner des effets toxiques. La fenêtre thérapeutique de la phénytoïne se situe entre 40 et 80 µmol/L. Les méthodes de dosage couramment utilisées mesurent la concentration totale de la phénytoïne, c'est-à-dire la fraction libre et la fraction liée. La fraction libre représente un meilleur indice de l'efficacité et de la toxicité de la phénytoïne, mais sa mesure n'est actuellement possible que dans des laboratoires spécialisés.

Il est important d'interpréter la concentration totale de phénytoïne mesurée en relation avec le taux d'albumine sérique du sujet âgé. La formule mentionnée dans l'encadré suivant est utilisée pour estimer la concentration plasmatique de la phénytoïne chez un sujet présentant un niveau d'albumine sous les valeurs normales de référence (38-48 g/L). Cette formule a été validée dans une population gériatrique.

CONCENTRATION PLASMATIQUE DE LA PHÉNYTOÏNE ET ALBUMINE
CALCUL

$$\text{Concentration estimée de phénytoïne} = \frac{\text{Concentration mesurée de phénytoïne}}{(0{,}025 \times \text{albumine}) + 0{,}1}$$

Concentration estimée: concentration plasmatique de la phénytoïne qui serait observée avec un taux d'albumine sérique à l'intérieur des valeurs normales (38-48 g/L)

Concentration mesurée: concentration plasmatique mesurée de la phénytoïne

Albumine: valeur mesurée de l'albumine sérique

MISE EN SITUATION

Mme L.S. (80 ans, 50 kg) reçoit du Dilantin[MD] (100 mg par gélule, 2 gélules le soir au coucher). Ses convulsions sont bien contrôlées. La concentration plasmatique mesurée de la phénytoïne est de 35 µmol/L (valeur de référence: 40-80 µmol/L) et celle de l'albumine est de 29 g/L. Le médecin veut augmenter la dose de phénytoïne. Voici le calcul qui doit être fait:

$$\text{Concentration estimée de la phénytoïne} = \frac{35\,\mu\text{mol/L}}{(0{,}025 \times 29) + 0{,}1} = \mathbf{42{,}4\,\mu mol/L}$$

En l'ajustant pour l'albumine, la concentration de phénytoïne de cette patiente se trouve à l'intérieur de la fenêtre thérapeutique. Une augmentation de la dose de phénytoïne pourrait entraîner une toxicité importante.

La phénytoïne est métabolisée principalement dans le foie par parahydroxylation en 5-(p-hydroxyphényl)-5-phénylhydantoïne (HPPH), métabolite inactif; ce dernier est ensuite conjugué et éliminé dans l'urine. On estime que 80 % de la dose de phénytoïne administrée par voie orale se retrouve dans les urines sous forme de HPPH.

Moins de 5 % de la dose de phénytoïne est excrétée sous forme inchangée dans l'urine. Une diminution de la fonction rénale n'a pas d'influence directe sur la pharmacocinétique de la phénytoïne. Cependant, une insuffisance rénale grave peut entraîner l'accumulation d'autres substances (toxines) qui peuvent déplacer la phénytoïne de ses sites de liaison, augmentant ainsi la fraction libre de la phénytoïne.

La phénytoïne possède une cinétique d'ordre zéro, du modèle de Michaelis-Menten. Les enzymes hépatiques dégradent une quantité déterminée de phénytoïne par unité de temps. Le niveau de saturation peut être atteint à l'intérieur de la fenêtre thérapeutique. Au-delà de ce seuil de saturation, il n'existe pas de corrélation entre l'augmentation de la dose et l'augmentation de la concentration plasmatique.

Les études ont démontré une diminution du métabolisme de la phénytoïne de l'ordre de 20 % chez les patients âgés de 60 à 79 ans comparativement aux jeunes patients. Cette diminution de la capacité de métaboliser la phénytoïne représente un facteur de risque de voir survenir des effets indésirables si la posologie n'est pas ajustée. La demi-vie plasmatique de la phénytoïne est variable d'une personne à l'autre et est liée principalement à l'activité des enzymes hépatiques. Elle se situe entre 67 à 95 heures chez le sujet âgé. Le temps requis pour atteindre l'équilibre peut varier de trois à quatre semaines.

AJUSTEMENT DE LA DOSE DE PHÉNYTOÏNE

Il faut être prudent lorsqu'on désire ajuster la dose de phénytoïne en gériatrie. Une faible augmentation de la dose (10 %) peut produire une concentration plasmatique toxique. Chez la personne âgée, en plus du phénomène de saturation des enzymes hépatiques, peuvent s'ajouter une réduction du métabolisme hépatique et une diminution du taux de liaison aux protéines.

Formes pharmaceutiques

Certaines formes galéniques de la phénytoïne présentées au tableau 2 contiennent le sel sodique de phénytoïne, tandis que d'autres contiennent la forme acide libre (phénytoïne base).

TABLEAU 2

Formes galéniques de la phénytoïne

	Forme	Teneur
Sel sodique	Capsule (gélule)	30 mg
	Capsule (gélule)	100 mg
	Injectable	50 mg/mL
Phénytoïne base	Comprimé	50 mg
	Suspension	30 mg/5 mL
		100 mg/5 mL

Une dose de 100 mg de sel sodique de phénytoïne contient 92 mg de phénytoïne base. Il est important de surveiller la concentration plasmatique de la phénytoïne et, le cas échéant, d'ajuster la dose, lorsqu'on passe du sel sodique de phénytoïne à la phénytoïne base, ou vice versa, comme c'est le cas lorsqu'on substitue les capsules (gélules) à la suspension.

TABLEAU 3
Évaluation de l'efficacité et de l'innocuité de la phénytoïne

Évaluation	Éléments d'évaluation	Interventions	Suivi
Efficacité	Absence de convulsions	Ajuster la dose de la phénytoïne selon l'albumine et le poids.	Mesurer la concentration plasmatique aux 3 semaines après le début du traitement ou 3 semaines après chaque changement de dose.
Innocuité	Nausées, vomissements	Administrer la dose totale au coucher.	Surveiller dans la première semaine de traitement.
	Ataxie, nystagmus, vertige	Mesurer la concentration plasmatique de la phénytoïne. Ces effets peuvent apparaître à des concentrations plasmatiques normales. Diminuer la dose ou cesser la phénytoïne.	Vérifier la disparition des symptômes après la réduction ou l'arrêt de la phénytoïne.
	Éruptions cutanées de nature morbilliforme, exfoliatrice ou bulleuse	Cesser le médicament. Changer d'anticonvulsivant. Au besoin, utiliser de l'hydroxyzine 10 à 25 mg à toutes les 8 heures.	Vérifier la disparition des lésions cutanées.
	Inflammation des gencives	Bonne hygiène dentaire quotidienne.	Vérifier l'état des gencives tous les mois.

Effets indésirables

Les effets indésirables de la phénytoïne sont importants et apparaissent même avec l'utilisation de faibles doses chez le sujet âgé. Des changements subtils tels que la perte de l'appétit, une démarche instable, une perte de posture chez le patient confiné au fauteuil roulant et une sédation importante sont des indicateurs de toxicité. Ils sont particulièrement difficiles à déceler chez la personne âgée confuse ou souffrant de démence. Le tableau 3 présente les éléments d'évaluation de l'efficacité et de l'innocuité de la phénytoïne.

Effets sur le système nerveux central

Les effets indésirables sur le système nerveux central sont proportionnels à la dose. Le syndrome cérébello-vestibulaire (ataxie, nystagmus, vertiges) est caractéristique d'un surdosage. Chez la personne âgée, ces effets peuvent se produire à des concentrations plasmatiques comprises dans la fenêtre thérapeutique. Ils sont réversibles, disparaissant après l'arrêt ou la réduction de la posologie de la phénytoïne.

Des troubles d'élocution, de l'incoordination motrice, de la sédation, des étourdissements et de la confusion sont également signalés. Le vieillard est plus sensible à l'effet sédatif de la phénytoïne, surtout en début de traitement. L'ataxie passe souvent inaperçue, surtout si le patient présente déjà une démarche instable. Tout changement dans l'état mental du patient doit être noté.

Problèmes hématologiques

Une interaction complexe entre la phénytoïne et l'acide folique est décrite dans la littérature. La phénytoïne peut réduire l'absorption de l'acide folique, tandis que la prise d'acide folique peut augmenter la clairance plasmatique de la phénytoïne et, par conséquent, réduire sa concentration plasmatique. Même si l'anémie mégaloblastique est rare, il faut la surveiller. Afin d'éviter de masquer une anémie pernicieuse, la mesure des niveaux sanguins d'acide folique et de vitamine B_{12} est indiquée avant le début du traitement et annuellement par la suite pour les traitements à long terme. Une évaluation de la prise d'acide folique doit être incluse dans l'histoire médicamenteuse du patient.

Problèmes gastro-intestinaux et hépatiques

La phénytoïne provoque des nausées et des vomissements importants surtout en début de traitement et en monothérapie ; l'administration au coucher peut aider à diminuer ces effets. Un risque important d'hépatite est associé à l'utilisation de la phénytoïne. Il faut mesurer les enzymes hépatiques avant le début du traitement et aux six mois par la suite. Il faut cesser le médicament si les enzymes hépatiques atteignent trois fois la limite supérieure de la valeur normale.

Problèmes cutanés

Des réactions dermatologiques de nature morbilliforme, exfoliatrice ou bulleuse, localisées principalement dans le haut du corps, ont été observées après la prise de phénytoïne. Elles sont particulièrement graves, et s'il apparaît des lésions morbilliformes, il faut documenter l'allergie à la phénytoïne, cesser le traitement et utiliser un autre anticonvulsivant. Dans 50 % des cas, les enzymes hépatiques sont élevées. Il faut signaler le risque de réaction croisée avec la carbamazépine pouvant entraîner des problèmes cutanés.

Hyperplasie gingivale

Une hyperplasie gingivale, débutant généralement six mois après le début du traitement à la phénytoïne, se manifeste par une gingivite. Cet effet est détecté principalement chez les jeunes patients et ne semble pas être un problème chez les personnes âgées en raison d'une régénération moins rapide des tissus conjonctifs.

Quoique l'incidence soit plus élevée chez les jeunes patients, plusieurs personnes âgées qui prennent de la phénytoïne depuis de nombreuses années ont déjà présenté ce problème. Une bonne hygiène dentaire aide à contrôler la gingivite. Chez les porteurs de prothèses dentaires, un ajustement adéquat de ces dernières est nécessaire en présence de surcroissance des gencives. Une attention particulière doit être portée à la personne âgée ne pouvant s'occuper elle-même de son hygiène dentaire.

Autres

Des troubles de la calcification se traduisant par une ostéomalacie, conséquence d'une interférence probable avec le métabolisme de la vitamine D, ont été observés le plus souvent après des traitements associant la phénytoïne et le phénobarbital. La pertinence clinique de cet effet en gériatrie demeure indéterminée. Il faudrait cependant s'assurer que les besoins en vitamine D soient satisfaits.

Posologie

La dose de charge de la phénytoïne en gériatrie est de l'ordre de 15 mg/kg de poids corporel, comparativement à 18 mg/kg chez les jeunes adultes. Elle est administrée par voie orale ou intraveineuse selon l'urgence de la situation. Par voie orale, la dose de charge calculée est administrée en trois prises sur une période de 24 heures.

La voie intraveineuse est préférée en situation d'urgence. La vitesse de perfusion de la phénytoïne ne devrait pas dépasser 25 mg par minute chez la personne âgée afin de réduire le risque d'hypotension associé au propylène glycol, diluant présent dans la préparation parentérale.

La posologie de maintien chez la personne âgée est de 3 à 4 mg/kg par jour, comparativement à 5 à 6 mg/kg chez les jeunes adultes. La dose totale peut être administrée une fois par jour au coucher pour diminuer les effets indésirables. Cependant, les personnes âgées qui se lèvent souvent la nuit devraient plutôt prendre la phénytoïne durant la journée en doses divisées afin d'éviter les effets indésirables comme les chutes.

Lorsque la dose de phénytoïne dépasse 300 mg par jour, il faut l'administrer en deux prises en raison d'une diminution de l'absorption observée avec l'administration en prise unique de doses quotidiennes supérieures à 300 mg. Quelques rares patients âgés corpulents peuvent nécessiter une dose quotidienne de 400 mg.

Interactions médicamenteuses

La phénytoïne est un substrat du CYP2C9. Le tableau 4 donne quelques exemples d'interactions médicamenteuses avec la phénytoïne.

Fosphénytoïne

La fosphénytoïne, un promédicament, est une nouvelle molécule utilisée par voie parentérale pour le contrôle des convulsions en status épilepticus ou non. Elle est convertie complètement et rapidement en phénytoïne en 15 minutes environ; 1,5 mg de fosphénytoïne équivaut à 1 mg de phénytoïne. La

TABLEAU 4
Quelques interactions médicamenteuses avec la phénytoïne

Médicaments	Mécanisme d'action	Effet clinique	Intervention
Alimentation entérale par suppléments nutritifs	Formation d'un complexe	Baisse de l'effet thérapeutique de la phénytoïne.	Espacer l'administration de la phénytoïne d'au moins 2 heures.
Rifampicine	Induction enzymatique	Baisse de la concentration plasmatique et de l'effet thérapeutique de la phénytoïne.	Augmenter la dose de phénytoïne en fonction de la concentration plasmatique.
Sulfaméthoxazole-triméthoprime	Inhibition enzymatique	Toxicité possible de la phénytoïne.	Utiliser un autre antibiotique.
Théophylline	Induction enzymatique	Baisse de l'effet thérapeutique de la phénytoïne ou de la théophylline.	Mesurer les concentrations plasmatiques de la théophylline et de la phénytoïne et ajuster les doses au besoin.

fosphénytoïne peut être administrée par voie intraveineuse ou même par voie intramusculaire car sa biodisponibilité est alors de 100 %. Les effets indésirables sont les mêmes que ceux rencontrés avec la phénytoïne.

La fosphénytoïne est un adjuvant intéressant dans le contrôle des convulsions chez les patients demeurant en centre d'hébergement de soins de longue durée. Elle se caractérise par une meilleure biodisponibilité que la phénytoïne au site d'injection lorsque la voie intramusculaire est utilisée. Toutefois, le coût important de cette molécule limite son utilisation.

Carbamazépine

La carbamazépine est indiquée dans le traitement de l'épilepsie partielle. Sa structure chimique est apparentée à celle des antidépresseurs tricycliques en plus de présenter une ressemblance stérique avec la phénytoïne. Le mécanisme d'action précis de la carbamazépine demeure inconnu. On pense qu'elle bloque la propagation des influx nerveux et qu'elle stabilise l'activité électrique dans les structures limbiques.

Propriétés pharmacocinétiques

L'absorption de la préparation régulière de la carbamazépine par le tractus gastro-intestinal est lente et erratique à cause de sa faible solubilité. La carbamazépine se fixe dans une proportion de 65 à 85 % à l'albumine et à l'alpha-1-glycoprotéine acide. Environ 98 % de la dose est métabolisée dans le foie par le CYP3A4. Le 10,11-époxyde de carbamazépine, l'un de ses principaux métabolites, est pharmacologiquement actif et est responsable de la neurotoxicité. L'époxyde de carbamazépine se lie à 50 % aux protéines plasmatiques. Seulement 1 à 2 % de la carbamazépine est éliminée sous forme inchangée par voie rénale.

Les données concernant la pharmacocinétique de la carbamazépine chez les personnes âgées sont contradictoires. Certains auteurs ne signalent aucun changement tandis que d'autres ont observé une diminution de 40 % de la clairance de la carbamazépine chez des patients dont l'âge moyen était de 82 ans.

La carbamazépine accélère son propre métabolisme par un phénomène d'auto-induction. L'induction enzymatique débute trois à cinq jours après le début du traitement et l'activité maximale de la carbamazépine est observée après trois à quatre semaines. Il est donc fréquent d'atteindre une concentration plasmatique à l'intérieur de la fenêtre thérapeutique en début de traitement et de voir cette concentration diminuer après quelques semaines. Pour cette raison, la mesure de la concentration plasmatique du médicament s'impose en début de traitement et à la quatrième semaine. L'effet de l'âge sur le phénomène d'auto-induction est inconnu.

La demi-vie de la carbamazépine à la suite d'une utilisation prolongée est de 16 à 24 heures. L'époxyde de carbamazépine a une demi-vie de cinq à huit heures. La fenêtre thérapeutique de la carbamazépine se situe entre 17 et 50 µmol/L.

Effets indésirables

Effets sur le système nerveux central

Les effets indésirables les plus fréquents à ce niveau sont: effets neurosensoriels, diplopie, vision brouillée, ataxie, nystagmus, perte d'équilibre, somnolence, vertiges, céphalées, confusion; ils surviennent chez 35 à 50 % des patients en début de traitement. Ces effets limitent l'utilisation de la carbamazépine en gériatrie. Pour diminuer ces effets, il est recommandé de commencer le traitement lentement et d'augmenter graduellement la dose.

Problèmes gastro-intestinaux

Des troubles gastriques (nausées, vomissements) sont observés à la suite de la prise de carbamazépine. Une dose initiale faible est recommandée afin de diminuer ces effets. Si les nausées sont légères à modérées, la prise avec les aliments est suggérée. Certains patients ne tolèrent pas les effets indésirables gastro-intestinaux et la carbamazépine doit être alors cessée. En présence de nausées sévères, de vomissements, d'anorexie et de diarrhée, il faut vérifier la fonction hépatique pour exclure la possibilité d'une hépatotoxicité. Par ailleurs, la sécheresse de la bouche et un goût métallique sont signalés par certains patients.

Problèmes hépatiques

Une élévation des transaminases hépatiques souvent transitoire et asymptomatique est observée dans la première semaine suivant le début du traitement. L'arrêt de la carbamazépine est indiqué lorsque les transaminases hépatiques atteignent trois fois la limite supérieure de la valeur normale ou lorsque le patient présente les symptômes cliniques d'une hépatite.

Des cas d'hépatite ont été rapportés. La surveillance des enzymes hépatiques n'est pas toujours efficace pour prédire une hépatotoxicité. Une mesure des transaminases hépatiques doit être effectuée avant le début du traitement et aux six mois par la suite.

Hyponatrémie/hypo-osmolalité

Une hyponatrémie associée à une hypo-osmolalité ressemblant à une sécrétion inappropriée de l'hormone antidiurétique a été décrite avec l'utilisation de la carbamazépine. Les patients à risque sont les personnes âgées, les utilisateurs de diurétiques, ceux qui présentent une natrémie à la limite inférieure de la normale avant le début du traitement.

De la confusion, de la fatigue, des étourdissements, des crampes musculaires peuvent accompagner cette hyponatrémie. En présence d'une natrémie asymptomatique entre 125 et 136 mmol/L, la dose de carbamazépine doit être diminuée et la natrémie surveillée. Cependant, si le patient est symptomatique, la carbamazépine doit être cessée. En présence d'une natrémie inférieure à 125 mmol/L, la carbamazépine est cessée et on doit corriger la natrémie. Un bilan électrolytique et une évaluation de la fonction rénale sont recommandés avant le début du traitement et aux trois mois par la suite.

Problèmes hématologiques

Les problèmes hématologiques sont à surveiller, surtout durant la première année de traitement. Il est important de surveiller la présence de fièvre, de maux de gorge, de fatigue, d'ecchymoses ou d'hématomes. La leucopénie est le problème hématologique le plus souvent décrit avec une incidence de 10 %. Cette leucopénie est généralement transitoire et asymptomatique ; elle débute dans le premier mois suivant le début du traitement et est habituellement corrigée en un mois. Chez environ 2 % des patients, cette leucopénie est chronique. L'importance clinique de cet effet n'est cependant pas documentée en gériatrie.

En pratique, on suggère de cesser le traitement avec la carbamazépine si le nombre de leucocytes est inférieur à $2{,}5 \times 10^3\,\text{mm}^3$ et celui des neutrophiles à $1{,}5 \times 10^3\,\text{mm}^3$ ou si le patient présente des signes ou symptômes d'une infection. Une thrombocytopénie et une anémie apparaissent chez moins de 5 % des patients traités avec la carbamazépine et répondent généralement à l'arrêt du traitement. Une formule sanguine complète doit être effectuée avant d'entreprendre un traitement à la carbamazépine, à chaque mois pour une période de trois mois et aux six mois par la suite.

Autres

Des réactions d'hypersensibilité, telle une éruption cutanée généralisée avec éosinophilie, sont décrites principalement chez les personnes âgées. Des troubles de la conduction cardiaque, une bradycardie sinusale ou une aggravation de l'insuffisance ont été signalés avec la prise de carbamazépine. Le tableau 5 présente les éléments d'évaluation de l'innocuité de la carbamazépine.

Posologie

Il n'existe aucune recommandation quant à l'utilisation d'une dose de charge pour entreprendre un traitement à la carbamazépine chez les personnes âgées. La posologie de départ est de 100 mg deux fois par jour et elle est graduellement augmentée par paliers de 100 mg chaque semaine. La dose quotidienne moyenne en gériatrie varie de 300 à 800 mg, en deux prises compte tenu de la longue demi-vie de la carbamazépine. En monothérapie, la posologie recommandée est de 10 mg/kg/jour en doses fractionnées. Un comprimé à libération contrôlée, préparation qui ne peut être « écrasée » ni mâchée, est disponible pour administration deux fois par jour. Chez les patients qui ont de la difficulté à avaler, une suspension de carbamazépine est aussi disponible.

Interactions médicamenteuses

De nombreuses interactions médicamenteuses sont décrites avec la carbamazépine. La carbamazépine est un substrat du CYP3A4. Le lecteur consultera, dans le chapitre traitant des interactions médicamenteuses, la liste des substrats, des inhibiteurs et des inducteurs du CYP3A4.

Acide valproïque

L'acide valproïque est un anticonvulsivant utilisé dans le traitement de formes variées d'épilepsie généralisée, focalisée simple ou complexe. Il est moins efficace que la phénytoïne ou la carbamazépine dans les crises partielles. Sa configuration spatiale est semblable à celle des acides gras avec lesquels il entre en compétition pendant son transport, son métabolisme et son élimination. Le mécanisme d'action précis de l'acide valproïque demeure inconnu. Il agit en activant la transmission GABAergique.

Propriétés pharmacocinétiques

L'absorption de l'acide valproïque par voie digestive est complète. Le pic plasmatique survient après 30 minutes à une heure avec le sirop d'acide valproïque, après une à trois heures avec la capsule d'acide valproïque et après trois à six heures avec la forme entérosoluble de divalproex de sodium (préparation qui se dissocie en ions valproate).

L'acide valproïque se distribue dans tous les tissus du corps. Son taux de fixation aux protéines plasmatiques varie de 70 à 90 % et sa demi-vie est d'envi-

TABLEAU 5
Évaluation de l'innocuité de la carbamazépine

Évaluation	Éléments d'évaluation	Interventions	Suivi
Problèmes gastro-intestinaux	Nausées, vomissements	Commencer le traitement lentement. Administrer avec les repas. Si nausées et vomissements sévères, cesser la carbamazépine et vérifier les enzymes hépatiques pour éliminer une hépatotoxicité.	Observer si apparition dans les premières semaines de traitement.
Effets sur le système nerveux central	Vision double, vision brouillée, ataxie, nystagmus, pertes d'équilibre, somnolence, vertiges, confusion	Mesurer la concentration sérique de la carbamazépine. Ralentir l'augmentation de la dose.	Observer si apparition dans les premières semaines de traitement.
Problèmes hépatiques	Vomissements sévères, suspicion d'insuffisance hépatique aiguë	Mesurer les transaminases hépatiques. Cesser la carbamazépine en présence d'hépatite clinique ou si les transaminases atteignent trois fois la limite supérieure de la valeur normale.	Mesurer les transaminases hépatiques avant le début du traitement et aux trois mois.
Hyponatrémie	Confusion, fatigue, étourdissements, crampes musculaires	Déterminer la natrémie. Si sodium < 125 mmol/L, cesser la carbamazépine. Si sodium > 125 mmol/L, diminuer la dose de carbamazépine, surveiller la natrémie et la reprise des convulsions.	Mesurer les électrolytes avant le début du traitement et aux trois mois.
Problèmes hématologiques	Fièvre, maux de gorge, fatigue	Cesser la carbamazépine, si leucocytes < $2{,}5 \times 10^3$ mm^3 et neutrophiles < $1{,}5 \times 10^3$ mm^3 ou en présence de signes ou symptômes d'infection.	Mesurer la formule sanguine complète avant le début du traitement et chaque mois en présence ou non de signes d'infection.
Problèmes cutanés	Éruptions cutanées	Cesser la carbamazépine. Utiliser un autre anticonvulsivant.	Vérifier la disparition des éruptions cutanées.

ron 15 heures chez le sujet âgé. Son métabolisme est essentiellement hépatique ; il est transformé presque entièrement par conjugaison en métabolites inactifs ; au moins dix métabolites ont été identifiés. La concentration plasmatique thérapeutique de l'acide valproïque se situe entre 350 et 700 µmol/L.

La fixation de l'acide valproïque aux protéines plasmatiques est un mécanisme saturable dépendant de la dose. Une augmentation de la dose peut entraîner une diminution du taux de liaison aux protéines et, conséquemment, des modifications de la clairance et de l'élimination. Il s'ensuit une augmentation de la concentration de la fraction libre de l'acide valproïque qui peut se traduire par l'apparition d'effets indésirables. Chez les personnes âgées, la fixation de l'acide valproïque aux protéines plasmatiques et son métabolisme sont diminués. De nombreuses études ont constaté une augmentation de l'ordre de 50 % de la fraction libre de l'acide valproïque et une diminution de sa clairance.

Il existe différentes formes galéniques de l'acide valproïque (tableau 6). Le divalproex de sodium, forme entérosoluble, se dissocie en ions valproate dans le tractus gastro-intestinal, ce qui diminue les effets gastro-intestinaux indésirables accompagnant l'utilisation de l'acide valproïque

TABLEAU 6

Formes galéniques de l'acide valproïque

Médicament	Forme	Teneur
Acide valproïque	Capsule	250 mg
	Capsule	500 mg
	Liquide	250 mg/5 mL
Divalproex de sodium	Comprimé entérosoluble	125 mg
		250 mg
		500 mg

Effets indésirables

Problèmes gastro-intestinaux

En début de traitement, une intolérance gastrique importante peut se manifester par des nausées et des vomissements. Ces effets sont généralement passagers et requièrent rarement l'arrêt de la médication. L'utilisation du divalproex de sodium, la prise du médicament après les repas ou l'augmentation progressive de la dose permettent de réduire ces effets. Une augmentation de l'appétit avec gain pondéral a été observée. L'importance clinique de ces effets chez le vieillard demeure inconnue ; une surveillance mensuelle du poids est souhaitable.

ADMINISTRATION DES CAPSULES OU DES COMPRIMÉS D'ACIDE VALPROÏQUE

Ouvrir les capsules d'acide valproïque, croquer les comprimés ou les triturer risquent de provoquer une inflammation de la bouche et de la gorge. Il est recommandé d'administrer la préparation liquide lorsque le patient a de la difficulté à avaler.

Effets sur le système nerveux central

Des tremblements, de la sédation, de l'ataxie, des étourdissements, des changements cognitifs sont observés chez les patients recevant de l'acide valproïque. Ces effets régressent avec une diminution de la dose ou après l'arrêt du traitement.

Problèmes hépatiques

Une atteinte hépatique sévère parfois mortelle a été signalée, principalement chez les enfants de moins de deux ans ; cette atteinte survient pendant les six premiers mois de traitement, surtout entre la deuxième et la douzième semaine et si le traitement comporte plusieurs antiépileptiques. L'hépatotoxicité est parfois précédée de signes non spécifiques et généralement d'apparition soudaine tels que malaises, faiblesse, anorexie, somnolence pouvant s'accompagner de vomissements et de douleurs abdominales. Il importe d'informer le patient, la famille ou le personnel infirmier de surveiller l'apparition de ces symptômes chez les sujets âgés. Un décompte des enzymes hépatiques doit être effectué avant le début du traitement, chaque mois pendant les trois premiers mois du traitement et aux six mois par la suite. Environ 11 % des personnes recevant de l'acide valproïque subissent une modification de leur fonction hépatique confirmée par une augmentation des transaminases.

Une hyperammoniémie non liée à la dose et sans modification des tests de la fonction hépatique est parfois observée. Cet effet est habituellement asymptomatique et transitoire chez les jeunes patients ; cependant, son importance clinique n'a pas été évaluée chez les personnes âgées. Des symptômes neurologiques (somnolence, malaise, ataxie, léthargie, atteintes cognitives, delirium) sont parfois observés. Le lactulose n'est pas efficace pour traiter ce problème. En présence de symptômes neurologiques et d'une augmentation de l'ammoniaque, l'acide valproïque doit être cessé et remplacé par un autre anticonvulsivant.

Le mécanisme précis de l'augmentation de l'ammoniaque est complexe. L'acide valproïque inhibe la carmamyl phosphate synthétase au niveau du cycle de l'urée. Au niveau rénal, l'acide valproïque entraîne une modification de la perméabilité mitochondriale résultant en une augmentation du transport de la glutamine. Une stimulation de la glutaminase rénale entraînerait une élévation de la production d'ammoniaque par le rein.

Problèmes hématologiques

L'acide valproïque inhibe la deuxième phase de l'agrégation plaquettaire, augmentant les risques de saignement. Les patients recevant des médicaments antiplaquettaires en association avec l'acide valproïque sont particulièrement exposés aux saignements. Des cas de thrombocytopénie ont été documentés. Une vérification des plaquettes avant le début du traitement et aux trois mois est suggérée. De plus, la prudence est de mise avant une intervention chirurgicale. Le tableau 7 présente les éléments d'évaluation de l'innocuité de l'acide valproïque et le suivi à effectuer.

TABLEAU 7
Évaluation de l'innocuité de l'acide valproïque

Évaluation	Éléments d'évaluation	Interventions	Suivi
Problèmes gastro-intestinaux	Nausées, vomissements	Administrer avec les repas. Utiliser le divalproex de sodium. Augmenter la dose lentement.	Observer l'apparition dans la première semaine de traitement.
Effets sur le système nerveux central	Tremblements, sédation, ataxie, étourdissements, confusion	Titrer la dose en début de traitement. Diminuer ou cesser l'acide valproïque.	Observer l'apparition dans les premières semaines de traitement.
Problèmes hépatiques	Malaises, faiblesse, anorexie, vomissements sévères, douleurs abdominales	Mesurer les transaminases hépatiques. Cesser l'acide valproïque en présence d'hépatite clinique ou si les transaminases atteignent trois fois la limite supérieure de la valeur normale.	Mesurer les transaminases hépatiques avant le début du traitement et tous les mois par la suite. Présence d'hépatite signalée dans les six premiers mois de traitement.
Hyperammoniémie	Somnolence, malaise, léthargie, changement de comportement	Déterminer le niveau d'ammoniaque. Cesser l'acide valproïque et remplacer par un autre anticonvulsivant en présence de symptômes cliniques.	Mesurer l'ammoniaque avant le début du traitement et aux trois mois par la suite.
Problèmes hématologiques	Saignement	Cesser en présence de saignements. Apporter une vigilance accrue en association avec un antiplaquettaire.	Mesurer les plaquettes avant le début du traitement et aux trois mois par la suite.

Posologie

La posologie de départ est de 5 à 10 mg/kg par 24 heures, en deux prises pour diminuer les effets gastro-intestinaux. Cette dose est augmentée progressivement de 250 mg par semaine jusqu'à la suppression des crises ou l'atteinte de la dose maximale de 60 mg/kg/jour.

Interactions médicamenteuses

L'acide valproïque n'agit pas sur les enzymes hépatiques et n'est ni un inducteur ni un inhibiteur enzymatique, ce qui diminue les risques d'interactions médicamenteuses. Des études ont constaté, après la prise d'acide acétylsalicylique, une toxicité à l'acide valproïque causée par le déplacement de ce dernier des sites de liaison aux protéines plasmatiques. Cette interaction a été étudiée principalement chez les enfants avec des posologies variant de 11 à 20 mg/kg d'acide acétylsalicylique et d'acide valproïque en doses thérapeutiques. L'importance clinique de cette interaction n'a pas été déterminée avec la prise d'acide acétylsalicylique à raison de 325 mg par jour chez les personnes âgées.

Phénobarbital et primidone

Le phénobarbital appartient au groupe des barbituriques. Découvert il y a plus de 70 ans, il fut surtout utilisé comme sédatif et hypnotique. La primidone a été introduite au début des années 1950. Sa structure chimique ressemble à celle des barbituriques. Ces médicaments ne sont plus recommandés comme traitement de premier choix chez les sujets âgés. Seulement certains patients ayant commencé de recevoir ces médicaments avant que les nouveaux agents ne soient disponibles poursuivent un traitement d'entretien. En général, le phénobarbital et la primidone ne sont plus prescrits en gériatrie.

Gabapentine

La gabapentine représente un médicament de deuxième intention utilisé dans le traitement des épilepsies partielles réfractaires. Son utilisation en monothérapie est envisageable, en particulier chez des patients intolérants aux autres médicaments. La gabapentine présente un profil d'effets indésirables intéressant ; cependant, elle n'a pas été étudiée chez les personnes âgées dans le traitement de l'épilepsie.

La gabapentine est apparentée à l'acide gamma-aminobutyrique (GABA) par sa structure. Son mécanisme d'action est différent de celui des autres anticonvulsivants car elle ne possède pas d'affinité pour les récepteurs GABA.

Propriétés pharmacocinétiques

La gabapentine est absorbée par l'intermédiaire d'un transporteur actif d'acides aminés. La prise de nourriture n'influence pas son absorption. La gabapentine ne se lie pas aux protéines plasmatiques et n'est pas métabolisée dans le foie. Elle n'exerce aucun effet inducteur ni inhibiteur sur les différents cytochromes et il n'est pas nécessaire de surveiller sa concentration plasmatique.

La gabapentine est éliminée exclusivement par voie rénale. Sa demi-vie d'élimination est de six heures en présence d'une fonction rénale normale. L'insuffisance rénale conduit à une réduction de sa clairance plasmatique et à une augmentation de sa demi-vie.

Effets indésirables

Les principaux effets indésirables sont liés au système nerveux central : somnolence, fatigue, vertiges, nystagmus, troubles de la coordination et troubles de la concentration. On a aussi noté de la diplopie, des tremblements, la bouche sèche, de l'agitation et des céphalées. Les troubles digestifs tels que les nausées, les vomissements, les ballonnements sont rarement observés. Le tableau 8 présente les éléments d'évaluation de l'innocuité de la gabapentine.

TABLEAU 8
Évaluation de l'innocuité de la gabapentine

Évaluation	Éléments d'évaluation	Interventions	Suivi
Effets sur le système nerveux central	Somnolence, fatigue, vertiges, nystagmus, problème de concentration	Commencer le traitement lentement. Ajuster la dose selon la fonction rénale du patient. Cesser si le patient ne peut tolérer.	Observer l'apparition dans la première semaine de traitement.

Posologie

La posologie initiale est de 300 mg une fois par jour au coucher. L'augmentation se fait à raison de 300 mg par semaine jusqu'à l'atteinte de la dose thérapeutique. La dose usuelle est de 900 à 1 800 mg par jour ; cependant, des doses de 2 400 à 3 600 mg ont été utilisées chez des patients avec une fonction rénale normale. Si la posologie quotidienne est supérieure à 600 mg, la dose doit être fractionnée en trois prises par jour.

Un ajustement de la posologie est nécessaire en présence d'une fonction rénale diminuée (tableau 9). Pour les patients hémodialysés, la prise de gabapentine se fait après chaque hémodialyse.

TABLEAU 9
Ajustement des doses de gabapentine selon la fonction rénale

Cl_{Cr} mL/min	Posologie quotidienne (mg/jour)
> 60	1 200-3 600
30-60	600
15-29	300
< 15	150

Lamotrigine

La lamotrigine est indiquée en seconde intention dans le traitement des épilepsies généralisées convulsives et des épilepsies partielles, simples et complexes. Elle inhibe les canaux sodiques voltage-dépendants et stabilise ainsi la membrane neuronale et inhibe la libération de glutamate, neurotransmetteur excitateur.

Propriétés pharmacocinétiques

La lamotrigine est rapidement et entièrement absorbée dans le tractus gastro-intestinal. Elle est peu liée aux protéines plasmatiques (environ 55 %) et est métabolisée principalement dans le foie par glucuroconjugaison. Son principal métabolite est un 2-N-glucuroconjugué inactif. Environ 70 % de la dose de lamotrigine administrée par voie orale est retrouvée dans l'urine sous forme de métabolite inactif. Moins de 10 % de la dose est éliminée sous forme inchangée dans les urines. La demi-vie plasmatique de la lamotrigine se situe entre 25 et 30 heures.

Effets indésirables

Des réactions cutanées apparaissant en général dans les huit premières semaines du traitement ont été signalées. Dans la majorité des cas, on observe un rash maculopapuleux à caractère limitatif. Cependant, des cas de syndrome de Stevens-Johnson ont été signalés pour une incidence de 1/1 000 environ ; le risque d'apparition de ce syndrome est plus élevé chez l'enfant que chez l'adulte.

Certains facteurs de risque peuvent favoriser l'apparition de réactions cutanées, soit une augmentation trop rapide de la dose en début de traitement ou l'administration concomitante d'acide valproïque. L'apparition d'un rash cutané doit être immédiatement évaluée et l'arrêt du médicament s'impose. Ces éruptions cutanées sont réversibles et sans gravité si le traitement est rapidement arrêté.

Des maux de tête et des vomissements sont observés pendant quelques jours en début de traitement, principalement lorsque l'augmentation de la dose est trop rapide. La lamotrigine est un faible inhibiteur de la dihydrofolate-réductase. Il existerait à long terme un risque d'interférence avec le métabolisme du folate.

Posologie

En monothérapie, la posologie est de 25 mg une fois par jour pendant deux semaines, puis de 50 mg une fois par jour pendant les deux semaines suivantes. La posologie est ensuite progressivement augmentée de 50 mg toutes les deux semaines jusqu'à l'obtention d'une dose d'entretien de 100 à 200 mg par jour, administrée en une ou deux prises.

En présence d'insuffisance hépatique modérée, la dose initiale, les doses administrées pendant la phase de titration et la dose d'entretien sont diminuées de l'ordre de 50 %.

ADMINISTRATION INTRARECTALE

L'administration intrarectale des anticonvulsivants n'a fait l'objet d'aucune étude en gériatrie. La pharmacocinétique des anticonvulsivants administrés par cette voie n'est donc pas documentée. Dans certains centres d'hébergement de soins de longue durée, on utilise des protocoles d'administration des anticonvulsivants par voie rectale. Toutefois, cette pratique devrait être bannie.

Il existe sur le marché une préparation de diazépam gel pour utilisation par voie intrarectale. Cette préparation ne devrait pas être utilisée chez les sujets âgés. Le diazépam ne représente plus un premier choix dans le traitement du status epilepticus en gériatrie, que ce soit par voie parentérale, par voie orale ou par voie rectale.

DURÉE DU TRAITEMENT

La durée du traitement pour contrôler les crises épileptiques, notamment à la suite d'un accident vasculaire cérébral, demeure inconnue. Il n'existe pas d'études prospectives comparant les patients traités avec des anticonvulsivants à ceux non traités, à la suite d'un accident vasculaire cérébral.

Un nombre important de personnes âgées reçoivent un ou plusieurs anticonvulsivants depuis de nombreuses années. Une étude a évalué que 86 % des patients demeurant en centre d'accueil ou en centre d'hébergement de soins de longue durée recevaient un anticonvulsivant sans diagnostic précis.

Chez les jeunes adultes, il est proposé de cesser les anticonvulsivants lorsque les crises ont totalement disparu pendant deux à cinq ans. Cette ligne de conduite peut être appliquée en gériatrie. L'arrêt de l'anticonvulsivant doit être progressif et étalé sur plusieurs mois. S'il y a récidive en cours de diminution ou après l'arrêt, le traitement antérieur peut être repris. Les patients présentant des convulsions à la suite de lésions cérébrales nécessiteront un traitement chronique avec les anticonvulsivants.

MARCHE À SUIVRE POUR CESSER UN ANTICONVULSIVANT

Procéder à l'arrêt d'un médicament à la fois, si le patient reçoit plusieurs anticonvulsivants.

Déterminer la durée du sevrage sur une période de 6 à 12 mois et établir un plan de sevrage selon la posologie utilisée.

Commencer le sevrage, surveiller et signaler la présence de convulsions.

Recommencer l'anticonvulsivant si les convulsions réapparaissent.

Cesser le deuxième anticonvulsivant de la même façon que le premier, si le patient demeure asymptomatique.

STATUS EPILEPTICUS

L'incidence de ce problème dans la population générale est de 47 pour 100 000, alors que chez les personnes âgées elle augmente à 93 pour 100 000 de population. Le risque de mortalité associé au status epilepticus augmente chez les personnes âgées, atteignant 50 % chez les patients de plus de 80 ans. Les facteurs de risque sont la présence d'un ancien ou d'un nouvel accident vasculaire cérébral, une concentration plasmatique basse de l'anticonvulsivant et la présence de déséquilibres métaboliques.

Le status epilepticus représente une urgence médicale et doit être traité immédiatement. Il se manifeste comme des crises épileptiques répétitives, sans reprise de conscience entre les épisodes, et peut durer 30 minutes ou plus. L'inobservance du traitement médicamenteux est souvent une cause du status epilepticus.

Un traitement de soutien doit d'abord être établi pour maintenir la fonction cardiorespiratoire. Par la suite, le lorazépam demeure l'agent de premier choix pour le traitement d'un status epilepticus. Une dose de 0,044 mg/kg jusqu'à un maximum de 2 mg peut être administrée par voie intraveineuse à une vitesse de perfusion ne dépassant pas 1 mg par minute pour éviter l'hypotension et une dépression respiratoire. Si les convulsions persistent, on peut répéter l'administration de la même dose 15 minutes plus tard. Si la voie intraveineuse n'est pas disponible, le lorazépam peut être administré par voie intramusculaire ou par voie sous-cutanée. L'arrêt des crises est généralement observé en moins de cinq minutes.

Après l'administration du lorazépam, une perfusion de phénytoïne est amorcée. Tel que déjà mentionné, la dose de charge est de 15 mg/kg chez la personne âgée. Cette dose est diluée dans au moins 100 mL de chlorure de sodium à 0,9 % et perfusée à une vitesse ne dépassant pas 25 mg par minute. De l'hypotension est liée à une administration trop rapide du médicament.

CONCLUSION

L'épilepsie reste un sujet très peu étudié dans la population gériatrique, ce qui explique la carence des publications médicales sur cette question et ce qui complique la tâche des professionnels de la santé relativement à l'approche thérapeutique à adopter. De plus, en raison du vieillissement de la population, elle constitue un problème de santé publique qui va s'amplifier au cours des prochaines années.

Bibliographie

Anderson, G.D., C. Pak, K.W. Doane *et al.* « Revised Winter-Tozer equation for normalized phenytoin concentrations in trauma and elderly patients with hypoalbuminemia », *Ann. Pharmacother.*, 1997, 31 : 279-284.

Bernus, I., R.G. Dickinson, W.D. Hooper *et al.* « Anticonvulsant therapy in aged patients. Clinical pharmacokinetic considerations », *Drugs Aging*, 1997, 10 : 278-289.

Cloyd, J.C., et R.P. Remmel. « Antiepileptic drug pharmacokinetics and interactions : impact on treatment of epilepsy », *Pharmacotherapy*, 2000, (8 Pt 2) : 139S-151S.

Comsock, T.J., D.A. Sica, H.N. Bockbrader *et al.* « Gabapentin pharmacokinetics in subjects with various degrees of renal function », *J. Clin. Pharmacol.*, 1990, 30 : 362-365.

Dreifuss, F.E., N.P. Rosman, J.C. Cloyd *et al.* « A comparison of rectal diazepam gel and placebo for acute repetititve seizures », *N. Engl. J. Med.*, 1998, 338 : 1869-1875.

Eisenschenk, S., et R. Gilmore. « Strategies for successful management of older patients with seizures », *Geriatrics*, 1999, 54 (12) : 31, 34, 39-40.

Gareri, P., T. Gravina, G. Ferreri *et al.* « Treatment of epilepsy in the elderly », *Prog. Neurobiol.*, 1999, 58 : 389-407.

Hauser, W.A. « Seizure disorders : the changes with age », *Epilepsia*, 1992, 33 suppl. 4 : S6-14.

Holt-Seitz, A., E.C. Wirrell et M.B. Sundaram. « Seizures in the elderly : etiology and prognosis », *Can. J. Neurol. Sci.*, 1999, 26 : 110-114.

Lackner, T.E. « Stategies for optimizing antiepileptic drug therapy in elderly people », *Pharmacotherapy*, 2002, 33 : 329-364.

Loiseau, J., P. Loiseau, B. Duche *et al.* « A survey of epileptic disorders in southwest France : seizures in elderly patients », *Ann. Neurol.*, 1990, 27 : 232-237.

Meek, P.D., S.N. Davis, M. Collins *et al.* « Guidelines for nonemergency use of parenteral phenytoin products : proceedings of an expert panel consensus process. Panel on Nonemergency Use of Parenteral Phenytoin Products », *Arch. Intern. Med.*, 1999, 159 : 2639-2644.

Rowan, A.J. « Management of seizures in the elderly », *Pharmacotherapy*, 2000, 20 (8 Pt 2) : 178S-184S.

Schachter, S.C., G.W. Cramer, G.D. Thompson *et al.* « An evaluation of antiepileptic drug therapy in nursing facilities », *J. Am. Geriatr. Soc.*, 1998, 46 : 1137-1141.

Sirven, J.I. « Epilepsy in older adults : causes, consequences and treatment », *J. Am. Geriatr. Soc.*, 1998, 46 : 1291-1301.

Stephen, L.J., et M.J. Brodie. « Epilepsy in elderly people », *Lancet*, 2000, 355 : 1441-1446.

Willmore, L.J. « Antiepileptic drug therapy in the elderly », *Pharmacol. Ther.*, 1998, 78 (1) : 9-16.

CHAPITRE 13

Les médicaments de la thyroïde

Louise Mallet

INTRODUCTION

Les conséquences du vieillissement sur les fonctions thyroïdiennes sont importantes. De plus, les maladies thyroïdiennes sont fréquentes chez la personne âgée et sont souvent difficiles à diagnostiquer en raison d'une symptomatologie atypique pouvant être confondue avec les effets normaux du vieillissement. Puisque les dysfonctions thyroïdiennes sont des conditions que l'on peut traiter, il est important de les diagnostiquer afin de prévenir leurs conséquences néfastes sur la santé et l'état fonctionnel de la personne âgée.

RAPPEL PHYSIOLOGIQUE

La glande thyroïde est le site principal de la formation et de la libération des hormones thyroïdiennes, soit la triiodothyronine (T_3) et la tétra-iodothyronine ou thyroxine (T_4). L'hormone active est la T_3 tandis que la T_4 est transformée en T_3. Seulement 20 % de la T_3 en circulation est sécrétée directement par la glande thyroïde; le reste est obtenu par la déiodination périphérique de la T_4 par les monodéiodinases.

La production de la T_4 et de la T_3 est contrôlée par l'hormone thyréostimulante (TSH), sécrétée par la partie antérieure de l'hypophyse; la TSH, quand à elle, est sous le contrôle de l'hypothalamus qui sécrète l'hormone de libération de la thyrotropine (TRH). La TSH circulante stimule la thyroïde qui libère la T_3 et la T_4 à partir des réserves folliculaires thyroïdiennes. Dans la circulation sanguine, la principale protéine de transport est la globuline de fixation de la thyroxine (TBG) qui transporte environ 80 % des hormones thyroïdiennes liées.

La glande thyroïde libère principalement la T_4 qui par la suite est métabolisée dans les tissus périphériques en T_3, l'hormone active. L'action de la T_3 se produit plus rapidement et dure moins longtemps que celle de la T_4. La demi-vie d'élimination plasmatique est d'environ sept jours pour la T_4, mais de seulement un jour et demi pour la T_3.

L'ensemble hypothalamus/hypophyse/thyroïde assure l'équilibre de la production d'hormones thyroïdiennes et permet à la thyroïde de réagir efficacement en fonction de la quantité d'hormones nécessaire. L'état caractérisé par le fonctionnement normal de la thyroïde s'appelle euthyroïdie. Une production excessive d'hormones thyroïdiennes (T_3 et T_4) entraîne une hyperthyroïdie; à l'inverse, l'hypothyroïdie est provoquée par une production insuffisante d'hormones thyroïdiennes (T_3 et T_4).

Le dosage de la TSH est le test diagnostique de premier choix pour différencier l'hypothyroïdie de l'hyperthyroïdie. L'intervalle de référence de la concentration plasmatique de la TSH se situe entre 0,4 mU/L et 4,4 mU/L, avec de légères variations d'un laboratoire à l'autre. À l'heure actuelle, le dosage ultrasensible de la TSH permet de différencier entre une valeur basse et une valeur normale. Généralement, un taux élevé de TSH suggère une hypothyroïdie, tandis qu'un taux supprimé, une hyperthyroïdie.

VIEILLISSEMENT THYROÏDIEN

Avec l'âge, on note une diminution du volume fonctionnel de la glande thyroïde qui s'exprime par une réduction du captage de l'iode radioactif au cours d'une cartographie thyroïdienne pouvant atteindre 30 à 40 % chez les sujets âgés. La synthèse de la T_4 est diminuée ; cependant, le taux sérique de T_4 demeure normal en raison d'une dégradation et d'une utilisation moindres dans le système périphérique. Puisque la diminution et l'utilisation de la T_4 suivent le déclin de la masse maigre corporelle, on peut déduire que la cause primaire de cette diminution est la perte de tissus métaboliquement actifs. Par ailleurs, le niveau de TSH n'est pas modifié par le vieillissement. Le taux plasmatique de T_3 demeure normal chez les sujets âgés en bonne santé.

Chez les patients dénutris ou atteints d'une maladie intercurrente, une baisse de la T_3 plasmatique est parfois observée. Cette condition peut être une variante du syndrome d'euthyroïdie des maladies générales, connue aussi sous le nom anglais de *euthyroid sick syndrome* (syndrome de dyshormonémie euthyroïdienne) qui est observé le plus souvent en présence de maladie aiguë. La T_4 libre peut être normale ou diminuée dans ce syndrome. Malgré une TSH normale, la réponse de celle-ci à la thyrotropine demeure amoindrie. Ce *syndrome sick euthyroïdien* ne requiert pas de traitement.

MÉDICAMENTS INFLUENÇANT LA FONCTION THYROÏDIENNE

Le tableau 1 liste quelques médicaments pouvant influencer la fonction thyroïdienne.

HYPOTHYROÏDIE

Étiologie

L'hypothyroïdie est une affection fréquente chez les personnes âgées, particulièrement chez les femmes du troisième âge. Les manifestations cliniques sont sous plusieurs aspects semblables à celles du vieillissement, ce qui rend le diagnostic clinique particulièrement difficile. La prévalence de l'hypothyroïdie

TABLEAU 1
Médicaments et fonction thyroïdienne

Médicaments	Mécanisme d'action
Agents de contraste radiographique	↓ de la conversion de la T_4 en T_3 et du captage de l'iode radioactif par la glande thyroïde.
Amiodarone	Contient 37 % d'iode. Peut provoquer une hypo ou une hyperthyroïdie. Hypothyroïdie : ↓ de la déiodination périphérique de la T_4 en T_3, réduction du catabolisme de la T_4, de la pénétration intracellulaire et de la fixation aux récepteurs nucléaires de l'iode. Hyperthyroïdie : chez les patients avec un faible apport alimentaire en iode. Les foyers thyroïdiens deviennent hyperfonctionnels en utilisant l'iode de l'amiodarone.
Dopamine, lévodopa	Suppriment la sécrétion de la TSH.
Corticostéroïdes	Suppriment la sécrétion de la TSH. Inhibent la conversion de la T_4 en T_3.
Lithium	↓ de la conversion périphérique de la T_4 en T_3.
Phénytoïne, carbamazépine	Compétition avec la T_4 pour les sites de liaison sur la TBG, mais aucun effet sur le niveau de T_4 libre.

est de 1,5 % chez les femmes et de moins de 1 % chez les hommes, avec un rapport femmes/hommes de cinq pour un. Cette prévalence augmente avec l'âge et atteint 2 à 5 % dans la population de plus de 65 ans. Elle est encore plus élevée chez la personne âgée admise à l'unité de soins aigus ou demeurant en centre de soins de longue durée.

L'hypothyroïdie s'installe de façon progressive et est le plus souvent liée à un processus auto-immun appelé thyroïdite d'Hashimoto. La forme dite hypothyroïdie idiopathique est en général une forme non diagnostiquée de thyroïdite chronique auto-immune.

Manifestations cliniques et biologiques

Les symptômes de l'hypothyroïdie chez la personne âgée passent souvent inaperçus, surtout lorsqu'ils sont légers. On observe de la fatigue, de l'anorexie, une grande sensibilité au froid, de la constipation et de l'hypoacousie. Des symptômes neuropsychiatriques sont souvent présents : apathie, ralentissement psychomoteur, diminution des fonctions cognitives, confusion, délire paranoïde ou aggravation d'une démence. En présence d'hypothyroïdie grave, l'utilisation de médicaments dépresseurs du système nerveux central pour soulager les symptômes psychiatriques peut déclencher un coma myxœdémateux.

Les paresthésies des mains et des pieds sont fréquentes et sont liées aux syndromes des canaux carpien ou tarsien. La myopathie, surtout proximale, est parfois observée et peut aggraver des problèmes de la marche et de la déglutition. L'augmentation du volume cardiaque est associée à une hypertrophie et à un épanchement péricardique.

Sur le plan biologique, on note une élévation des taux sériques de la créatine phosphokinase (CPK) et du cholestérol. Une hyponatrémie de dilution peut survenir tardivement en conséquence d'une diminution de l'excrétion aqueuse et d'une anomalie du contrôle de la sécrétion de la vasopressine. Une anémie macrocytaire est parfois observée. Dans 5 % des cas, une anémie pernicieuse sera la conséquence d'une modification de l'absorption de la vitamine B_{12}; cet effet est secondaire à la présence d'une autre maladie auto-immune responsable de la diminution de la synthèse du facteur intrinsèque. Le diagnostic d'hypothyroïdie est confirmé par l'augmentation de la TSH sérique, accompagnée d'une diminution de la T_4 libre.

Traitement médicamenteux

Le traitement de l'hypothyroïdie consiste à suppléer au déficit hormonal provoqué par une déficience de la glande thyroïde, à atteindre et maintenir un état d'euthyroïdie. On doit commencer le traitement avec de faibles doses pour éviter une stimulation métabolique qui surchargerait le système cardiovasculaire du malade âgé. Cette précaution est importante chez le patient qui est sévèrement atteint puisqu'un état d'hypothyroïdie prolongé prédispose à l'athérosclérose des vaisseaux coronariens.

Lévothyroxine

La lévothyroxine (T_4) synthétique est la préparation de remplacement de premier choix dans le traitement de l'hypothyroïdie. La lévothyroxine n'entraîne pas d'élévation soudaine de la T_3 sérique, hausse qui peut être dangereuse chez les personnes âgées et chez les patients atteints d'une affection cardiaque. On obtient plutôt une concentration stable de T_3 grâce à sa formation continue à partir de la T_4 administrée.

Propriétés pharmacocinétiques

L'absorption de la lévothyroxine par voie orale est variable et ne dépasse généralement pas 60 % de la dose administrée. La biodisponibilité de la lévothyroxine varie énormément d'une préparation commerciale à une autre. Il faut éviter de substituer une préparation de lévothyroxine par une autre, car ce changement risque de déstabiliser le patient. La lévothyroxine commence à agir après 48 heures et son effet maximal est atteint en quatre à six semaines. Sa demi-vie d'élimination est d'environ sept jours.

Effets indésirables

Les effets indésirables de la lévothyroxine sont ceux d'un surdosage thérapeutique prédisposant à l'état d'hyperthyroïdie avec tachycardie, insomnie, palpitations, tremblements, perte de poids, diarrhée et agitation. Le retour à un état métabolique normal lors d'une hypothyroïdie doit se faire progressivement, surtout chez la personne âgée ou le patient souffrant de problème cardiaque, car une élévation rapide du métabolisme par la lévothyroxine peut provoquer une angine ou une fibrillation auriculaire.

Plusieurs études transversales ont démontré que la suppression de la TSH (définie par une concentration de TSH inférieure à 0,1 mU/L) par l'administration exogène d'hormones thyroïdiennes est associée à une perte osseuse à long terme et figure parmi les étiologies possibles de l'ostéoporose. Le taux de TSH devrait donc être maintenu entre 0,4 et 4,4 mU/L ou dans les limites des valeurs normales définies par chaque laboratoire selon la technique utilisée pour le dosage de la TSH.

Posologie

La posologie initiale de la lévothyroxine est de 12,5 µg à 25 µg par jour, que l'on augmente graduellement à un intervalle de six à huit semaines. La dose adéquate doit rétablir l'état euthyroïdien et faire disparaître les symptômes d'hypothyroïdie. La dose optimale pour chaque patient est basée sur des critères cliniques et sur la normalisation de la TSH.

La dose moyenne de remplacement chez le jeune adulte est d'environ 1,6 µg/kg/jour. Les besoins de remplacement sont moins importants avec l'âge. La dose moyenne de maintien chez le sujet âgé se situe autour de 1 µg/kg/jour, en une prise quotidienne, de préférence le matin à jeun.

Interactions médicamenteuses

Le tableau 2 présente les principales interactions médicamenteuses avec la lévothyroxine, tandis que le tableau 3 illustre l'influence de l'état hypothyroïdien sur les médicaments.

Surveillance du traitement

Dans la majorité des cas, le traitement de substitution doit être poursuivi la vie durant. Un premier dosage de la TSH est effectué six à huit semaines après le début du traitement. On répète la mesure de la TSH huit à douze semaines après chaque changement de la posologie.

Chez le patient stabilisé, un dosage de la TSH est justifié tous les ans. Dans certains cas, notamment en présence d'un doute sur la fidélité au traitement, avec un traitement à l'amiodarone ou au lithium, ou en présence d'une instabilité inexpliquée de l'hypothyroïdie, un dosage complémentaire de la T_4 libre peut être indiqué.

TABLEAU 2
Interactions avec la lévothyroxine

Médicaments	Mécanisme d'action	Effet clinique	Intervention
Calcium *Fer* *Sucralfate*	↓ de l'absorption de la lévothyroxine.	↓ de l'effet de la lévothyroxine.	Espacer les doses d'au moins 2 heures.
Cholestyramine	Chélation de la lévothyroxine avec la résine échangeuse d'ions.	↓ de l'effet de la lévothyroxine.	Espacer les doses d'au moins 4 heures.
Œstrogènes	Non clairement élucidé. ↑ de la concentration dc la globuline de fixation de la thyroxine (TBG).	↓ de l'effet de la lévothyroxine. ↑ de la TSH.	Augmenter la dose de lévothyroxine.
Rifampicine	↑ de la clairance hépatique de la T_4.	↓ de l'effet de la lévothyroxine. ↑ de la TSH.	Augmenter la dose de lévothyroxine.

TABLEAU 3
Influence de l'état hypothyroïdien sur les médicaments

Médicaments	Mécanisme d'action	Effet clinique	Intervention
Digoxine	En présence d'hypothyroïdie non stabilisée, ↓ du métabolisme de la digoxine.	↑ de l'effet de la digoxine. Risque de toxicité avec la digoxine.	Diminuer la dose de digoxine selon la concentration plasmatique. Réajuster la dose de digoxine à la hausse lorsque le patient devient euthyroïdien.
Warfarine	En présence d'hypothyroïdie non stabilisée, ↓ du métabolisme des facteurs de coagulation.	↓ de l'effet de la warfarine.	Augmenter la dose de warfarine selon la valeur de RIN visé. Réajuster la dose de la warfarine à la baisse, lorsque le patient devient euthyroïdien.

Préparation parentérale

La lévothyroxine par voie parentérale peut être utilisée lorsque l'hypothyroïdie doit être rapidement traitée ou lorsque l'administration par voie orale se révèle impossible. Il est alors indiqué d'utiliser la solution injectable de lévothyroxine en tenant compte de sa biodisponibilité supérieure. La dose parentérale doit correspondre à la moitié de la dose orale de lévothyroxine déjà établie.

Comment cesser le traitement

Des préparations thyroïdiennes de remplacement ont été prescrites à des patients à l'époque où les tests de laboratoire spécifiques et sensibles étaient inconnus. Le diagnostic de l'hypothyroïdie était alors posé à partir de données insuffisantes à cause de la faible sensibilité des tests disponibles. Un arrêt du traitement peut être tenté chez les patients dont le diagnostic d'hypothyroïdie est imprécis. L'arrêt peut se faire selon le protocole suivant:

1. Obtenir un dosage témoin de la TSH.
2. Si le dosage de la TSH est compris dans les valeurs normales, cesser la préparation thyroïdienne de remplacement.
3. Répéter le dosage de la TSH six à huit semaines plus tard.
4. Si la TSH demeure dans les valeurs normales, poursuivre l'arrêt du traitement, puis répéter le dosage de la TSH après trois mois et tous les ans par la suite.
5. Si la TSH est au-dessus des valeurs normales, le patient est en état d'hypothyroïdie et a besoin d'une préparation thyroïdienne de remplacement.

HYPOTHYROÏDIE SUBCLINIQUE

L'hypothyroïdie subclinique se caractérise par une augmentation modeste de la TSH (5 à 10 mU/L), une T_4 normale et l'absence de symptômes cliniques. Ce syndrome est fréquent en gériatrie; il est rencontré chez environ 9 à 16 % des gens âgés de plus de 60 ans.

Les études ont montré que les patients ayant un taux élevé d'anticorps antithyroperoxydase (antiTPO) sont plus à risque de développer une hypothyroïdie franche. Le risque de développer une hypothyroïdie est inférieur à 3 % après un an si la recherche d'anticorps est négative et supérieur à 5 % après un an si elle est positive. La présence des anticorps antiTPO est utile au diagnostic de l'hypothyroïdie et a une valeur pronostique dans l'évolution d'une hypothyroïdie subclinique vers une hypothyroïdie franche. Certains cliniciens décident de traiter l'hypothyroïdie subclinique en présence d'hypertriglycéridémie ou lors d'une prise pondérale inexpliquée. Une surveillance de la TSH à un intervalle de six mois à un an est recommandée en présence des antiTPO.

HYPERTHYROÏDIE

L'hyperthyroïdie est une maladie endocrinienne qui touche environ 2 % des personnes âgées; 15 à 20 % de tous les patients hyperthyroïdiens proviennent du groupe d'âge des plus de 60 ans. Le rapport femmes/hommes est de quatre à dix pour un. L'hyperthyroïdie se développe chez la personne âgée de façon insidieuse et elle est souvent confondue avec d'autres maladies.

La maladie de Graves (maladie de type auto-immun), aussi connue sous le nom de maladie de Basedow en Europe, demeure la cause la plus importante de l'hyperthyroïdie chez le sujet âgé. Les autres causes fréquentes sont le goitre multinodulaire et l'adénome toxique. Sur le plan biologique, on note une augmentation des hormones thyroïdiennes (T_3 et T_4) ainsi qu'une TSH supprimée.

Manifestations cliniques

Les symptômes et les signes cliniques de l'hyperthyroïdie sont moins marqués chez le sujet âgé. La nervosité est absente. Les tremblements et les palpitations se manifestent une fois sur trois, ce qui s'explique en partie par l'activité diminuée du système nerveux sympathique chez la personne âgée. L'anorexie avec une perte de poids et la constipation sont notées dans plus de 30 % des cas. Cette perte de poids entraîne une diminution de la masse musculaire et, par conséquent, une faiblesse musculaire proximale.

Au niveau cardiaque, une fibrillation auriculaire peut apparaître et exposer le patient aux accidents thromboemboliques. La décompensation d'une insuffisance coronarienne et l'insuffisance cardiaque sont plus fréquentes chez la personne âgée et sont souvent des manifestations isolées d'une hyperthyroïdie. Des manifestations psychiatriques, tels la dépression et le ralentissement psychomoteur, font parfois partie d'une forme apathique observée chez le vieillard. Les signes cliniques d'exophtalmie sont souvent absents.

Traitement médicamenteux

L'objectif du traitement de l'hyperthyroïdie est de réduire la quantité d'hormones thyroïdiennes produites par la glande thyroïde et d'en atténuer les effets. En gériatrie, le traitement repose essentiellement sur l'administration d'iode radioactif en association avec un antithyroïdien de synthèse.

Iode radioactif

L'iode radioactif constitue le traitement de premier choix pour les personnes âgées. Il est administré sous forme de gélule, en prise unique, contenant une quantité connue d'iode^{131}. La dose d'iode radioactif est calculée par le spécialiste en médecine nucléaire selon une formule qui tient compte du captage de la glande en 24 heures et de son volume.

L'iode radioactif s'accumule dans la glande thyroïde et entraîne une atrophie des tissus thyroïdiens. Il est bien absorbé, se concentre principalement dans la glande thyroïde et sa demi-vie d'élimination est de huit jours. L'iode radioactif qui n'est pas retenu par la glande thyroïde est rapidement éliminé (dans les deux ou trois jours) dans l'urine. L'exposition du reste du corps est donc faible. Environ une à deux semaines après l'administration de l'iode radioactif, il se produit une libération d'hormones thyroïdiennes à la suite de la destruction du tissu thyroïdien, qui peut aggraver de façon transitoire l'hyperthyroïdie. Ce phénomène se nomme la thyroïdite radique.

La plupart des patients deviennent euthyroïdiens trois à six mois après l'administration de la dose unique d'iode radioactif. Puisque l'effet de l'iode radioactif met un certain temps à se manifester, on administre souvent un antithyroïdien de synthèse pour pallier ce délai, surtout si l'hyperthyroïdie est sévère. L'apparition d'une hypothyroïdie est une complication très courante du traitement à l'iode radioactif. Dans ce cas, un traitement à la lévothyroxine est indiqué.

Le traitement à l'iode radioactif est efficace et sécuritaire. Il n'y a aucune évidence de malignité à long terme causée par cette médication. En revanche, la prévalence de l'hypothyroïdie après le traitement est élevée.

Antithyroïdiens de synthèse

Les antithyroïdiens de synthèse sont des thionamides dérivés de la thiourée, utilisés depuis plus de 50 ans. Le propylthiouracile (PTU) et le méthimazole sont les deux molécules disponibles pour le traitement de l'hyperthyroïdie en Amérique du Nord, tandis que le carbimazole est utilisé en Europe. Ce dernier est métabolisé complètement en méthimazole après son administration par voie orale.

En gériatrie, le PTU et le méthimazole sont utilisés à court terme (période de quatre à huit semaines) avant l'administration de l'iode radioactif pour rétablir l'état d'euthyroïdie. Environ cinq jours avant le traitement à l'iode radioactif, l'antithyroïdien de synthèse est cessé. On le reprend quatre à cinq jours après le traitement à l'iode radioactif et on poursuit son administration pendant une période de trois à six mois afin de diminuer les risques de troubles du rythme et de défaillance cardiaque.

Le méthimazole est utilisé de préférence au PTU en raison de son effet d'inhibition prolongée de la synthèse des hormones thyroïdiennes et de sa prise quotidienne unique. De plus, à des doses supérieures à 30 mg par jour, le méthimazole présente un risque moins élevé d'agranulocytose.

Mécanisme d'action

Les antithyroïdiens de synthèse bloquent l'organification de l'iode, entraînant une diminution de la formation hormonale et du stockage dans les follicules. Ces molécules auraient également un effet immunosuppresseur. Elles bloqueraient l'action des anticorps dirigés contre les récepteurs de la TSH. Le PTU possède aussi une action qui lui est propre : il diminue la transformation périphérique de la T_4 en T_3 lorsqu'il est utilisé à de fortes doses.

Propriétés pharmacocinétiques

Après leur ingestion par voie orale, les antithyroïdiens de synthèse sont rapidement absorbés par l'intestin et diffusent de façon préférentielle dans la thyroïde. La demi-vie plasmatique du méthimazole est de six à neuf heures et celle du PTU de une heure à une heure et demie. En raison de leur concentration dans la glande thyroïde, la demi-vie biologique de ces médicaments est beaucoup plus longue.

Le PTU est lié aux protéines plasmatiques dans une proportion variant de 60 à 80 %, tandis que le méthimazole ne l'est pas du tout. L'élimination sous forme inchangée par voie rénale est d'environ 35 % pour le PTU et de moins de 10 % pour le méthimazole.

Effets indésirables

Agranulocytose

L'agranulocytose est l'effet indésirable le plus sérieux associé aux antithyroïdiens de synthèse (incidence de 0,2 à 0,5 %). Elle survient au cours des trois premiers mois de traitement de façon subite et imprévisible. Son étiologie demeure inconnue.

L'agranulocytose se manifeste par de la fièvre, un mal de gorge, des ulcères buccaux, des malaises généralisés et peut conduire à une septicémie. Il est conseillé de surveiller le taux de leucocytes avant le début du traitement et chaque mois par la suite. Cet effet est réversible à l'arrêt du traitement. Le patient doit être informé sur les signes permettant de reconnaître les symptômes de l'agranulocytose afin d'alerter son médecin dès les premières manifestations de maux de gorge ou de fièvre.

Réactions d'hypersensibilité

Des éruptions cutanées, de la fièvre, de l'urticaire et de l'arthralgie se manifestent souvent dans la première semaine de traitement. Les éruptions cutanées peuvent disparaître spontanément. Lorsqu'une éruption légère apparaît avec l'un des deux thionamides, on peut envisager d'administrer le second; toutefois, il existe un risque d'allergie croisée de l'ordre de 50 %.

Autres

Une augmentation transitoire des transaminases hépatiques est possible chez 15 à 30 % des patients. Quelques cas d'hépatite fulminante ont été signalés avec le PTU. Il est conseillé de cesser le traitement en présence de signes cliniques suggérant une atteinte hépatique.

Posologie

Le traitement devrait être amorcé avec 30 mg de méthimazole une fois par jour ou 100 mg de propylthiouracile trois fois par jour. La durée du traitement avant l'administration de l'iode radioactif est d'environ quatre à huit semaines, jusqu'à ce que le patient devienne euthyroïdien. On ne commence l'administration de l'iode radioactif qu'au moins cinq jours après l'arrêt de l'antithyroïdien afin de favoriser un meilleur captage et la rétention optimale de l'iode par la glande thyroïde. Environ cinq jours après le début du traitement à l'iode radioactif, l'antithyroïdien de synthèse est repris à une dose d'entretien de 5 à 15 mg par jour pour le méthimazole ou de 100 à 300 mg par jour pour le PTU.

Surveillance du traitement

Le tableau 4 présente les principaux médicaments influencés par un état hyperthyroïdien.

L'effet de l'iode radioactif ne se faisant sentir sur les taux de T_3 et de T_4 que quatre à cinq semaines après son administration, on préconise de mesurer la T_3

TABLEAU 4

Influence de l'état hyperthyroïdien sur les médicaments

Médicaments	Mécanisme d'action	Effet clinique	Intervention
Digoxine	En présence d'hyperthyroïdie non stabilisée, ↑ du métabolisme de la digoxine.	↓ de l'effet de la digoxine.	Augmenter la dose de digoxine selon la concentration plasmatique. Réajuster la dose de digoxine à la baisse lorsque le patient devient euthyroïdien.
Warfarine	En présence d'hyperthyroïdie non stabilisée, ↑ du métabolisme des facteurs de coagulation.	↑ de l'effet de la warfarine.	Diminuer la dose de la warfarine selon la valeur du RIN visé. Réajuster la dose de warfarine à la hausse lorsque le patient devient euthyroïdien.

et la T_4 libres quatre semaines après le début du traitement à l'iode radioactif. Par la suite, une chute rapide de la T_3 et de la T_4 libres causée par l'effet combiné de l'iode et de l'antithyroïdien peut entraîner une hypothyroïdie. Il faut effectuer un dosage de la T_4 libre aux deux semaines pendant deux mois pour vérifier si le patient est en état d'euthyroïdie ou d'hypothyroïdie.

Lorsque l'état d'euthyroïdie est atteint, l'antithyroïdien de synthèse est arrêté et un bilan thyroïdien est effectué six semaines plus tard. En présence d'hypothyroïdie après un traitement à l'iode radioactif, un supplément de lévothyroxine est indiqué. La surveillance du bilan thyroïdien doit s'effectuer par la mesure de la T_4 libre et non par le dosage de la TSH puisque celle-ci demeure supprimée pendant quelques mois après le traitement à l'iode radioactif.

Bêta-bloquants

Les bêta-bloquants sont couramment utilisés au début du traitement en association avec les antithyroïdiens et l'iode radioactif. Ils permettent de réduire rapidement les symptômes secondaires à l'hyperstimulation adrénergique, mais ne diminuent pas le taux d'hormones circulantes.

Ces médicaments bloquent les effets de la présence excessive d'hormones thyroïdiennes sur le cœur, les vaisseaux sanguins et le système nerveux, sans exercer d'effet direct sur la glande thyroïde. Ils diminuent donc rapidement les palpitations, la tachycardie, la nervosité et les tremblements. Les plus utilisés dans les études sont le nadolol à la dose de 80 à 240 mg par jour, l'aténolol à la dose de 50 à 100 mg par jour et le propranolol à la dose de 20 à 40 mg toutes les 6 à 12 heures. En cas d'intolérance aux bêta-bloquants, le diltiazem à la dose de 120 à 360 mg par jour est une solution de rechange pour réduire la tachycardie associée à l'hyperthyroïdie.

Hyperthyroïdie subclinique

L'hyperthyroïdie subclinique se caractérise par une TSH supprimée, des taux normaux de T_4 et de T_3 libres et par l'absence des symptômes cliniques de l'hyperthyroïdie. Elle est présente chez 3 à 4 % de la population de plus de 60 ans. L'hyperthyroïdie subclinique peut aussi être induite par une dose de remplacement trop élevée de lévothyroxine chez un patient hypothyroïdien.

Il n'existe pas encore de consensus concernant le traitement des patients qui en sont atteints, mais les études démontrent qu'ils courent trois fois plus de risques de présenter une fibrillation auriculaire, surtout s'ils sont âgés de plus de 60 ans. Dans cette situation, il faut envisager l'administration de warfarine.

CONCLUSION

Le traitement des problèmes thyroïdiens est complexe et doit tenir compte d'un ensemble d'éléments pour être efficace. Un traitement approprié et bien surveillé pourra permettre à la personne âgée de retrouver son autonomie et sa qualité de vie.

Bibliographie

Arafah, B.M. « Increased need for thyroxine in women with hypothyroidism during estrogen therapy », *N. Engl. J. Med.*, 2001, 344 : 1743-1749.

Bartalena, L., F. Bogazzi et E. Martino. « Adverse effects of thyroid hormone preparations and antithyroid drugs », *Drug Saf.*, 1996, 15 (1) : 53-63.

Cooper, D.S. « Subclinical hypothyroidism », *N. Engl. J. Med.*, 2001, 345 : 260-265.

Frankart, L., et M.C. Van Nes. « La thyroïde du sujet âgé », *Ann. Endocrinol.* (Paris), 1998, 59 (2) : 59-66.

Gittoes, N.J., et J.A. Franklyn. « Hyperthyroidism. Current treatment guidelines », *Drugs,* 1998, 55 : 543-553.

Hanna, F.W., J.H. Lazarus et M.F. Scanlon. « Controversial aspects of thyroid disease », *BMJ,* 1999, 319 : 894-899.

Helfand, M., et C.O. Redfern. « Clinical guideline, part 2. Screening for thyroid disease : an update. American College of Physicians », *Ann. Int. Med.*, 1998, 129 : 144-158.

Kabadi, U.M. « Subclinical hypothyroidism. Natural course of the syndrome during a prolonged follow-up study », *Arch. Intern. Med.*, 1993, 153 : 957-961.

Khalife, A., H. Valdes et A. Beckers. « Controverses thérapeutiques : le traitement de la maladie de Basedow », *Rev. Med.* (Liège), 1999, 54 : 606-610.

Lazarus, J.H., et K. Obuobie. « Thyroid disorders – an update », *Postgrad. Med. J.*, 2000, 76 : 529-536.

Loh, K.C. « Amiodarone-induced thyroid disorders : a clinical review », *Postgrad. Med. J.*, 2000, 76 : 133-140.

Mokshagundam, S., et U.S. Barzel. « Thyroid disease in the elderly », *J. Am. Geriatr. Soc.*, 1993, 41 : 1361-1369.

Newman, C.M., A. Price, D.W. Davies *et al.* « Amiodarone and the thyroid : a practical guide to the management of thyroid dysfunction induced by amiodarone therapy », *Heart,* 1998, 79 (2) : 121-127.

Nolan, S.R., T.H. Self et J.M. Norwood. « Interaction between rifampin and levothyroxine », *South Med. J.*, 1999, 92 : 529-531.

Sawin, C.T., A. Geller, P.A. Wolf *et al.* « Low serum thyrotropin concentrations as a risk factor for atrial fibrillation in older persons », *N. Engl. J. Med.*, 1994, 331 : 1249-1251.

Sawin, C.T. « Subclinical hypothyroidism in older persons », *Clin. Geriatr. Med.*, 1995, 11 (2) : 231-238.

Schlienger, J.L., B. Goichot, F. Grunenberger *et al.* « Fonction et dysfonctions thyroïdiennes des personnes âgées », *Rev. méd. interne,* 1996, 17 : 653-660.

Toft, A. « Subclinical hyperthyroidism », *N. Engl. J. Med.*, 2001, 345 : 512-516.

Weetman, A.P. « Hypothyroidism : screening and subclinical disease », *BMJ,* 1997, 314 : 1175-1178.

Woeber, K.A. « Update on the management of hyperthyroidism and hypothyroidism », *Arch. Inter. Med.*, 2000, 160 : 1067-1071.

Chapitre 14

Les laxatifs

Lise Grenier

INTRODUCTION

La constipation, un malaise couramment rencontré en gériatrie, est le symptôme digestif le plus souvent exprimé chez les personnes âgées. Il s'est vendu pour plus de 60 millions de dollars de laxatifs au Canada en 1991, sans tenir compte des produits naturels aux propriétés purgatives auxquels recourent un grand nombre d'utilisateurs. Il s'agit de la deuxième grande classe de médicaments en vente libre la plus vendue après les analgésiques.

La prévalence de la constipation est difficile à évaluer dans la population âgée. D'une part, il n'existe aucun consensus sur une définition de la constipation. La communauté médicale et les patients n'ont pas la même perception de la constipation. Les soignants parlent de fréquence des selles, les patients d'inconfort. D'autre part, le diagnostic d'abord clinique repose sur un questionnaire bien mené.

En milieu ambulatoire, à peine 3 % des personnes âgées ont moins de trois selles par semaine ; pourtant, près de 30 % d'entre elles se plaignent de constipation. Ces données nous viennent d'une étude américaine portant sur plus de 3 000 personnes en milieu communautaire, dont 34 % des femmes et 26 % des hommes âgés se plaignent de constipation. Il existe donc une marge de subjectivité appréciable relativement à la constipation, sur le plan médical. Environ 75 % des personnes âgées hospitalisées ou en centre d'hébergement de soins de longue durée reçoivent une forme ou une autre de laxatif.

La plupart du temps, le patient commencera seul le traitement de ce qu'il estime être de la constipation. Il existe différentes attitudes à l'égard de l'élimination intestinale : la peur de l'auto-intoxication, le sentiment de sécurité donné par des produits facilement accessibles, le pouvoir de contribuer à l'atteinte d'une meilleure santé, voire à une vie heureuse, en recherchant la régularité quotidienne (publicité), les croyances traditionnelles telle la purge annuelle pour « nettoyer le système », etc. Les plaintes relatives à la constipation et l'usage des laxatifs augmentent avec l'âge. Il faut reconnaître, par ailleurs, que la démonstration d'une réelle augmentation de la constipation en relation avec le vieillissement reste à faire.

DÉFINITION

De nombreuses personnes âgées se plaignent à tort de constipation en l'absence de défécation consistante. La définition de la constipation laisse place à différentes interprétations dans les écrits actuels. Selon G. Devroede : « Est constipé celui qui se dit constipé. » Souvent les personnes âgées qui se disent constipées ont une selle quotidienne, mais la sensation de vidange incomplète ou le besoin de forcer les incommodent suffisamment pour recourir à des mesures palliatives. Ainsi, de nombreux auteurs parlent de constipation si au moins deux des conditions énumérées dans l'encadré A sont présentes et objectivées.

ENCADRÉ A

CONDITIONS D'UN DIAGNOSTIC DE CONSTIPATION

- trois selles ou moins par semaine ou baisse de la fréquence habituelle
- besoin de forcer au moins une fois sur quatre
- douleur à la défécation
- selles dures
- sensation de vidange incomplète

La constipation est un symptôme, non une maladie. Elle découle souvent d'une condition pathologique sous-jacente. Il serait donc plus juste d'établir un classement des constipations en fonction des causes de la constipation (tableau 1).

Dans la constipation idiopathique, de loin la plus fréquente, le transit digestif est normal, alors que dans les autres types de constipation la motilité du côlon est diminuée. Lorsque le problème de constipation exclut une cause fonctionnelle, médicamenteuse, anatomique ou une maladie spécifique, il est question de constipation idiopathique chronique.

ÉTIOLOGIE

La durée revêt une certaine importance pour déterminer si la constipation est aiguë ou chronique. Les experts s'entendent pour dire que la constipation est chronique s'il y a persistance de malaises objectivés pendant au moins trois mois et ce, sans prise de laxatifs.

La constipation chronique chez la personne âgée est le plus souvent liée à des modifications dans ses habitudes de vie, comme une réduction de l'exercice physique, une diminution de l'apport en fibres, une restriction liquidienne volontaire ou liée à la perte de la sensation de la soif.

TABLEAU 1
Types de constipation et facteurs étiologiques

Constipation médicamenteuse	Agents contenant des cations métalliques Analgésiques : anti-inflammatoires non stéroïdiens, opiacés Anticholinergiques Antihypertenseurs Laxatifs en abus
Constipation métabolique ou endocrinienne	Diabète Hypothyroïdie Hypercalcémie Hypokaliémie
Constipation neurologique	Accident vasculaire cérébral Démence Maladie de Parkinson Sclérose en plaques
Constipation mécanique	Immobilité Tonus musculaire, atonie
Constipation idiopathique	Besoin non respecté (manque d'intimité) Côlon irritable Diète faible en fibres État dépressif Sédentarité

Parallèlement, des changements physiologiques chez les personnes très âgées s'ajoutent à ce phénomène, notamment une diminution du tonus musculaire de l'intestin et une sensation émoussée du besoin de déféquer. Cette perte de la sensation du besoin est habituellement liée à la distension rectale (dyschésie rectale) due à la présence permanente de matières fécales dans l'ampoule rectale. Aussi, en vieillissant, le transit digestif est plus lent et la force du sphincter externe est diminuée. Peu importe la cause de la constipation, la résultante est généralement la même, soit une diminution du volume, du poids et de la consistance des selles.

Les matières fécales qui séjournent longtemps dans l'intestin se déshydratent pour donner des selles dures et sèches. Le traitement de la constipation vise alors à fournir un bolus substantiel qui se rend au côlon (augmentation du volume et du poids), à empêcher la déshydratation des selles (amélioration de la consistance) par le maintien d'une flore intestinale normale et d'un transit digestif régulier.

La base du traitement de la constipation repose sur l'amélioration des facteurs mécaniques liés à la quantité de substrats ingérés, sur la fermentation et l'hydratation des selles par les bactéries intestinales et enfin sur l'activité motrice colique associée à des facteurs de distension. Les moyens à notre disposition pour soulager la constipation comprennent des interventions sur les causes modifiables, des mesures préventives dans les habitudes de vie et, en dernier recours, l'usage de laxatifs.

PRINCIPES DU TRAITEMENT

Mesures non pharmacologiques

Une bonne hygiène et de bonnes habitudes de vie sont le fondement du rétablissement d'un fonctionnement intestinal satisfaisant. Il est capital de respecter le besoin dès qu'il se manifeste. Si la sensation de besoin s'est atténuée, voire dissipée complètement, c'est par l'établissement d'un horaire régulier que débute la rééducation intestinale. Le matin, après le petit déjeuner, est un moment propice car il permet de bénéficier du réflexe gastro-colique.

MESURES NON PHARMACOLOGIQUES

Apport liquidien : 1,5 à 2 L/jour
Fibres alimentaires : ad 20 à 30 g/jour (débuter à 5 g/jour)
Horaire régulier : après les repas de préférence
Exercice : actif et passif (avec l'aide d'une tierce personne)

La consommation quotidienne de liquides est de première importance. Sauf chez les patients atteints d'insuffisance rénale ou d'insuffisance cardiaque graves, il faut viser un apport en eau de 1,5 litre par jour, en donnant la préférence aux boissons non caféinées. Cette seule habitude permet d'éviter l'usage des laxatifs chez un fort pourcentage d'individus âgés. La difficulté réside dans la résistance des personnes âgées à boire pour toutes sortes de motifs, allant du désagrément occasionné par l'envie fréquente d'uriner au simple fait de ne pas avoir soif.

Toujours dans le but avéré d'éviter l'usage inutile de laxatifs, il convient d'estimer la ration journalière de fibres alimentaires du sujet âgé puisqu'elles représentent l'approche préventive de choix de la constipation. En effet, les fibres respectent de façon physiologique les activités mécanique, bactérienne et motrice essentielles au fonctionnement normal du côlon.

Mesures pharmacologiques

En présence de constipation chronique, l'usage des laxatifs est parfois nécessaire au mieux-être de la personne âgée. Il faut, néanmoins, garder en mémoire les contre-indications générales des laxatifs étant donné que ces produits sont facilement accessibles et qu'ils ne sont pas complètement inoffensifs.

CONTRE-INDICATIONS À L'EMPLOI DES LAXATIFS

- douleurs abdominales d'étiologie inconnue
- crampes, coliques, nausées ou vomissements
- saignements rectaux non diagnostiqués
- histoire d'une obstruction intestinale

Faisant suite à ces précautions, un questionnaire minutieux sur la fréquence de l'évacuation habituelle et actuelle, la consistance des selles, les habitudes ou l'horaire de défécation, la présence d'une douleur abdominale au moment de l'élimination, la présence d'hémorroïdes ou d'une autre pathologie ano-rectale, la prise de laxatifs passée ou récente et la diète, permet d'orienter le traitement de la constipation selon la nature des plaintes.

Les fibres et les laxatifs en général améliorent modestement la fréquence des selles par rapport à un placebo. Cependant, seules les fibres ont démontré leur efficacité à diminuer la douleur abdominale liée à la constipation, après plusieurs semaines d'utilisation. Les fibres ainsi que le lactulose améliorent aussi la consistance des selles.

Malgré ces quelques informations glanées ici et là dans de petites études bien menées, il est encore impossible aujourd'hui d'affirmer qu'un laxatif est supérieur à un autre ; toutefois, certains laxatifs doivent être évités en gériatrie. De plus, il est impossible de dire si l'emploi régulier de laxatifs améliore la qualité de vie de façon tangible. Le choix d'un laxatif repose donc sur son innocuité et sur des conditions connexes.

CRITÈRES DE CHOIX D'UN LAXATIF

- la nature des plaintes
- la comorbidité associée
- les mesures d'hygiène et de diététique
- la médication concomitante
- les effets indésirables

De nombreux médicaments sont responsables de la constipation. Le tableau 2 présente les principaux médicaments qui peuvent occasionner la constipation et le mécanisme par lequel cet effet indésirable se produit. Les utilisateurs de ces médicaments doivent faire l'objet d'une attention particulière.

TABLEAU 2
Médicaments qui occasionnent la constipation

Classe	Sous-classes	Mécanisme
Analgésiques	Anti-inflammatoires non stéroïdiens	– Effet antiprostaglandine
	Opiacés	– ↓ intensité et ↓ fréquence des contractions propulsives – ↓ sécrétions gastriques
Anticholinergiques	Antispasmodiques Antidépresseurs tricycliques Antipsychotiques Antiparkinsoniens	– ↓ contractilité des muscles lisses de l'intestin *via*: un effet antimuscarinique aux sites récepteurs de l'acétylcholine et une action directe sur les muscles lisses
Antihypertenseurs	Diurétiques	– Par déshydratation ou perte de potassium
	Bloqueurs des canaux calciques	– Inhibition de l'entrée du calcium dans les cellules des muscles lisses et altération du transport des électrolytes et de l'eau – ↓ motilité
	Inhibiteurs de l'enzyme de conversion de l'angiotensine	– Relaxation des muscles lisses
Agents contenant des cations	Aluminium: antiacides, sucralfate Calcium: antiacides Baryum, bismuth, fer	– Action intraluminale par la présence de quantités massives d'ions de métaux lourds peu ou pas absorbables
Abus de laxatifs stimulants	Bisacodyl Cascara Sennosides	– Dommage aux structures nerveuses du côlon, voire destruction. Dégénérescence neuronale du côlon

CLASSIFICATION DES LAXATIFS

Essentiellement, les laxatifs se divisent en cinq classes: les agents de masse, les émollients, les lubrifiants, les laxatifs osmotiques qui se subdivisent en salins, sucrés et iso-osmotiques, et enfin les laxatifs stimulants. Les différentes classes de laxatifs sont présentées au tableau 3 avec des commentaires sur des points particuliers.

TABLEAU 3
Classification des laxatifs

Classe	Ingrédients actifs	Commentaires
Agents de masse Autres appellations: Agents de lest Fibres Mucilagineux	Psyllium Polycarbophyle Son et agrumes Méthylcellulose	Pour tous les types de constipation, viser plutôt l'augmentation graduelle de l'apport en fibres alimentaires. *Mécanisme d'action:* distension mécanique, effet sur la flore intestinale *Prudence chez le patient:* – alité ou peu mobile, avec hydratation limitée – avec ↓ du péristaltisme à cause d'un problème neurologique ou d'un médicament constipant
Émollients	Docusate de sodium Docusate de calcium	Pour prévenir la constipation causée par des selles dures et sèches. Proscrire l'émollient seul pour soulager la constipation chronique de type hypotonique.
Lubrifiant	Huile minérale	À éviter chez les personnes âgées car il y a un danger d'aspiration pulmonaire. L'huile minérale diminue l'absorption des vitamines liposolubles: A, D, E, K.
Osmotiques 1) Salins	Hydroxyde de magnésium (Mg) Sulfate de Mg Citrate de Mg Phosphate de sodium	Pour traiter une constipation aiguë sur une courte période: ≤7 jours. Éviter leur utilisation si insuffisance cardiaque ou insuffisance rénale sévère: clairance de la créatinine ≤10 mL/min.
2) Sucrés	Lactulose Sorbitol	Utile dans le traitement de la constipation chronique de type hypotonique ou par abus de laxatifs.
3) Iso-osmotiques	Polyéthylène glycol	Pour l'hydratation des selles. Prendre à jeun. Ne rien ajouter à la solution.
Stimulants/irritants Laxatifs de contact 1) Dérivés de l'anthraquinone	Sennosides Cascara	Pour le traitement de la constipation chronique réfractaire aux autres laxatifs. Risque d'accoutumance.
2) Dérivés du diphénylméthane	Bisacodyl	
3) Huile de castor	Huile de ricin (à proscrire en gériatrie)	

Agents de masse

Les agents de masse sont des fibres insolubles dont la majeure partie est non digérée dans l'intestin humain. Ces fibres sont d'origine naturelle (psyllium, son et agrumes) ou synthétique (méthylcellulose, polycarbophyle). Les agents de masse complètent bien l'apport alimentaire chez les patients constipés qui se mobilisent, s'hydratent suffisamment, ne souffrent pas d'une constipation neurogénique et qui n'utilisent pas régulièrement des opiacés ou des agents anticholinergiques.

LES FIBRES

L'ajout de fibres, en dehors des aliments, comporte un risque important d'induire un problème de constipation plutôt que de le résoudre. Il existe des conditions préalables à l'utilisation des fibres comme agents de masse chez les personnes âgées :

- une hydratation importante et constante ;
- une mobilité élevée ;
- l'absence de dysphagie.

Mécanisme d'action

Les fibres insolubles retiennent une quantité importante d'eau. La masse fécale augmente en poids et en volume, induisant le péristaltisme par distension mécanique. Ce processus est d'abord physiologique.

Chez les personnes âgées, la prudence s'impose lorsque la stimulation de l'influx nerveux est inhibée par des médicaments (ex. : anticholinergiques) ou par une condition pathologique (ex. : gastroparésie diabétique, maladie neurologique, etc.), car la distension mécanique obtenue par les fibres n'est plus suffisante pour induire le péristaltisme. Le séjour prolongé du bolus dans l'intestin entraîne la déshydratation des selles et éventuellement la formation d'un fécalome ou, pis encore, une obstruction. La fraction digestible des fibres favorise la fermentation générée par l'augmentation de la masse bactérienne.

Début d'action

Le début d'action des fibres est relativement lent. Un à trois jours est nécessaire avant d'obtenir une selle bien formée, d'apparence normale. Le soulagement de la constipation vient après plusieurs jours de traitement. Les fibres ne s'ajoutent pas au régime thérapeutique selon le mode au besoin.

Posologie

La quantité totale de fibres par jour suggérée est de l'ordre de 20 à 30 grammes, le minimum recommandé étant de 10 grammes, de source alimentaire de préférence. L'atteinte de cet objectif se fait progressivement : un apport de 5 grammes par jour d'abord, augmenté graduellement de 5 grammes, selon la tolérance, jusqu'au maximum de 20 à 30 grammes par jour. L'ingestion massive de fibres peut occasionner de la flatulence, des ballonnements et des malaises abdominaux. L'hydratation est capitale pour la réussite d'une diète riche en résidus. Un apport quotidien de 1,5 à 2 litres d'eau est essentiel.

Avantages et inconvénients

Certaines préparations sur le marché sont à éviter chez des clientèles particulières. Les formulations contenant du dextrose, jusqu'à 50 % parfois, les produits effervescents souvent riches en sodium en sont des exemples. Ces produits améliorent le goût, mais nuisent au contrôle glycémique, au contrôle de l'hypertension artérielle ou à l'équilibre électrolytique. Chez certaines personnes âgées, les agents de masse créent une sensation de plénitude. La perte de l'appétit ainsi engendrée n'est pas toujours bénéfique.

Les agents de masse peuvent être utilisés sur de longues périodes car leur mode d'action est physiologique. Ils ne provoquent pas de changements fonctionnels de l'intestin. Le principal défi dans leur emploi est de bien cibler les patients qui en tireront des bénéfices, car les fibres sont aussi des agents constipants dans certaines conditions. Les personnes âgées malades et frêles sont particulièrement à risque de présenter cet effet contraire.

Émollients

Le docusate de sodium et le docusate de calcium sont les représentants de cette catégorie. Au sens propre du terme, les émollients ne sont pas des laxatifs, car une augmentation de la dose ne produit pas un effet purgatif. Ils sont inertes sur le plan pharmacologique.

Les émollients ne sont pas efficaces pour traiter la constipation chronique. Ils n'augmentent pas la fréquence des selles, ne stimulent pas les mouvements intestinaux dans le but d'accélérer le transit digestif. Leur indication est de prévenir la formation de selles dures qui obligent les patients à forcer. Ils sont utiles dans certaines conditions médicales où l'effort est à éviter à court terme, entre autres : angine, infarctus récent, hémorroïdes.

Mécanisme d'action

Les émollients sont des agents tensio-actifs (agents de surface, émulsifiants) qui facilitent la pénétration de l'eau et des graisses dans la masse fécale. Ils favorisent la sécrétion d'eau et d'électrolytes dans le côlon. Ces molécules sont donc utilisées pour ramollir les selles.

Début d'action

Comme les agents de masse, les émollients ont un début d'action lent. Il faut attendre de 24 à 48 heures avant d'observer un ramollissement des selles.

Posologie

La dose usuelle de docusate de sodium est de 100 mg deux fois par jour et celle du docusate de sodium de 240 mg une fois par jour. Les émollients ne se prescrivent pas selon le mode au besoin.

Avantages et inconvénients

Les émollients sont généralement bien tolérés quoique les capsules soient parfois difficiles à avaler étant donné leur caractère gélatineux et collant. Les formules liquides sont désagréables au goût pour de nombreux patients.

Quelques données épidémiologiques indiquent que ce sont les laxatifs les plus prescrits en centre d'hébergement. Compte tenu de leurs limites dans le contrôle de la constipation chronique, il semble non indiqué d'en faire un si grand usage. En présence d'un problème de dyschésie rectale (ou anisme), l'accumulation de selles molles dans l'ampoule rectale jusqu'au trop-plein peut faire étiqueter un patient à tort comme incontinent fécal.

Lubrifiants

Les lubrifiants comprennent l'huile minérale ou les huiles végétales. Les huiles végétales ont été délaissées dans cet usage médicinal, étant donné leur absorption systémique non souhaitée. L'utilisation de l'huile minérale est limitée dans la population âgée en raison des dangers qu'elle représente pour les individus présentant des troubles de reflux gastro-œsophagien ou des problèmes de dysphagie ainsi que pour les patients alités. L'aspiration de gouttelettes d'huile par les voies respiratoires constitue une complication sévère. La prescription de l'huile minérale doit être proscrite en gériatrie.

Mécanisme d'action

L'huile minérale ramollit les selles en retardant la réabsorption de l'eau contenue dans la masse fécale. Elle prévient alors la déshydratation des selles. De plus, l'huile minérale lubrifie la paroi intestinale et favorise la progression du bol alimentaire vers le rectum.

Début d'action

Contrairement aux émollients, l'huile minérale a un début d'action relativement rapide, soit de six à huit heures. L'administration par la voie intrarectale, sous forme de lavement, est préférable dans une situation aiguë où il faut éliminer un fécalome. Cette voie d'administration permet une action plus rapide et offre une meilleure innocuité.

Posologie

La principale voie d'administration de l'huile minérale est la voie intrarectale. Les lavements à l'huile minérale s'avèrent adéquats pour faciliter le glissement et l'évacuation d'un fécalome de l'ampoule rectale, après avoir pratiqué une fragmentation manuelle.

Avantages et inconvénients

L'huile minérale est un produit peu ou pas absorbé. En contrepartie, un écoulement huileux peut provoquer des démangeaisons à l'anus, pouvant aller jusqu'à l'irritation, ce qui retarde la cicatrisation de fissures anales. Des interactions sont bien connues entre l'huile minérale et les nutriments ou médicaments liposolubles. Ainsi, l'huile minérale empêche l'absorption des vitamines liposolubles A, D, E, K.

Laxatifs osmotiques

Les laxatifs osmotiques agissent en produisant un appel d'eau dans la lumière intestinale. Il apparaît assez difficile d'aborder la présentation des laxatifs osmotiques de façon globale. Ils se distinguent entre eux par leur composition, leur mécanisme d'action, leur voie d'administration et leur indication. Les laxatifs osmotiques seront subdivisés en laxatifs osmotiques salins, sucrés et iso-osmotiques.

Laxatifs osmotiques salins

Ils sont représentés par les sels de magnésium et de sodium. Le plus répandu d'entre tous est certes le lait de magnésie, quoique les lavements au phosphate de sodium jouissent aussi d'une grande popularité.

Ces laxatifs sont privilégiés dans les situations aiguës. En présence d'une constipation liée à un fécalome dans l'ampoule rectale ou le côlon distal, les lavements ou les suppositoires à base de sels de magnésium ou de sodium sont des traitements de soutien indiqués. Les laxatifs osmotiques salins sont aussi indiqués pour la vidange de l'intestin, comme mesure préparatoire à un examen radiologique ou à une chirurgie gastro-entérologique. Dans ce cas, une solution concentrée de phosphate de sodium ou une limonade purgative est prescrite. Le lait de magnésie est réservé au traitement de la constipation aiguë, occasionnelle.

Aucun de ces produits n'est recommandé pour un usage à long terme. Le magnésium contenu dans ces préparations est absorbé dans une proportion de 20 à 30 % et une toxicité au magnésium est à craindre. Le risque est d'autant plus élevé que la fonction rénale des personnes âgées est diminuée.

Même dans une utilisation ponctuelle, il faut être prudent avec les patients présentant un déséquilibre électrolytique délétère. Les malades atteints d'insuffisance rénale grave ou d'insuffisance cardiaque avec une restriction liquidienne sont visés plus spécifiquement.

Mécanisme d'action

Les agents osmotiques salins sont riches en ions qui attirent l'eau dans l'intestin par osmose. Il en résulte alors une augmentation de la pression intraluminale, puis une augmentation du péristaltisme.

Début d'action

Un des facteurs ayant contribué à la grande popularité des laxatifs osmotiques salins est leur action rapide. Avec un apport liquidien adéquat, ils agissent en une à trois heures, sauf le lait de magnésie qui requiert un délai un peu plus long, soit de quatre à huit heures.

La glycérine en suppositoire est un autre agent osmotique salin, dont l'action se fait sentir dans un délai de quinze minutes. Il en est de même pour les lavements à base de sels de sulfate ou de phosphate.

Posologie

Hormis le lait de magnésie, les laxatifs osmotiques salins sont conçus pour un usage unique. Limonades, concentrés, lavements, microlavements ou suppositoires sont des formulations d'appoint. De façon générale, le lait de magnésie est contre-indiqué pour un usage chronique, mais il l'est plus particulièrement chez les personnes âgées avec une clairance de la créatinine inférieure à 30 mL/min (0,5 mL/s).

POSOLOGIE DES LAXATIFS OSMOTIQUES SALINS

Lait de magnésie	30 mL/jour
Phosphate de sodium	20 à 30 mL
Citrate de magnésium	200 mL

Avantages et inconvénients

Les différentes formulations, les diverses voies d'administration possibles, la rapidité d'action font des laxatifs osmotiques salins des agents thérapeutiques intéressants dans les situations aiguës. Des selles liquides ou semi-liquides résultent de leur action. De ce fait, la déshydratation est la conséquence la plus à craindre chez les personnes âgées. Des cas isolés d'événements mortels sont documentés dans la littérature. Un déséquilibre métabolique grave secondaire à l'hyperphosphatémie a été signalé à quelques reprises. Le prescripteur doit proscrire les formules concentrées de laxatifs osmotiques salins chez les patients à risque.

Laxatifs osmotiques sucrés

Nommés aussi laxatifs hyperosmolaires, le lactulose et le sorbitol sont les représentants de cette catégorie. Dans le traitement de la constipation chronique, le lactulose est l'agent hyperosmolaire le plus étudié et le plus accessible actuellement. L'emploi du lactulose pendant de longues périodes dans la population âgée s'est avéré sécuritaire et avantageux, ce qui en fait un agent de choix dans le traitement de la constipation chronique des personnes âgées.

Il n'y a guère de restrictions à l'emploi du lactulose. Même chez le patient diabétique, il y a peu de risque de voir s'élever la glycémie puisque l'absorption des sucres d'origine est négligeable. Le lactulose arrive intact dans le côlon, où il est intégralement digéré par la flore bactérienne colique.

Mécanisme d'action

Le lactulose est un disaccharide non absorbé qui est biotransformé dans le côlon en acide lactique et en acide formique par les bactéries intestinales. L'abaissement du pH de la masse fécale, à la suite de la digestion bactérienne, stimule le péristaltisme, et l'accroissement des acides organiques augmente la pression osmotique. Un effet stimulant sur la motricité intestinale a aussi été attribué au lactulose et au sorbitol chez certaines personnes âgées. Il est fort probable que l'effet du lactulose soit dépendant de l'état qualitatif et quantitatif de la flore bactérienne colique.

Début d'action

Le début d'action est graduel et varie de 8 à 48 heures. La dose est augmentée progressivement afin d'éviter les effets indésirables d'inconfort signalés avec ces produits.

Posologie

Dans le traitement de la constipation chronique, la dose d'entretien du lactulose se situe autour de 60 mL par jour en prises multiples, et celle du sorbitol de 120 mL d'une solution à 25 %. Des ajustements posologiques sont souvent nécessaires avant d'obtenir un effet laxatif. Ainsi, si la constipation persiste, il peut s'avérer nécessaire d'augmenter la dose quotidienne jusqu'à deux ou trois fois la dose usuelle recommandée. Par contre, s'il y a apparition de diarrhée, une réduction de la dose de 50 % est proposée. La dose doit être modulée selon la réponse du malade. Les différentes préparations se mélangent avec du jus de fruit pour masquer le goût sucré du produit.

Avantages et inconvénients

L'utilisation continue du lactulose est sécuritaire chez les personnes âgées souffrant de constipation chronique. On ne rapporte pas de troubles électrolytiques graves dans les différentes études. Le principal effet indésirable observé est un ballonnement dû à la production de gaz par les bactéries en début de traitement avec l'utilisation de doses modérées à élevées. Les obstacles à leur utilisation relèvent davantage de considérations pratiques. Les laxatifs osmotiques sucrés se présentent sous forme de sirop au goût déplaisant selon certains patients.

Laxatifs osmotiques iso-osmotiques

La référence dans cette classe de laxatifs est une solution à base de polyéthylène glycol. Comme l'indication première de la solution de polyéthylène glycol est le lavage intestinal préparatoire à une chirurgie abdominale ou à une colonoscopie, de grosses quantités doivent être bues en peu de temps. Après un jeûne d'au moins trois heures, le patient boit 250 mL aux dix minutes pour une quantité totale de quatre litres. L'effet purgatif est immédiat.

Pour l'évacuation d'un fécalome, la posologie recommandée est l'ingestion rapide de deux litres par jour pendant deux jours consécutifs, en plus des mesures locales avec lavements et suppositoires.

Dans le traitement de la constipation chronique, ce ne sont pas toutes les préparations commercialisées qui ont l'indication de laxatif. Il appert, par ailleurs, selon les plus récentes études, que le fait de boire un à trois verres d'une solution de polyéthylène glycol par jour augmente le nombre moyen des selles et leur consistance, puis la qualité de l'exonération. Très peu d'effets indésirables sont notés chez les volontaires étudiés, sauf un peu de flatulence et de ballonnement.

POSOLOGIE RECOMMANDÉE D'UNE SOLUTION DE POLYÉTHYLÈNE GLYCOL

Lavage intestinal	4 litres en 3 heures
Fécalome	2 litres par jour x 2 jours consécutifs
Constipation chronique	1 à 3 verres de 250 mL par jour

Mécanisme d'action

L'ingestion de grandes quantités d'eau et d'électrolytes dans un court délai produit un lavage intestinal et provoque une diarrhée. Boire rapidement toute la quantité quotidienne est préférable à quelques gorgées de temps en temps. La solution à boire est un mélange de polymères de polyéthylène glycol de haut poids moléculaire et d'électrolytes. La solution n'est ni absorbée, ni métabolisée.

Elle est équilibrée de sorte que le contenu intestinal reste globalement iso-osmotique par rapport au plasma, évitant ainsi des pertes électrolytiques dommageables. Il en résulte un ramollissement des selles par hydratation, ce qui facilite l'évacuation.

Début d'action

Son délai d'action est une donnée encore bien imprécise. La réponse thérapeutique dépend de la quantité bue et des conditions d'utilisation : à jeun, dose en fonction du temps, etc.

Avantages et inconvénients

Les solutions de polyéthylène glycol ont démontré, dans des études restreintes, leur efficacité à augmenter la fréquence et la consistance des selles. Au contraire du lactulose, le polyéthylène glycol n'augmente pas la fermentation colique. La durée de son utilisation dans les études cliniques varie de deux semaines à trois mois.

Le polyéthylène glycol ne provoque pas de déshydratation, ni de déséquilibre électrolytique. Néanmoins, la réticence des personnes âgées à boire un grand verre de liquide freine notre enthousiasme pour ce produit. Pour la préparation à un lavage intestinal, la prise de quatre litres de la solution de polyéthylène glycol représente souvent un problème chez les personnes âgées.

Laxatifs stimulants

Les laxatifs stimulants sont aussi appelés laxatifs irritants ou laxatifs de contact. Ils se caractérisent par leur action neuronale. Cette classe de laxatifs se subdivisent en trois catégories : les dérivés de l'anthraquinone (séné, cascara, danthron et aloès), les dérivés du diphénylméthane (bisacodyl et phénolphtaléine) et, finalement, l'huile de castor, aussi nommée huile de ricin.

Les laxatifs irritants sont des médicaments de dernière ligne. Ils sont réservés à la constipation réfractaire aux autres agents. Dans le traitement de la constipation chronique du sujet âgé, les laxatifs stimulants sont parfois nécessaires lorsque la stimulation de l'influx nerveux entérique n'est possible que par un facteur exogène. En présence de maladies neurogènes telles que la maladie de Parkinson, un accident vasculaire cérébral, une lésion de la moelle épinière, une maladie corticale, il s'avère parfois inévitable d'utiliser un laxatif stimulant. Les utilisateurs d'anticholinergiques ou d'opiacés sont aussi des candidats qui nécessitent la plupart du temps cette thérapeutique.

Mécanisme d'action

Ces laxatifs stimulent le péristaltisme par une action directe sur le plexus nerveux entérique. Ils ont aussi la propriété d'irriter la muqueuse intestinale, facteur contribuant à cette stimulation. Leur mode d'action précis n'est pas totalement élucidé. Par ailleurs, ces médicaments altèrent la sécrétion d'eau et d'électrolytes. Le débalancement électrolytique et la diarrhée sont des effets indésirables liés à la dose.

Début d'action

Les laxatifs stimulants ont un début d'action rapide, variant de 6 à 12 heures pour la prise orale à moins de 60 minutes pour le suppositoire. C'est d'ailleurs un facteur qui rend ces produits intéressants auprès du public. Les personnes âgées frêles ont une réponse thérapeutique différée, qui peut se manifester plusieurs jours après une prise quotidienne. C'est notamment le cas du séné.

Avantages et inconvénients

Le seul avantage des laxatifs irritants dans le traitement de la constipation chronique est leur coût modique comparé à celui des laxatifs hyperosmolaires. Ils sont devenus une option de dernier recours, car leurs effets indésirables possibles sont nombreux et nuisibles.

L'usager des laxatifs stimulants développe fréquemment une dépendance. Le côlon devient atone. La tolérance qui s'installe dans l'utilisation prolongée explique en partie pourquoi certains individus en font un usage abusif. Ces médicaments se retrouvent dans beaucoup de produits d'origine végétale (aloès, cascara, sennosides, rhubarbe), ce qui ajoute à la confusion de la clientèle âgée quant à l'innocuité de ces produits. L'utilisation chronique de laxatifs stimulants peut engendrer une détérioration du système nerveux entérique avec, pour conséquence, une absence de motilité ou une dilatation du côlon, ou encore une aggravation de la constipation et la nécessité d'augmenter davantage l'usage des laxatifs.

De tous les laxatifs stimulants, le séné est celui dont la fiche de route est la plus acceptable à une dose ne dépassant pas quatre comprimés de 8,6 mg par jour. Il reste qu'une déshydratation, souvent secondaire à la diarrhée, un inconfort abdominal, la coloration orangée des urines, un côlon mélanosique, un problème de malabsorption des gras, du calcium, du potassium avec l'utilisation de fortes doses et la dépendance menacent l'utilisateur de ce genre de laxatifs.

Les dérivés de l'anthraquinone doivent être réservés aux clientèles ciblées, aux doses minimales efficaces. Les dérivés du diphénylméthane et l'huile de castor n'ont à peu près plus leur place dans le traitement de la constipation chronique. Seuls les suppositoires de bisacodyl ont un intérêt en présence de dyschésie rectale chez les incontinents. Utilisé trois fois par semaine, le suppositoire de bisacodyl entraîne peu d'absorption systémique et provoque peu d'irritation locale.

LES MAGISTRALES

Il existe tout un éventail de recettes de lavement pour résoudre les problèmes de fécalomes : les lavements à la mélasse, au soufre, au peroxyde, au savon, à la glycérine liquide. Malheureusement, des accidents, bien que rares, tels que la perforation intestinale, l'irritation sévère de la muqueuse avec risque de nécrose se sont déjà produits. L'utilisation de ces préparations magistrales est à bannir de nos pratiques.

Le lavement évacuant à l'eau en goutte à goutte est une meilleure option même si son application demande considérablement plus de temps infirmier. Quant à la compote laxative, judicieux mélange de raisins et de pruneaux, il a été démontré que son effet laxatif est dû à une composante dérivée de la phénolphtaléine, présente dans les pruneaux. À la lumière de cette découverte, il est préférable de renoncer à ce produit au quotidien.

CONCLUSION

Parce que les personnes âgées constipées se plaignent d'inconfort, la constipation est un symptôme qui mérite toute notre attention. La pathogénie de la constipation en gériatrie est souvent multifactorielle : immobilisation, polymédication, diète pauvre en fibres, polypathologie. L'approche thérapeutique ne peut se résumer uniquement à la pharmacologie. Elle passe par des changements dans la diète, dans l'hydratation, dans l'exercice régulier et par une meilleure perception du problème de la constipation.

Même si la plupart du temps elle n'est qu'un désagrément, la constipation peut entraîner de sérieuses conséquences chez certains patients. C'est pourquoi il est important de ne jamais banaliser ce symptôme et d'y apporter une solution individualisée et sécuritaire.

Bibliographie

Abyad, A., et F. Mourad. « Constipation : common-sense care of the older patient », *Geriatrics*, 1996, 51 (12) : 28-34, 36.

Bouhnik, Y., B. Coffin et J.C. Rambaud. « Constipation idiopathique chronique de l'adulte. Pathogénie et traitement », *Ann. Gastroenterol. Hépatol.* (Paris), 1996, 32 (2) : 89-96.

Corrazziari, E., D. Badiali, F.I. Habib *et al.* « Small volume isosmotic polyethylene glycol electrolyte balanced solution (PMF-100) in treatment of chronic nonorganic constipation », *Dig. Dis. Sci.*, 1996, 41 : 1636-1642.

Harari, D., J.H. Gurwitz et K.L. Minaker. « Constipation in the elderly », *J. Am. Geriatr. Soc.*, 1993, 41 : 1130-1140.

Harari, D., J.H. Gurwitz, J. Avorn *et al.* « Correlates of regular laxative use by frail elderly persons », *Am. J. Med.*, 1995, 99 : 513-518.

Hurdon, V., R. Viola et C. Schroder. « How useful is docusate in patients at risk for constipation ? A systematic review of the evidence in the chronically ill », *J. Pain Symptom Manage*, 2000, 19 : 130-136.

Kuehner, F.A., et C.O. Judd. « La constipation chez les personnes âgées : choix des laxatifs », *Médecine moderne du Canada*, 1987, 42 (1) : OP8-OP25.

Lederle, F.A. « Epidemiology of constipation in elderly patients. Drug utilisation and cost-containment strategies », *Drugs Aging*, 1995, 6 : 465-469.

Marentette-Chevalier, O. « Laxatifs et antidiarrhéiques », dans G. Barbeau, J. Guimond et L. Mallet (dir.), *Médicaments et personnes âgées*, Saint-Hyacinthe, Edisem, 1991, p. 405-429.

Schaefer, D.C., et L.J. Cheskin. « Constipation in the elderly », *Am. Fam. Physician*, 1998, 58 : 907-914.

Tramonte, S.M., M.B. Brand, C.D. Mulrow *et al.* « The treatment of chronic constipation in adults. A systemic review », *J. Gen. Intern. Med.*, 1997, 12 : 15-24.

Velio, P., et G. Bassotti. « Chronic idiopathic constipation : pathophysiology and treatment », *J. Clin. Gastroenterol.*, 1996, 22 : 190-196.

Wald, A. « Constipation in elderly patients : Pathogenesis and management », *Drugs Aging*, 1993, 3 : 220-231.

Whitehead, W.E., D. Drinkwater, L.J. Cheskin *et al.* « Constipation in the elderly living at home. Definition, prevalence, and relationship to lifestyle and health status », *J. Am. Geriatric. Soc.*, 1989, 37 : 423-429.

CHAPITRE 15

Le soin des plaies

Lise Grenier

INTRODUCTION

Depuis toujours la communauté médicale s'intéresse aux soins des plaies. Qu'il s'agisse d'une éraflure, d'une abrasion, d'une plaie de pression, d'un ulcère veineux, d'une plaie chirurgicale ou d'une brûlure, des mesures curatives seront déployées dans le but fort louable de favoriser la cicatrisation, la guérison. Mais voilà que le développement des connaissances issu de la biotechnologie moderne, dans ce domaine précis, est phénoménal et d'autant plus étonnant que les découvertes actuelles viennent parfois contredire les informations retenues il y a à peine une décennie.

Une meilleure compréhension des mécanismes naturels de réparation tissulaire nous a fait faire un pas de géant et les nouvelles approches thérapeutiques viseront à encourager la présence ou la formation d'éléments hormonaux et cellulaires ou à protéger des facteurs nuisibles à la guérison.

Cet essor est aussi marqué par l'arrivée sur le marché canadien d'une pléthore de nouveaux pansements et de nouvelles techniques de soins. Afin d'y voir plus clair et de faciliter les choix thérapeutiques, le texte qui suit est une invitation à comprendre les principes qui sous-tendent les nouvelles approches dans le soin des plaies.

TYPES DE PLAIES

Il existe de nombreuses classifications des plaies. On distingue les plaies de première intention, comme une incision chirurgicale, et de deuxième intention, lorsqu'elles sont étendues avec perte de substance. On peut aussi classer les plaies selon leur étiologie : traumatique, vasculaire, neuropathique, inflammatoire, infectieuse, néoplasique, etc. Enfin, les plaies se distinguent selon leur stade, leur étendue dans les trois dimensions et leur caractère aigu ou chronique.

Les plaies considérées généralement comme chroniques, soit les ulcères veineux et artériels, les plaies de pression et les ulcères neuropathiques, seront davantage visées par la thérapeutique décrite. Une plaie chronique est une plaie qui tarde à cicatriser dans un délai raisonnable, qui est inférieur à un mois pour la plupart des auteurs. Le plus souvent, ces plaies sont associées à des affections sous-jacentes comme l'insuffisance veineuse ou artérielle, le diabète, ou encore à l'immobilité.

UNIFORMITÉ DU VOCABULAIRE

L'évaluation première d'une plaie permet une description sommaire de notre observation. Le lit de la plaie est-il totalement ou partiellement recouvert d'une escarre noire ou de fibrine jaune que l'on nomme parfois nécrose humide ? La nécrose est le résultat d'un tissu mort, dévitalisé.

On recherche ensuite la présence ou non d'un exsudat. Cet exsudat sera quantifié tout au long de notre approche thérapeutique comme léger, modéré ou abondant. Décrire l'état de la peau environnant la plaie est primordial, car cette information servira en partie à déterminer la présence d'une cellulite ou encore à spécifier la phase de cicatrisation, par exemple la phase inflammatoire. On parle alors en ces termes : peau saine ou peau érythémateuse, rouge, rose, œdématiée, macérée.

Il reste maintenant à déterminer la dimension de la plaie. Cela est plus difficile à la première évaluation, car la présence de tissu nécrotique empêche de mesurer la profondeur de la plaie. Au fur et à mesure que le débridement avance, la plaie semble s'agrandir, justement parce que le nettoyage permet de mieux définir le fond et les bords de la plaie, la présence d'une cavité ou d'une fissure.

À cette étape, où il est avantageux de connaître l'étendue de la plaie, plusieurs auteurs font référence au stade de la plaie. La classification selon le stade, pour les plaies de pression, est très bien documentée dans de nombreux ouvrages. Pour d'autres plaies, il convient d'utiliser la nomenclature selon la profondeur de la destruction en fonction du temps (plaie aiguë ou chronique) : plaie superficielle (stade I), d'épaisseur partielle (stade II), d'épaisseur totale (stades III et IV).

CONDITIONS NUISIBLES À LA CICATRISATION

Avant même de parler de processus de réparation, il est primordial de soustraire le patient aux facteurs qui nuisent à la cicatrisation de la plaie (tableau 1).

TABLEAU 1
Facteurs nuisibles à la cicatrisation

Agents cytotoxiques : locaux, systémiques
Assèchement de la plaie
Choc thermique
Dénutrition
Désordres métaboliques
Infection
Ischémie
Tissu nécrotique
Traumatisme

À partir du moment où la peau est endommagée et que des mesures sont mises en œuvre pour aider à la guérison, les mécanismes de la cicatrisation suivent une séquence ou plutôt une progression qui mène, dans bien des cas, au rétablissement de la membrane cutanée.

PHASES DE LA CICATRISATION

Même s'il existe un certain chevauchement entre les phases, il convient de distinguer trois étapes dans le processus de cicatrisation d'une plaie (tableau 2). À chaque phase, des facteurs cellulaires et hormonaux sont stimulés afin d'inviter l'organisme à « refaire peau neuve ».

TABLEAU 2
Phases de la cicatrisation

1) Phase inflammatoire

Plaie aiguë

- Hémostase
- ↑ Macrophages

Plaie chronique

- Détersion
- ↑ Polynucléaires neutrophiles et macrophages

2) Phase proliférative

- Granulation
- Contraction
- Épithélialisation

3) Phase de maturation ou de remodelage de la cicatrice

Phase inflammatoire

Au moment d'une blessure, des facteurs de coagulation, telles les plaquettes, la thrombine et des substances vasoactives sont libérés. Afin de juguler le saignement, la thrombine s'active à transformer le fibrinogène en fibrine et les plaquettes adhèrent à la paroi de la plaie. Les plaquettes activées sécrètent de nombreux médiateurs dont des facteurs de croissance essentiels à la cicatrisation.

Au même moment, une accumulation de polymorphonucléaires, plus précisément les neutrophiles, constitue une ligne de défense contre l'invasion bactérienne. Ensuite, il y aura une différenciation cellulaire en monocytes, puis en macrophages. ***Les macrophages sont de véritables chefs d'orchestre qui orientent le processus vers la formation du tissu de granulation.*** Les macrophages jouent un rôle important dans l'angiogenèse, c'est-à-dire dans la formation d'un nouveau réseau capillaire sanguin. De plus, les macrophages phagocytent les débris des cellules mortes.

Phase proliférative

Une plaie en phase proliférative passe par l'étape de la granulation. La plaie prend alors une apparence rouge, très vascularisée, framboisée. Les fibroblastes, issus des bords et du fond de la plaie, s'infiltrent dans la région, se multiplient et sécrètent du collagène soluble qui formera ultérieurement des fibres de collagène.

Si les macrophages ou les fibroblastes sont inhibés par des agents cytotoxiques locaux, la cicatrisation est nettement compromise. Dans des conditions favorables, les myofibroblastes referment la plaie à l'étape de la contraction. Puis, l'épithélium commence à se régénérer à partir des bords de la plaie. Des cellules épithéliales superficielles prolifèrent et migrent par-dessus le tissu de granulation.

Phase de maturation ou de remodelage

Cette phase peut durer des mois, voire des années. Les premières fibres de collagène sont d'abord fines et désorganisées. Avec le temps, la masse de tissu fibreux se contracte et devient de plus en plus compacte et dense. C'est la cicatrice.

CONDITIONS FAVORISANT LA CICATRISATION

Dans les différentes phases de la cicatrisation, on a démontré les avantages à favoriser la prolifération des neutrophiles, l'activité des macrophages, la sécrétion des facteurs de croissance et à protéger la plaie d'une invasion de microorganismes pathogènes. Des objectifs cliniques, physiologiques, biochimiques et pratiques guideront le choix du traitement local d'une plaie. Le tableau 3 présente les propriétés d'un pansement idéal.

TABLEAU 3
Propriétés d'un pansement idéal

- Maintient dans la plaie une humidité contrôlée
- Contrôle l'exsudat
- Garde la peau avoisinante sèche
- Permet un débridement indolore
- Favorise la granulation et la réépithélialisation
- Contribue à la prévention d'une infection
- Favorise l'isolation thermique
- Diminue la douleur
- Permet d'espacer la fréquence des changements
- Est facile à mettre et à enlever
- Est économiquement accessible

La cicatrisation plus rapide d'une plaie dans un environnement humide a été maintes fois démontrée. Une plaie humide prévient la déshydratation des tissus et la mort cellulaire, accélère l'angiogenèse, augmente l'élimination des tissus morts et de la fibrine et potentialise l'interaction entre les facteurs de croissance et les cellules cibles. L'hypothèse avancée pour expliquer l'épithélialisation plus rapide dans un milieu clos, jusqu'à 40 % plus vite que dans le cas d'une plaie exposée à l'air, est que le pansement garde le liquide sécrété en contact avec la plaie. Cet exsudat est riche en facteurs naturels de réparation. En effet, les recherches ont démontré que le liquide d'une plaie, sous un pansement occlusif, favorise la croissance des fibroblastes, des kératinocytes, des cellules endothéliales, elles-mêmes liées à des facteurs de croissance. On sait maintenant que l'exsudat contient des éléments hormonaux et cellulaires qui sont essentiels à la cicatrisation.

Les pansements qui créent un environnement humide sont souvent dits occlusifs. Le terme est toutefois imparfait. Certains pansements sont entièrement occlusifs, c'est-à-dire imperméables à l'air, à l'eau et aux bactéries, alors que d'autres sont semi-perméables et permettent des échanges gazeux avec l'atmosphère. L'évaporation de l'eau est un facteur à considérer en présence d'un exsudat abondant. Les divers pansements pourraient ainsi être classés selon leur taux de perméabilité à l'évaporation de l'eau.

TYPES DE PANSEMENTS

Une grande variété de pansements est actuellement disponible sur le marché canadien. Plus la technologie progresse dans ce domaine, plus nous avons accès à une multitude de traitements topiques, tous plus sophistiqués les uns que les autres. Devant ce cortège de nouveautés, l'information fournie par des études valables sur chacun des produits et le discernement demeurent nos meilleurs atouts. On peut classer les pansements selon leur indication, leur capacité d'absorption, leur taux de perméabilité à l'évaporation de l'eau ou encore selon le biomatériau dont ils sont composés. Nous adopterons cette dernière classification. Elle permet d'abord de distinguer les différents pansements selon des génériques. Le tableau 4, à la fin du chapitre, liste les différents pansements dans chacune des catégories, avec le nom des fabricants.

Pansements adhésifs transparents

Les pansements adhésifs transparents sont semi-perméables et ont la propriété de garder le milieu humide. Les films transparents permettent l'autolyse, mais comme ils ne contrôlent pas l'exsudat ou à peine, on réservera leur utilisation aux plaies superficielles, non infectées et produisant peu d'exsudat.

Gels et hydrogels

Les gels utilisés dans le soin des plaies se présentent sous plusieurs formes : les gels amorphes ou visqueux, les feuilles de gel, les gazes et les mèches imprégnées de gel, les aérosols. Composés d'eau à plus de 70 %, les gels permettent une hydratation active de la plaie et aident à l'autolyse d'une escarre ou d'une nécrose sèche.

Les gels amorphes ont l'avantage d'atteindre, par leur texture qui se moule à la plaie, des cavités difficilement accessibles autrement. Parce qu'ils absorbent peu l'exsudat, les gels amorphes, habituellement fournisseurs d'humidité, perdent progressivement leur viscosité au contact de celui-ci, alors que les feuilles de gel, composées de molécules maintenues stables par réticulation, atteignent leur état de gel en absorbant le liquide sécrété par la plaie.

Les gels d'apparence semblable ont parfois des propriétés et des indications nettement différentes. Ainsi, un gel à base de chlorure de sodium à 20 % servira d'agent de débridement plutôt que de simple hydratant.

Par ailleurs, le terme « xérogels » est parfois utilisé pour désigner les hydrocolloïdes, les hydrofibres et les alginates parce qu'ils ont la capacité intrinsèque de retenir l'exsudat et de se transformer en gel. Toutefois, ces produits n'entrent pas dans la catégorie des gels.

Hydrofibres

Il s'agit de fibres de carboxyméthylcellulose sodique à 100 %. Un seul produit est connu, qui a l'apparence d'une compresse. Il convient de l'utiliser soit comme pansement, soit comme agent de remplissage quand la plaie produit un important exsudat. Ce pansement forme un gel au contact de l'exsudat, qui garde la plaie humide et accélère le processus de cicatrisation. Les hydrofibres ont un pouvoir d'absorption supérieur à tous les autres pansements. Le coussin de gel formé par l'interaction de l'hydrofibre et de l'exsudat épouse la forme de la plaie et est confortable.

Hydrocolloïdes

L'avancement des connaissances permet maintenant de faire des distinctions entre les divers hydrocolloïdes sur le marché. Mais rappelons d'abord les caractéristiques générales des hydrocolloïdes. Les hydrocolloïdes créent un environnement humide qui favorise l'autolyse en formant un gel de protection et la granulation en stimulant la formation d'une nouvelle microvascularisation. En effet, les hydrocolloïdes augmentent par un facteur de quatre l'angiogenèse, en comparaison avec les pansements imbibés de NaCl 0,9 %. Ce type de pansement diminue les risques d'infection parce qu'il forme une barrière avec le milieu extérieur, retenant ainsi les neutrophiles, fervents défenseurs contre l'invasion microbienne, au site de la plaie. Il réduit aussi le tissu nécrotique. Les hydrocolloïdes sont utilisés sur des plaies d'épaisseur partielle ou totale et les feuilles, appelées aussi gaufres, sont compatibles avec les systèmes de compression employés dans le traitement des ulcères veineux des membres inférieurs.

À ce chapitre, certains hydrocolloïdes sont des pansements totalement imperméables. De plus, on a démontré que l'hydrocolloïde épais et imperméable abaisse le pH de la plaie. Cette propriété est un atout, car un pH légèrement acide favorise la migration des fibroblastes. Il en résulte une plus grande disponibilité de l'oxygène et un léger effet bactéricide sur certains micro-organismes. On dit de ces produits qu'ils sont bioactifs. Ils produisent localement une réaction systémique, c'est-à-dire qu'ils activent les mécanismes de la réparation tissulaire.

En contrepartie, l'angiogenèse, particulièrement stimulée sous ce type de pansement, peut conduire à une hypergranulation. Des mesures spécifiques seront alors appliquées. Même si on a amélioré le prototype initial, il n'en demeure pas moins que les hydrocolloïdes dégagent une odeur caractéristique, plutôt nauséabonde, au moment de leur retrait.

Alginates

Les alginates sont des produits d'origine végétale. Ce sont des dérivés des algues marines qui se présentent comme des composés d'alginates de calcium. Ils prennent habituellement la forme de compresses ou de mèches non adhésives qu'on applique directement sur ou dans la plaie. Les alginates ont un pouvoir d'absorption élevé, c'est pourquoi ils doivent être appliqués de façon assez lâche afin de permettre l'expansion du pansement sans aucune pression qui pourrait nuire à la prolifération des nouvelles cellules. On les utilise sur les plaies avec perte de substance dans leur phase inflammatoire en présence d'un exsudat modéré à abondant. Il arrive parfois que les alginates soient préférés aux autres options, par exemple dans le cas d'une plaie présentant un potentiel hémorragique ou dans celui d'une plaie sanguinolente aux changements de pansement. On attribue en effet aux alginates de calcium des propriétés hémostatiques. Les alginates, comme les hydrofibres, sont des pansements non occlusifs et non adhérents et ils nécessitent un pansement d'appoint pour les maintenir en place.

Mousses et hydrocellulaires

Les mousses, pour la plupart, sont composées d'une couche hydrophile en polyuréthane et d'un revêtement externe imperméable aux liquides. Ces pansements sont semi-perméables, ont une bonne capacité d'absorption, créent une isolation thermique et une barrière antibactérienne. On leur reconnaît aussi un confort lié à leur texture spongieuse. Les mousses hydrophiles ne se transforment pas en gel. De nombreux intervenants les utilisent pour contrôler l'exsudat, mais le plus souvent sur une plaie déjà débridée en majeure partie. Les mousses ne laissent pas de résidus et ne dégagent pas d'odeur. Plusieurs fabricants offrent différents formats de mousses hydrophiles. Le type gaufre ou feuille est le plus populaire, disponible avec ou sans une composante adhésive.

Les hydrocellulaires sont le résultat d'une technologie permettant la superposition de composés physiquement compatibles qui répondent à de nombreux objectifs de traitement. Une première couche directement en contact avec la plaie permet une certaine adhérence et la filtration de l'exsudat à travers sa membrane. La seconde couche retient l'humidité sans assécher le lit de la plaie. Enfin, la troisième couche crée une barrière avec le milieu extérieur afin de diminuer les risques de contamination et de garder une isolation thermique. La combinaison de plus d'un produit peut aussi faire partie de cette classe. L'utilisation combinée d'hydrocolloïdes et d'alginates, d'une mousse hydrophile et d'un film transparent ou toute autre association entrent dans cette catégorie. Certains auteurs parlent de composites.

SÉLECTION D'UN PANSEMENT

Le but du pansement est de fournir à la plaie un écosystème favorable au processus de cicatrisation. Les cellules épidermiques ont besoin d'humidité pour migrer sur le bourgeon charnu et réépithélialiser la plaie. L'observation clinique de la plaie et l'objectif visé détermineront le choix du pansement.

Débrider la plaie

En présence d'une nécrose noire, il est souvent urgent de débrider la plaie. Un débridement chirurgical peut être pratiqué, mais cette intervention étant parfois difficile à réaliser chez la personne âgée, d'autres options sont possibles. Il existe ainsi des enzymes organiques qui, appliquées localement, sont capables de lyser les tissus nécrotiques. Un seul de ces produits, toutefois, a démontré une action spécifique sur les tissus morts, dévitalisés. Il s'agit de la collagénase. Cette enzyme, appliquée dans le lit de la plaie, n'entrave pas la formation des nouvelles cellules. L'emploi des agents enzymatiques exige des précautions : changements de pansement plus fréquents, interactions avec les produits acides, l'iode, les métaux lourds (Al, Hg, Ag), actifs en milieu humide. Comme ils sont coûteux, on leur préfère souvent le débridement autolytique.

Ce dernier mode de débridement est dit autolytique car, en fournissant à la plaie un environnement optimal, il permet à l'organisme d'accélérer la migration d'enzymes naturels qui élimineront le tissu nécrotique. Les pansements ou les produits qui favorisent le débridement autolytique sont interactifs et stimulent les mécanismes de défense naturels de l'hôte. Les produits qui augmentent ou maintiennent l'humidité de la plaie sont avantageux à cette étape. Les gels amorphes, les hydrocolloïdes, les hydrofibres seront utilisés seuls ou en association, selon le degré d'exsudation de la plaie.

Contrôler l'exsudat

Quand le lit et les bords de la plaie sont visibles, la phase inflammatoire se poursuit et on constate souvent un exsudat important qu'il faut contenir. Contrôler l'exsudat, poursuivre le débridement et maîtriser la phase inflammatoire à l'étape de la détersion dans le cas d'une plaie chronique sont des objectifs que permettent d'atteindre les pansements suivants : hydrocolloïdes, hydrofibres et alginates.

Lorsque la plaie est propre et le lit de la plaie recouvert d'un tissu de granulation, il reste essentiellement à contrôler l'exsudat. Plusieurs choix sont possibles, avec parfois un pouvoir de rétention de premier ordre : hydrofibres, alginates, mousses, hydrocolloïdes et hydrocellulaires.

Combler l'espace mort

Si la plaie comporte une cavité, on aura recours à des produits qui se moulent à la plaie, comme les gels, les mèches, les éponges ou les fibres. Le choix dépendra de la présence ou non d'un exsudat.

Réduire au minimum la croissance bactérienne

Une plaie chronique est presque toujours contaminée, mais rarement infectée. La flore bactérienne d'une plaie est souvent diversifiée, comprenant des bactéries Gram positifs, Gram négatifs et anaérobies. La présence de ces germes n'empêche habituellement pas la cicatrisation. Il est donc inutile de vouloir aseptiser une plaie à l'aide d'antiseptiques ou d'antibiotiques topiques. Au contraire, les antibiotiques topiques peuvent nuire à la cicatrisation par leur potentiel de toxicité cellulaire. De plus, l'usage d'antibiotiques topiques contribue largement au développement d'une résistance et expose le malade à un risque d'allergie de contact. En présence d'une prolifération bactérienne excessive retardant la cicatrisation d'une plaie chronique, la sulfadiazine d'argent appliquée localement diminue le nombre de micro-organismes et peut favoriser la fermeture de la plaie. Dans ces cas bien précis, l'antibiotique topique est appliqué pour une durée limitée d'environ 15 jours.

Les signes locaux d'une infection sont un érythème local, un œdème et une douleur qui compromet quelquefois la mobilité. Ils sont parfois accompagnés de signes systémiques tels que la fièvre, une leucocytose et une détérioration de l'état général. En présence d'une infection, on utilisera un antibiotique par la voie systémique et on évitera les pansements occlusifs.

Les pansements qui ne nécessitent pas des changements fréquents et qui créent une isolation thermique réduisent au minimum le contact de la plaie avec l'environnement et l'air ambiant. Ils réduisent de ce fait les risques d'infection. Les pansements imperméables et semi-perméables offrent une barrière bactérienne suffisante. Enfin, selon certains auteurs, un pansement qui maintient un pH légèrement acide comme certains hydrocolloïdes procurerait un avantage supplémentaire.

Favoriser la formation du tissu de granulation

Un pansement imperméable à l'air stimule l'angiogenèse et favorise la formation du tissu de granulation. Une fois le tissu de granulation formé, il faut protéger la plaie avec un pansement qui permet de contrôler l'humidité et d'aider ainsi à la migration des cellules épithéliales. Donc, il s'agit essentiellement, dans la phase de réépithélialisation, d'employer un pansement qui préserve l'humidité et qui peut être laissé en place pendant une période allant jusqu'à sept jours. Les mousses, les hydrocellulaires et, pour les plaies de surface, les films transparents ou les hydrocolloïdes minces sont alors tout indiqués.

Protéger la peau environnante

Cet objectif doit être l'objet d'un souci constant. Se préoccuper de l'apparition d'une dermatite lorsque le patient réagit à l'adhésif, par exemple, ou de l'apparition d'une macération, souvent liée au mauvais contrôle de l'exsudat, doit être une routine à chaque changement de pansement.

Soulager la douleur

Une plaie superficielle laissée à l'air libre est douloureuse. Son occlusion apporte soulagement et confort à la plupart des malades.

Nettoyer la plaie

Il est souhaitable de nettoyer la plaie aux changements de pansement. La désinfection à l'aide d'un antiseptique fut un mode de prévention longtemps répandu. On peut concevoir qu'il est logique d'utiliser un antiseptique afin d'empêcher la contamination ou l'infection. Cependant, on oublie parfois que les antiseptiques ont été inventés pour aseptiser une peau saine, avant une intervention par exemple. Peu ou pas d'antiseptiques sont appliqués sur une plaie. Leur inutilité à ce chapitre provient du fait qu'ils sont inactivés par des matières organiques comme le sang coagulé, le sérum, le pus et les débris. De plus, la plupart des antiseptiques sont des agents cytotoxiques pour les leucocytes, défenseurs de l'hôte. Ils retardent donc la cicatrisation. Le nettoyage suppose deux modalités : le choix du nettoyeur et le mode d'application. L'agent de choix est le NaCl 0,9 %.

SUPPLÉMENTS ALIMENTAIRES

La guérison d'une plaie est tributaire de l'alimentation qui fournit l'apport en nutriments essentiels au processus de cicatrisation. Les calories, les protéines, l'hydratation et la vitamine C sont reconnus pour leur rôle dans le maintien de l'intégrité de la peau ou dans la réparation tissulaire. Il faut fournir au malade les éléments nutritionnels recommandés à la suite de l'évaluation diététique. Toutefois, un apport supplémentaire quotidien de 500 mg de vitamine C est souvent requis.

Il manque de données scientifiques pour recommander le zinc, la vitamine A et certains acides aminés, mais il apparaît raisonnable de ne pas exclure l'éventualité d'une carence de ces éléments nutritionnels chez le malade âgé présentant une plaie qui tarde à guérir.

CONCLUSION

Un pas de géant a été franchi ces dernières années dans le soin des plaies. L'application de facteurs de croissance sur une plaie et les greffes cutanées sont des techniques modernes qui seront bientôt accessibles et qui modifieront nos pratiques. Actuellement, l'éventail de nouveaux pansements offerts oblige les soignants à être bien informés et à faire montre de discernement.

Il n'est pas judicieux de s'en tenir à un seul type de pansement. Chaque plaie a des besoins spécifiques qui évoluent dans le temps. Par ailleurs, la venue des pansements occlusifs ou semi-perméables est tout à fait adaptée aux besoins du virage ambulatoire. Il est aussi primordial de comprendre que le soin d'une plaie est l'affaire d'une équipe. Il faut connaître les types de pansements, leurs particularités et la façon dont ils influencent le processus de cicatrisation. Toutefois, le meilleur des pansements n'améliorera pas l'apport protéique au malade, ni les adaptations mécaniques à l'environnement, ni l'examen du profil pharmacologique, etc.

Bibliographie

Bergstrom, N., R.M. Allman, O.M. Alvarez *et al.* « Pressure ulcer treatment : Quick reference guide for clinicians », *Advances in Wound Care,* 1995, 8 (2) : 22-44.

Bolton, L., L. Pirone, J. Chen *et al.* « Dressings' effects on wound healing », *Wounds : A Compendium of Clinical Research and Practice,* 1990, 2 : 126-134.

Brown, C.D., et J.A. Zitelli. « Choice of wound dressings and ointments », *Otolaryngol. Clin. North Am.*, 1995, 28 : 1081-1091.

Chang, H., S. Wind et M.D. Kerstein. « Moist wound healing », *Dermatol. Nurs.*, 1996, 8 : 174-176.

Chénier, E., E. Levy et G.P. Raymond. « Les différentes étapes de la cicatrisation cutanée », *Le Clinicien,* 1995, nov. : 78-90.

Cherry, G.W., M.A. Hugues, A.N. Kinsnorth *et al.* « Wound healing », dans P.J. Morris et R.A. Malt (dir.), *Oxford Texbook of Surgery,* New York : Oxford University Press, 1994.

Falanga, V. « Occlusive wound dressings : Why, When, Which ? », *Arch. Dermatol.*, 1988, 124 : 872-877.

Gibson, B. *A Cost Effectiveness Comparaison of Two Gels in the Treatment of Sloughy Leg Ulcers,* Advanced Wound Care Symposium, San Diego : avril 1995.

Grenier, L. « L'approche thérapeutique des ulcères de pression », *Pharmactuel.*, 1993, 26 : 100-110.

Higgins, K.R., et H.R. Ashry. « Wound dressings and topical agents », *Clin. in Podiatr. Med. Surg.*, 1995, 12 (1) : 31-40.

K. Hermans, M.H.E. « Air exposure versus occlusion : Merits and disadvantages of different dressings », *J. Wound Care,* 1993, 2 : 362-365.

Kerstein, M.D. « Moist wound healing : The clinical perspective », *Ostomy Wound Manage,* 1995, 41 (7A suppl.) : 37S-44S.

Krasner, D. « Dressing decisions for the twenty-first century : on the cusp of paradigm shift », dans D. Krasmer et D. Kane (dir.), *Chronic Wound Care,* 2e éd., Wayne, Health Management Publications Inc. : 1997, p. 139-151.

Meaume, S., et P. Senet. « Pansements. Aide à la cicatrisation », *Encycl. Med. Chir.* (Elsivier, Paris), Dermatologie 1999, 98-942-A-10 : 1-8.

Motta, G.J. « Moistening up for good healing », *Nursing,* 1995, 25 (4) : 32H, 32J.

Nickerson, D., et A. Freiberg. « Moisture-retentive dressings : A review of the current litterature », *Can. J. Plast. Surg.*, 1995, 3 (1) : 35-38.

Patterson, J.A., et R.G. Bennett. « Prevention and treatment of pressure sores », *J. Am. Geriatr. Soc.*, 1995, 43 : 919-927.

Singer, A.J., et R.A. Clark. « Cutaneous wound healing », *N. Engl. J. Med.*, 1999, 341 : 738-746.

Smith, D.M. « Pressure ulcers in the nursing home », *Ann. Intern. Med.*, 1995, 123 : 433-442.

Thomas, S. « Fluid handling properties of hydrogel dressings », *Ostomy Wound Manage,* 1995, 41 (3) : 54-56, 58-59.

Turner, T.D. « The development of wound management products », dans D. Krasner et D. Kane (dir.), *Chronic Wound Care,* 2e éd., Wayne, Health Management Publications Inc. : 1997, p. 124-138.

Waldorf, H., et J. Fewkes. « Wound healing », *Adv. Dermatol.,* 1995, 10 : 77-97.

Tableau 4

Liste des pansements

FILMS TRANSPARENTS		
ADHÉSIFS	Opsite	Smith + Nephew
	Bioclusive	Johnson & Johnson
	Tegaderm	3M
	Polyskin	Tyco
	Mefilm	Tendra/Mölnlycke
AÉROSOLS	Opsite	Smith + Nephew
	Protecteur cutané non irritant 3M	3M
SERVIETTES	Skin Prep	Smith + Nephew
	All Kare	Convatec
	Protecteur cutané non irritant 3M	3M
HYDROCOLLOÏDES		
FEUILLES		
• IMPERMÉABLES	DuoDERM CGF	Convatec
	DuoDERM Signal	Convatec
• SEMI-PERMÉABLES	Tegasorb	3M
	Pansement pour ulcère cutané	Johnson & Johnson
	Restore plus	Hollister
	DuoDERM mince	Convatec
	Comfeel	Coloplast
PÂTES	DuoDERM	Convatec
GEL	DuoDERM hydroactive	Convatec
HYDROFIBRES		
	Aquacel	Convatec

HYDROGELS		
AMORPHES	Intrasite gel	Smith + Nephew
	Restore hydrogel	Hollister
	Curafil	Tyco
	Nu-Gel (collagène)	Johnson & Johnson
	Tegagel	3M
	Normlgel (NaCl 0,9%)	Tendra/Mölnlycke
	Hypergel (NaCl 20%)	Tendra/Mölnlycke
FEUILLES	Nu-Gel	Johnson & Johnson
	Curagel	Tyco
GAZES IMPRÉGNÉES	Intrasite	Smith + Nephew
	Tegagel	3M
	Restore	Hollister
	Curafil	Tyco
MÈCHES IMPRÉGNÉES	Restore	Hollister
ABSORBANTS		
ALGINATES	Kaltostat	Convatec
	Restore CalciCare	Hollister
	Curasorb	Tyco
	Tegagen HI	3M
	Melgisorb	Tendra/Mölnlycke
	Algisite M	Smith + Nephew
	Algoderm	Erfa
PANSEMENTS DE MOUSSE HYDROPHILE	Allevyn	Smith + Nephew
	Curafoam	Tyco
	Tielle/Tielle Plus	Johnson & Johnson
	Mepilex Safetac	Tendra/Mölnlycke
AUTRES PANSEMENTS ABSORBANTS	CombiDERM	Convatec
	Versiva	Convatec
	Cutinova hydro	Smith + Nephew

PANSEMENTS QUI ABSORBENT LES ODEURS		
	Carbonet	Smith + Nephew
	Actisorb plus	Johnson & Johnson
	Odor-Absorbent-Dressing	Hollister
	CarboFlex	Convatec
AUTRES		
	Alldress	Tendra/Mölnlycke
	Gazes imprégnées de NaCl:	
	– Me-Salt	Tendra/Mölnlycke
	– Curasalt	Tyco
	– Thalafix	Dumex
ASSOCIATIONS		
	Hydrocolloïde/Alginate	
	UltecPro	Tyco
	Collagène/Alginate	
	Fibracol Plus	Johnson & Johnson
	Hydrofibre/Argent	
	Aquacel-Ag	Convatec

TROISIÈME PARTIE
Principes de traitement : approche par maladie

CHAPITRE 16

La maladie de Parkinson

Louise Mallet

INTRODUCTION

James Parkinson décrivit pour la première fois en 1817 une *paralysie agitante*, dénommée ensuite maladie de Parkinson. Cette affection dégénérative touche indifféremment les deux sexes. L'âge moyen à l'apparition de la maladie est de 60 ans. Cependant, chez environ 5 à 10 % des patients, la maladie débute avant l'âge de 40 ans. La prévalence de la maladie augmente avec l'âge ; elle est de 0,3 % chez les individus de 55 à 64 ans, de 1,0 % chez ceux de 65 à 74 ans, de 3,1 % chez les personnes âgées de 75 à 84 ans et de 4,3 % chez celles de 85 à 94 ans.

La maladie de Parkinson est une affection dont la progression est lente, évoluant sur une période de 10 à 20 ans. Elle constitue une cause importante de la perte d'autonomie chez les personnes âgées. Avant la venue de la lévodopa dans les années 1950, la mortalité des patients souffrant de la maladie de Parkinson était trois fois plus élevée que celle de la population en général. La lévodopa a amélioré la qualité de vie et aurait normalisé la survie des patients atteints de cette maladie.

ÉTIOLOGIE

La maladie de Parkinson se caractérise par une dégénérescence des neurones dopaminergiques de la substance noire des noyaux gris centraux[1]. Lorsque les symptômes de la maladie de Parkinson apparaissent, on note une perte du contenu en dopamine de la substance noire d'environ 80 %. La cause de cette dégénérescence demeure encore inconnue et des études épidémiologiques indiquent que la génétique ne jouerait pas un rôle important. Un syndrome parkinsonien chronique lié à l'auto-injection par des toxicomanes de MPTP (méthyl-phényl-tétrahydropyridine), un analogue de la mépéridine, a été signalé. Le MPTP, en détruisant les neurones de la substance noire du tronc cérébral, reproduit les manifestations cliniques de la maladie de Parkinson. L'administration du produit au singe produit un syndrome parkinsonien expérimental. Un facteur toxique dans l'environnement pourrait donc être à l'origine de cette maladie.

Une autre cause possible sont les radicaux libres produits par le métabolisme oxydatif de la dopamine cérébrale. Ces derniers pourraient endommager les membranes cellulaires et détruire les neurones de la substance noire.

1. Ces noyaux sont des éléments importants du système extrapyramidal impliqué dans le maintien de la posture, du tonus musculaire et de la modulation des mouvements volontaires.

L'hypothèse actuelle associe cette maladie à une déficience enzymatique, héréditaire ou acquise, responsable de la diminution de la capacité des neurones de la substance noire à contrer les effets des radicaux libres ou des substances toxiques de l'environnement.

Un syndrome parkinsonien, dont les manifestations cliniques ressemblent à celles de la maladie de Parkinson, est associé à plusieurs médicaments (tableau 1). Certaines maladies neurologiques dégénératives, entre autres la démence de type Alzheimer, la paralysie supranucléaire progressive, les infarctus cérébraux multiples, la démence à corps de Lewy, sont aussi associées à un syndrome parkinsonien. Ces problèmes dégénératifs ne répondent pas, pour la plupart, à la thérapie dopaminergique.

TABLEAU 1
Médicaments pouvant causer un syndrome parkinsonien

Amoxapine
Antipsychotiques atypiques
Antipsychotiques conventionnels
Diltiazem
Inhibiteurs de l'acétylcholinestérase
Inhibiteurs sélectifs de la recapture de la sérotonine
Méthyldopa
Métoclopramide
Réserpine
Vérapamil

CARACTÉRISTIQUES DE LA MALADIE

La maladie de Parkinson se caractérise par la présence des signes cardinaux suivants: le tremblement de repos, la rigidité, la bradykinésie ou l'akinésie. Le diagnostic se fait en présence de deux des quatre signes.

Quant au malade, il présente une posture simiesque (le corps penché vers l'avant, les genoux fléchis et les bras pendants) et une allure traînante. On peut aussi noter une perte de dextérité, de la difficulté à écrire et à se faire comprendre ainsi qu'une sensation d'inconfort ou de malaise causée par la rigidité.

Tremblement de repos

Le tremblement de repos est de faible fréquence et commence souvent de façon unilatérale. Il survient au repos et disparaît ou s'atténue durant l'exécution de mouvements volontaires. Au début de la maladie, le tremblement de repos affecte surtout les extrémités des membres supérieurs. Lorsque la maladie progresse, il atteint les membres inférieurs ou les membres contralatéraux.

Rigidité

La rigidité se manifeste par une résistance constante au mouvement et par une augmentation du tonus musculaire. Il se produit une résistance cédant par saccades pendant la mobilisation passive de l'avant-bras (phénomène de la roue dentée). Le patient se plaint souvent de ne plus être capable d'effectuer ses activités de la vie quotidienne.

Akinésie et bradykinésie

L'akinésie se définit par la rareté des mouvements et se manifeste par l'incapacité de se mouvoir, de se lever ou d'amorcer un mouvement, tandis que la bradykinésie est la lenteur des mouvements. Le visage devient inexpressif et les clignements des yeux se font plus rares. Une hypersalivation, due à un ralentissement de la déglutition, est parfois observée. L'amorce des mouvements des mains et des jambes est difficile et leur exécution est lente. Les patients ont de la difficulté à effectuer leurs activités de la vie quotidienne, telles que boutonner leurs vêtements ou se raser. La démarche est plus lente et le patient a tendance à faire des petits pas. Souvent, il se laisse tomber dans le fauteuil lorsqu'il s'assoit, et doit s'appuyer sur ses avant-bras pour se relever.

Instabilité posturale

L'instabilité posturale apparaît dans la phase tardive de la maladie. Elle se manifeste par des troubles de l'équilibre qui peuvent entraîner des chutes. La mobilité et la sécurité dans les déplacements du patient sont réduites. Au stade avancé, le patient est confiné au lit ou au fauteuil gériatrique.

Autres manifestations

Le parkinsonien présente des problèmes associés tels que la constipation, l'incontinence urinaire, l'hypotension orthostatique, la dysphagie, la séborrhée, la blépharite, l'hypersialorrhée, le trouble du sommeil, la dépression, les hallucinations et les troubles sexuels. Des difficultés d'élocution, une diminution du volume de la voix, des difficultés de prononciation et un ton monotone sont aussi caractéristiques.

L'échelle fonctionnelle de Hoehn et Yahr (tableau 2) permet de classifier les stades évolutifs de la maladie.

TABLEAU 2
Stades de la maladie de Parkinson
Échelle fonctionnelle de Hoehn et Yahr

Stade	Manifestations
I	Atteinte unilatérale légère ou absente ; peu ou pas de perte fonctionnelle.
II	Présence de signes bilatéraux légers sans troubles posturaux.
III	Atteinte bilatérale avec déséquilibre modéré. Certaines activités doivent être restreintes mais le patient mène une vie autonome.
IV	Atteinte complète. Le patient a besoin d'aide pour exécuter certaines activités quotidiennes. Perte d'autonomie, début de l'invalidité. Chutes.
V	Maladie très avancée. Immobilité complète. Le patient est confiné au lit ou au fauteuil en l'absence d'aide. Dépendance totale.

TRAITEMENT MÉDICAMENTEUX

La pharmacothérapie vise à diminuer les symptômes de la maladie de Parkinson, à maintenir la qualité de vie du patient. Différents médicaments sont utilisées pour soulager les symptômes associés à la maladie de Parkinson (tableau 3). Il faut noter qu'aucun médicament n'arrête la progression de la maladie de Parkinson. Le traitement pharmacologique doit être réévalué régulièrement selon la progression de la maladie ou l'apparition de symptômes invalidants ou d'effets indésirables.

Anticholinergiques

Les anticholinergiques constituent la première classe de médicaments à s'être révélée efficace dans le traitement de la maladie de Parkinson. Ils agissent en bloquant les récepteurs cholinergiques périphériques et centraux. On observe une diminution du tremblement de repos de l'ordre de 30 % lorsque les anticholinergiques sont utilisés en monothérapie.

TABLEAU 3
Médicaments utilisés dans le traitement de la maladie de Parkinson

Anticholinergiques diphenhydramine procyclidine trihexyphénidyle	**Précurseurs de la dopamine** lévodopa/carbidopa lévodopa/bensérazide
Inhibiteur de la MAO* de type B sélégiline	**Agonistes dopaminergiques** bromocriptine pergolide ropinirole pramipexole
Anti-glutamatergique amantadine	**Inhibiteur de la COMT**** entacapone

* MAO-monoamine oxydase

** COMT-catéchol-O-méthyltransférase

INDICATION DES ANTICHOLINERGIQUES

Les anticholinergiques sont particulièrement efficaces pour soulager le tremblement de repos mais agissent beaucoup moins sur la rigidité, la bradykinésie et l'akinésie. Ils sont réservés aux jeunes patients au stade initial de la maladie ou aux patients dont le tremblement de repos nuit au travail ou à la qualité de vie.

Propriétés pharmacocinétiques

Il existe peu de données sur les propriétés pharmacocinétiques des anticholinergiques chez le sujet âgé. On sait qu'ils ralentissent la vidange gastrique et peuvent diminuer l'absorption d'autres médicaments. Leur effet se manifeste dans un délai de quelques jours après leur introduction.

Effets indésirables

Les anticholinergiques causent de nombreux effets indésirables : sécheresse de la bouche, constipation, difficulté à uriner. Au niveau du système nerveux central, on note fréquemment un syndrome confusionnel qui se manifeste par de l'agitation, de l'anxiété, de la confusion et des hallucinations visuelles. Ces effets indésirables limitent l'utilisation des anticholinergiques chez les personnes âgées de plus de 75 ans et chez celles souffrant de démence ou de confusion. Le tableau 13, qu'on trouvera à la fin du chapitre, présente les éléments d'évaluation, les interventions à effectuer et le suivi que nécessite l'utilisation des anticholinergiques.

Posologie

La posologie des anticholinergiques en gériatrie est exposée au tableau 4. La dose est augmentée à chaque semaine jusqu'à l'amélioration des symptômes ou jusqu'à l'atteinte de la dose maximale. En présence d'effets indésirables nocifs, il faut cesser l'administration du médicament.

TABLEAU 4
Posologie des anticholinergiques

Médicament	Posologie de départ	Posologie maximale
Procyclidine	2,5 mg en trois prises par jour	5 mg en trois prises par jour
Trihexyphénidyle	1 mg une fois par jour	2 mg en trois prises par jour
Diphenhydramine	25 mg au coucher	25 mg en trois prises par jour

Arrêt du médicament

L'arrêt des anticholinergiques doit être effectué lentement. On évite ainsi une aggravation des symptômes parkinsoniens et un rebond cholinergique caractérisé par des problèmes gastro-intestinaux et des vomissements. On suggère de diminuer la dose graduellement d'environ 25 % par semaine sur une période de trois à quatre semaines. En cas d'urgence, l'arrêt peut se faire plus rapidement.

Amantadine

L'utilisation de l'amantadine, un agent antiviral, s'avère intéressante à tous les stades de la maladie : en monothérapie au début de la maladie pour son effet neuroprotecteur ; en association avec la lévodopa comme traitement symptomatique chez le patient présentant de la rigidité, de la bradykinésie et des tremblements de repos ; et, en dernier lieu, dans les cas plus avancés présentant des dyskinésies puisqu'on découvre à l'amantadine des effets bénéfiques sur celles-ci. L'hypothèse d'un effet transitoire de l'amantadine causé par la tachyphylaxie est maintenant rejetée puisque chez la majorité des patients elle procure un effet prolongé. Cependant, ses effets indésirables limitent son utilisation chez les personnes âgées de plus de 75 ans.

Mécanisme d'action

Plusieurs hypothèses ont été émises pour expliquer le mécanisme d'action de l'amantadine. On pense qu'elle causerait l'augmentation de l'activité dopaminergique en libérant la dopamine emmagasinée dans les terminaisons nerveuses présynaptiques, ou encore l'inhibition de la recapture de la dopamine par les terminaisons nerveuses présynaptiques, ou finalement qu'elle aurait une activité anticholinergique intrinsèque.

Selon des études récentes, l'amantadine posséderait une activité antiparkinsonienne principalement par ses effets antiglutamatergiques. Une augmentation de l'activité glutamatergique contribuerait à la dégénérescence des neurones nigrostriés par excitotoxicité. En réduisant l'activité du glutamate, l'amantadine aurait un rôle neuroprotecteur.

Propriétés pharmacocinétiques

L'amantadine est absorbée rapidement par voie orale et traverse la barrière hémato-encéphalique. Elle est éliminée principalement par les reins, 90 % de la dose se retrouvant dans l'urine sous forme inchangée. La demi-vie d'élimination varie de 12 à 18 heures chez les sujets en bonne santé et de 23 à 45 heures chez ceux dont la fonction rénale est diminuée.

Effets indésirables

Les effets indésirables de l'amantadine ressemblent à ceux des anticholinergiques. De la confusion, de l'insomnie, des hallucinations visuelles et des cauchemars peuvent survenir, ainsi que des effets périphériques comme la constipation, la sécheresse buccale et la difficulté à uriner. L'amantadine n'est pas indiquée chez les patients confus ou atteints de démence.

L'amantadine peut causer de l'œdème aux membres inférieurs. Une attention particulière doit être portée aux patients souffrant d'insuffisance cardiaque non contrôlée. L'amantadine peut également causer un *livedo reticularis*, une affection cutanée caractérisée par la coloration rosée de la peau des membres inférieurs. Il touche surtout les femmes et se manifeste en général à une posologie supérieure à 300 mg par jour. Ce problème d'ordre cosmétique s'aggrave surtout l'hiver. Il peut apparaître après deux semaines de traitement et jusqu'à 20 mois après le début du traitement. Il est réversible après l'arrêt du traitement. Le tableau 13 présente les éléments d'évaluation, les interventions à effectuer et le suivi relatifs à l'utilisation de l'amantadine.

Posologie

La posologie initiale est de 100 mg par jour, en une dose administrée au déjeuner et non au coucher puisque l'amantadine peut provoquer de l'insomnie. Si aucune amélioration n'est observée après une semaine, la dose est augmentée. La posologie est établie en tenant compte de la clairance de la créatinine (tableau 5). L'amantadine est également disponible sous forme de sirop, ce qui peut être utile si le patient souffre de dysphagie.

TABLEAU 5
Posologie de l'amantadine selon la fonction rénale

Cl_{Cr} mL/min	Posologie
> 100	100 mg à toutes les 12 heures
60	150 mg à toutes les 24 heures
50	100 mg à toutes les 24 heures
30	200 mg 2 fois par semaine
15	150 mg par semaine

Arrêt du médicament

Une aggravation de la maladie de Parkinson se produit à la suite de l'arrêt brusque de l'amantadine; une réduction graduelle de 50 % de la dose par semaine sur une période de deux à quatre semaines s'impose.

Précurseurs de la dopamine

La lévodopa demeure la pierre angulaire du traitement de la maladie de Parkinson. Elle augmente la mobilité du patient en agissant sur la bradykinésie ou l'akinésie et sur la rigidité, contribuant ainsi à une meilleure qualité de vie. L'efficacité initiale de la lévodopa est franche et constante: son inefficacité remet en cause le diagnostic de la maladie de Parkinson.

Les troubles de l'élocution, de la posture et de l'équilibre sont moins sensibles à son action. Même si elle n'arrête pas la progression de la maladie, la lévodopa demeure le traitement de premier recours chez la personne âgée de plus de 75 ans.

Mécanisme d'action

La lévodopa est la forme lévogyre de l'acide aminé dihydroxyphénylalanine (DOPA), dont la décarboxylation produit la dopamine. L'administration de dopamine seule est inefficace car elle ne traverse pas la barrière hémato-encéphalique. La lévodopa, par contre, traverse cette barrière et est transformée en dopamine sous l'action d'une décarboxylase, augmentant ainsi la quantité de dopamine disponible pour stimuler les récepteurs dopaminergiques.

L'enzyme responsable de la dégradation de la lévodopa en dopamine, la dopa-décarboxylase est présente dans tous les tissus de l'organisme: foie, rein, cœur, muqueuse gastro-intestinale et cerveau. Lorsqu'elle est administrée seule, au moins 95 % de la dose de lévodopa est rapidement transformée dans le système périphérique en dopamine par la dopa-décarboxylase, de sorte qu'un faible pourcentage de la dose administrée se rend au cerveau sous forme inchangée.

Inhibiteurs de la dopa-décarboxylase

L'association de la lévodopa à un inhibiteur de la dopa-décarboxylase (la carbidopa ou le bensérazide) empêche la transformation de la lévodopa en dopamine en périphérie. Ces inhibiteurs ne franchissent pas la barrière hémato-encéphalique et n'affectent pas le métabolisme de la lévodopa au cerveau. La combinaison lévodopa/carbidopa ou lévodopa/bensérazide constitue le traitement de premier recours. Le terme *lévodopa* sous-entend la combinaison avec la carbidopa ou le bensérazide.

INHIBITEURS DE LA DOPA-DÉCARBOXYLASE

La dopa-décarboxylase étant moins présente chez la personne âgée, il n'est pas nécessaire d'administrer 75 mg par jour de carbidopa ou 100 mg par jour de bensérazide pour saturer la dopa-décarboxylase périphérique. Une quantité moindre de carbidopa ou de bensérazide fait preuve d'une efficacité similaire.

La pyridoxine (vitamine B_6) accélère la décarboxylation de la lévodopa et en réduit les effets. Cependant, l'ajout de la carbidopa ou du bensérazide à la lévodopa permet de contrer efficacement l'effet inhibiteur de la pyridoxine.

Propriétés pharmacocinétiques

La lévodopa est absorbée essentiellement dans le jéjunum par l'intermédiaire d'un transporteur commun à d'autres acides aminés pour ensuite franchir la barrière sang-cerveau à l'aide du même transporteur. Ce long parcours peut être modifié par de nombreux facteurs: le pH gastrique, la compétition avec d'autres acides aminés pour le transporteur intestinal et la vitesse de la vidange gastrique. Il faut noter que les études de biodisponibilité utilisaient des doses importantes de lévodopa sans inhibiteur de la dopa-décarboxylase.

La prise de nourriture diminue l'absorption de la lévodopa d'environ 30 %. À la suite de l'ingestion de protéines, certains acides aminés aromatiques neutres empêchent le transport de la lévodopa par compétition au site d'absorption, et l'effet thérapeutique de la lévodopa s'en trouve réduit. La demi-vie d'élimination de la lévodopa est d'environ deux heures. Le pic d'absorption de la forme régulière de lévodopa est atteint 30 minutes environ après l'administration, comparativement à trois heures pour la forme à libération prolongée.

Effets indésirables

Environ 60 % des patients éprouvent des nausées, des vomissements et de l'intolérance gastrique au début du traitement à la lévodopa. Ces problèmes, généralement transitoires, sont causés par la stimulation directe par la lévodopa du centre du vomissement situé dans le tronc cérébral. Les nausées sont légères à modérées, mais peuvent aussi nuire à l'alimentation du patient. L'intensité de ces effets peut être diminuée en augmentant progressivement la dose et en administrant le médicament après les repas, particulièrement au début du traitement. En cas d'échec, l'administration préventive de dompéridone, à raison de 10 mg deux à trois fois par jour, peut être utile. Il n'est pas nécessaire d'administrer la dompéridone avant les repas puisqu'il s'agit ici de traiter un problème de nausées et de vomissements.

L'hypotension orthostatique est souvent fréquente au début du traitement et après une augmentation de la dose. Le patient peut éprouver des étourdissements entraînant des chutes. Il faut surveiller la tension artérielle en position couchée et debout au début du traitement et à chaque modification de la posologie. L'utilisation concomitante de médicaments provoquant de l'hypotension orthostatique doit se faire avec prudence (voir la section « Problèmes associés à la maladie de Parkinson »).

Enfin, la lévodopa peut provoquer des cauchemars, des hallucinations visuelles, un syndrome confusionnel et des troubles du sommeil (voir la section « Problèmes associés à la maladie de Parkinson »).

Posologie

Pour débuter, on administre une dose de lévodopa (50 mg)/carbidopa (12,5 mg) ou de lévodopa (50 mg)/bensérazide (12,5 mg) deux fois par jour après les repas. Par la suite, on augmente la dose quotidienne de lévodopa de 50 mg tous les cinq à sept jours jusqu'à une dose de 100 mg/25 mg trois à quatre fois par jour. L'effet maximal peut prendre un mois avant d'être noté.

Chez le malade âgé, une dose quotidienne totale de lévodopa de 400 mg est souvent suffisante et certains patients fragilisés peuvent répondre à 200 mg par jour. Il est rarement nécessaire de dépasser 600 à 800 mg par jour chez les sujets âgés de plus de 75 ans. Selon la documentation scientifique, on peut administrer une dose quotidienne totale de lévodopa de 1 200 mg aux patients atteints de la maladie de Parkinson ; cependant, les personnes âgées ne tolèrent pas ces fortes doses.

La dose de lévodopa est donc répartie au cours de la journée en tenant compte des périodes où le patient est actif. Idéalement, la lévodopa doit être administrée au moins 30 minutes après les repas. On doit donc insister auprès du patient sur l'importance de respecter avec précision l'horaire d'administration de la lévodopa, surtout dans les formes avancées et fluctuantes de la maladie.

Formes pharmaceutiques

Le tableau 6 présente les préparations de lévodopa actuellement commercialisées au Canada. La lévodopa/carbidopa est offerte sous forme de comprimé sécable, tandis que la lévodopa/bensérazide l'est sous forme de gélule.

TABLEAU 6
Préparations pharmaceutiques de la lévodopa

Dénomination commune	Nom commercial
lévodopa 100 mg + carbidopa 25 mg	Sinemet™ 100/25
lévodopa 100 mg + carbidopa 10 mg	Sinemet™ 100/10
lévodopa 250 mg +carbidopa 25 mg	Sinemet™ 250/25
lévodopa 200 mg + carbidopa 50 mg	Sinemet CR™ 200/50
lévodopa 100 mg + carbidopa 25 mg	Sinemet CR™ 100/25
lévodopa 200 mg + bensérazide 50 mg	Prolopa™ 200/50
lévodopa 100 mg + bensérazide 25 mg	Prolopa™ 100/25
lévodopa 50 mg + bensérazide 12,5 mg	Prolopa™ 50/12,5

Il n'existe pas d'études comparant la lévodopa/carbidopa et la lévodopa/bensérazide. En pratique, à doses équivalentes, on observe souvent moins de nausées ou de vomissements avec la lévodopa/bensérazide. On expliquerait ce phénomène par une biodisponibilité différente entre les préparations de lévodopa/bensérazide et de lévodopa/carbidopa.

On peut écraser les comprimés réguliers, mais non les préparations à libération prolongée. On peut également ouvrir les gélules et en mélanger le contenu avec de la compote de pomme par exemple.

Il existe une forme de lévodopa à libération prolongée. Cette préparation permet d'obtenir des concentrations plasmatiques soutenues ; sa biodisponibilité est de 71 % comparativement à 99 % pour la forme ordinaire. Une augmentation de la dose totale de lévodopa de 25 à 30 % peut être nécessaire au moment de passer de la préparation à action rapide à la préparation à libération prolongée. En pratique, les cliniciens utilisent la même dose quotidienne lors du passage d'une forme à l'autre et adaptent la dose à la réponse du patient, une semaine après le changement.

PRÉPARATION À LIBÉRATION PROLONGÉE

La préparation à libération prolongée Sinemet CR™ 200/50 est sécable ; tandis que la préparation Sinemet CR™ 100/25 ne l'est pas. Les comprimés ne doivent pas être écrasés ou mâchés car ils perdront alors leur propriété de libération prolongée. Ces préparations sont peu utiles chez les vieillards qui souffrent de dysphagie puisqu'il faut souvent écraser leurs médicaments.

Il a été postulé qu'en produisant des concentrations plasmatiques plus soutenues, la forme à libération prolongée de lévodopa réduirait les fluctuations de la motricité observées avec les préparations ordinaires. Cependant, deux études auprès de 600 patients suivis pendant cinq ans n'ont pas permis de confirmer l'effet de la forme à libération prolongée sur le moment d'apparition des fluctuations. Les effets indésirables étaient identiques et survenaient à la même fréquence avec les deux préparations.

La préparation à libération prolongée peut être utilisée lorsqu'on connaît la dose quotidienne de maintien de lévodopa sous la forme ordinaire. Il faut noter qu'en raison du début d'action plus lent de la forme à libération prolongée, certains patients peuvent présenter des symptômes invalidants, principalement le matin. Pour réduire ces symptômes, on rajoute parfois un comprimé ou une capsule de lévodopa régulière le matin.

Fluctuations de la motricité

Après plusieurs années de traitement à la lévodopa, des fluctuations de la motricité apparaissent et se manifestent par des mouvements involontaires, une diminution de la réponse au médicament et des variations de son efficacité au cours de la journée. L'incidence de ces fluctuations varie de 20 à 50 % après cinq ans de traitement. Les facteurs de risque d'apparition des fluctuations de la motricité sont l'âge, la durée du traitement à la lévodopa, la durée de la maladie et l'utilisation de doses élevées de lévodopa. Il existe deux types de fluctuations : les fluctuations simples (effet d'épuisement et dyskinésies de pic de dose) et les complexes (phénomène *on-off*).

L'*effet d'épuisement ou la détérioration de fin de dose* se traduit par une perte d'efficacité de la lévodopa. Cliniquement, le patient voit ses symptômes réapparaître avant l'heure prévue pour la prise suivante du médicament. Cet effet survient à la suite de la perte de l'effet tampon des cellules nigrostriées dégénérées dont le rôle est de capter la lévodopa, de la transformer en dopamine pour l'entreposer et la libérer lorsque nécessaire. Sans ces cellules, la lévodopa est métabolisée immédiatement par les astrocytes et la dopamine est immédiatement utilisée par les récepteurs. Une diminution de l'intervalle de temps entre les doses ou l'utilisation de la forme à libération prolongée peuvent apporter une amélioration.

Les *dyskinésies de pic de dose* se manifestent par des mouvements anormaux, habituellement de type choréique ou dystonique, survenant lorsque la concentration plasmatique de la lévodopa est maximale. Lorsque les neurones nigrostriés dégénèrent, la proportion de lévodopa se fixant aux récepteurs est plus grande, soit le même effet qu'un surdosage. Des changements dans l'affinité des récepteurs dopaminergiques postsynaptiques seraient responsables de cet effet. Le traitement des dyskinésies de pic de dose consiste à réduire la dose quotidienne de lévodopa ou à la fractionner davantage pour éviter les pics plasmatiques trop élevés.

Le phénomène « *on-off* » est le passage soudain et imprévisible d'un état de mobilité fonctionnelle avec plus ou moins de dyskinésies, à un état d'immobilité soudaine. Les périodes « *on-off* » ne sont pas liées à l'heure d'administration de la lévodopa. Le traitement du phénomène « *on-off* » est difficile. On tentera de garder la concentration de lévodopa la plus constante possible. Les agonistes dopaminergiques représentent une solution intéressante. Cependant, ce traitement n'est pas recommandé en gériatrie à cause de ses nombreux effets indésirables. Une diète restreinte en protéines pendant les heures d'activité maximale peut être envisagée puisque la lévodopa entre en compétition, aux sites d'absorption, avec les acides aminés aromatiques présents dans les aliments. À long terme, cette mesure n'est pas acceptable pour le patient âgé qui subit souvent une perte de poids.

Interactions médicamenteuses

Les interactions médicamenteuses cliniquement significatives de la lévodopa sont présentées au tableau 7.

TABLEAU 7

Interactions médicamenteuses avec la lévodopa

Médicaments	Mécanisme d'action	Effet clinique	Intervention
Antipsychotiques (halopéridol, rispéridone, olanzapine)	Blocage des récepteurs dopaminergiques	Apparition ou aggravation des symptômes parkinsoniens	Éviter l'association. Utiliser des antipsychotiques atypiques, soit la quétiapine ou la clozapine.
Métoclopramide	Blocage des récepteurs dopaminergiques périphériques ou centraux	Apparition ou aggravation des symptômes parkinsoniens	Éviter l'association. Utiliser la dompéridone.

Arrêt du médicament

Il y a quelques années, on recommandait d'interrompre temporairement l'administration de la lévodopa pendant plusieurs jours ou plusieurs semaines chez les sujets traités depuis quelques années et manifestant des effets indésirables importants. L'hospitalisation était nécessaire à cause des risques importants d'embolie pulmonaire et de pneumonie d'aspiration que cet arrêt comportait. Cette pratique est considérée comme dangereuse puisque les malades deviennent grabataires à la suite de l'exacerbation de la maladie de Parkinson. De plus, le congé thérapeutique n'arrête pas la progression de la maladie et ne diminue pas les effets indésirables de la lévodopa. Une diminution progressive de la dose est préférable. Enfin, un syndrome neuroleptique malin risque de survenir si le traitement est cessé brusquement.

Agonistes dopaminergiques

Les agonistes dopaminergiques sont des médicaments qui stimulent directement les récepteurs dopaminergiques, reproduisant ainsi l'effet de la dopamine. On dispose actuellement au Canada des agonistes dérivés de l'ergot, la bromocriptine et le pergolide, ainsi que des agonistes non dérivés de l'ergot : le ropinirole et le pramipexole. Ces agents ont une efficacité semblable ; leur différence repose sur leurs effets indésirables. Les effets sur le système nerveux central limitent leur utilisation en gériatrie.

Les agonistes dopaminergiques sont utilisés comme adjuvant dans le traitement de la maladie de Parkinson chez les patients qui ne répondent plus à la lévodopa en monothérapie. Cependant, chez les patients âgés de plus de 70 ans, on n'utilise pas ces médicaments à cause de leurs effets indésirables importants. Ils sont utilisés en monothérapie dans le traitement de la maladie de Parkinson chez les patients âgés de moins de 70 ans.

Mécanisme d'action

La bromocriptine possède une activité agoniste principalement sur les récepteurs dopaminergiques D_2 et a une faible activité antagoniste sur les récepteurs D_1. Elle stimule directement les sites présynaptiques et postsynaptiques et provoque ainsi la libération de la dopamine et l'inhibition de la recapture de la dopamine. Le pergolide est un agoniste des récepteurs dopaminergiques postsynaptiques D_1 et D_2, tandis que l'activité antiparkinsonienne du pramipexole est attribuable à ses effets stimulants sur les récepteurs dopaminergiques postsynaptiques D_2 et D_3. Le ropinirole a une affinité plus spécifique pour les récepteurs dopaminergiques postsynaptiques D_2.

Propriétés pharmacocinétiques

Les propriétés pharmacocinétiques des différents agents sont présentées au tableau 8.

Effets indésirables

Les agonistes dopaminergiques ont des effets indésirables similaires, à l'exception des agents dérivés de l'ergot, la bromocriptine et le pergolide. Les dérivés de l'ergot, lorsqu'ils sont utilisés à doses élevées et à long terme, peuvent causer de l'œdème aux membres inférieurs, de l'érythromélalgie et, dans de rares cas, une fibrose pleuro-pulmonaire. Ces effets ne semblent pas être associés aux nouveaux agonistes dopaminergiques non dérivés de l'ergot, le

Tableau 8

Propriétés pharmacocinétiques des agonistes dopaminergiques

Médicaments	Élimination	$t_{1/2}$ (h)	Liaison aux protéines plasmatiques
Bromocriptine	Hépatique	4 à 6	95 %
Pergolide	Hépatique	27	90 %
Ropinirole	Hépatique (CYP1A2)	6	30 %
Pramipexole	Rénale	8	15 %

pramipexole et le ropinirole. Cependant, notons que quelques cas d'œdème aux membres inférieurs ont été signalés chez des personnes âgées à la suite de l'utilisation du pramipexole. Cet effet ne répond pas aux diurétiques et est réversible à l'arrêt du médicament.

Les nausées et les vomissements sont fréquents avec les agonistes dopamnergiques. Les nausées légères à modérées peuvent être réduites par l'administration du médicament après les repas ou par une augmentation plus progressive de la dose. Pour les nausées graves qui empêchent le patient de s'alimenter, l'ajout de dompéridone à raison de 10 mg deux à trois fois par jour peut apporter un soulagement pendant quelques semaines.

Les agonistes dopaminergiques causent fréquemment le delirium et des hallucinations visuelles. On suggère de diminuer la dose ou de cesser le médicament si ces symptômes apparaissent. Ces médicaments sont contre-indiqués en présence de démence.

L'hypotension orthostatique est un problème courant avec l'utilisation des agonistes dopaminergiques. Le patient présente des étourdissements, des pertes d'équilibre, des syncopes ou des chutes (voir la section « Problèmes associés à la maladie de Parkinson »). Tous les agonistes de la dopamine provoquent des dyskinésies. Les mouvements involontaires apparaissent au début du traitement et sont généralement contrôlés par une diminution de la dose de l'agoniste. Récemment, des attaques de sommeil irrépressible ont été signalées avec le ropinirole et le pramipexole.

Attaque de sommeil irrépressible

Des crises subites de sommeil ont été associées à la prise de ropinirole et de pramipexole. Ces attaques de sommeil irrépressible ont été à l'origine d'accidents de la circulation. Elles ressemblent à un état de narcolepsie et s'installent brutalement, sans phase prodermique.

Posologie

L'instauration du traitement aux agonistes dopaminergiques doit se faire progressivement. En gériatrie, la bromocriptine et le pergolide ne sont plus des traitements de première intention. En ce qui concerne le ropinirole et le pramipexole, il est recommandé d'ajuster graduellement la dose selon le calendrier proposé au tableau 9. Chez les personnes âgées, les doses maximales ne sont souvent jamais atteintes, compte tenu de l'apparition d'effets indésirables importants.

TABLEAU 9
Ajustement des doses de pramipexole et de ropinirole

	Pramipexole	
Semaine	**Posologie**	**Dose quotidienne totale**
1	0,125 mg trois fois par jour	0,375 mg
2	0,25 mg trois fois par jour	0,75 mg
3	0,5 mg trois fois par jour	1,5 mg
4	0,75 mg trois fois par jour	2,25 mg
5	1 mg trois fois par jour	3 mg
6	1,25 mg trois fois par jour	3,75 mg
7	1,5 mg trois fois par jour	4,5 mg
	Ropinirole	
Semaine	**Posologie**	**Dose quotidienne totale**
1	0,25 mg trois fois par jour	0,75 mg
2	0,5 mg trois fois par jour	1,5 mg
3	0,75 mg trois fois par jour	2,25 mg
4	1 mg trois fois par jour	3 mg
5	2 mg trois fois par jour	6 mg
6	3 mg trois fois par jour	9 mg
7	4 mg trois fois par jour	12 mg
8	5 mg trois fois par jour	15 mg
9	6 mg trois fois par jour	18 mg
10	7 mg trois fois par jour	21 mg
11	8 mg trois fois par jour	24 mg

Il faut réduire la dose quotidienne de lévodopa de l'ordre de 20 à 30 % lors de l'ajout d'un agoniste dopaminergique. Le tableau 10 présente la posologie du pramipexole adaptée à la fonction rénale du patient.

TABLEAU 10

Posologie du pramipexole selon la fonction rénale

Cl_{Cr} mL/min	Dose de départ	Dose maximale
> 60	0,125 mg trois fois par jour	1,5 mg trois fois par jour
35-59	0,125 mg deux fois par jour	1,5 mg deux fois par jour
15-34	0,125 mg par jour	1,5 mg par jour
< 15 ou patients dialysés	Aucune étude effectuée	

Interactions médicamenteuses

Les interactions médicamenteuses significatives avec les agonistes dopaminergiques sont énumérées au tableau 11.

TABLEAU 11

Interactions médicamenteuses avec les agonistes dopaminergiques

Agonistes dopaminergiques +	Mécanisme d'action	Effet clinique	Intervention
Antipsychotiques (halopéridol, rispéridone, olanzapine)	Blocage des récepteurs dopaminergiques	Aggravation des symptômes parkinsoniens	Éviter l'association.
Métoclopramide	Blocage des récepteurs dopaminergiques	Aggravation des symptômes parkinsoniens	Éviter l'association. Utiliser la dompéridone.
Pramipexole +			
Cimétidine	Inhibition de la sécrétion tubulaire du pramipexole	Augmentation des effets indésirables du pramipexole	Éviter l'association. Utiliser la ranitidine.
Triméthoprime	Inhibition de la sécrétion tubulaire. Diminution de la clairance rénale du pramipexole	Augmentation des effets indésirables du pramipexole	Éviter l'association. Utiliser un autre antibiotique selon le type d'infection.
Ropinirole +			
Inhibiteurs du CYP1A2 (cimétidine, ciprofloxacine, fluvoxamine, théophylline)	Inhibition du métabolisme du ropinirole	Augmentation des effets indésirables du ropinirole	Éviter l'association.

Sélégiline

La sélégiline est un inhibiteur sélectif et irréversible de la monoamine-oxydase de type B (MAOB), l'une des enzymes responsables du catabolisme de la dopamine. Le blocage de la MAOB par la sélégiline diminue la vitesse de dégradation de la dopamine.

Certains auteurs ont émis l'hypothèse que la sélégiline pourrait ralentir la progression de la maladie de Parkinson par un effet neuroprotecteur. L'étude DATATOP a comparé la réponse à la sélégiline à celle à un placebo chez des patients dont le diagnostic de la maladie de Parkinson était récent. Chez les patients traités à la sélégiline, l'introduction de la lévodopa a pu être retardée. Cependant, une autre étude a mis en évidence un effet symptomatique de la sélégiline. L'étude DATATOP n'a pas permis de distinguer l'effet neuroprotecteur de l'effet symptomatique de la sélégiline. Ce médicament n'est plus recommandé en gériatrie.

Inhibiteur de la catéchol-O-méthyltransférase

L'entacapone représente une molécule intéressante dans cette nouvelle classe de médicaments, les inhibiteurs de la catéchol-O-méthyltransférase (COMT). Il est utilisé comme adjuvant à l'association lévodopa/carbidopa ou lévodopa/bensérazide dans le traitement de la maladie de Parkinson en présence de l'épuisement thérapeutique en fin de dose. Cependant, l'expérience clinique de l'entacapone chez les plus de 75 ans est encore à faire.

Mécanisme d'action

L'entacapone est un inhibiteur sélectif et réversible de la catéchol-O-méthyltransférase (COMT), enzyme responsable de la biotransformation de la lévodopa en 3-O-méthyldopa (3-OMD) dans le système périphérique. Il ne possède aucune activité antiparkinsonienne s'il est pris seul et doit donc être administré en association avec les préparations de lévodopa.

Propriétés pharmacocinétiques

L'absorption de l'entacapone par voie orale est rapide ; la concentration maximale est atteinte en une heure environ. Sa biodisponibilité n'est que de 35 à 46 %, résultat d'un premier passage hépatique important. L'entacapone se lie à 98 % à l'albumine. Sa demi-vie d'élimination pour une dose de 200 mg est de une à deux heures.

L'entacapone est métabolisé principalement dans le foie et quatre métabolites ont été identifiés. Le principal métabolite, l'isomère Z, possède une activité inhibitrice sur la COMT semblable à celle de la substance mère. L'entacapone est éliminé principalement par les voies biliaires.

Chez les patients recevant de l'entacapone en association avec la lévodopa, la durée d'action d'une dose unique de lévodopa augmente de 56 % et la concentration de 3-OMD diminue de 60 %. De ce fait, la concentration de la lévodopa circulante disponible pour pénétrer le cerveau est augmentée et est plus constante.

Effets indésirables

Les principaux effets indésirables signalés de l'entacapone sont les dyskinésies, la diarrhée, les vomissements, les nausées et la coloration foncée des urines. Les dyskinésies observées dans les études cliniques étaient habituellement légères ou modérées et ne nécessitaient pas l'arrêt du médicament. Il n'est pas recommandé, au moment de l'introduction de l'entacapone, de réduire d'emblée de 20 à 30 % la dose quotidienne de lévodopa.

La diarrhée et les vomissements sont observés principalement dans les premières semaines de traitement. L'arrêt du médicament s'impose si ces effets persistent pendant plus de 48 heures. La coloration foncée de l'urine, en un jaune orangé, est attribuable au médicament et à ses métabolites, et est considérée comme un effet bénin. On note aussi la présence d'hallucinations et de confusion. L'entacapone ne provoque pas d'élévation significative du taux d'enzymes hépatiques.

Posologie

La posologie recommandée est un comprimé d'entacapone de 200 mg en association avec chaque dose de lévodopa/cardibopa ou de lévodopa/bensérazide jusqu'à concurrence de huit comprimés par jour (1 600 mg d'entacapone par jour). Chez les personnes âgées, il est suggéré d'introduire l'entacapone avec une dose de lévodopa/carbidopa ou de lévodopa/bensérazide et de graduellement augmenter aux 3-5 jours selon la réponse du patient. Une diminution de dose de lévodopa pourrait s'avérer nécessaire.

Interactions médicamenteuses

L'entacapone pourrait influencer le métabolisme d'autres catécholamines exogènes tels que le méthyldopa. Des effets cardiovasculaires pourraient apparaître.

APPROCHE THÉRAPEUTIQUE DE LA MALADIE DE PARKINSON

La décision thérapeutique est individualisée et repose sur l'analyse de facteurs liés à la maladie et au patient. L'objectif du traitement est de maintenir la capacité du patient à effectuer ou à participer à ses activités de la vie quotidienne et d'améliorer sa qualité de vie. Le tableau 12 présente les facteurs à considérer dans le choix d'un médicament. On doit également insister auprès des patients et du personnel infirmier sur l'importance de respecter avec précision l'horaire d'administration de la lévodopa, surtout dans les formes avancées et fluctuantes de la maladie.

TABLEAU 12
Facteurs intervenant dans le choix d'un médicament

Âge du patient
Degré d'incapacité dans la vie quotidienne et au travail
Effets indésirables possibles des médicaments
Condition médicale sous-jacente
Symptômes prédominants

L'incapacité fonctionnelle est liée à la présence de la maladie sur l'exécution des activités de la vie quotidienne (faire sa toilette, s'habiller, se déplacer, écrire, se raser, etc.). L'évaluation des conséquences de la maladie sur la vie familiale, sociale et professionnelle du patient est indispensable. Par exemple, un tremblement de repos léger peut représenter une atteinte fonctionnelle minime mais peut aussi être à l'origine d'un handicap important (chez un dentiste, par exemple). Si le tremblement n'est pas gênant et s'il est bien accepté socialement et psychologiquement, et n'a pas d'impact sur la qualité de vie du patient, le traitement peut être retardé. Lorsqu'un traitement s'avère souhaitable, on peut utiliser un anticholinergique principalement chez les patients âgés de moins de 70 ans qui ne présentent pas de troubles cognitifs ou de démence.

L'âge du patient constitue un élément important dans le choix du traitement. Les jeunes patients ont tendance à développer rapidement des fluctuations de la motricité et des dyskinésies. Chez les patients atteints plus tardivement par la maladie, ceux âgés de plus de 75 ans, les troubles de la posture et de l'équilibre ainsi que les problèmes cognitifs sont prédominants. Ces différences dans l'évolution de la maladie de Parkinson conduisent à des approches thérapeutiques différentes.

Le patient dont le diagnostic est récent, âgé de moins de 65 ans et qui présente des symptômes n'entravant pas sa capacité fonctionnelle peut être initialement traité avec un agoniste dopaminergique afin de retarder l'introduction de la lévodopa. Par contre, celle-ci est prescrite d'emblée au jeune patient qui présente des symptômes importants et qui a besoin d'un soulagement rapide. Si la lévodopa ne contrôle pas les symptômes, un agoniste dopaminergique ou l'amantadine peuvent constituer un traitement d'appoint.

Pour les patients âgés de 65 à 75 ans, le choix du traitement initial se base sur la présence de symptômes handicapants et des conditions médicales associées. Si ces patients présentent un épuisement de l'effet thérapeutique de la lévodopa en fin de dose, l'ajout de l'entacapone s'avère un choix intéressant.

Chez les personnes âgées de plus de 70 ans, la lévodopa est le médicament de premier recours car elle est efficace et bien tolérée. Le traitement de ces patients vise à préserver leur autonomie, tout en évitant de causer ou d'aggraver des troubles cognitifs. Les fluctuations motrices et les mouvements anormaux ne constituent souvent pas un problème important pour cette population.

Il est préférable de commencer le traitement aux médicaments antiparkinsoniens de façon progressive. La dose efficace est celle qui procure au patient une autonomie fonctionnelle adaptée à son mode de vie. La dose de lévodopa est donc répartie au cours de la journée en tenant compte de la période où le patient est actif. L'horaire d'administration doit être individualisé selon les habitudes de vie du patient et selon ses bonnes et mauvaises périodes de la journée.

PROBLÈMES ASSOCIÉS À LA MALADIE DE PARKINSON

Dépression

Près de 40 % des patients atteints de la maladie de Parkinson vont présenter au moins un épisode dépressif au cours de leur maladie. Peu d'études ont comparé les effets des antidépresseurs dans cette population. Le traitement pharmacologique de la dépression demeure le même que dans la population gériatrique (voir le chapitre sur la dépression).

Hallucinations

Environ 20 % des patients atteints de la maladie de Parkinson souffrent d'hallucinations. Souvent de nature visuelle, les hallucinations sont interprétées comme de la confusion ou de mauvais rêves. Il faut rechercher la présence de rêves étranges et associés à des confusions nocturnes. Ces rêves précèdent souvent l'apparition des hallucinations, et les personnages décrits par les patients sont souvent inoffensifs.

L'approche thérapeutique consiste dans un premier temps à retirer les médicaments possédant des propriétés anticholinergiques. Le traitement doit être simplifié jusqu'à l'utilisation exclusive de la lévodopa. Si le patient présente encore des hallucinations, on peut diminuer progressivement la dose de lévodopa. Il est alors important d'évaluer la mobilité du patient car la diminution de la dose peut entraîner une détérioration importante de celle-ci.

Les antipsychotiques sont utilisés en dernier recours. Les antipsychotiques traditionnels (halopéridol) sont proscrits car ils peuvent causer des réactions extrapyramidales et aggraver les symptômes du patient. On doit également éviter la rispéridone et l'olanzapine car certains patients ont vu leur maladie s'aggraver à la suite de leur utilisation.

La quétiapine peut être utilisée comme médicament de premier choix. La présence de réactions extrapyramidales et d'effets anticholinergiques est faible. Ses principaux effets indésirables sont la sédation et l'hypotension orthostatique. La dose de départ est de 25 mg au coucher, qu'on augmente à raison de 25 mg toutes les deux à trois semaines jusqu'à concurrence de 150 mg par jour.

ANTIPSYCHOTIQUES ATYPIQUES

La quétiapine est recommandée en gériatrie en premier recours dans le traitement des hallucinations puisqu'elle causerait peu de réactions extrapyramidales. La clozapine demeure un deuxième choix à cause de la surveillance du décompte hebdomadaire des globules blancs.

L'efficacité de la clozapine pour traiter les hallucinations associées à la maladie de Parkinson est bien documentée. Cependant, à cause du risque d'agranulocytose, non lié à la dose et plus élevé chez les personnes âgées, la clozapine est utilisée en dernier recours. On commence le traitement à une posologie de 12,5 mg par jour, qu'on porte graduellement à 50 mg en l'augmentant de 6,25 mg toutes les semaines. Un décompte hebdomadaire des globules blancs est requis.

Démence

Une démence progressive est observée après quelques années chez environ 30 % des patients souffrant de la maladie de Parkinson, les rendant ainsi moins tolérants au traitement. Les inhibiteurs de l'acétylcholinestérase sont présentement à l'étude.

Hypotension orthostatique

L'hypotension orthostatique se définit par une chute de la pression systolique d'au moins 20 mm Hg et de la pression diastolique d'au moins 10 mm Hg suivant le passage de la position couchée à la position debout. Le patient peut être asymptomatique ou présenter des symptômes tels que des étourdissements, de l'instabilité posturale, des vertiges, de la faiblesse, une perte de l'équilibre, des syncopes ou des chutes.

HYPOTENSION ORTHOSTATIQUE : COMMENT PRENDRE LA TENSION ARTÉRIELLE

Idéalement, le patient est resté couché pendant au moins 15 à 30 minutes.

Prendre une première lecture de la tension artérielle en position couchée.

Demander au patient de se lever lentement: attendre une minute et prendre une deuxième lecture.

Prendre une troisième lecture cinq minutes plus tard. Noter le pouls.

Prendre la tension artérielle tôt le matin, après les repas et avant un exercice.

Chez les personnes âgées, les chutes de tension sont souvent observées cinq minutes après le passage de la position couchée à la position debout.

Approche non pharmacologique

L'approche non pharmacologique consiste à éliminer dans un premier temps les facteurs prédisposants. On peut, par exemple, élever la tête du lit à un angle de 30° en utilisant des coussins. On doit enseigner au patient à passer lentement de la position couchée ou assise à la position debout. On peut lui suggérer de porter des vêtements élastiques, d'éviter les températures chaudes, l'alcool et les repas copieux. En l'absence de contre-indication, soit l'insuffisance cardiaque ou l'hypertension, l'apport en sel peut être augmenté en ajoutant un sachet de sel à chaque repas. Si le patient le tolère bien, il peut boire deux tasses de café aux repas.

Traitement pharmacologique

Deux médicaments sont intéressants dans le traitement pharmacologique de l'hypotension orthostatique : la fludrocortisone, un minéralocorticostéroïde, et la midodrine, un agoniste $alpha_1$-adrénergique.

La fludrocortisone augmente le volume plasmatique en causant une rétention hydrosodée et augmente la sensibilité des vaisseaux à la norépinéphrine. Sa demi-vie est de deux à trois heures. Ses principaux effets indésirables sont l'hypokaliémie, l'hypertension en position couchée et l'insuffisance cardiaque. L'hypokaliémie peut apparaître dans les deux premières semaines de traitement et jusqu'à un an après le début du traitement. À l'introduction de la fludrocortisone et jusqu'à l'atteinte de la dose optimale, la kaliémie doit être mesurée chaque semaine.

On amorce le traitement avec 0,05 mg par voie orale deux fois par jour, le matin, au moins une heure avant le lever, et avant le repas du midi. La dose est ensuite augmentée de 0,1 mg à toutes les semaines jusqu'à la dose quotidienne maximale de 0,5 mg fractionnée en deux prises.

La réponse est évaluée selon la tension artérielle, les symptômes d'hypotension orthostatique et la capacité fonctionnelle. Une attention particulière sera portée au patient qui prend de la digoxine ou des diurétiques causant une perte de potassium.

La midodrine augmente la résistance vasculaire ainsi que le tonus artériel et veineux. C'est un promédicament qui est métabolisé en desglymidodrine (métabolite actif). La demi-vie d'élimination de la midodrine est de une demi-heure et celle de son métabolite actif est de trois heures. La posologie initiale est de 2,5 mg administrée 30 minutes avant le lever, vers 10 h et l'après-midi vers 14 h, c'est-à-dire lorsque le patient effectue ses activités de la vie quotidienne. La dose est augmentée progressivement tous les trois à quatre jours; la dose quotidienne maximale est de 30 mg administrée en trois prises. Les principaux effets indésirables de la midodrine sont des réactions pilomotrices, du prurit et de l'hypertension en position couchée.

Correction de l'hypotension orthostatique

Il faut retirer les médicaments pouvant aggraver l'hypotension, éliminer les causes réversibles et si possible débuter par des mesures non pharmacologiques. Si le patient ne répond pas aux mesures non pharmacologiques, on débute avec la fludrocortisone. Si aucune amélioration n'est notée ou en présence de contre-indication comme l'insuffisance cardiaque ou l'hypertension non contrôlée, on remplace la fludrocortisone par la midodrine. On peut combiner les deux médicaments si on n'obtient qu'une réponse modeste aux deux traitements en monothérapie.

Problèmes sexuels

Le problème sexuel le plus souvent signalé chez les patients souffrant de la maladie de Parkinson est l'absence d'érection. Il faut procéder à un examen médical pour déceler la cause et éliminer dans la mesure du possible les médicaments pouvant occasionner ces problèmes.

L'alprostadil, une prostaglandine E1 synthétique, sous forme de suppositoire transurétral, peut être offert à l'homme en bonne santé. Il faut s'assurer que le patient ne présente pas de tremblements empêchant l'utilisation du suppositoire par voie transurétrale. Le sildanafil a également été utilisé chez les patients souffrant de la maladie de Parkinson.

Certains patients recevant des doses élevées de lévodopa présentent une hypersexualité. Il n'existe aucun traitement pour corriger cet effet.

Séborrhée et blépharite

La sécrétion excessive d'huile par les glandes sébacées entraîne une séborrhée du cuir chevelu, du visage et du cou. Un shampooing à base de goudron ou de sélénium fait deux fois par semaine peut réduire la séborrhée dans les sourcils et le cuir chevelu. Une crème, une lotion ou un gel à base d'hydrocortisone 0,05 % peuvent être appliquées sur le visage.

Une diminution du clignement des yeux favorise l'apparition de la blépharite. Des compresses d'eau tiède appliquées trois à quatre fois par jour ainsi que l'utilisation de larmes artificielles réduisent ce problème.

Hypersialorrhée

Une sécrétion excessive de salive est fréquente et nuit à la qualité de vie du patient parkinsonien. Selon des études récentes, l'hypersialorrhée serait causée par la difficulté du patient à avaler et par une diminution du flux de salive liée à une dysfonction autonomique. Les anticholinergiques ne sont pas efficaces pour corriger ce problème.

Précautions entourant les interventions chirurgicales

Si un patient doit subir une anesthésie générale, on recommande d'interrompre le traitement le soir précédant l'intervention, et de le reprendre aussitôt que possible, dès la reprise de l'alimentation. Les médicaments sous forme ordinaire sont préférables en cas de troubles de la déglutition ou d'alimentation par sonde gastrique.

Il faut cesser l'administration des médicaments antiparkinsoniens avant une chirurgie. Il n'existe pas de préparations parentérales disponibles. La dernière dose de lévodopa peut être administrée la veille de la chirurgie étant donné sa courte demi-vie. En ce qui concerne les autres antiparkinsoniens, leurs demi-vies déterminent le moment de leur arrêt. Le retrait du médicament doit s'étaler sur une période correspondant à cinq fois sa demi-vie.

Après la chirurgie, il faut réintroduire les médicaments rapidement pour favoriser la mobilité et éviter les complications. Si le patient est gavé, les médicaments sont écrasés et administrés *via* le tube de gavage.

SOUTIEN THÉRAPEUTIQUE

La prise en charge des patients souffrant de la maladie de Parkinson dépasse le traitement médicamenteux. Il est essentiel qu'une équipe multidisciplinaire (médecin, pharmacien, infirmière, ergothérapeute, physiothérapeute, diététiste, travailleur social) appuie le malade et ses aidants pour favoriser un meilleur suivi du patient et le maintien de son autonomie et de sa qualité de vie.

En milieu hospitalier ou en clinique externe, l'évaluation du patient par le physiothérapeute et l'ergothérapeute est indispensable. L'évaluation de la mobilité du patient et de sa capacité à exécuter ses activités de la vie quotidienne permettra d'établir un horaire posologique optimal.

Le patient lent et hypophonique doit être rencontré dans un endroit calme afin de favoriser la communication. Le suivi psychosocial est extrêmement important et il faut être à l'affût des signes et symptômes de dépression. Pour faciliter la mobilité du patient, on lui recommandera de porter des chaussures à semelles de caoutchouc, de mettre des draps de satin dans son lit pour pouvoir mieux bouger la nuit, et un sac de plastique sur le siège de la voiture.

TABLEAU 13

Évaluation de l'innocuité des médicaments antiparkinsoniens

Médicaments	Éléments d'évaluation	Interventions	Suivi
Anticholinergiques	Selles dures	Envisager un laxatif.	Durant la 1re semaine suivant l'introduction du médicament. À chaque semaine suivant une augmentation de la dose.
	Sécheresse buccale	Utiliser la salive artificielle, des bonbons non sucrés, des glaçons, une bonne hydratation.	
	Difficulté à uriner	Cesser le médicament.	
	Apparition de confusion, d'hallucinations. Demander au patient la date, l'endroit où il se trouve, quelles activités il a effectuées au cours de la journée.	Cesser le médicament. Non indiqué chez le patient âgé de plus de 75 ans, ou souffrant de démence.	

TABLEAU 13 (SUITE)
Évaluation de l'innocuité des médicaments antiparkinsoniens

Médicaments	Éléments d'évaluation	Interventions	Suivi
Amantadine	Mesurer la créatinine sérique. Calculer la clairance de la créatinine.	Adapter la posologie à la fonction rénale.	Avant le début du traitement et au besoin lors des modifications de la posologie.
	Apparition d'une coloration rosée aux membres inférieurs	Aucune intervention. Problème d'ordre cosmétique.	Apparition souvent dans les deux premières semaines de traitement.
	Apparition d'œdème aux chevilles	Cesser en présence d'insuffisance cardiaque non contrôlée. Ne répond pas aux diurétiques.	Apparition souvent dans les premières semaines de traitement.
	Apparition de confusion, d'hallucinations. Demander au patient la date, l'endroit où il se trouve, quelles activités il a effectuées au cours de la journée.	Cesser le médicament. Non indiqué chez le patient âgé de plus de 75 ans, ou souffrant de démence.	Durant la 1re semaine suivant l'introduction du médicament. À chaque semaine suivant une augmentation de la dose.
Lévodopa	Apparition de nausées ou de vomissements	Augmenter la dose graduellement, administrer après les repas. Si nausées nuisant à l'alimentation, dompéridone 10 mg deux à trois fois par jour.	Utiliser la dompéridone pendant quelques semaines. Réévaluer après 3 semaines.
Agonistes dopaminergiques	Apparition d'hypotension orthostatique Mentionner au patient de contacter son médecin ou pharmacien si présence d'étourdissements, de chutes.	Si patient asymptomatique, aucune intervention. Si patient symptomatique, voir la section « Problèmes associés à la maladie de parkinson ».	Durant la 1re semaine suivant l'introduction du médicament. À chaque semaine suivant une augmentation de la dose.
	Apparition de confusion, d'hallucinations. Demander au patient la date, l'endroit où il se trouve, quelles activités il a effectuées au cours de la journée.	Cesser le médicament.	Durant la 1re semaine suivant l'introduction du médicament. À chaque semaine suivant une augmentation de la dose.
Entacapone	Apparition de dyskinésie soit des mouvements involontaires des bras, jambes ou tronc	Diminuer la dose de lévodopa d'environ 20 à 30 %.	Durant les deux premières semaines de traitement.
	Apparition de diarrhées, de nausées ou de vomissements	Si diarrhées ou vomissements importants pendant 48 heures, cesser le médicament.	Durant les deux premières semaines de traitement.
	Coloration de l'urine, jaune orangée	Attibuable à l'entacapone et à ses métabolites.	Effet bénin.

CONCLUSION

L'augmentation importante de la population gériatrique va s'accompagner d'une augmentation proportionnelle du nombre de patients atteints de la maladie de Parkinson. De nombreux médicaments développés au cours des dernières années et les nouvelles connaissances sur les systèmes de neurotransmetteurs cérébraux nous permettent de croire à la mise au point d'un traitement efficace et durable, voire à la prévention de la maladie.

Bibliographie

Berchou, R.S. « Maximizing the benefit of pharmacotherapy in Parkinson's disease », *Pharmacotherapy*, 2000, 20 (1 Pt 2) : 33S-42S.

Chan, Y.C., S.F. Parish et G. Neufeld. « Atypical antipsychotics in older adults », *Pharmacotherapy*, 1999, 19 : 811-822.

Contin, M., R. Riva, F. Albani *et al.* « Pharmacokinetic optimization in the treatment of Parkinson's disease », *Clin. Pharmacokinet.*, 1996, 30 : 463-481.

Cummings, J.L., et D.L. Masterman. « Depression in patients with Parkinson's disease », *Int. J. Geriatr. Psychiatry*, 1999, 14 : 711-718.

Dalvi, A., et B. Ford. « Antiparkinsonian agents. Clinically significant drug interactions and adverse effects, and their management », *CNS Drugs*, 1998, 9 (4) : 291-300.

De Rijk, M.C., M.M. Breteler, G.A. Graveland *et al.* « Prevalence of Parkinson's disease in the elderly : the Rotterdam Study », *Neurology*, 1995, 45 : 2143-2146.

Factor, S.A., E.S. Molho et D.L. Brown. « Acute delirium after withdrawal of amantadine in Parkinson's disease », *Neurology*, 1998, 50 : 1456-1458.

Frucht, S., J.D. Rogers, P.E. Greene *et al.* « Falling asleep at the wheel : motor vehicle mishaps in persons taking pramipexole and ropinirole », *Neurology*, 1999, 52 : 1908-1910.

Gelb, D.J., E. Oliver et S. Gilman. « Diagnostic criteria for Parkinson disease », *Arch. Neurol.*, 1999, 56 : 33-39.

Koller, W.C., T. Hurron, E. Tolosa *et al.* « Immediate-release and controlled-release carbidopa/levodopa in Parkinson's disease : a 5-year randomized multicenter study. Carbidopa/Levodopa Study Group », *Neurology*, 1999, 53 : 1012-1019.

Lang, A.E., et A.M. Lozano. « Parkinson's disease : First of two parts », *N. Engl. J. Med.*, 1998, 339 : 1044-1053.

Lang, A.E., et A.M. Lozano. « Parkinson's disease : Second of two parts », *N. Engl. J. Med.*, 1998, 339 : 1130-1143.

Lieberman, A. « Managing the neuropsychiatric symptoms of Parkinson's disease », *Neurology*, 1998, 50 (6 suppl. 6) : S33-S38.

Lipsitz, L.A. « Orthostatic hypotension in the elderly », *N. Engl. J. Med.*, 1989, 321 : 952-956.

Madhusoodanan, S., R. Brenner et C.I. Coher. « Role of atypical antipsychotics in the treatment of psychosis and agitation associated with dementia », *CNS Drugs*, 1999, 12 : 135-150.

Menza, M.M., B. Palermo et M. Mark. « Quetiapine as an alternative to clozapine in the treatment of dopamimetic psychosis in patients with Parkinson's disease », *Ann. Clin. Psychiatry*, 1999, 11 (3) : 141-144.

Metman, L.V., P. Del Dotto, K. LePoole *et al.* « Amantadine for levodopa-induced dyskinesias : a 1-year follow-up study », *Arch. Neurol.*, 1999, 56 : 1383-1386.

Olanow, C.W., R.L. Watts et W.C. Koller. « An algorithm (decision tree) for the management of Parkinson's disease (2001). Treatment guidelines », *Neurology*, 2001, 56 (suppl. 5) : S1-S88.

Stacy, M. « Pharmacotherapy for advanced Parkinson's disease », *Pharmacotherapy*, 2000, 20 (1 Pt 2) : 8S-16S.

Tan, E.K., et W. Ondo. « Clinical characteristics of pramipexole-induced peripheral edema », *Arch. Neurol.*, 2000, 57 : 729-732.

The Parkinson Study Group. « Low-dose clozapine for the treatment of drug-induced psychosis in Parkinson's disease », *New Engl. J. Med.*, 1999, 340 : 757-763.

Verhagen Metman, L., P. Del Dotto, P. van den Munckhol *et al.* « Amantadine as treatment for dyskinesias and motor fluctuations in Parkinson's disease », *Neurology*, 1998, 50 : 1323-1326.

Waters, C. « Catechol-O-methyltransferase (COMT) inhibitors in Parkinson's disease », *J. Am. Geriatr. Soc.*, 2000, 48 : 692-698.

CHAPITRE 17

Les troubles du comportement associés à la démence

Marie-Ève Lavoie
Lise Grenier
Louise Mallet

INTRODUCTION

Les troubles du comportement se rencontrent fréquemment chez les personnes âgées atteintes de déficit cognitif. Ils peuvent toucher 50 à 90 % des personnes présentant une démence. L'approche thérapeutique représente toutefois un défi. Pourtant, il est important d'entreprendre rapidement une démarche thérapeutique en présence d'un ou de plusieurs troubles du comportement parce qu'ils représentent la principale cause d'institutionnalisation des personnes atteintes de démence.

DÉFINITION DES TROUBLES DU COMPORTEMENT

L'expression « trouble du comportement » décrit un grand nombre de comportements perturbateurs souvent résumés en gériatrie par le terme agitation. L'agitation se définit comme une activité motrice, verbale ou vocale inappropriée. De plus, l'agitation observée n'expliquerait pas, en théorie, un besoin de la personne âgée. Il est toutefois difficile d'exclure la possibilité que l'agitation soit justement un moyen d'exprimer un besoin.

Les comportements agités manifestés par le patient peuvent être agressifs ou non, ou encore de nature psychotique. Un comportement agressif sur le plan physique se manifeste, par exemple, par des coups de pied, des morsures, des égratignures, des coups d'ongle, la destruction de biens, de l'automutilation. Un comportement physique non agressif se manifeste par une fugue, des attitudes ou des gestes répétitifs, une agitation généralisée, la recherche constante d'attention, la manipulation non conforme d'objets, l'errance, la déambulation, le fait de se déshabiller, de cacher ou d'amasser des objets. Sur le plan verbal ou vocal, un comportement perturbateur agressif prend souvent la forme de cris, de hurlements, de jurons, d'injures, de menaces. La forme non agressive se manifeste par des avances sexuelles verbales, des plaintes, la répétition des mots et des phrases, l'émission de bruits bizarres.

Les manifestations témoignant de troubles psychotiques sont bien connues : idées délirantes, hallucinations, paranoïa.

ÉPIDÉMIOLOGIE

La prévalence des troubles du comportement varie dans les différentes études (tableau 1). Ils peuvent se manifester à n'importe quel moment de la journée. Ils sont imprévisibles dans 50 % des cas, surviennent le matin dans 20 % des cas et à la tombée du jour (*sundowning syndrome*) dans 28 % des cas.

TABLEAU 1
Prévalence des troubles de comportements

Comportement	Prévalence
Agitation	75 %
Agressivité physique	0 à 46 %
Agressivité verbale	11 à 51 %
Cris incessants	25 %
Hallucinations	3-67 %
Idées délirantes et paranoïa	11-73 %
Autres comportements psychotiques	5-50 %

Les antipsychotiques ont été et sont encore utilisés trop souvent comme une « contention chimique ». Des études font état d'une importante consommation d'antipsychotiques dans les centres hospitaliers de soins de longue durée et posent le problème de leur utilisation inadéquate et injustifiée. Dans plusieurs cas, on ne trouve aucun renseignement, dans les dossiers médicaux, sur l'origine du trouble psychiatrique ni aucune justification de la prescription de l'antipsychotique.

Aux États-Unis, en 1989, avant la mise en place des lignes directrices de l'*Omnibus Budget Reconciliation Act* (OBRA) relatives à l'utilisation des antipsychotiques pour les troubles du comportement associés à la démence, une enquête révélait que 43 % des personnes de 65 ans et plus demeurant en centre de soins de longue durée recevaient un ou plusieurs antipsychotiques. Après la mise en place de ces lignes directrices, une autre étude américaine réalisée en 1998 démontrait que l'utilisation des antipsychotiques avait diminué d'environ 27 % dans les centres de soins de longue durée, ce qui dénotait une certaine amélioration dans la prescription de ces médicaments. Toutefois, les auteurs reconnaissaient que la mauvaise utilisation des antipsychotiques chez les personnes âgées restait associée au risque de chutes et de fracture de la hanche.

Une enquête sur l'utilisation des médicaments effectuée au Québec en 1996 par le réseau de revue d'utilisation des médicaments (RRUM) révèle que 89 % des usagers recevaient un antipsychotique traditionnel pour traiter une démence et que 11 % s'en voyaient prescrire pour traiter des troubles d'origine psychiatrique pour lesquels l'indication du traitement était reconnue.

Selon une étude effectuée en 1999 dans 124 centres hospitaliers de soins de longue durée de quatre provinces canadiennes, 21,8 % des patients recevaient un antipsychotique, 21,8 % prenaient un antidépresseur et 12,9 % étaient sous sédatifs-hypnotiques. En Europe, on estime que 15 à 30 % des patients reçoivent un antipsychotique sans indication valable.

APPROCHES NON PHARMACOLOGIQUES

Certains principes généraux sont à la base du traitement des troubles du comportement et permettent d'améliorer la qualité de vie du malade, de la famille et des soignants.

1. Dans un premier temps, il faut d'abord bien observer le patient pour déterminer quel est le trouble du comportement perturbateur. Le personnel soignant doit être informé de la personnalité et du vécu du patient. Les facteurs déclencheurs des troubles du comportement doivent également être identifiés. Une description détaillée et une documentation des manifestations observées sur plusieurs jours, si la situation n'est pas urgente, sont primordiales. Il faut déterminer le comportement perturbateur, le moment de la journée où il apparaît, les facteurs déclencheurs, la période durant laquelle se manifeste le comportement. La personne atteinte de démence peut manifester plusieurs troubles du comportement simultanément. Il faut bien déterminer ce qui perturbe le plus le malade et son entourage afin de prendre les mesures appropriées.
2. En second lieu, il faut déterminer les facteurs externes qui pourraient expliquer l'apparition ou l'aggravation des troubles du comportement. Une investigation des causes médicales, environnementales ou médicamenteuses doit être effectuée chez tout patient présentant un trouble du comportement. En effet, les médicaments figurent parmi les causes étiologiques de 11 à 30 % des cas de delirium en gériatrie. Le tableau 2 énumère quelques facteurs pouvant provoquer des troubles du comportement. Le traitement de ces causes entraîne habituellement la disparition ou l'atténuation du comportement perturbateur.
3. Le troisième principe consiste à informer le personnel soignant et les proches de la personne atteinte. En effet, la famille, l'entourage et le personnel soignant ne savent pas toujours comment réagir face à une personne présentant un problème du comportement. Leur stress peut exacerber ou même provoquer le trouble du comportement. L'utilisation d'un antipsychotique ne représente pas toujours le traitement de première intention. Des interventions d'enseignement et de soutien sont on ne peut plus nécessaires.
4. Des approches non pharmacologiques doivent être intégrées puisque de nombreux troubles du comportement répondront à ces mesures. Elles devraient être utilisées en tout premier lieu avant même d'introduire un traitement médicamenteux. Les mesures non pharmacologiques nécessitent l'implication des proches, la prise en compte des événements aggravants et l'analyse des options alternatives : musique, activités de loisir adaptées, animal de compagnie.

TABLEAU 2
Facteurs étiologiques possibles d'apparition d'un trouble du comportement

Médicaux	Médicamenteux	Environnementaux
Constipation Déficit sensoriel Déshydratation Douleur aiguë ou chronique Fatigue Infection Intervention chirurgicale récente Troubles du sommeil Deuil	Anti-inflammatoires non stéroïdiens Amantadine Carbamazépine Ciprofloxacine Digoxine Lévodopa/carbidopa Lithium Métoclopropamide Opiacés Prednisone Sevrage brutal d'un agent psychotrope (benzodiazépine, antidépresseur)	Contentions Perte des repères temps-espace : ex. déménagement Bruit : ex. travaux de rénovation Surstimulation

L'approche non pharmacologique peut être la diminution des stimuli, ou la mise sur pied d'une routine quotidienne sécurisante pour la personne atteinte afin de diminuer les imprévus et ainsi réduire l'anxiété. Pour diminuer l'errance et aider le patient à s'orienter, on peut afficher sa photographie sur la porte de sa chambre. L'accès à un calendrier peut aussi permettre au patient de s'orienter dans le temps. L'intégration des personnes atteintes de démence à des groupes d'activité, telle la marche, peut permettre de diminuer la fréquence des comportements perturbateurs.

APPROCHE PHARMACOLOGIQUE

Objectif du traitement

L'objectif principal du traitement est de diminuer l'intensité ou la fréquence du trouble du comportement dont souffre le malade et dont la dangerosité est bien établie. L'inquiétude de l'équipe soignante et de la famille est grandement soulagée lorsque la sécurité et la qualité de vie du patient et de son entourage sont assurées tout en produisant le minimum d'effets indésirables. On vise également à prévenir les complications ou les blessures associées au comportement perturbateur telles que les chutes, l'état dépressif, l'épuisement.

Antipsychotiques

Les antipsychotiques sont significativement plus efficaces que le placebo pour le traitement de l'agitation, de l'agressivité et des psychoses. Ils demeurent le traitement de premier recours pour de nombreux troubles du comportement associés à la démence. Cependant, leur utilisation importante, voire souvent excessive, a rendu nécessaire l'établissement de critères d'utilisation pour s'assurer qu'ils ne deviennent des « *camisoles de force chimiques* ». L'encadré suivant liste les critères d'utilisation d'un antipsychotique pour traiter les troubles du comportement associés à la démence.

Critères d'utilisation d'un antipsychotique

- Présence de symptômes psychotiques assez graves pour être considérés comme néfastes, dangereux ou pouvant diminuer la capacité fonctionnelle de l'usager.
- Comportements nuisibles menaçant la sécurité du malade ou de son entourage (ex. : mordre, frapper, cracher, saisir, lancer, égratigner).
- Comportements affectant la capacité fonctionnelle du malade ou d'autrui (ex. : pleurs continuels, cris incessants, hurlements).

Certains comportements perturbateurs répondent peu ou pas aux antipsychotiques. Le tableau 3 présente l'efficacité des antipsychotiques selon les comportements manifestés.

Tableau 3
Efficacité des antipsychotiques selon les comportements présents

Efficacité	Efficacité douteuse	Absence d'efficacité
Symptômes psychotiques : Hallucinations Délire Paranoïa Méfiance Excitabilité Hostilité Agressivité Labilité émotionnelle	Faire les cent pas Déambulation continuelle Se parler à soi-même Parler aux miroirs Comportements répétitifs et dérangeants : – Demandes répétitives – Gestes répétitifs – Cris incessants	Atteinte cognitive Perte de mémoire Refus de collaborer (excluant la résistance aux soins) Nervosité Bougeotte Hypersexualité Apathie Difficulté de concentration Miction ou défécation inappropriée Errance simple

Antipsychotiques traditionnels

Les antipsychotiques traditionnels ont été utilisés au cours de nombreuses années pour traiter les troubles du comportement associés à des pertes cognitives. Cependant, compte tenu du manque d'essais comparatifs avec répartition aléatoire, du nombre limité de patients dans les études et de la présence d'effets indésirables nuisibles aux personnes âgées, ces médicaments ne devraient plus être prescrits pour les troubles du comportement associés à la démence. Selon les résultats d'une méta-analyse effectuée dans les années 1990, seulement 18 % des patients souffrant de démence et présentant des troubles du comportement reçoivent des antipsychotiques traditionnels.

Choix d'un antipsychotique

Parce qu'ils produisent des effets indésirables importants, notamment des effets anticholinergiques, des réactions extrapyramidales, une diminution des habiletés cognitives, les antipsychotiques traditionnels ont été remplacés par les antipsychotiques atypiques. La seule indication pour utiliser un antipsychotique conventionnel dans le traitement des troubles du comportement de la personne âgée est l'injection d'halopéridol par voie intramusculaire (la forme parentérale n'est pas encore disponible pour les antipsychotiques atypiques) pour les patients qui refusent de prendre les médicaments par voie orale ou lors de crises présentant un danger pour le patient lui-même ou son entourage.

Antipsychotiques atypiques

La rispéridone est présentement le médicament de première intention dans le traitement des troubles du comportement associés à la démence. Il est approuvé au Canada pour cette indication. L'olanzapine et la quétiapine ne sont pas officiellement homologuées pour cette indication, mais représentent quand même une alternative à l'utilisation de la rispéridone.

ANTIPSYCHOTIQUES ATYPIQUES

Les antipsychotiques atypiques ont une efficacité thérapeutique similaire à celle des antipsychotiques traditionnels. Cependant, ils ont un profil d'effets indésirables moins marqués, laissant présager une meilleure tolérance, en particulier en ce qui concerne les fonctions cognitives et fonctionnelles, les effets extrapyramidaux et la dyskinésie tardive.

Mécanisme d'action

Les troubles du comportement sont souvent liés à une hyperactivité dopaminergique au niveau cérébral. Les antipsychotiques réduisent la transmission des signaux nerveux en se liant aux récepteurs dopaminergiques dans le cerveau. Ils contribuent à diminuer les effets de la dopamine en excès dans différentes voies cérébrales.

Avantageusement, les antipsychotiques atypiques agissent davantage sur les récepteurs sérotoninergiques. Grâce à cette action ils provoquent moins d'effets indésirables de type extrapyramidal. En effet, le blocage sérotoninergique, en permettant la libération d'une certaine quantité de dopamine par la voie nigrostriée, permet de rétablir l'équilibre entre les systèmes dopaminergique et cholinergique, ce qui réduit l'apparition de réactions extrapyramidales. De plus, les antipsychotiques atypiques présentent une plus faible affinité pour les récepteurs dopaminergiques de la voie nigrostriée, et de ce fait provoquent moins de réactions extrapyramidales. Toutefois, cet avantage se perd à des doses élevées avec la rispéridone (>6 mg/jour) et l'olanzapine (>20 mg/jour).

Les antipsychotiques atypiques possèdent une affinité différente pour les récepteurs dopaminergiques et sérotoninergiques en cause. L'effet thérapeutique est lié à la balance des effets antagonistes sur chacun des récepteurs. Enfin, les antipsychotiques atypiques bloquent de façon non spécifique plusieurs autres récepteurs, ce qui provoque des effets indésirables. Ces différentes affinités permettent de mieux comprendre leurs actions thérapeutiques et de prévoir les effets indésirables possibles. Les principaux récepteurs touchés par les antipsychotiques atypiques ainsi que les effets attendus sont présentés au tableau 4.

Propriétés pharmacocinétiques

L'absorption de la rispéridone et de l'olanzapine n'est pas influencée par les aliments. Toutefois, l'absorption de la quétiapine est légèrement améliorée par la prise de nourriture qui augmente sa biodisponibilité. La solution orale de rispéridone n'est pas compatible avec le cola et le thé.

Les antipsychotiques atypiques sont liposolubles. Toutefois, contrairement aux antipsychotiques traditionnels, ils ne sont pas fortement emmagasinés dans les graisses étant donné leur volume de distribution plutôt petit. Les antipsychotiques atypiques sont fortement liés à l'albumine (à 85-95 %). La demi-vie de la rispéridone et de son métabolite actif la 9-OH-rispéridone est de 20 heures, celle de l'olanzapine est de 30 heures en moyenne et celle de la quétiapine, de 7 heures. Dans les essais cliniques, la demi-vie est plus longue chez les personnes âgées et chez les femmes.

Les antipsychotiques atypiques sont métabolisés dans le foie. La forme mère de la rispéridone ainsi que son métabolite actif sont éliminés à 35-45 % par voie rénale. Un ajustement de la posologie est donc requis en présence d'insuffisance rénale. L'olanzapine est largement métabolisée dans le foie en métabolites inactifs. Moins de 6 % de la quétiapine dans sa forme active est éliminée par

TABLEAU 4

Affinité relative des antipsychotiques atypiques pour les différents récepteurs

Récepteurs	Clozapine	Rispéridone	Olanzapine	Quétiapine	Effet thérapeutique	Effet indésirable médicamenteux
D_1	+++	+++	+++	+	Effets antipsychotiques	–
D_2	++	+++++	+++	++	Effets antipsychotiques (voie méso-limbique)	Réactions extrapyramidales (voie nigrostriée)
D_3	++	++	++++	++	Effets antipsychotiques	–
$5HT_{1A}$	++	++	+	++	Effets sur l'anxiété, l'agressivité	–
$5HT_{2A}$	++++	+++++	++++	++	Effets sur les symptômes négatifs	–
α_1	+++	+++++	+++	++++	–	Hypotension orthostatique, étourdissement, tachycardie réflexe, congestion nasale
α_2	+++	++++	++	+++	–	–
H_1	++++	+++	++++	++++	–	Sédation, gain de poids
M_1	+++	+/–	++++	+++	–	Effets anticholinergiques, confusion

Récepteurs : D = dopaminigergiques, 5HT = sérotoninergiques, α = adrénergiques, H = histaminiques, M = muscariniques

voie rénale. Pour ce motif, l'olanzapine et la quétiapine ne demandent pas d'ajustement posologique en présence d'insuffisance rénale.

Cependant, il est juste de présumer que les changements liés au vieillissement justifient une grande prudence dans l'ajustement posologique des antipsychotiques atypiques chez la personne âgée.

Posologie

Le tableau 5 donne les doses des antipsychotiques atypiques utilisées chez la clientèle gériatrique. Il est primordial de commencer le traitement avec une faible dose et de l'augmenter graduellement jusqu'à l'atteinte de la plus petite dose efficace.

L'action des antipsychotiques atypiques n'est pas immédiate et il faut prévoir un certain temps avant que ces derniers produisent leur effet. Il est en conséquence important de ne pas augmenter la dose trop rapidement, sinon il y a risque d'apparition d'effets indésirables importants. La longue demi-vie de la rispéridone et de l'olanzapine permet leur administration une fois par jour, tandis que la courte demi-vie de la quétiapine nécessite une administration biquotidienne. Il serait raisonnable d'attendre un minimum de trois jours avant de modifier la dose de rispéridone ou de quétiapine et de cinq à sept jours pour l'olanzapine.

TABLEAU 5

Posologie gériatrique des antipsychotiques atypiques

Médicaments	Dose de départ (mg/jour)	Dose maximale (mg/jour)	Dose cible (mg/jour)
Rispéridone	0,25-0,5	2	1
Olanzapine	2,5-5	10	5
Quétiapine	12,5	200	100

Interactions médicamenteuses

Le métabolisme de la rispéridone, de l'olanzapine et de la quétiapine est principalement assuré par le cytochrome P-450. Ces médicaments sont des substrats de différents isoenzymes, plus particulièrement du CYP1A2 pour l'olanzapine, du CYP2D6 pour la rispéridone et du CYP3A4 pour la quétiapine. Le lecteur est invité à consulter le chapitre sur les interactions médicamenteuses pour la gestion des interactions médicamenteuses pharmacocinétiques possibles. Pour les interactions pharmacodynamiques entre les agonistes et les antagonistes dopaminergiques, le lecteur consultera le chapitre sur la maladie de Parkinson.

Effets indésirables

Les effets indésirables des antipsychotiques atypiques, hormis l'hypersensibilité de type allergie, sont reliés à la dose. L'un des avantages des antipsychotiques atypiques est qu'ils causent moins de réactions extrapyramidales. Cependant, il ne faut pas conclure qu'ils en sont dénués. Les doses élevées augmentent le risque d'apparition d'effets indésirables et font disparaître les avantages cliniques attribués aux antipsychotiques atypiques. Les effets indésirables des antipsychotiques atypiques sont résumés au tableau 6, tandis que l'incidence relative des effets indésirables selon l'antipsychotique est présentée au tableau 7.

TABLEAU 6
Effets indésirables des antipsychotiques atypiques

Réactions extrapyramidales	Akathisie Syndrome parkinsonien Dyskinésie tardive
Système nerveux central	Sédation Confusion
Système nerveux autonome	Sécheresse de la bouche Constipation Vision brouillée Rétention urinaire
Système cardiovasculaire	Hypotension orthostatique Étourdissements Tachycardie
Autres	Gain pondéral Diabète Dyslipidémie Œdème (rispéridone surtout) Diminution du seuil de convulsion (rare)

TABLEAU 7
Incidence relative des effets indésirables des antipsychotiques atypiques comparés à l'halopéridol

Effets secondaires	Rispéridone	Olanzapine	Quétiapine	Halopéridol
Réactions extrayramidales	+++	++	+	++++
Dyskinésie tardive	+	+	+	++
Syndrome malin	+	+	+	+
Effets anticholinergiques	+	+++	++	+
Hypotension orthostatique	++++	++	+++	++
Gain de poids	+++	++++	++	+
Sédation	++	++++	+++	+
Convulsion	+	+	+	++

Légende : + = légère, ++ = légère à modérée, +++ = modérée, ++++ = modérée à élevée

Réactions extrapyramidales

Le délai d'apparition des réactions extrapyramidales associées aux antipsychotiques atypiques ainsi que les interventions à effectuer sont présentés au tableau 8.

TABLEAU 8
Réactions extrapyramidales avec les antipsychotiques atypiques

Classification	Délai d'apparition	Interventions
Akathisie	5 à 60 jours après le début du traitement	Diminuer la dose ou changer d'antipsychotique.
Syndrome parkinsonien	Dans le premier mois de traitement	Diminuer la dose ou changer d'antipsychotique.
Dyskinésie tardive	3 mois et plus de traitement (souvent quelques années)	Prévenir en révisant l'indication aux 3 à 6 mois.

- ***Akathisie***

L'akathisie se caractérise par l'incapacité à rester en place. Le malade ressent le besoin incontrôlable de bouger, de changer de position. On observera un pas rapide, des allées et venues, des tapements surtout des membres inférieurs, un balancement d'avant en arrière. L'akathisie est souvent responsable de l'apparition de l'anxiété, de l'irritabilité, de l'inconfort et de l'insomnie chez la clientèle gériatrique.

L'akathisie est couramment confondue avec l'agitation. Le malade est incapable de se détendre. Si elle n'est pas détectée, en pratique, les cliniciens ont tendance à augmenter la dose de l'antipsychotique et un cercle vicieux s'installe. Il faut, dans les premières semaines de traitement, évaluer le patient et ne pas confondre akathisie et augmentation de l'agitation. En présence d'akathisie, il faut diminuer la dose du médicament ou utiliser un autre antipsychotique.

- ***Syndrome parkinsonien***

Le syndrome parkinsonien n'est pas différent de la maladie de Parkinson sur le plan clinique. On observe souvent de la rigidité, une démarche traînante, des tremblements, un balancement réduit des bras, un faciès figé.

La présence du syndrome parkinsonien iatrogène impose une réévaluation du traitement. La dose de l'antipsychotique doit être diminuée, ou encore le médicament doit être remplacé par un autre antipsychotique produisant moins d'effets extrapyramidaux.

- ***Dyskinésie tardive***

La dyskinésie tardive est un syndrome extrapyramidal habituellement irréversible associé à l'utilisation prolongée des antipsychotiques. Chez les adultes plus jeunes, l'incidence de la dyskinésie tardive est de 30 % après un an d'utilisation des antipsychotiques traditionnels, en comparaison d'un taux inférieur à 3 % avec les antipsychotiques atypiques. Elle est provoquée par une hypersensibilité des récepteurs dopaminergiques induite par un blocage au long cours. La dyskinésie tardive est plus fréquente chez les femmes et les personnes souffrant de maladies vasculaires cérébrales. D'autres facteurs de risque sont associés à l'apparition de la dyskinésie tardive, soit l'âge, l'apparition rapide de réactions extrapyramidales, l'utilisation de doses élevées, la durée du traitement et la présence d'un autre diagnostic psychiatrique.

La personne âgée souffrant de dyskinésie tardive présente des mouvements involontaires du tronc, des extrémités, de la bouche, de la langue et des lèvres. Ces mouvements, absents durant le sommeil, sont souvent exacerbés par l'anxiété et la tension émotive. Environ 10 % de la clientèle gériatrique présente une dyskinésie bucco-faciale idiopathique; les mouvements involontaires se manifestent principalement dans la région buccale (visage et lèvres). Contrairement à la dyskinésie tardive iatrogène, les mouvements de la langue y sont absents.

Il n'existe aucun traitement très efficace de la dyskinésie tardive. Le meilleur traitement demeure la prévention. Lorsque la dyskinésie tardive est diagnostiquée, l'approche thérapeutique consiste à diminuer la dose ou à cesser, si possible, l'antipsychotique en cause. Différentes approches thérapeutiques ont été proposées et utilisées, mais avec peu de succès.

Système nerveux central

La sédation et la confusion sont des effets indésirables fréquemment rencontrés avec les antipsychotiques atypiques. Environ 80 % des personnes âgées traitées avec un antipsychotique atypique manifestent de la somnolence en début de traitement. Cette sédation peut entraîner des troubles d'équilibre et provoquer des chutes et des fractures.

La sédation est plus marquée avec l'utilisation de l'olanzapine et de la quétiapine. Une diminution de la dose et une réévaluation du traitement s'imposent lorsqu'une personne présente beaucoup de somnolence. L'utilisation d'une dose unique d'olanzapine ou de rispéridone avant le coucher peut être envisagée pour réduire les effets sédatifs qui se manifestent durant la journée. Par ailleurs, l'administration de l'antipsychotique au coucher peut permettre d'éliminer la prise d'un hypnotique.

Système nerveux autonome

Les effets anticholinergiques peuvent être dérangeants avec l'utilisation des antipsychotiques atypiques. Par ordre décroissant, leur prévalence est plus élevée avec l'olanzapine, suivie de la quétiapine et de la rispéridone.

- ***Sécheresse de la bouche***

La sécheresse de la bouche peut entraîner des lésions gingivales, surtout chez le patient qui porte des prothèses et en particulier si ces dernières sont mal ajustées. Une hydratation adéquate, des glaçons, des bonbons non sucrés ou de la salive artificielle peuvent aider à soulager ce problème. La sécheresse peut diminuer après la première semaine de traitement, mais elle persiste habituellement longtemps.

- ***Constipation***

La constipation est habituellement occasionnée par un ralentissement général du péristaltisme. Une alimentation riche en fibres, une bonne hydratation et un peu d'exercice peuvent dans certains cas prévenir cet effet et réduire la consommation de laxatifs.

- ***Effet oculaire***

Les troubles de la vision se caractérisent par une vision brouillée ou des problèmes d'accommodation. La possibilité du développement d'une cataracte demeure présente chez les utilisateurs chroniques de la quétiapine. Le lien de causalité de cet effet indésirable reste toutefois difficile à évaluer dans la population âgée. En effet, l'opacification du cristallin est courante chez les personnes âgées. Avant de prescrire un antipsychotique atypique, il est important tout de même d'éliminer un glaucome à angle fermé.

- ***Rétention urinaire***

La rétention urinaire peut se manifester chez les hommes et les femmes. De par les effets anticholinergiques, on peut noter une inhibition de la contraction du détrusor, pouvant entraîner la rétention urinaire. Chez ces patients, il convient de ne pas utiliser une médication qui possède un fort potentiel anticholinergique. Des trois antipsychotiques atypiques, la rispéridone est celui qui a la plus faible affinité de fixation pour les récepteurs muscariniques.

Système cardiovasculaire

Des données australiennes ont laissé entendre, lors d'un essai contrôlé avec placebo sur la démence, que la rispéridone pourrait être associée à une incidence accrue d'accidents vasculaires cérébraux ou d'accidents ischémiques transitoires et parfois même à des décès. Les sujets de l'étude ayant présenté ces manifestations présentaient des facteurs de risque vasculaires qui n'ont pas été déterminés *a priori* et, par le fait même, n'ont pas été ajustés: hypertension, diabète, accident vasculaire cérébral, hyperlipidémie, fibrillation auriculaire. Des informations complémentaires sur la présence d'un traitement optimal de ces affections concomitantes ne sont pas documentées. À la lumière de ces renseignements, il apparaît hasardeux de remettre en question l'innocuité de la rispéridone en gériatrie. Quoi qu'il en soit, avec tous les antipsychotiques atypiques, la prudence est de mise au moment de leur prescription aux personnes âgées démentes déjà suivies pour des manifestations vasculaires débilitantes.

De l'hypotension orthostatique est fréquemment observée. Il faut surveiller la présence d'étourdissements, d'instabilité à la marche ou de chutes. La quétiapine est l'agent qui cause le plus d'hypotension orthostatique, suivie de l'olanzapine et de la rispéridone.

Autres effets

- ***Gain pondéral***

Un gain pondéral est parfois observé chez les sujets âgés recevant un antipsychotique atypique. Ce phénomène peut s'avérer important chez le sujet obèse présentant des problèmes cardiovasculaires, de l'hypertension, du diabète ou de l'hypercholestérolémie. Il est recommandé de peser le patient avant et en cours de traitement. Il faut aussi surveiller l'alimentation et demander une consultation en diététique au besoin.

- ***Hyperglycémie ou diabète***

La prise d'un antipsychotique atypique commence à être perçue comme un facteur de risque de développer un diabète, une hyperglycémie sans diabète ou une intolérance au glucose. Ces effets ont été signalés avec tous les antipsychotiques atypiques, mais le mécanisme d'action en cause n'est pas bien élucidé. On croit que l'antagonisme de récepteurs (dopamine, sérotonine, histamine) peut jouer un rôle dans l'apparition du diabète non insulinodépendant et l'augmentation de la glycémie. De plus, l'antagonisme des récepteurs histaminiques et sérotoninergiques provoquerait un gain de poids, tandis que l'antagonisme de la sérotonine pourrait diminuer la capacité de réponse des cellules bêta du pancréas, abaissant ainsi le taux d'insuline et entraînant une hyperglycémie.

En pratique, il est donc recommandé de prendre une glycémie avant le début du traitement, et si possible, deux fois la semaine par la suite. Chez les patients diabétiques, un suivi plus serré doit être effectué.

- ***Hypercholestérolémie***

Bien que cet effet soit moins documenté, quelques rapports de cas font mention d'une perturbation du bilan lipidique chez un certain nombre de patients prenant un antipsychotique atypique. Il est donc recommandé de faire un bilan lipidique avant le traitement et aux six mois par la suite.

DURÉE DU TRAITEMENT ET CESSATION

L'utilisation d'un antipsychotique dans le traitement des troubles du comportement associés à des déficits cognitifs, peu importe l'étiologie, est habituellement de courte durée. Plusieurs troubles du comportement se résorbent avec l'évolution de la démence. Une réévaluation périodique, aux trois à six mois, s'impose afin de prévenir les effets indésirables à long terme et de vérifier si l'indication thérapeutique est toujours valable.

Il n'existe pas de lignes directrices précises quant à la cessation d'un antipsychotique. La littérature mentionne qu'il faut cesser progressivement le traitement après deux à huit mois dans le cas d'une agitation modérée et de trois à neuf mois après la disparition d'une agitation sévère.

Après la disparition du trouble du comportement perturbateur, une réduction progressive de la dose de l'antipsychotique en vue d'une cessation complète doit être tentée. Dans un premier temps, on diminuera graduellement la dose chaque mois (de 10 à 25 %) pour surveiller la réapparition du comportement et pour éviter les symptômes de retrait. Si le trouble du comportement réapparaît, la dose doit être ajustée à la hausse au palier précédent.

TABLEAU 9
Évaluation de l'innocuité des antipsychotiques atypiques

Évaluation	Éléments d'évaluation	Interventions	Suivi
Effets anticholinergiques périphériques	Apparition de selles dures	Proposer des mesures non pharmacologiques. Introduire un laxatif.	Chaque semaine, en début de traitement. Après une augmentation de la dose. Cesser le médicament en présence d'effets indésirables nuisant à la qualité de vie du patient.
	Sécheresse buccale	Suggérer salive artificielle, bonbons non sucrés, glaçons, bonne hydratation.	
	Difficulté à uriner	Cesser si rétention urinaire. Suggérer un test de résidu urinaire.	
Effets sur le système nerveux central	Confusion, hallucinations	Demander au patient la date, l'endroit où il se trouve, quelles activités il a effectuées au cours de la journée. Cesser le médicament si détérioration et remplacer par un médicament d'une autre classe.	Chaque semaine, en début de traitement. Après une augmentation de la dose.
	Sédation importante durant la journée	Tolérer en début de traitement. Administrer la dose au coucher. Cesser si sédation diurne importante. Cesser si présence de chutes.	
Réactions extrapyramidales	Akathisie : besoin incontrôlable de bouger	Diminuer la dose du médicament ou le remplacer par la quétiapine.	Chaque semaine, en début de traitement. Après une augmentation de la dose.
	Syndrome parkinsonien : rigidité, chutes	Cesser le médicament et le remplacer par un médicament d'une autre classe.	
Effets sur le système cardiovasculaire	Hypotension orthostatique	Enseignement de mesures préventives des chutes. Si symptomatique, changer d'antipsychotique.	Mesurer la tension artérielle en position couchée puis en position debout après cinq minutes, une fois par jour la première semaine puis aux modifications de la dose.
Autres	Gain de poids Élévation des glycémies	Peser le patient chaque semaine. Surveiller la diète. Si gain de poids important (> 4kg), changer de médicament.	En début de traitement. Après une augmentation de la dose.

UTILISATION AU BESOIN

Il n'existe aucune indication pour prescrire un antipsychotique au besoin. Cette pratique est malheureusement courante pour traiter un patient agité le soir ou la nuit. Elle est à proscrire car elle peut engendrer des effets indésirables importants.

En début de traitement, la prescription d'un antipsychotique au besoin peut être rédigée pour une période d'une semaine. La prescription doit inclure les informations suivantes : la dose, le nombre maximal de prises par jour, l'intervalle entre les prises et les comportements pour lesquels le médicament est indiqué. On devra également noter si un résultat a été observé après la prise du médicament au besoin. Après une semaine, l'utilisation de l'antipsychotique au besoin doit être réévaluée ou cessée. Si l'utilisation est fréquente, un ajustement de la dose régulière peut s'imposer.

ASSOCIATION DE DEUX ANTIPSYCHOTIQUES

Il n'y a pas d'indication pour associer des antipsychotiques. Cette pratique est à proscrire. Si le premier médicament ne produit pas le résultat attendu après avoir validé la dose optimale pour une période adéquate, il faut envisager son retrait et le remplacer par un autre.

CHANGEMENT D'UN ANTIPSYCHOTIQUE POUR UN AUTRE

Il n'existe pas de lignes directrices concernant le changement d'un antipsychotique pour un autre. En gériatrie, on préconise l'approche suivante en présence d'effets indésirables tels que les symptômes extrapyramidaux : réduire progressivement l'antipsychotique fautif et introduire lentement le nouvel agent. Certains auteurs suggèrent de cesser brusquement l'ancien antipsychotique et d'introduire le nouveau. Sauf en situation d'urgence, cette méthode n'est pas favorable car elle risque de faire apparaître un syndrome de retrait et peut-être même une rechute. Le chevauchement des deux molécules doit s'étaler sur quatre à six semaines. Cette mesure s'adresse aux personnes âgées qui consomment des antipsychotiques depuis plusieurs mois.

AUTRES MÉDICAMENTS

Anticonvulsivants

Les anticonvulsivants ont été utilisés dans le traitement des troubles du comportement associés à la démence. Ils ont démontré une certaine efficacité notamment chez les patients violents avec électroencéphalogramme anormal. Il est recommandé de les utiliser à petites doses et d'augmenter la dose graduellement selon la réponse. Ils peuvent être utilisés lorsque les antipsychotiques sont mal tolérés ou sont inefficaces. On suggère l'acide valproïque.

Antidépresseurs

Plusieurs rapports de cas font état d'une certaine amélioration de l'agitation, de l'anxiété, de l'irritabilité et de la labilité émotionnelle avec la trazodone. On croit que la carence sérotoninergique serait responsable de l'agitation et de l'agressivité. Toutefois, dans la pratique, cette molécule est surtout utilisée pour traiter les troubles du sommeil. La trazodone produit des effets indésirables importants, soit la sédation et l'hypotension orthostatique. On suggère de débuter avec une dose de 25 mg au coucher et de l'augmenter de 25 mg aux cinq à sept jours. La dose maximale utilisée en gériatrie est de 100 mg par jour.

Benzodiazépines

L'amnésie antérograde, l'agitation paradoxale, la dépression, la confusion, la pharmacodépendance sont des effets indésirables à craindre avec ces médicaments, d'autant plus que les doses de benzodiazépine requises pour contrôler l'agitation sont plus élevées que dans le traitement de l'anxiété non agitée. Certains auteurs vont jusqu'à dire que, au mieux, nous aurons un patient ataxique, et au pire, un malade confiné au lit. Les benzodiazépines ne devraient pas être utilisées dans le traitement des troubles du comportement associés à la démence.

Inhibiteurs de l'acétylcholinestérase

Les inhibiteurs de l'acétylcholinestérase n'ont pas encore fait la preuve de leur efficacité dans le traitement des troubles du comportement. L'intérêt possible de ces médicaments réside dans le traitement des troubles du comportement associés à la démence vasculaire et à la démence à corps de Lewy. Cette voie thérapeutique laisse actuellement toute la place à l'exploration scientifique. Cependant, au quotidien, l'utilisation des inhibiteurs de l'acétylcholinestérase dans le traitement des troubles comportementaux associés à la démence est très controversée.

APPROCHE DANS LE TRAITEMENT PHARMACOLOGIQUE DES TROUBLES DU COMPORTEMENT

Le tableau 10 présente une approche pour l'utilisation adéquate de la médication dans le traitement des troubles du comportement.

TABLEAU 10
Approche dans le traitement pharmacologique des troubles du comportement

1. Identifier les comportements à traiter : déterminer les objectifs du traitement et les résultats visés.
2. Vérifier le profil pharmacologique du patient : repérer l'introduction récente ou l'arrêt brusque de certains médicaments ou la diminution de leur dose.
3. Vérifier la présence d'une cause réversible pouvant expliquer le comportement perturbateur.
4. Utiliser un médicament seulement lorsque le comportement du malade met en danger sa sécurité, son bien-être et ceux de son entourage, et que ce comportement n'a pu être modifié autrement.
5. Utiliser un seul antipsychotique, éviter les associations.
6. Vérifier la médication actuelle et la présence d'interactions médicamenteuses au niveau du cytochrome P450.
7. Choisir un antipsychotique selon la réponse antérieure du patient.
8. Sélectionner un antipsychotique en fonction des conditions médicales du patient ; par exemple, si le patient souffre de la maladie de Parkinson, la quétiapine est le médicament de premier choix.
9. Vérifier le poids du patient et commencer le traitement avec une dose faible.
10. Prescrire le médicament sur une base régulière. Il n'y a pas d'indication pour utiliser les antipsychotiques sur la base au besoin.
11. Documenter la présence ou l'absence du trouble du comportement en utilisant une feuille d'observation : sa présence ou son absence, le moment de la journée où il apparaît, les facteurs déclencheurs.
12. Surveiller attentivement la présence d'effets secondaires dans les premières semaines de traitement.
13. Réévaluer périodiquement (tous les 3 à 6 mois) la condition du patient afin d'être en mesure de surveiller l'effet des différentes interventions et la pertinence de maintenir le traitement pharmacologique.

CONCLUSION

La prise en charge des comportements inadéquats liés à l'agressivité, à l'agitation ou à une psychose en présence d'une démence demande une formation appropriée chez l'aidant naturel et le soignant. Avant de prescrire un antipsychotique, il faut être sûr que le ou les comportements perturbateurs ne sont pas attribuables à un problème médical, à une pharmacothérapie, ou à un environnement générateur d'agitation. Une enquête étiologique s'impose. En tout temps, il faut tenter de préserver les habiletés cognitives et fonctionnelles résiduelles de la personne âgée même si elle est atteinte de démence, car sa qualité de vie en dépend.

Bibliographie

Bezchlibnyk-Butler, K.Z., et J.J. Jeffries. *Clinical handbook of psychotropic drugs. 12th edition.* Toronto : Hogrefe & Huber publishers, 2002, p. 65-101.

Conn, D.K. « Management of psychosis and agression associated with dementia », *J. Geriatr. Care,* 2002, 1 (2) : 129-140.

Defilippi, J.L., et M.L. Crismon. « Antipsychotic agent in patient with dementia », *Pharmacoth.,* 2000, 20 (1) : 23-33.

Furniss, L., S.K. Lloyd Craig et A. Burns. « Medication use in nursing homes for elderly people », *Int. J. Geriat. Psychiatry,* 1998, 13 : 433-439.

Gianfrancesco, F.D., A.L. Grogg, R.A. Mahmoud *et al.* « Differential effects of risperidone, olanzapine, clozapine, and conventional antipsychotics on type 2 diabetes : findings from a large health plan database », *J. Clin. Psychiatry,* 2002, 63 : 920-930.

Grossman, F. « A review of anticonvulsivants in treating agitated demented elderly patients », *Pharmacother.,* 1998, 18 (3) : 600-606.

Herrmann, N. « Recommendations for the management of behavioral and psychological symptoms of dementia », *Can. J. Neurol. Sci.,* 2001, 28 (suppl. 1) : S96-S107.

Howard, R., C. Ballard, J. O'Brien *et al.* « Guidelines for the management of agitation in dementia », *Int. J. Geriatr. Psychiatry,* 2001, 16 : 714-717.

Kindermann, S.S., C.R. Dolder, A. Bailey *et al.* « Pharmacological treatment of psychosis and agitation in elderly patients with dementia », *Drugs Aging,* 2002, 19 (4) : 257-276.

Lawlor, B., et S.N. Bhriain. « Psychosis and behavioural symptoms of dementia : defining the role of neuroleptic interventions », *Int. Geriatr. Psychiatry,* 2001, 16 : S2-S6.

Lindenmayer, J.P., A.M. Nathan et R.C. Smith. « Hyperglycemia associated with the use of atypical antipsychotics », *J. Clin. Psychiatry,* 2001, 62 (suppl. 23) : 30-38.

Linjakumpu, T., S. Hartikainen, T. Klaukka *et al.* « Psychotropics among the home-dwelling elderly : increasing trends », *Int. J. Geriat. Psychiatry,* 2002, 17 : 874-883.

Markowitz, J.S., C.S. Brown et T.R. Moore. « Atypical antipsychotics ; Part 1 : pharmacology, pharmacokinetics and efficacy », *Ann. Pharmacother.,* 1999, 33 : 73-85.

Mintzer, J.E., K.S. Hoernig et D.F. Mirski. « Treatment of agitation in patients with dementia », *Clin. Geriatr. Med.,* 1998, 14 (1) : 147-175.

Neugroschl, J. « How to manage behavior disturbances in the older patient with dementia », *Geriatrics,* 2002, 57 (4) : 33-40.

Schneider, L.S. « Pharmacologic management of psychosis in dementia », *J. Clin. Psychiatry,* 1999, 60 (suppl. 8) : 54-60.

Tariot, P.N., M. Ryan, A.P. Porsteinsson *et al.* « Pharmacologic therapy for behavioral symptoms of alzheimer's disease », *Clin. Geriatr. Med.*, 2001, 17 (2) : 359-376.

Trinh, N.H., J. Hoblyn, S. Mohanty *et al.* « Efficacy of cholinesterase inhibitors in the treatment of neuropsychiatric symptoms and functional impairment in Alzheimer disease : a meta-analysis », *JAMA*, 2003, 289 : 210-216.

Wirshing, D.A., J.A. Boyd, L.R. Meng *et al.* « The effects of novel antipsychotics on glucose and lipid levels », *J. Clin. Psychiatry*, 2002, 63 : 856-865.

CHAPITRE 18

La dépression

Louise Mallet

INTRODUCTION

La dépression constitue un problème important en gériatrie. La prévalence des troubles dépressifs dans la population âgée est difficile à évaluer car les données des études épidémiologiques proviennent de questionnaires standardisés conçus pour une population jeune. Ces études font état d'une prévalence de la dépression majeure de 3 à 5 % chez les sujets âgés résidant à domicile, de 20 à 50 % chez ceux demeurant dans les centres de soins de longue durée et de 35 % chez les patients âgés hospitalisés dans les établissements de soins aigus. Le taux de suicide parmi les personnes âgées déprimées représente 25 % de tous les cas de suicide dans les pays industrialisés.

Il est important de savoir reconnaître et traiter la dépression chez les personnes âgées. Une dépression non traitée peut entraîner des problèmes importants : souffrance, désespoir, perte d'autonomie, augmentation des décès par maladie ou suicide, utilisation accrue des services médicaux.

ÉTIOLOGIE

Sur le plan biologique, une déplétion de la sérotonine ou de la norépinéphrine représente l'hypothèse la plus plausible de l'étiologie de la dépression endogène. Selon cette hypothèse, le comportement émotionnel serait lié à la concentration de neurotransmetteurs dans le cerveau : un déficit en norépinéphrine et/ou en sérotonine entraînerait une dépression, tandis qu'un excès de sérotonine prédisposerait à un épisode de manie. D'autres causes biologiques de la dépression chez la personne âgée ont été identifiées, soit l'incoordination de l'axe hypothalamo-hypophyso-surrénalien et la modification des rythmes circadiens.

La dépression chez la personne âgée semble être plus souvent déclenchée par des événements de la vie et par des facteurs sociaux : pertes dans les relations interpersonnelles, éloignement des enfants, sentiment d'inutilité, nombreux décès et l'approche de la fin de la vie. De plus, bon nombre de personnes du quatrième âge doivent faire face à la perte de leur milieu de vie et à leur intégration dans des centres de soins de longue durée. Fait intéressant, au moins un événement de vie important est signalé dans les trois mois précédant l'apparition d'une dépression en gériatrie.

Enfin, divers problèmes médicaux liés à l'utilisation de certains médicaments sont aussi associés au développement de la dépression. La liste présentée au tableau 1, sans être exhaustive, montre les problèmes médicaux et les médicaments les plus courants à éliminer comme cause de dépression.

Tableau 1
Problèmes médicaux et médicaments associés à la dépression

Problèmes médicaux	Accident vasculaire cérébral	Cancer
	Infarctus du myocarde	Maladie de Parkinson
	Arthrite	Hypothyroïdie
	Maladie d'Alzheimer	
Médicaments	Alcool	Corticostéroïdes
	Antiparkinsoniens	Digoxine
	Benzodiazépines	Méthyldopa
	Cimétidine	Opiacés
	Clonidine	Propranolol

CRITÈRES DIAGNOSTIQUES

Les critères diagnostiques de la dépression majeure selon le DSM-IV sont listés au tableau 2.

Tableau 2
Critères diagnostiques de la dépression

Cinq des symptômes suivants, incluant l'humeur dysphorique et la diminution marquée du plaisir, doivent avoir été présents pendant au moins deux semaines et doivent représenter un changement par rapport au fonctionnement antérieur :

1. Humeur dysphorique
2. Diminution marquée de l'intérêt ou du plaisir
3. Perte ou gain de poids, diminution ou augmentation de l'appétit
4. Trouble du sommeil (insomnie ou hypersomnie)
5. Agitation ou ralentissement psychomoteur
6. Fatigue ou perte d'énergie
7. Perte d'estime de soi ou culpabilité excessive ou inappropriée
8. Trouble de concentration, difficulté à prendre des décisions
9. Pensées récurrentes de la mort, idées suicidaires

Adapté du *Diagnostic and Statistical Manual of Mental Disorders* (DSM-IV), American Psychiatric Association, Washington, 1994.

Le diagnostic de la dépression chez les plus de 80 ans selon les critères du DSM-IV est difficile à poser, ces critères n'ayant pas été définis pour cette population. Même si des progrès importants ont été réalisés dans la compréhension de la dépression, les études montrent que près de 50 % des cliniciens sont incapables d'identifier et de diagnostiquer les symptômes de la dépression en gériatrie.

L'échelle de la dépression gériatrique représente un instrument simple validé auprès d'une population gériatrique. Cette échelle contient 30 questions auxquelles le sujet répond par oui ou par non, en fonction de l'état dans lequel il s'est senti pendant la semaine précédant la rencontre. L'échelle de la dépression gériatrique peut aider le médecin à effectuer le diagnostic d'une dépression.

PRÉSENTATION CLINIQUE

Les personnes âgées nient souvent leur état dépressif. Près des deux tiers des patients âgés se plaignent principalement de troubles somatiques et dans 30 % des cas cette somatisation représente le symptôme initial de la dépression. Le patient se plaint de maux de tête, de troubles gastro-intestinaux non spécifiques, de douleurs au dos, de palpitations ou de fatigue excessive. L'humeur dépressive est souvent peu marquée et le patient est plutôt anxieux ou irritable. Il se plaint d'une perte d'énergie ainsi que d'une perte de plaisir et d'intérêt dans ses activités habituelles.

Des difficultés à fixer l'attention, à se concentrer, à mémoriser les faits récents ou à raisonner sont également notées. La dépression peut entraîner des changements sur les plans affectif, cognitif et social entraînant une attitude de retrait ou des conduites régressives (négligence de l'hygiène personnelle, incontinence, dépendance excessive envers autrui).

Certains auteurs décrivent un syndrome de glissement, caractérisé par le refus global de toute activité, chez les très grands vieillards. Ces derniers présentent des états confusionnels caractérisés par les comportements suivants: confusion, refus de se lever, de manger, de communiquer avec leur entourage et indifférence à l'égard des membres de leur famille ou des soignants.

La majorité des personnes âgées déprimées répondent bien aux antidépresseurs. Cependant, il résulte des données épidémiologiques des résultats inquiétants: 57 % des patients âgés présentant une dépression sans démence ont développé une démence dans les trois années suivantes, malgré un traitement adéquat aux antidépresseurs. Ce pourcentage augmente à 89 % chez les patients âgés présentant un tableau mixte de dépression avec troubles cognitifs représentatif d'un début de démence. Aucun facteur pouvant expliquer cette association n'a encore été élucidé.

BUT DU TRAITEMENT

Le traitement consiste, dans un premier temps, en l'élimination des facteurs réversibles et l'utilisation, selon la symptomatologie et la sévérité de la dépression, de la psychothérapie, des antidépresseurs et de la sismothérapie chez certains patients.

La psychothérapie, incluant la thérapie de soutien et l'intervention psychosociale, est essentielle à la réussite du traitement médicamenteux. La relation thérapeutique augmentera la fidélité au traitement, l'inobservance étant la cause la plus fréquente de l'échec du traitement médicamenteux.

La sismothérapie est envisagée pour le malade âgé dont l'état physique est sérieusement compromis, quand il est urgent d'intervenir (risque suicidaire, patient anorexique), pour les cas de dépression réfractaire (après traitement avec deux antidépresseurs de classes différentes) ou de dépression psychotique modérée à sévère. Elle s'avère le traitement le plus efficace, dont l'action est la plus rapide, et le plus sécuritaire.

Le traitement médicamenteux vise à améliorer l'autonomie fonctionnelle, les fonctions psychosociales, le bien-être, à réduire les symptômes, à prévenir les rechutes et les récurrences. Il peut améliorer le pronostic à court terme et à long terme en gériatrie. L'âge ne constitue pas un facteur empêchant le traitement. Si la dépression de la personne âgée n'est pas traitée, les symptômes persistants rendront son traitement plus difficile. Les antidépresseurs constituent la pierre angulaire du traitement des troubles dépressifs.

TRAITEMENT MÉDICAMENTEUX

Au cours des dernières années, de nouveaux antidépresseurs ont été commercialisés ; cependant, l'expérience clinique en gériatrie demeure encore limitée pour certains de ces nouveaux agents. Il existe actuellement plusieurs classes d'antidépresseurs : les inhibiteurs sélectifs de la recapture de la sérotonine (ISRS), les antidépresseurs tricycliques (ADT), les antidépresseurs de seconde génération, les inhibiteurs de la monoamine-oxydase (IMAO) et les autres nouvelles molécules.

Inhibiteurs sélectifs de la recapture de la sérotonine (ISRS)

Les ISRS agissent en bloquant spécifiquement le système de recapture de la sérotonine. Ils représentent une classe de médicaments qui s'est beaucoup développée au cours des dernières années. Leur utilisation en première intention est justifiée en gériatrie car ils possèdent peu d'effets anticholinergiques et de toxicité cardiaque, ce qui diminue le risque de mortalité par surdosage. Leur efficacité est comparable à celle des antidépresseurs tricycliques dans le traitement des dépressions d'intensité légère à modérée. De plus, leur utilisation a été étudiée chez les personnes déprimées frêles en perte d'autonomie. Entre eux, les ISRS se distinguent par leurs propriétés pharmacocinétiques, leurs interactions médicamenteuses et leurs effets indésirables.

Propriétés pharmacocinétiques et posologie

Les ISRS diffèrent entre eux par leurs propriétés pharmacocinétiques, comme le montre le tableau 3. Ils sont tous éliminés en grande partie par le foie où ils sont transformés en métabolites inactifs, excepté la fluoxétine et la sertraline. Le principal métabolite de la fluoxétine est la norfluoxétine, qui possède une activité pharmacologique semblable à celle de la substance mère. La sertraline, par ailleurs, est métabolisée par déméthylation en desméthylsertraline et a une activité pharmacologique 10 à 20 fois inférieure à celle de la substance mère.

Le tableau 8 présente les doses de départ et les doses maximales des différents antidépresseurs utilisés en gériatrie.

TABLEAU 3
Propriétés pharmacocinétiques des ISRS

Propriétés	**Citalopram**	**Fluoxétine**	**Fluvoxamine**	**Paroxétine**	**Sertraline**
Demi-vie (t $^1/_2$	33 heures	2-7 jours Métabolite actif: norfluoxétine (7-10 jours)	15-23 heures	21 heures	26 heures
Liaison aux protéines plasmatiques	80 %	77 %	95 %	90 %	99 %
Affinité des ISRS pour les isoenzymes du CYP450*					
1A2	+	++	+++	+	+
2D6	0	+++	+	+++	++
2C9		++	+	+	+
2C19	++	++	+	+	0
3A4	+	++	+	+	+

* Risque d'interagir avec d'autres substrats : + = faible, ++ = modéré, +++ = élevé

DEMI-VIE DE LA FLUOXÉTINE

La demi-vie de la fluoxétine varie de deux à sept jours et celle de son métabolite, la norfluoxétine, est d'environ sept à dix jours. On peut penser que chez la personne âgée, la fluoxétine et son métabolite vont demeurer dans l'organisme pendant plusieurs semaines après l'arrêt du traitement. Pour cette raison, la fluoxétine n'est pas recommandée en gériatrie.

Effets indésirables

Système gastro-intestinal

Les nausées, les vomissements et la diarrhée sont les problèmes les plus souvent signalés et sont généralement transitoires. Si la nausée persiste, le médicament peut être administré avec ou après le repas. Des mesures non pharmacologiques peuvent aussi aider à soulager les nausées. Le gingembre avec ses propriétés antiémétiques pourrait être utilisé à cette fin, sous la forme d'une tisane ou d'une boisson gazeuse au gingembre ; aux personnes ne tolérant pas le goût du gingembre, on peut suggérer le gingembre en capsule (gélule). Il faut noter que les nausées peuvent aggraver l'état d'un patient âgé dénutri. Quant à la diarrhée, si elle persiste toujours après 48 heures, il faut cesser le traitement pour éviter la déshydratation. Si ces mesures sont inefficaces, il est possible d'utiliser un autre ISRS. Les individus diffèrent quant à leur degré de tolérance aux effets gastro-intestinaux.

En augmentant le taux de sérotonine, les ISRS agissent comme coupe-faim et une perte de poids est observée en début de traitement. La perte de poids atteint un plateau après quelques semaines et le patient reprend son poids après quelques mois de traitement. La fluoxétine produit un effet plus prononcé que les autres ISRS. Chez les patients dénutris, cet aspect doit être pris en considération dans le choix d'une médication antidépressive.

Système nerveux central

Des céphalées sont signalées chez 20 % des patients et il est souvent nécessaire de changer de médicament si les maux de tête persistent. Les ISRS peuvent aggraver les symptômes des patients atteints de la maladie de Parkinson en provoquant des réactions extrapyramidales qui se manifestent par de la bradykinésie ou de la rigidité. Les facteurs de risque d'apparition de réactions extrapyramidales sont la prise concomitante d'antipsychotiques, la consommation excessive d'alcool ou de stimulants, le sexe féminin et l'âge avancé.

L'insomnie, la somnolence, l'agitation et la nervosité se manifestent en début de traitement. Pour les molécules plutôt sédatives, soit la fluvoxamine et la paroxétine, il est recommandé de les administrer au coucher. Quant au citalopram et à la sertraline, les effets signalés par le patient et la tolérance au médicament seront pris en considération pour déterminer le meilleur moment de leur administration.

Système cardiovasculaire

Les ISRS ne causent pas d'hypotension orthostatique et ne seraient pas cardiotoxiques ; cependant, de rares cas de bradycardie ont été signalés. On ne connaît pas leurs effets sur la fonction cardiaque chez les patients de faible poids.

Autres

Certains patients présentent un état d'hypersudation qui peut affecter leur qualité de vie. Des dysfonctions sexuelles se manifestant par des troubles de l'éjaculation, une baisse de la libido, de l'anorgasmie ont été signalées. Le traitement consiste à réduire la dose de l'antidépresseur ou à changer de classe de médicaments. On a suggéré certains antidotes à prendre soit au besoin, soit de façon régulière. La littérature mentionne entre autres l'utilisation de la cyproheptadine, de l'amantadine et de la yohimbine.

Par ailleurs, peu d'effets anticholinergiques sont signalés avec les ISRS. Ils peuvent cependant provoquer une sécrétion inappropriée de l'hormone antidiurétique menant à une hyponatrémie. En présence d'hyponatrémie, on suggère de changer de classe de médicaments. Le tableau 10 présente les éléments d'évaluation, les interventions et le suivi à effectuer.

Interactions médicamenteuses

Les principales interactions médicamenteuses avec les ISRS sont observées au niveau des différents cytochromes. Le lecteur pourra se reporter au chapitre traitant des interactions médicamenteuses.

Arrêt de la thérapie

Certains patients peuvent éprouver des symptômes physiques comme des étourdissements, une sensation de tête légère, des troubles gastro-intestinaux, des céphalées, de l'agitation, de la nervosité, des troubles du sommeil à la suite de l'arrêt d'un ISRS. Il est recommandé de réduire graduellement la posologie lorsque la décision d'arrêter le traitement a été prise. Si ces symptômes apparaissent après l'arrêt soudain du médicament, il faut reprendre le traitement puis diminuer progressivement.

Antidépresseurs tricycliques

Les antidépresseurs tricycliques demeurent des médicaments efficaces dans le traitement de la dépression en gériatrie. Cependant, un inconvénient majeur de leur utilisation chez la personne âgée est le risque de mortalité en cas de surdosage, intentionnel ou non, le risque suicidaire étant très élevé chez le vieillard déprimé. Environ 60 à 70 % des malades répondent à un antidépresseur, comparativement à 35 % qui répondent au placebo. Aucun antidépresseur tricyclique ne s'est avéré plus efficace qu'un autre ; cependant, on observe des variations individuelles dans la réponse clinique et le profil des effets indésirables.

En gériatrie, lorsqu'un antidépresseur tricyclique est nécessaire, les amines secondaires, la nortriptyline ou la désipramine sont les molécules de premier choix car elles causent moins d'effets anticholinergiques et moins d'hypotension orthostatique. La nortriptyline est l'antidépresseur le plus étudié dans le traitement de la dépression consécutive à un accident vasculaire cérébral.

ANTIDÉPRESSEURS TRICYCLIQUES À PROSCRIRE

Les amines tertiaires comme l'amitriptyline, l'imipramine, la clomipramine, la trimipramine et la doxépine sont à proscrire dans le traitement de la dépression en gériatrie à cause de leurs nombreux effets anticholinergiques.

Les antidépresseurs tricycliques bloquent la recapture présynaptique de la norépinéphrine et de la sérotonine dans le cerveau. Ils bloquent également les récepteurs muscariniques, les récepteurs histaminiques et les récepteurs alpha-adrénergiques, ce qui explique leurs effets indésirables. On les classe en amines tertiaires et en amines secondaires ; ces dernières sont les métabolites actifs des amines tertiaires.

Propriétés pharmacocinétiques

Les antidépresseurs tricycliques sont bien absorbés dans le tractus gastro-intestinal. Étant très lipophiles, ils pénètrent la barrière hémato-encéphalique pour atteindre le cerveau, siège de leur action. Ils sont liés, dans une proportion de 90 à 98 %, aux protéines plasmatiques, surtout à l'albumine sérique.

Les antidépresseurs tricycliques sont métabolisés principalement dans le foie ; les amines tertiaires (amitriptyline et imipramine) sont métabolisées en amines secondaires (nortriptyline et désipramine). Le métabolisme hépatique utilisant la voie oxydative, voie métabolique touchée par le vieillissement, leur demi-vie d'élimination est trois à quatre fois plus élevée chez la personne âgée que chez les sujets plus jeunes. Ces médicaments sont métabolisés principalement par le CYP2D6 et, chez les métabolisateurs lents, une augmentation des concentrations plasmatiques peut être notée. La demi-vie de la nortriptyline chez la personne âgée est de 43 heures environ, tandis que celle de la désipramine est de 76 heures.

Une corrélation entre la concentration plasmatique et la réponse clinique a été démontrée avec certains antidépresseurs. La fenêtre thérapeutique se situe entre 170 et 495 nmol/L pour la nortriptyline et entre 430 et 675 nmol/L pour la désipramine. La mesure de la concentration plasmatique permet de vérifier la fidélité au traitement avant de modifier la posologie, de surveiller l'évolution du patient qui présente un risque plus élevé de subir des effets indésirables, en présence d'une toxicité suspectée ou si aucune amélioration clinique n'est notée.

Effets indésirables

Le tableau 4 présente les principaux effets indésirables des antidépresseurs tricycliques.

TABLEAU 4
Effets indésirables des antidépresseurs

Système nerveux autonome	Sécheresse de la bouche, constipation, vision brouillée, difficulté à uriner.
Système nerveux central	Sédation, somnolence, état confusionnel, tremblement fin, convulsion.
Système cardiovasculaire	Hypotension orthostatique, tachycardie, troubles de la conduction.
Autres	Sécrétion non appropriée de l'hormone antidiurétique, hypoglycémie, hyperglycémie.

Système nerveux autonome

Chez les vieillards, ce sont les effets anticholinergiques (sécheresse buccale, constipation, vision brouillée et rétention urinaire) qui dominent les effets indésirables observés. Ils sont plus prononcés avec les amines tertiaires.

La sécheresse de la bouche cause des lésions gingivales chez le sujet porteur de prothèses dentaires, surtout si elles sont mal ajustées. Des caries dentaires ou des infections à champignons peuvent apparaître, si la sécheresse de la bouche persiste. Elle peut également occasionner de la difficulté à avaler ou à parler. Une tolérance à cet effet se manifeste généralement après deux ou trois semaines de traitement. L'utilisation de bonbons non sucrés, de glaçons, de salive artificielle, une bonne hygiène buccale ainsi qu'une bonne hydratation éliminent ce problème. Si la sécheresse de la bouche est sévère et nuit à la qualité de vie du patient, on utilisera alors un autre antidépresseur possédant moins d'effets anticholinergiques.

La vision de près est parfois touchée mais les symptômes régressent avec le temps. La sécheresse oculaire est soulagée par l'application de larmes artificielles. Les antidépresseurs provoquent également une diminution du péristaltisme et des selles dures et sèches. Un traitement préventif de la constipation est recommandé. Les antidépresseurs tricycliques ne doivent pas être prescrits aux patients présentant des problèmes de rétention urinaire puisqu'ils peuvent induire ces problèmes.

Système nerveux central

L'état confusionnel (agitation, pertes de mémoire, état dépressif, insomnie et hallucinations) est l'effet le plus à craindre chez les vieillards et, malheureusement, il fait souvent suite à l'utilisation d'un antidépresseur tricyclique. Le portrait clinique ressemble à la démence, ce qui peut induire un diagnostic erroné. Les antidépresseurs tricycliques sont inappropriés pour le traitement des patients présentant une symptomatologie combinée de dépression et de démence, car ils peuvent exacerber les atteintes cognitives.

Un tremblement léger des extrémités se manifeste au repos chez environ 10 % des malades, surtout après la prise de doses élevées. Les antidépresseurs tricycliques abaissent le seuil des convulsions et doivent être utilisés avec précaution chez le patient avec une histoire de troubles convulsifs ou à risque de convulsions (ex. : sevrage de l'alcool). De par leurs effets antihistaminergiques, une sédation importante ou une prise de poids sont fréquemment observées.

Système cardiovasculaire

L'hypotension orthostatique constitue une menace particulièrement importante chez les patients âgés à cause du risque de chutes et des fractures qui peuvent en résulter ; cet effet est lié à l'activité bloquante alpha-adrénergique des antidépresseurs tricycliques. La nortriptyline est l'antidépresseur tricyclique qui provoque le moins d'hypotension orthostatique. Chez les patients à risque d'hypotension orthostatique, on doit utiliser une autre classe d'antidépresseurs ne produisant pas cet effet.

Les antidépresseurs tricycliques ont une activité antiarythmique semblable à celle de la quinidine. Cet effet est la principale cause de cardiotoxicité, peu fréquente sauf en cas d'intoxication que l'on redoute. Une tachycardie sinusale peut également être observée. Un électrocardiogramme est recommandé avant d'utiliser la nortriptyline et la désipramine.

La prudence s'impose donc avec les patients qui présentent des antécédents d'arythmie afin d'éviter une aggravation de leur état. Ces antidépresseurs sont contre-indiqués chez le patient ayant fait un infarctus récent, c'est-à-dire pendant une période de six mois suivant l'infarctus.

Autres

Une sécrétion non appropriée de l'hormone antidiurétique menant à une hyponatrémie peut faire suite à l'utilisation des antidépresseurs tricycliques. En présence d'une hyponatrémie, on suggère de cesser l'antidépresseur et de changer de classe de médicaments.

Les antidépresseurs tricycliques peuvent aussi provoquer une hyperglycémie ou une hypoglycémie, mais en pratique ces effets ne causent pas de problèmes. Le tableau 10 présente les éléments d'évaluation, les interventions et le suivi particulier à effectuer lors de l'utilisation de cette classe de médicaments.

Posologie

Les doses initiales de désipramine et de nortriptyline sont de 25 mg une fois par jour. Chez le patient frêle, pesant moins de 45 kg, la dose de départ est de 10 mg par jour. La dose est augmentée de façon progressive chaque semaine selon la tolérance et la réponse du patient. Une dose augmentée trop rapidement peut entraîner des effets indésirables, la plupart du temps immédiats, alors que l'effet thérapeutique, en gériatrie, ne sera observé qu'au bout de six à huit semaines.

En administrant le médicament en doses réduites au début du traitement, on peut diminuer les effets indésirables. Une tolérance aux effets indésirables se développe généralement dans les premières semaines de traitement. Par la suite, le médicament est administré en une seule prise quotidienne au coucher, du moins la nortriptyline. Quant à la désipramine, elle est administrée en doses biquotidiennes parce qu'elle cause plus souvent de l'hypotension orthostatique que la nortriptyline ; de plus, à cause de son effet stimulant, on l'administre de préférence à 8 h et à 16 h.

Interactions médicamenteuses

Les principales interactions médicamenteuses avec les antidépresseurs tricycliques sont présentées au tableau 5. Cette liste non exhaustive ne saurait dispenser le lecteur de lire le chapitre sur les interactions médicamenteuses.

Arrêt de la thérapie

L'agitation, l'irritabilité, les nausées, l'insomnie et la sudation excessive ont été observées après l'arrêt soudain d'un traitement chronique avec les antidépresseurs tricycliques. Pour ces raisons, il est recommandé de réduire la posologie de l'antidépresseur graduellement durant une période minimale de quatre semaines.

TABLEAU 5

Interactions médicamenteuses avec les antidépresseurs tricycliques

Antidépresseurs tricycliques +	Mécanisme d'action	Effet clinique	Intervention
Cimétidine	Inhibition enzymatique	Augmentation de l'effet antidépresseur	Utiliser la ranitidine.
Inhibiteurs sélectifs de la recapture de la sérotonine	Inhibition enzymatique	Augmentation de la concentration plasmatique des antidépresseurs tricycliques	Éviter l'association.
Inhibiteurs de la monoamine-oxydase non sélectifs	Non connu	Danger d'hypertension, d'hyperpyrexie, de convulsions et de coma	Éviter l'association.

Antidépresseurs de seconde génération

Les antidépresseurs de seconde génération, soit l'amoxapine, la maprotiline et le trazodone, diffèrent des antidépresseurs tricycliques par leur mécanisme d'action, leur structure chimique et leur profil d'effets indésirables. Ils bloquent la recapture des neurotransmetteurs de façon plus spécifique que les antidépresseurs tricycliques. Ces médicaments ne sont plus utilisés pour traiter la dépression en gériatrie.

L'amoxapine est un métabolite de la loxapine, un neuroleptique qui possède une activité bloquante des récepteurs dopaminergiques. Des réactions extrapyramidales, des dyskinésies tardives et un syndrome neuroleptique malin ont été observés avec l'amoxapine. La maprotiline est associée à une incidence élevée de convulsions, de réactions dermatologiques et de mortalité par intoxication.

Le trazodone s'avère un antidépresseur peu efficace à cause de la grande variabilité de la réponse des patients et de la difficulté de trouver la dose efficace. L'hypotension orthostatique et la sédation constituent ses principaux effets indésirables. Il peut également induire ou exacerber une arythmie cardiaque chez les patients à risque. Il est utilisé principalement pour son effet hypnotique en préservant les phases naturelles du sommeil à des doses de 25 à 100 mg au coucher et pour le contrôle des troubles de comportements perturbateurs dans la démence.

Inhibiteurs de la monoamine-oxydase (IMAO)

Les IMAO, médicaments connus depuis de nombreuses années, sont réservés en cas d'échec des autres traitements. On distingue présentement deux types d'IMAO : les IMAO non sélectifs, qui incluent la phénelzine et la tranylcypromine, et les IMAO de type A, dont la moclobémide. Étant donné l'augmentation de la monoamine-oxydase avec l'âge, certains auteurs sont d'avis que ces médicaments pourraient s'avérer utiles dans le traitement des dépressions réfractaires chez le sujet âgé. Cependant, cet effet reste à prouver en gériatrie.

Les IMAO inhibent l'action de la monoamine-oxydase (MAO), enzyme responsable de la dégradation des médiateurs chimiques, soit la norépinéphrine, l'épinéphrine, la sérotonine, ainsi que d'autres monoamines comme la tyramine. Deux types de MAO ont été identifiés : la MAO de type A métabolise préférentiellement la sérotonine, la norépinéphrine et l'épinéphrine, tandis que la MAO de type B se lie de préférence à la phényléthylamine et à la benzylamine. La tyramine et la dopamine sont des substrats des deux types d'enzymes. Les IMAO non sélectifs inhibent de façon irréversible la MAO de type A et celle de type B, tandis que les IMAO de type A inhibent de façon sélective et réversible la MAO de type A.

L'efficacité des IMAO non sélectifs est comparable à celle des antidépresseurs tricycliques. Ces médicaments sont réservés aux cas dépressifs résistants et, en fait, ils ne sont presque plus prescrits à cause des restrictions alimentaires et de leurs effets indésirables importants. Quelques études cliniques en gériatrie ont évalué l'efficacité du moclobémide à des doses variant de 300 à 600 mg par jour dans le traitement de la dépression. Les résultats confirment que le moclobémide est efficace chez environ 60 % des patients âgés traités pour une dépression.

Propriétés pharmacocinétiques

Il existe peu de données sur les propriétés pharmacocinétiques des IMAO non sélectifs. La phénelzine, médicament de premier choix en gériatrie parmi les IMAO non sélectifs, est absorbée rapidement et est métabolisée principalement par le foie. Sa demi-vie est d'environ deux heures. Son action inhibitrice sur la MAO est longue ; une période de deux semaines est nécessaire pour le rétablissement de l'action enzymatique de la monoamine-oxydase à la suite de leur inhibition.

Le moclobémide inhibe préférentiellement la MAO de type A et se lie à l'enzyme de façon rapide et réversible. Il est un substrat du CYP2C19 et du CYP2D6 et est lié dans une proportion de 50 % à l'albumine. Sa demi-vie est d'environ une heure et demie.

Effets indésirables

Les principaux effets indésirables de la phénelzine sont associés au blocage périphérique de la dégradation des catécholamines. L'hypotension orthostatique est fréquente. La prise alimentaire de tyramine comporte un risque de crise hypertensive soudaine caractérisée par des céphalées occipitales irradiant vers le front, des palpitations, de la raideur au cou, des nausées et des vomissements.

Les aliments riches en tyramine ainsi que l'association de la phénelzine à d'autres médicaments sont interdits pendant le traitement (tableau 6). L'inactivation normale de la tyramine par les MAO hépatiques et intestinales n'a pas lieu et la tyramine peut atteindre une concentration plasmatique suffisante pour provoquer une augmentation importante de la pression artérielle. Les autres effets indésirables les plus souvent signalés sont l'anorexie, l'insomnie, la nervosité, l'anxiété, les étourdissements.

TABLEAU 6
Aliments riches en tyramine

Viandes et poissons	Harengs marinés, foie, saucisson sec (salami de Gênes, salami dur, pepperoni)
Légumes	Cosses de grosses fèves
Produits laitiers	Yogourt, certains fromages
Boissons	Bière, vins
Divers	Extrait de levure (dont la levure de bière en grande quantité), extraits de viande, abus de chocolat

Par ailleurs, le moclobémide est bien toléré et ses effets indésirables les plus souvent signalés sont les céphalées, l'insomnie, les étourdissements, les nausées et l'hypotension orthostatique. L'administration de moclobémide à des doses inférieures à 600 mg par jour n'exige pas de restriction alimentaire, contrairement à la phénelzine.

Posologie

Les doses optimales en gériatrie sont encore mal connues. On recommande de commencer le traitement à la phénelzine avec une dose de 15 mg par jour et de l'augmenter de 15 mg aux trois à quatre jours jusqu'à l'obtention de la dose thérapeutique ou d'une dose maximale de 60 mg par jour. La dose quotidienne est fractionnée en deux prises, le matin et le midi.

En ce qui concerne le moclobémide, la posologie initiale est de 100 mg deux fois par jour après les repas. Si la réponse est insuffisante, la dose peut être augmentée graduellement jusqu'à la dose maximale de 600 mg par jour. Au-delà de 600 mg, on risque de perdre l'avantage de la sélectivité de l'IMAO qui, par conséquent, met le patient à risque d'un effet néfaste dû à la tyramine.

Interactions médicamenteuses

Le tableau 7 liste les principales interactions médicamenteuses avec les IMAO.

TABLEAU 7
Interactions médicamenteuses avec les IMAO

Médicaments	Effet	Intervention
Cimétidine	Augmente les effets indésirables du moclobémide	Éviter l'association. Utiliser la ranitidine.
Mépéridine, ISRS, clomipramine, néfazodone, sélégiline, sumatriptan, pentazocine	Syndrome sérotoninergique	Éviter l'association.
Epinéphrine, dextromethorphane, norépinéphrine, phénylpropanolamine, éphédrine, pseudoéphédrine	Crise hypertensive possible avec les IMAO non sélectifs Augmente la tension artérielle	Éviter les produits pour le rhume et les produits amaigrissants. Éviter avec les IMAO non sélectifs.
Aliments riches en tyramine	Crise hypertensive possible avec les IMAO non sélectifs Augmente la tension artérielle	Éviter ces produits. Éviter avec les IMAO non sélectifs.

Précautions particulières

Si une chirurgie est prévue durant le traitement en cours avec le moclobémide, elle peut se dérouler dans un court délai puisque ce médicament a un effet réversible sur la monoamine-oxydase. On cesse le moclobémide au moins deux jours avant la chirurgie. En ce qui concerne la phénelzine, dont l'action est irréversible et non sélective, il faut prévoir l'arrêt du médicament au moins deux semaines avant la chirurgie pour permettre à la banque d'enzymes de se refaire.

Arrêt de la thérapie

Il existe peu de données dans la littérature spécialisée concernant un syndrome de sevrage après l'arrêt d'un médicament de cette classe. Il est tout de même prudent de recommander un arrêt graduel pour éviter l'apparition de symptômes incommodants.

Autres antidépresseurs

Depuis quelques années, de nouvelles molécules se sont ajoutées à l'arsenal thérapeutique utilisé contre la dépression. Cependant, ces médicaments n'ont encore fait l'objet d'aucune étude systématique chez les personnes âgées. Ces molécules peuvent s'avérer intéressantes dans le traitement de certains patients présentant des conditions particulières.

Néfazodone

La néfazodone possède une structure chimique semblable à celle de la trazodone. Elle inhibe la recapture de la sérotonine et de la norépinéphrine par l'intermédiaire des récepteurs présynaptiques et bloque les récepteurs postsynaptiques 5-HT_{2A}. Elle bloque aussi les récepteurs $alpha_1$-adrénergiques. Son mécanisme d'action particulier expliquerait son effet sur l'anxiété, l'agitation et la dépression La néfazodone agit très peu sur les récepteurs cholinergiques, histaminiques et dopaminergiques.

Peu d'études cliniques ont évalué la néfazodone en gériatrie. Les données disponibles sont dérivées d'études menées auprès de jeunes patients. Son efficacité dans la population jeune est comparable à celle des antidépresseurs tricycliques et des ISRS.

Propriétés pharmacocinétiques

La néfazodone possède une demi-vie plasmatique variant de deux à quatre heures et elle est liée à plus de 99 % aux protéines plasmatiques. Elle subit un effet de premier passage hépatique, de sorte que sa biodisponibilité se situe entre 15 et 23 %. Elle est métabolisée en trois métabolites actifs, soit l'hydroxynéfazodone, la m-chlorophénylpipérazine et le trizoledione, dont les demi-vies sont de 1,5 à 4 heures, de 4 à 9 heures et de 18 heures, respectivement. La néfazodone est un inhibiteur du CYP3A4. Une diminution de la dose de l'ordre de 50 % s'impose en présence d'insuffisance hépatique.

Effets indésirables

Les principaux effets indésirables de la néfazodone sont la sédation, les étourdissements et l'hypotension orthostatique. On signale peu ou pas d'insomnie. On a constaté qu'elle ne supprimait pas le sommeil paradoxal ; ce médicament pourrait améliorer le sommeil des patients dépressifs. Des problèmes hépatiques ont été signalés, apparaissant souvent dans les neuf premiers mois de traitement : ictère, hépatite, insuffisance hépatique. Un décompte sanguin des enzymes hépatiques est recommandé avant le début du traitement et aux deux à trois mois par la suite.

Posologie

La dose de départ est de 50 mg deux fois par jour. Elle est augmentée par paliers de 100 mg chaque semaine en prises divisées, à un intervalle de sept jours, selon la réponse clinique, les effets indésirables ou jusqu'à l'atteinte de la dose maximale de 300 mg par jour. La néfazodone peut s'avérer une alternative intéressante chez les sujets souffrant de dépression et présentant des troubles de l'anxiété ou de l'agitation. De plus, elle ne produit pas d'effets indésirables sur la fonction sexuelle, fonction qui demeure importante même chez le sujet âgé.

Venlafaxine

La venlafaxine et son métabolite actif, la O-desméthylvenlafaxine, bloquent la recapture de la norépinéphrine et de la sérotonine. Elle possède peu d'effets sur les autres neurotransmetteurs. Son efficacité est comparable à celle des antidépresseurs tricycliques et des ISRS.

La venlafaxine devient un choix intéressant d'antidépresseur en gériatrie. Elle offre l'avantage d'une double action sur la norépinéphrine et la sérotonine. Elle possède également un profil d'effets indésirables généralement bien tolérés par la personne âgée, ne demande qu'une prise quotidienne et est sécuritaire en cas de surdosage.

Propriétés pharmacocinétiques

La demi-vie d'élimination de la venlafaxine est de 5 heures, comparativement à 11 heures pour son métabolite. La venlafaxine est métabolisée principalement par le CYP2D6 et, chez les métabolisateurs lents, une augmentation des concentrations plasmatiques de la venlafaxine est notée. Son métabolite actif est métabolisé par le CYP3A4. Une diminution de la dose de l'ordre de 50 % s'impose en présence d'insuffisance hépatique puisque la clairance hépatique de la venlafaxine et celle de son métabolite sont diminuées (50 % et 30 % respectivement). Chez les patients dont la clairance de la créatinine se situe entre 0,16 et 1,2 mL/s, on a observé une augmentation de la demi-vie de l'ordre de 10 et 70 mL/min ou 50 %. On suggère de diminuer la dose de la venlafaxine de 25 % chez ces patients.

Effets indésirables

Les effets indésirables observés chez les sujets âgés sont les maux de tête, les nausées, la sudation, la sécheresse de la bouche et l'insomnie. Les nausées sont cependant l'effet secondaire principalement signalé. On note peu d'effets anticholinergiques.

Dans les études de précommercialisation, on a noté une association entre la prise de venlafaxine et une augmentation modeste de la tension artérielle. En effet, l'incidence de l'hypertension artérielle était de 2 % chez les patients recevant une dose inférieure à 100 mg par jour et de 13 % chez ceux recevant une dose de plus de 300 mg par jour. Cette augmentation de la tension artérielle a été observée au cours de la première semaine de traitement. Cette hypertension artérielle était définie dans les études comme étant une augmentation de la tension artérielle diastolique de plus de 90 mm Hg ou une augmentation de plus de 10 mm Hg par rapport aux valeurs de base, mesurée en position allongée, durant trois consultations médicales consécutives. Chez les patients atteints d'hypertension artérielle et stabilisés avec un antidépresseur, l'augmentation de la tension artérielle diastolique en position allongée se situait entre 10 et 15 mm Hg.

Aucune étude n'a évalué l'effet de la venlafaxine sur la tension artérielle systolique, dont l'élévation est un problème principalement rencontré en gériatrie. L'importance de l'élévation de la tension artérielle systolique avec la venlafaxine n'a pas été documentée. Dans la pratique, on suggère de vérifier la tension artérielle au moins une fois par semaine après le début du traitement ou après une augmentation de la dose. Si une personne âgée déjà traitée pour une hypertension artérielle voit sa tension artérielle augmenter, un ajustement de son antihypertenseur pourrait s'avérer nécessaire. Par contre, chez un patient normotendu, afin d'éviter l'ajout d'un autre médicament, un changement d'antidépresseur est préférable en présence d'une augmentation de la tension artérielle sous la venlafaxine.

Posologie

La posologie initiale est de 37,5 mg par jour pendant une semaine ; la dose est ensuite augmentée par paliers de 37,5 mg par semaine, fractionnée en deux prises quotidiennes pour la préparation à libération régulière, jusqu'à l'obtention de la dose thérapeutique. La préparation à libération prolongée, prise en une dose quotidienne, offre l'avantage de favoriser la fidélité au traitement et de permettre une meilleure tolérance des effets indésirables en raison de la concentration plasmatique constante de la venlafaxine

Bupropion

Le bupropion est un agent de deuxième ligne utilisé dans le traitement des dépressions majeures réfractaires aux ISRS et comme adjuvant pour contrer les effets sexuels indésirables des ISRS. Il serait un médicament de choix dans la phase dépressive de la maladie bipolaire, car on signale moins de virage maniaque avec cet agent. Le mode d'action du bupropion n'est pas encore très bien élucidé. Il bloque principalement la recapture de la norépinéphrine et de la dopamine.

Propriétés pharmacocinétiques

Le bupropion possède une structure chimique semblable à celle des amphétamines et est métabolisé par la voie hépatique en trois métabolites connus : l'hydroxybupropion, le thréohydrobupropion et l'érythrohydrobupropion. Seul l'hydroxybupropion possède une activité antidépressive semblable à celle du bupropion, les deux autres métabolites étant moins puissants. La demi-vie du bupropion et celle de son métabolite sont de 21 et 20 heures respectivement chez les sujets en bonne santé.

Effets indésirables

Les maux de tête, l'insomnie, l'agitation, les tremblements, les nausées, les vomissements et un abaissement du seuil de convulsions sont les effets indésirables observés avec le bupropion. Le risque de convulsions est proportionnel à la dose. En effet, selon les études, la fréquence des convulsions est d'environ 0,1 % chez les patients recevant 100 à 300 mg de bupropion par jour et de 0,4 % avec des doses supérieures à 400 mg par jour. Cet effet semble associé à la présence de facteurs prédisposants tels que des antécédents de traumatisme crânien ou de convulsions, d'accident vasculaire cérébral, l'abus d'alcool, le sevrage abrupt de benzodiazépines ou d'autres sédatifs, la dépendance aux opiacés, la prise concomitante de médicaments qui diminuent le seuil de convulsions et la prise de stimulants.

Les convulsions apparaissent quelques jours après un changement de dose, quelques heures après la prise de la dernière dose et chez les individus souffrant d'anorexie ou de boulimie. Aucune étude n'a encore examiné la relation entre l'apparition de convulsions et l'utilisation du bupropion chez les personnes frêles et dénutries.

Posologie

La posologie initiale est de 100 mg par jour administrés le matin. Il est recommandé de ne pas dépasser la dose maximale de 300 mg par jour et de fractionner la dose en deux prises quotidiennes si elle excède 150 mg pour éviter les concentrations plasmatiques élevées de bupropion ou de ses métabolites (minimum de huit heures entre les prises). Le bupropion est disponible sous forme de comprimé à libération prolongée, forme pharmaceutique qui ne peut être écrasée ou mâchée.

Mirtazapine

L'efficacité de la mirtazapine est documentée par de nombreux essais cliniques, particulièrement chez les sujets âgés. Elle a été démontré dans le traitement des dépressions modérées à sévères. La mirtazapine agit à la fois sur les voies noradrénergiques et sur les voies sérotoninergiques. Elle potentialise directement la transmission noradrénergique en bloquant les récepteurs $alpha_2$ centraux et augmente la transmission sérotoninergique médiée par les récepteurs $5HT_1$ en bloquant les récepteurs $5HT_2$ et $5HT_3$.

Propriétés pharmacocinétiques

La demi-vie de la mirtazapine est de 21 heures chez les jeunes patients en bonne santé, comparativement à 31 heures chez les sujets âgés en moyenne de 68 ans, permettant une prise unique quotidienne. Ce médicament est métabolisé principalement par la voie hépatique par les CYP3A4 et CYP2D6.

Effets indésirables

Les principaux effets indésirables signalés sont la sédation, la sécheresse de la bouche, une augmentation de l'appétit avec un gain de poids important chez certains patients. La mirtazapine n'est pas associée à une cardiotoxicité et est peu épileptogène.

Posologie

La posologie initiale est de 5 mg par jour en dose unique au coucher, augmentée graduellement jusqu'à la dose quotidienne maximale de 40 mg.

Méthylphénidate

Structurellement semblable à l'amphétamine, le méthylphénidate agit en stimulant la libération de la noradrénaline et de la dopamine et en diminuant leur recapture. Sa demi-vie varie de deux à sept heures. Les effets indésirables les plus importants sont la tachycardie, l'hypertension, les troubles du rythme cardiaque, la confusion, l'insomnie, l'agitation, la perte de l'appétit et les convulsions. Il existe quelques études sur l'utilisation du méthylphénidate en gériatrie, mais elles sont anciennes et les critères de la dépression y sont mal définis. Ce médicament pourrait être utilisé chez le malade âgé apathique, non motivé, et présentant de l'hypersomnie. La posologie initiale est de 2,5 mg deux fois par jour le matin et le midi, et la dose est augmentée de 2,5 à 5 mg aux deux à trois jours jusqu'à la dose maximale de 20 mg par jour.

Le méthylphénidate peut être utilisé pendant quelques semaines comme adjuvant à un antidépresseur pour son effet « *booster* ». Dans le traitement de l'apathie dans le contexte d'une maladie physique, on peut l'utiliser jusqu'à l'amélioration de la condition physique sous-jacente, ce qui peut signifier des semaines ou des mois de traitement. Jadis, certains cliniciens utilisaient le méthylphénidate comme indicateur de la réponse aux antidépresseurs tricycliques. Cette pratique n'a plus cours. Puisqu'il n'existe aucune étude à long terme sur l'utilisation du méthylphénydate dans le traitement de la dépression, son usage prolongé est déconseillé. Le méthylphénidate est contre-indiqué chez les patients souffrant de troubles cardiaques ou de convulsions.

Millepertuis

Le millepertuis est une plante médicinale connue aussi sous le nom d'*Hypericum perforatum*. Plusieurs études ont démontré une certaine efficacité du millepertuis (partie active de la plante) comparé à un placebo dans le traitement de la dépression légère à modérée, bien que les critères diagnostiques dans le devis de ces études ne soient pas définis clairement. Le millepertuis semble bien toléré et ne possède pas d'effets anticholinergiques, cardiaques, ni ne cause de sédation ou d'hypotension. Il faudra cependant obtenir d'autres preuves avant de considérer le millepertuis comme un agent antidépresseur standard. Récemment, plusieurs articles scientifiques ont rapporté des cas d'interactions entre le millepertuis et divers médicaments. Le millepertuis serait un puissant inhibiteur du CYP3A4 et du CYP2D6.

STRATÉGIE DE TRAITEMENT

Les antidépresseurs constituent la pierre angulaire du traitement des troubles dépressifs. Le choix de l'antidépresseur est souvent difficile en gériatrie, car il faut tenir compte de la sévérité de la dépression, du type de symptomatologie présent, de la présence de morbidité, des changements pharmacocinétiques, de l'état nutritionnel du patient, des effets indésirables associés au médicament et des interactions avec d'autres médicaments.

La dépression chez les aînés doit être traitée de façon précoce. Étant donné que ces derniers sont plus sensibles aux effets indésirables des antidépresseurs, il faut débuter avec de faibles doses, qu'on augmente graduellement jusqu'à la dose thérapeutique. Il n'existe aucune ligne de conduite dans la littérature scientifique concernant les doses maximales des antidépresseurs en gériatrie. La liste des antidépresseurs utilisés en gériatrie est donnée au tableau 8.

TABLEAU 8
Médicaments et posologies recommandés en gériatrie

Classe	Dénomination commune	Dose de départ	Dose maximale
Antidépresseurs tricycliques (Amines secondaires)	Désipramine Nortriptyline	10 à 25 mg 10 à 25 mg	150 mg 150 mg
Inhibiteurs sélectifs de la recapture de la sérotonine (ISRS)	Citalopram Sertraline Fluvoxamine Fluoxétine Paroxétine	5 mg 25 mg 25 mg 5 mg	40 mg 150 mg 150 mg 30 mg
Inhibiteurs de la monoamine-oxidase (IMAO)	Phénelzine	15 mg	60 mg
IMAO-A réversible (IRMAO)	Moclobémide	100 mg bid	600 mg
Antidépresseurs de 3e génération	Néfazodone Venlafaxine Bupropion Mirtazapine	50 mg bid 37,5 mg 100 mg 5 mg	300 mg 225 mg 300 mg 40 mg

PHASES DU TRAITEMENT

Chez les moins de 65 ans, on distingue trois phases de traitement : la phase aiguë, la phase de continuation et la phase de maintien. Dans la phase aiguë, on vise le soulagement des symptômes du patient. Cette période dure environ quatre semaines. La phase de continuation a pour objectif de prévenir les rechutes.

Après la rémission complète des symptômes et le retour à l'état normal, le traitement est maintenu pendant quatre à six mois pour consolider la réponse du patient et prévenir une rechute. Les patients à risque sont ceux dont les épisodes dépressifs sont fréquents (deux épisodes en un an) ou dont la rémission est de courte durée (trois épisodes en cinq ans), ceux dont les épisodes dépressifs sont graves (tentative de suicide) ou difficiles à traiter. Ces patients ont besoin d'un traitement de longue durée à la même posologie que durant la phase aiguë.

Chez les sujets âgés déprimés, la réponse au traitement peut prendre de six à huit semaines. Il faut donc poursuivre le traitement pendant une durée suffisante. Un soulagement des symptômes avec amélioration de l'état fonctionnel est indicatif d'une réponse positive. En l'absence de réponse après cette période à la dose maximale, on utilisera un médicament d'une autre classe. Il faut éviter l'association d'antidépresseurs.

Chez le vieillard, les phases de continuation et de maintien sont moins nettes. Chez le jeune patient, l'histoire naturelle d'un épisode dépressif non traité dure environ 6 mois alors qu'elle peut atteindre 12 à 18 mois chez le sujet âgé. Il existe peu de données sur la durée optimale de traitement chez les aînés. Le traitement de continuation sur une période de six mois après la rémission des symptômes serait insuffisamment long en gériatrie et certains auteurs suggèrent un traitement d'au moins deux ans à la dose thérapeutique. Un traitement de maintien à vie est souhaitable chez les personnes âgées ayant une histoire de dépression récurrente.

Lorsque la décision de cesser le traitement est prise, l'arrêt de l'antidépresseur doit se faire lentement. Une diminution progressive de la dose sur une période de quelques mois s'impose pour prévenir les rechutes et les symptômes de sevrage, peu importe l'antidépresseur prescrit. En cas de réapparition de symptômes dépressifs, on revient à la posologie antérieure.

CHOIX D'UN ANTIDÉPRESSEUR EN PRÉSENCE DE CONDITIONS PARTICULIÈRES

Le tableau 9 liste les antidépresseurs de premier choix et les médicaments à éviter en présence de conditions particulières.

Tableau 9
Choix d'un antidépresseur en présence de conditions particulières

Condition	Antidépresseurs recommandés	Antidépresseurs à éviter
Anorexie	Antidépresseurs tricycliques (amines secondaires, mirtazapine)	ISRS
Anxiété	ISRS, néfazodone	Bupropion
Apathie	Désipramine, venlafaxine, bupropion, méthylphénidate	ISRS (avec propriétés sédatives), néfazodone
Arythmie, post-infarctus, hypotension orthostatique	ISRS, venlafaxine, bupropion	Antidépresseurs tricycliques, moclobémide, néfazodone
Constipation	ISRS, venlafaxine	Antidépresseurs tricycliques
Convulsions	ISRS, venlafaxine	Bupropion, maprotiline, antidépresseurs tricycliques
Démence	ISRS, venlafaxine, bupropion, moclobémide, mirtazapine	Antidépresseurs tricycliques
Diabète	ISRS, venlafaxine, moclobémide, mirtazapine	Antidépresseurs tricycliques
Diarrhée	Antidépresseurs tricycliques (amines secondaires)	ISRS
Dysfonction sexuelle	Néfazodone, bupropion, moclobémide	Antidépresseurs tricycliques, ISRS, venlafaxine, IMAO
Glaucome, hyperplasie bénigne de la prostate	ISRS, venlafaxine, bupropion, moclobémide, mirtazapine	Antidépresseurs tricycliques
Hypertension	ISRS, mirtazapine	Venlafaxine (à des doses de plus de 200 mg par jour)
Maladie de Parkinson	Venlafaxine, antidépresseurs tricycliques (amines secondaires)	ISRS

PASSAGE D'UN ANTIDÉPRESSEUR À UN AUTRE ANTIDÉPRESSEUR

Il n'existe aucune recommandation concernant le passage d'un antidépresseur à un autre qui soit spécifique à la personne âgée. On devra cependant considérer la demi-vie des antidépresseurs chez la personne âgée, leurs mécanismes d'action, la posologie de l'antidépresseur cessé et si le patient est hospitalisé ou traité en clinique externe.

Le temps de passage d'un antidépresseur à un autre est fonction de la demi-vie du médicament cessé. On suggère d'effectuer le sevrage pendant une durée équivalente à cinq fois la demi-vie de l'antidépresseur pour permettre son élimination du système ; par exemple, le sevrage d'un antidépresseur dont la demi-vie d'élimination est de 24 heures demandera 5 jours.

Lorsqu'une période de sevrage n'est pas indiquée, on suggère de diminuer la dose et d'arrêter complètement l'antidépresseur avant de passer au suivant. Si le temps ne le permet pas, par exemple chez des patients qui nécessitent un traitement agressif, le deuxième antidépresseur peut être introduit en augmentant graduellement sa dose pendant que celle du premier médicament est réduite.

SYNDROME SÉROTONINERGIQUE

Le syndrome sérotoninergique est dû à un excès de sérotonine dans les neurones cérébraux. Ce sont les récepteurs 5-HT_2, impliqués dans les effets neuroexcitateurs de la sérotonine, qui en seraient responsables. Son étiologie est médicamenteuse. Les médicaments pouvant être responsables de ce syndrome sont : les précurseurs de la sérotonine, les inhibiteurs de la recapture de la sérotonine (sertraline, paroxétine, fluoxétine, fluvoxamine, citalopram), les inhibiteurs de la recapture de la sérotonine et de la noradrénaline (venlafaxine), les inhibiteurs de la monoamine-oxydase (moclobémide, phénelzine) et les agonistes de la sérotonine.

Le syndrome sérotoninergique apparaît quelques heures à quelques jours après l'introduction d'un médicament augmentant l'activité sérotoninergique ou d'une combinaison de médicaments pouvant provoquer une augmentation de la sérotonine. La forme bénigne se manifeste par des nausées, de l'agitation, un comportement agressif et des paresthésies. Les symptômes disparaissent généralement après l'arrêt du traitement.

La forme grave présente un ensemble de manifestations psychiques, motrices et végétatives : agitation, confusion, hypomanie, tremblements, myoclonies, rigidité musculaire, mydriase, sueurs profuses, hyperthermie, frissons, élévation de la tension artérielle, tachycardie, tachypnée.

Le diagnostic de syndrome sérotoninergique repose sur la présence de trois ou plus des dix signes cliniques suivants lors de l'introduction ou de l'augmentation de la posologie d'un médicament sérotoninergique : agitation, troubles du comportement (confusion ou hypomanie), myoclonies, hyperréflexie, hypersudation, frissons, tremblements, diarrhées, incoordination, fièvre.

Le traitement symptomatique comporte la ventilation mécanique et l'administration d'antipyrétiques, excepté dans les cas les plus sévères. Des antagonistes de la sérotonine ont été utilisés, soit la cyproheptadine et la chlorpromazine, mais aucune étude contrôlée n'a pu établir leur efficacité. La cyproheptadine a été administrée chez les patients présentant un syndrome de gravité moyenne à une dose initiale de 8 mg par voie orale, répétée deux heures plus tard si les symptômes persistent. L'inconvénient du traitement est l'absence de la forme injectable. La chlorpromazine a été utilisée chez les patients ventilés ou présentant un syndrome sérotoninergique sévère. La posologie initiale dans les cas signalés était de 25 à 50 mg par perfusion et de 50 à 100 mg par voie orale.

POTENTIALISATION DE LA DOSE

Afin d'obtenir un effet synergique, certains cliniciens ajoutent un autre médicament à faible dose qui n'est pas un antidépresseur. Les médicaments utilisés dans la pratique sont le lithium, la liothyronine, le pindolol. Les études sont rares en gériatrie et les données concernant la période de temps durant laquelle il faut poursuivre la potentialisation de la dose une fois la réponse obtenue sont très limitées. Certains auteurs considèrent l'association d'un antidépresseur de classe différente, d'un anticonvulsivant ou d'un psychostimulant, surtout dans les cas réfractaires.

CONCLUSION

Le traitement de la dépression chez les personnes âgées représente un défi de taille. De nombreux antidépresseurs sont disponibles, avec des effets indésirables différents selon le médicament utilisé. Le choix de l'antidépresseur dépend donc de la tolérance du malade, du portrait clinique de la dépression, des maladies et des médicaments associés.

TABLEAU 10
Évaluation de l'innocuité des antidépresseurs

Évaluation	Éléments d'évaluation	Interventions	Suivi particulier
Effets anticholinergiques périphériques	Apparition de selles dures	Mesures non pharmacologiques. Introduire un laxatif.	Chaque semaine, en début de traitement. Après une augmentation de la dose. Cesser en présence d'effets indésirables nuisant à la qualité de vie du patient.
	Sécheresse buccale	Suggérer salive artificielle, bonbons non sucrés, glaçons, bonne hydratation.	
	Difficulté à uriner	Arrêt si rétention urinaire.	
	Yeux secs	Larmes artificielles.	
Effets sur le système nerveux central	Confusion, hallucinations, oubli. Demander au patient la date, l'endroit où il se trouve, quelles activités il a effectuées au cours de la journée.	Cesser le médicament et remplacer par un médicament d'une autre classe.	Chaque semaine, en début de traitement. Après une augmentation de la dose. Cesser en présence d'effets indésirables nuisant à la qualité de vie du patient.
	Sédation importante durant la journée Vérifier si présence de chutes	Tolérance en début de traitement. Administrer la dose au coucher. Cesser si sédation importante.	
	Insomnie	Administrer le matin.	
	Maux de tête	Suggérer de l'acétaminophène.	
	Tremblements, rigidité, bradykinésie	Cesser le médicament et le remplacer par un médicament d'une autre classe.	
Effets sur le système gastro-intestinal	Nausées, vomissements	Administrer au coucher. Administrer avec les repas.	Chaque semaine, en début de traitement.
	Diarrhée	Si risque de déshydratation, cesser.	Après une augmentation de la dose.
Effets sur le système cardiovasculaire	Augmentation de la tension artérielle à plus de 140/90	Prendre la tension artérielle à chaque semaine. Cesser si tension artérielle supérieure à 140/90 ou traiter l'hypertension.	Dans les premières semaines après l'introduction du médicament et après une augmentation de la dose.
	Hypotension orthostatique	Enseignement de mesures préventives contre les chutes.	Cesser en présence d'effets indésirables nuisant à la qualité de vie.
Autres	Gain de poids	Peser le patient chaque semaine. Surveiller la diète. Si gain de poids important (> 4 kg), changer de classe d'antidépresseurs.	En début de traitement. Après une augmentation de la dose.
	Perte de poids	Peser le patient à chaque semaine. Si perte de poids importante, changer de classe de médicaments.	

Bibliographie

Arcand, M., et P. Hottin. « Le traitement de la dépression chez les personnes âgées. L'utilité des psychostimulants », *Can. Fam. Physician*, 1993, 39 : 2420-2426.

Bonin-Guillaume, S., J.P. Clément, A.P. Chassian *et al.* « Évaluation psychométrique de la dépression du sujet âgé : Quels instruments ? Quelles perspectives d'avenir ? », *Encéphale*, 1995, 21 (1) : 25-34.

Burke, M.J., et S.H. Preskorn. « Therapeutic drug monitoring of antidepressants : cost implications and relevance to clinical practice », *Clin. Pharmacokinet.*, 1999, 37 : 147-165.

Finkel, S.I. « Efficacy and tolerability of antidepressant therapy in the old-old », *J. Clin. Psychiatry*, 1996, 57 (suppl. 5) : 23-28.

Gallo, J.J., et J.C. Coyne. « The challenge of depression in late life : bridging science and service in primary care », *JAMA*, 2000, 284 : 1570-1572.

Gaster, B., et J. Holroyd. « St John's wort for depression : a systematic review », *Arch. Intern. Med.*, 2000, 160 : 152-156.

Joffe, R.T. « Substitution therapy in patients with major depression », *CNS Drugs*, 1999, 11 : 175-180.

Kent, J.M. « SnaRIs, NaSSAs, and NaRIs : new agents for the treatment of depression », *Lancet*, 2000, 355 : 911-918.

Lasser, R., E. Siegel, R. Dukoff *et al.* « Diagnosis and treatment of geriatric depression », *CNS Drugs*, 1998, 9 : 17-30.

Lebowitz, B.D., J.L. Pearson, L.S. Schneider *et al.* « Diagnosis and treatment of depression in late life. Consensus statement update », *JAMA*, 1997, 278 : 1186-1190.

Livingston, M.G., et H.M. Livingston. « New antidepressants for old people ? », *BMJ*, 1999, 318 : 1640-1641.

Liu, B., G. Anderson, N. Mittmann *et al.* « Use of selective serotonin-reuptake inhibitors or tricyclic antidepressants and risk of hip fractures in elderly people », *Lancet*, 1999, 351 : 1303-1307.

Mittmann, N., S.R. Knowles et B.A. Liu. « A review of selective serotonin reuptake inhibitors and the geriatric depressed patient », *Can. J. Clin. Pharmacol.*, 1995, 2 : 57-65.

Newhouse, P.A. « Use of serotonin selective reuptake inhibitors in geriatric depression », *J. Clin. Psychiatry*, 1996, 57 (suppl. 5) : 12-22.

Reynolds, C.F. « Treatment of depression in late life », *Am. J. Med.*, 1994, 97 (suppl. 6A) : 39S-46S.

Riesenman, C. « Antidepressant drug interactions and the cytochrome P450 system : a critical appraisal », *Pharmacotherapy*, 1995, 15 (6 Pt 2) : 84S-99S.

Rigler, S.K., S. Studenski et P.W. Duncan. « Pharmacologic treatment of geriatric depression : key issues in interpreting the evidence », *J. Am. Geriatr. Soc.*, 1998, 46 : 106-110.

Rothschild, A.J. « The diagnosis and treatment of late-life depression », *J. Clin. Psychiatry*, 1996, 57 (suppl. 5) : 5-11.

Salzman, C. « Practical considerations for the treatment of depression in elderly and very elderly long-term care patients », *J. Clin. Psychiatry*, 1999, 60 (suppl. 20) : 30-33.

Shulman, R.W. « The serotonin syndrome : A tabular guide », *Can. J. Clin. Pharmacol.*, 1995, 2 : 139-144.

Spigset, O., et B. Martensson. « Fortnightly review : drug treatment of depression », *BMJ*, 1999, 318 : 1188-1191.

Thapa, P.B., P. Gideon, T.W. Cost *et al.* « Antidepressants and the risk of falls among nursing home residents », *N. Engl. J. Med.*, 1998, 339 : 875-882.

Tourigny-Rivard, M.F. « Pharmacotherapy of affective disorders in old age », *Can. J. Psychiatry*, 1997, 42 (suppl. 1) : 10S-18S.

VanReekum, R., M. Simard, D. Clarke *et al.* « Late-life depression as a possible predictor of dementia : cross-sectional and short-term follow-up results », *Am. J. Geriatr. Psychiatry*, 1999, 7 (2) : 151-159.

Zajecka, J.M. « Clinical issues in long-term treatment with antidepressants », *J. Clin. Psychiatry*, 2000, 61 (suppl. 2) : 20-25.

Chapitre 19

La maladie pulmonaire obstructive chronique

Louise Mallet et Jean Guimond

INTRODUCTION

Malgré les campagnes de prévention contre le tabagisme, les maladies pulmonaires obstructives chroniques (MPOC) demeurent la cinquième cause de mortalité au Canada. L'Organisation mondiale de la santé prévoit qu'en 2020 les MPOC représenteront la troisième cause de mortalité dans le monde et leur prévalence prendra le cinquième rang. Cette augmentation serait associée à la hausse de l'usage de la cigarette et à la pollution environnementale surtout dans les pays en voie de développement. En 1993, les MPOC constituaient la troisième cause de décès au Québec après les cancers et les maladies de l'appareil circulatoire.

Les personnes âgées subissent les conséquences de la cigarette, résultat de la popularité de celle-ci durant les années d'après-guerre. La prévalence des MPOC est plus élevée particulièrement chez les hommes âgés. La mortalité survient principalement après 65 ans et surtout chez les hommes. Au Canada, le coût annuel des hospitalisations associées aux maladies pulmonaires dépasse les 100 millions de dollars.

DÉFINITIONS

La MPOC se caractérise par une obstruction des voies respiratoires partiellement réversible. Cette difficulté du passage de l'air est progressive et est associée à une réaction inflammatoire des poumons à la suite de l'inhalation de particules ou de gaz nocifs. Deux conditions cliniques peuvent coexister chez un même individu, soit l'emphysème et la bronchite chronique.

ÉTIOLOGIE ET FACTEURS DE RISQUE

Le tabac est le principal agent étiologique dans les MPOC. En effet, le tabagisme est responsable de 80 à 90 % des MPOC. Il est démontré également que plus la consommation de tabac est élevée sur une longue période, plus le risque de manifester une toux productive augmente. Chez la personne ayant une histoire de tabagisme de 30 paquets-année, un diagnostic de MPOC devrait être considéré. Chez les fumeurs de pipe ou de cigare, les taux de mortalité et de morbidité sont inférieurs à ceux observés chez les personnes qui fument la cigarette ; cependant l'incidence des MPOC demeure plus élevée chez ces fumeurs que chez les non-fumeurs. L'exposition à la fumée de tabac demeure un facteur extrinsèque important dans le développement d'une MPOC. Il est reconnu que la prévalence de maladies respiratoires est plus élevée chez les enfants dont les parents fument.

LA BRONCHITE CHRONIQUE ET L'EMPHYSÈME

Bronchite chronique

Repose principalement sur des critères cliniques : présence de toux et d'expectorations chroniques pendant trois mois consécutifs sur deux années consécutives, sans autre cause évidente. Le patient possède un passé de toux avec expectoration et présente une dyspnée d'effort d'apparition insidieuse, avec une histoire d'infections bronchiques récurrentes. Au niveau pathophysiologique, on note une hypertrophie et une hyperplasie des glandes qui produisent le mucus.

Emphysème

Repose sur des critères anatomo-pathologiques : dilatation des espaces aériens distaux, situés au-delà des bronchioles terminales, avec destruction des parois alvéolaires. Cliniquement, l'emphysème s'accompagne de dyspnée importante progressive, évoluant vers la dyspnée au repos, une respiration sifflante, de l'essoufflement, avec peu de toux et d'expectorations. Le sujet est souvent maigre, avec une dyspnée progressivement invalidante, et une expiration lente souvent à travers des lèvres pincées.

D'autres facteurs sont impliqués dans le développement d'une MPOC. L'exposition aux polluants atmosphériques, domestiques et industriels peut favoriser l'apparition d'une bronchite chronique. Les infections bronchiques récurrentes chez les enfants peuvent être précurseurs d'une MPOC à l'âge adulte. L'hyperexcitabilité bronchique peut également contribuer au développement d'une MPOC. Les déficits en alpha$_1$-antitrypsine représentent une cause rare de MPOC.

PATHOGENÈSE

Comme l'asthme, la MPOC est la conséquence d'une réaction inflammatoire chronique, bronchique et alvéolaire. Chez les patients présentant une MPOC, la réaction inflammatoire des voies aériennes est caractérisée par l'augmentation du nombre de macrophages et de lymphocytes T CD8+ et surtout par l'infiltration des neutrophiles des voies aériennes et des alvéoles. Le nombre de polynucléaires éosinophiles infiltrant les voies aériennes n'est pas augmenté. Il se produit une expression locale importante d'interleukine 8, une cytokine activatrice des polynucléaires neutrophiles. On observe les composantes suivantes dans le processus d'obstruction progressive et irréversible : un spasme musculaire lisse, un œdème de la muqueuse, et un collapsus expiratoire par diminution des forces de rétraction élastique du poumon.

Par contre, chez l'asthmatique, l'inflammation des voies aériennes est caractérisée par l'augmentation du nombre de polynucléaires éosinophiles, de mastocytes et de lymphocytes T CD4. En présence d'une exacerbation de la MPOC, le nombre d'éosinophiles infiltrant la muqueuse des voies aériennes est fortement augmenté. Cette caractéristique éosinophile de la réaction inflammatoire pourrait expliquer l'efficacité relative des corticostéroïdes lors d'une exacerbation aiguë de la MPOC.

EFFET DU VIEILLISSEMENT SUR LE SYSTÈME RESPIRATOIRE

Le vieillissement entraîne certaines modifications de l'appareil respiratoire. Sur le plan anatomique, on note une augmentation du diamètre de la trachée et des bronches souches. Le cartilage de la trachée se calcifie et on observe une hypertrophie des glandes sécrétrices de mucus. L'élargissement des conduits alvéolaires est associé à une perte du parenchyme élastique du poumon, ce qui réduit la surface des échanges gazeux. L'élasticité pulmonaire et la détente élastique sont affectées à la suite des altérations du collagène et de l'élastine. Le thorax s'élargit, ce qui requiert un travail de respiration plus important, en particulier pour l'expiration. Les parois de la cage thoracique deviennent plus rigides. On observe une diminution du réflexe de la toux, et par conséquent la toilette bronchique est moins efficace. La clairance mucociliaire est plus lente et moins efficace.

La diminution de la réserve fonctionnelle pulmonaire se manifeste par une réduction de la capacité vitale maximale de 150 à 300 mL tous les dix ans chez les non-fumeurs. Le volume expiratoire maximal en une seconde (VEMS) diminue d'environ 30 mL par année, comparativement à 70 mL pour les fumeurs à risque de MPOC. Ces principales modifications dues au vieillissement de l'appareil respiratoire augmentent les risques de surinfection bronchique et d'hypoxie en réduisant l'utilisation maximale de l'oxygène.

MESURE DE LA FONCTION PULMONAIRE

La spirométrie demeure le test de référence pour le diagnostic et l'évaluation de la gravité d'une MPOC. On demande au patient de souffler dans un appareil, le spiromètre, qui permet de mesurer le volume d'air expiré des poumons. Pour effectuer ce test, la coopération du patient est essentielle, ce qui n'est pas toujours possible avec les personnes âgées.

La spirométrie permet de mesurer le volume expiratoire maximal en une seconde (VEMS), c'est-à-dire le volume expiré au cours de la première seconde après une inspiration maximale et une expiration forcée, ainsi que la capacité vitale (CV), qui est le volume maximal expiré après une inspiration maximale et une expiration lente. Le VEMS est un indicateur du degré de gravité de la maladie.

Le rapport VEMS/CV permet de déterminer par des mesures objectives la présence d'une obstruction bronchique. Les valeurs obtenues sont comparées aux valeurs prévues qui tiennent compte de la taille, de l'âge et du sexe du patient. Il n'existe présentement pas de valeur de référence après l'âge de 75 ans. Les données actuelles peuvent fausser l'interprétation des résultats chez les personnes âgées si on utilise les équations prédictives présentement disponibles. Par ailleurs, il est souvent impossible d'obtenir une valeur fiable du VEMS chez le sujet âgé ; la gravité de la maladie est alors déterminée par la présence des symptômes et par leur impact sur les activités de la vie quotidienne.

Dans des conditions normales, le VEMS est de 3,2 litres et la capacité vitale (CV) est de 4,0 litres chez un adulte en bonne santé. Le seuil du rapport VEMS/CV dans des conditions optimales se situe entre 80 et 120 %. Par définition, un rapport VEMS/CV inférieur à 70 % et une valeur du VEMS inférieure à 80 % indiquent la présence d'une obstruction bronchique.

CLASSIFICATION DE LA GRAVITÉ D'UNE MPOC

Une classification en quatre stades est suggérée pour déterminer la gravité de la maladie (tableau 1). Le diagnostic est posé selon la présentation clinique : toux, expectorations ou dyspnée et antécédents d'exposition à des facteurs de risque de contracter la maladie. Il peut également être confirmé par la spirométrie et classifié selon les résultats obtenus.

Sur le plan clinique, on doit surveiller chez le sujet âgé les changements dans l'état de conscience qui sont des manifestations de l'hypercapnie et de l'hypoxie. Souvent le patient est déprimé, devient anxieux ou apathique. On peut également noter la perte de l'appétit, une diminution de l'autonomie et de la mobilité, des chutes ou un delirium. En présence d'exacerbation, la tachypnée (fréquence respiratoire supérieure à 25 par minute) est un indicateur plus fiable que la tachycardie et le pouls.

TABLEAU 1
Classification de la gravité d'une MPOC

Stade	Caractéristiques
0: À risque	Spirométrie normale Symptômes chroniques (toux, expectorations)
I: Légère	VEMS/CV < 70 %; VEMS ≤ 80 % de la valeur prévue Avec ou sans symptômes (toux, expectorations)
II: Modérée	VEMS/CV < 70 %; 30 % ≤ VEMS < 80 % de la valeur prévue (IIA: 50 % ≤ VEMS < 80 % de la valeur prévue) (IIB: 30 % ≤ VEMS < 50 % de la valeur prévue) Avec ou sans symptômes chroniques (toux, expectorations, dyspnée)
III: Sévère	VEMS/CV < 70 %; VEMS < 30 % de la valeur prévue ou la présence d'une insuffisance respiratoire ou de signes évoquant une insuffisance cardiaque droite

TRAITEMENT DES MPOC

Le traitement repose sur un certain nombre de mesures préventives et sur un ensemble de médicaments (figure 1). Il faut noter que les médicaments ne ralentissent pas la progression de la maladie mais soulagent les symptômes et améliorent la qualité de vie du patient. Trois éléments sont retenus: les mesures préventives, le traitement du patient en état stable et les exacerbations.

Les principaux objectifs du traitement sont les suivants:

- ralentir l'évolution de la maladie;
- soulager les symptômes;
- améliorer la tolérance à l'effort et l'état de santé;
- prévenir et traiter les exacerbations;
- prévenir et traiter les complications;
- réduire la mortalité;
- réduire les effets indésirables du traitement;
- maintenir une qualité de vie acceptable pour le patient.

Figure 1

Algorithme de traitement de la MPOC

Cessation du tabagisme, immunisation, réhabilitation pulmonaire, éducation, alimentation saine

↓

Agoniste β_2 à courte durée d'action à la demande

↓ amélioration sous-optimale

Ajouter ipratropium 40-80 µg (2 à 4 inhalations) 4 fois par jour d'emblée
ET
Poursuivre agoniste β_2 à courte durée d'action au besoin
RAJOUTER FACULTATIVEMENT
Salmétérol 50 µg 2 fois par jour ou formotérol 6-12 µg 2 fois par jour

↓ amélioration sous-optimale

Poursuivre ipratropium 40-80 µg (2 à 4 inhalations) 4 fois par jour avec agoniste β_2 à courte durée d'action (2 à 4 inhalations) 4 fois par jour
OU
Salmétérol 50 µg 2 fois par jour
OU
Combinaison (salbutamol avec ipratropium) 2 à 4 inhalations 4 fois par jour
ET
Poursuivre agoniste β_2 à courte durée d'action au besoin

↓ amélioration sous-optimale

Essai de la théophylline
Débuter avec 100 mg par voie orale 2 fois par jour ou 200 mg par voie orale une fois par jour
Cesser la théophylline si pas de réponse à dose maximale

↓ amélioration sous-optimale

Essai d'un corticostéroïde inhalé
Cesser le corticostéroïde si pas de réponse

Adaptation de : M. F. Beauchesne, Faculté de pharmacie, Université de Montréal.

Mesures préventives

L'arrêt du tabagisme représente l'intervention la plus efficace pour réduire l'inflammation et les sécrétions bronchiques et par conséquent prévenir la progression de la maladie. Il ralentit le déclin de la fonction pulmonaire mais ne la normalise pas et atténue les symptômes. Le tableau 2 présente les avantages de la cessation du tabagisme.

Tableau 2
Avantages de la cessation du tabagisme

- Réduction de la toux et des expectorations.
- Effet bénéfique à long terme sur la fonction pulmonaire.
- Baisse des risques de néoplasie et de maladie coronarienne.
- Réduction de la mortalité:
  - toutes causes confondues: ⇓ après 2 ans;
  - par maladie coronarienne: ⇓ après 1 an;
  - par néoplasie: ⇓ après 5 ans;
  - par MPOC: ⇓ après 10 à 20 ans.

La prévention des infections est importante puisque celles-ci sont habituellement la cause des exacerbations, surtout pendant une épidémie d'influenza. La vaccination contre l'influenza chaque automne diminue la morbidité et les décès d'environ 50 % chez les patients souffrant d'une MPOC. Le vaccin antipneumococcique administré en une dose et répété aux six ans est recommandé chez cette population à risque. En outre, les programmes d'exercice physique et de rééducation respiratoire améliorent la capacité fonctionnelle et la qualité de vie des patients souffrant de MPOC.

Traitement médicamenteux des patients en état stable

Les principaux objectifs du traitement médicamenteux de la MPOC chez les patients en état stable sont les suivants: prévenir et contrôler les symptômes, diminuer la fréquence et la sévérité des exacerbations, améliorer l'état de santé et la tolérance à l'exercice, produire une bronchodilatation, diminuer l'inflammation, mobiliser le mucus, réduire au minimum les effets indésirables du traitement et maintenir la qualité de vie du patient.

En 2001, un groupe d'experts a émis les recommandations suivantes pour le traitement au long cours de la MPOC:

- L'abandon du tabagisme est la seule action qui prouve à long terme son effet bénéfique sur la fonction pulmonaire.
- Le traitement par inhalation utilisé à la demande ou sur une base régulière avec des agonistes β_2 seuls ou en association avec des anticholinergiques est à privilégier.
- Les agonistes β_2 à action prolongée sont efficaces et constituent un bon choix.
- La théophylline est un médicament de troisième intention.
- L'utilisation des corticostéroïdes en inhalation sont un choix de dernière ligne et leur efficacité dans les traitements prolongés n'est pas démontrée.
- Les corticostéroïdes oraux ne sont recommandés qu'en présence d'une exacerbation.

Agonistes β_2

Les agonistes β_2 en inhalation sont les médicaments de première intention dans le traitement de la MPOC. Ils soulagent la dyspnée sans cependant augmenter le VEMS de façon significative. Dans la MPOC, il n'existe pas de relation entre l'amélioration des symptômes et l'amélioration spirométrique.

La voie par inhalation est privilégiée car elle expose à moins d'effets indésirables, mais il faut se rappeler que les personnes âgées sont plus vulnérables aux effets indésirables des agonistes β_2. Malgré l'altération de la fonction des récepteurs β_2-adrénergiques avec l'âge, leur réponse est quand même préservée après l'administration des agonistes β_2.

Agonistes β_2 à courte durée d'action

Les agonistes β_2 à courte durée d'action induisent une bronchodilatation en quelques minutes. Ils soulagent la dyspnée, mais les études n'ont pas démontré qu'ils freinaient la progression de la maladie. Aucun agoniste β_2 n'a démontré une efficacité supérieure à un autre.

En présence de symptômes intermittents, ils sont utilisés à la demande. Lorsque les symptômes persistent, les agonistes β_2 à courte durée d'action peuvent être administrés de façon régulière en traitement de fond en association avec l'ipratropium, tout en continuant de les utiliser à la demande pour un soulagement ponctuel.

Mécanisme d'action et propriétés pharmacocinétiques

L'activité pharmacologique des agonistes β_2 est associée à leur capacité d'activer l'adénosine-monophosphate (AMP) cyclique. Elle induit une relaxation des muscles lisses et une augmentation de l'activité ciliaire bronchique. Les agonistes β_2 à courte durée d'action commencent à agir 5 minutes après leur inhalation, l'effet maximal est obtenu en 10 à 15 minutes et la durée de leur action est de quatre à six heures.

Effets indésirables

Les effets indésirables sont prévisibles et dépendent de la dose utilisée. Les principaux sont la nervosité, le tremblement fin des mains, les palpitations et la tachycardie. Il faut être vigilant en présence de tremblement, car il peut affecter l'autonomie fonctionnelle de la personne âgée. Il faut également tenir compte des antécédents d'arythmie. Les patients frêles et de petite stature sont plus à risque de manifester des effets indésirables si la posologie n'est pas adaptée.

Posologie

Les agonistes β_2 à courte durée d'action peuvent être utilisés à la demande en observant une fréquence d'utilisation appropriée. En usage régulier, on peut les utiliser à raison de deux inhalations pouvant être répétées jusqu'à un maximum de huit inhalations par 24 heures. Il est important d'informer le patient de respecter l'intervalle posologique de quatre heures.

Un essai à la demande des agonistes β_2 à courte durée devrait être effectué pendant une période d'environ un mois. Une évaluation du patient est par la suite requise pour vérifier s'il y a amélioration de son état clinique. Le tableau 3 présente certaines préparations d'agonistes β_2 en inhalation couramment utilisées.

La voie d'administration à privilégier chez la personne âgée est l'inhalation sous forme d'aérosol-doseur. On pourra en faciliter l'usage par l'utilisation d'un tube d'espacement ainsi que par un enseignement et un suivi appropriés. En centre de soins de longue durée, tous les patients utilisant un aérosol-doseur devraient avoir à leur disposition un tube d'espacement et le personnel infirmier doit connaître la bonne façon de les utiliser. Une vérification périodique de la technique est nécessaire.

Agonistes β_2 à longue durée d'action

Les agonistes β_2 à longue durée d'action, le salmétérol et le formotérol, sont indiqués lorsqu'une amélioration dans le continuum du traitement est sous-optimale. Ils sont associés au traitement anticholinergique sur une base régulière lorsque ce dernier est insuffisant aux doses optimales. Compte tenu de leur longue durée d'action, ils sont administrés deux fois par jour en usage régulier à intervalle de 12 heures. Ils sont coûteux, mais ils favorisent l'observance du traitement. Ils sont efficaces pour atténuer des symptômes qui réapparaissent durant la nuit ou tôt le matin.

TABLEAU 3
Agonistes β_2 (courte et longue durée d'action)

Médicaments	Posologie	Début d'action (minutes)	Durée d'action (h)	Présentation
Agonistes β_2 à courte durée d'action				
Fénotérol 100 µg/inh	200 µg 4 fois par jour	5	4-6	Aérosol-doseur
Salbutamol 100 µg/inh	200 µg 4 fois par jour	5	4-6	Aérosol-doseur
Terbutaline 500 µg/inh	500 µg 4 fois par jour	5	4-6	Turbuhaler
Agonistes β_2 à longue durée d'action				
Formotérol 6 µg et 12 µg/inh	6-12 µg 2 fois par jour	1-3	12+	Turbuhaler
Salmétérol 25 µg/inh	25-50 µg 2 fois par jour	10-20	12+	Aérosol-doseur

Une amélioration de la qualité de vie des patients souffrant d'une MPOC a été notée avec l'utilisation du salmétérol à la posologie de 50 µg deux fois par jour. D'autres études ont constaté une détérioration de la qualité de vie avec l'utilisation de doses plus élevées, soit 100 µg de salmétérol deux fois par jour, possiblement à cause de l'apparition d'effets indésirables tel le tremblement fin.

Propriétés pharmacocinétiques

Le formotérol agit rapidement, soit une à trois minutes après son inhalation, son effet maximal est atteint en 15 minutes et son action dure plus de 12 heures. Quant au salmétérol, il agit en 20 minutes, son effet maximal est obtenu après deux à quatre heures et son action dure environ 12 heures.

Posologie

La posologie dépend de la présentation utilisée. Le salmétérol en aérosol-doseur est administré à raison de deux inhalations (25 µg/inhalation) deux fois par jour à intervalle de 12 heures, tandis qu'avec le dispositif diskus, une inhalation de 50 µg de salmétérol est administrée aux 12 heures.

Quant au formotérol, il est disponible en turbuhaler à 6 µg/inhalation ou à 12 µg/inhalation ; sa posologie est d'une inhalation de 6 µg ou 12 µg deux fois par jour aux 12 heures, soit une dose maximale de 24 µg par 24 heures.

Anticholinergiques

L'ipratropium, un anticholinergique, joue une rôle important dans le traitement des MPOC en agissant sur le système nerveux parasympathique. Quelques études suggèrent que l'ipratropium en inhalation produit une bronchodilatation supérieure à celle obtenue par les agonistes β_2. Il soulage les symptômes associés à la MPOC, mais n'empêche pas la progression de la maladie.

Les études ont démontré que l'utilisation régulière et à long terme de l'ipratropium augmente le VEMS de base et que l'effet bronchodilatateur aigu est maintenu chez les patients souffrant d'une MPOC. Il n'est pas nécessaire d'inclure l'ipratropium au début de la maladie. On l'introduit à l'apparition de symptômes réguliers. Il peut également être associé aux agonistes β_2. Un anticholinergique sélectif à longue durée d'action et plus sélectif, le tiotropium, est maintenant disponible. Son principal avantage est son administration une fois par jour.

Mécanisme d'action et propriétés pharmacocinétiques

L'ipratropium est un ammonium quaternaire dérivé de l'atropine. Il inhibe les effets de l'acétylcholine sur les récepteurs muscariniques par une activité antagoniste non sélective. L'ipratropium produit une relaxation des muscles lisses des voies respiratoires et diminue la sécrétion du mucus sans en modifier la viscosité.

L'absorption systémique de l'ipratropium par inhalation est moins de 1 % de la dose inhalée, ce qui rend peu probables les effets systémiques anticholinergiques. Il agit plus lentement que les agonistes β_2, soit en 5 à 20 minutes, son effet maximal se produit en 30 à 90 heures et son action dure de 4 à 6 heures.

Effets indésirables

Il n'y a très peu d'effets anticholinergiques systémiques aux doses utilisées. Les effets indésirables sont très rares, les plus fréquents étant la sécheresse de la bouche et, occasionnellement, une sensation de goût métallique désagréable. On peut observer une vision brouillée et des difficultés d'adaptation visuelle, si par erreur le patient vaporise le produit dans ses yeux. Quelques rares cas de confusion ou de rétention urinaire ont été signalés, surtout chez des patients âgés fragilisés. Malgré un usage prolongé et une posologie pouvant varier de 8 à 24 inhalations par jour, l'ipatropium possède une innocuité due au fait qu'il est très peu absorbé.

Posologie

La posologie de l'ipratropium par aérosol-doseur varie entre 2 à 6 doses mesurées quatre fois par jour avec un intervalle de quatre heures à respecter, chaque inhalation délivrant 20 µg d'ipratropium.

Association d'un agoniste β_2 et de l'ipratropium

La combinaison d'un agoniste β_2 à courte durée d'action (salbutamol) et de l'ipratropium dans un même produit permet d'utiliser ces médicaments à des doses plus faibles tout en diminuant les effets indésirables. En effet, des études ont démontré que, chez des patients atteints d'une MPOC, la réponse bronchodilatatrice est légèrement plus importante sous ce traitement combiné que sous l'ipratropium ou le salbutamol en monothérapie. Cette association tient compte des mécanismes d'action, du début et de la durée de l'action et des effets indésirables des deux principes actifs.

Ce produit combiné est indiqué quand la consommation de l'agoniste β_2 augmente et que l'ipratropium seul ne suffit plus. Le produit est disponible en doses fixes de 100 µg de salbutamol et de 20 µg d'ipratropium par inhalation. Par contre, cette combinaison ne permet pas d'administrer la dose optimale de l'ipratropium sans augmenter celle du salbutamol, laquelle ne doit pas dépasser huit inhalations par jour chez la personne âgée.

Cependant, il faut noter qu'aucune étude n'a comparé des doses plus élevées d'un agoniste β_2 à courte durée d'action et de l'ipratropium en monothérapie au produit combiné. Par contre, l'utilisation individuelle d'un agoniste β_2 et d'un anticholinergique offre la possibilité d'optimiser la dose de chacun des médicaments selon les besoins du patient.

Corticostéroïdes en inhalation

Au cours des dernières années, quelques essais thérapeutiques ont évalué les corticostéroïdes en inhalation dans le traitement des MPOC car l'inflammation pourrait jouer un rôle important dans l'obstruction bronchique. S'ils jouent un rôle important dans le traitement de l'asthme, la place des corticostéroïdes dans le traitement des MPOC n'est pas encore clairement établie.

L'étude ISOLDE (Inhaled Steroids in Obstructive Lung Disease in Europe Study) a évalué l'efficacité du fluticasone inhalé à la dose de 500 µg deux fois par jour chez des patients ayant une MPOC sévère et des exacerbations fréquentes. Dans le groupe traité, on a observé une diminution de 25 % du taux d'exacerbation et un ralentissement du déclin de l'index de la qualité de vie. L'étude EUROSCOP (European Respiratory Society Study on Chronic Obstructive Pulmonary Disease) a testé l'efficacité du budésonide inhalé à raison de 400 µg deux fois par jour chez des patients fumeurs avec une MPOC légère. Aucune différence n'a été notée entre le groupe traité et le groupe placebo concernant le taux d'exacerbation. L'étude CCHS (Copenhagen City Heart Study) a évalué le budésonide inhalé à la dose de 400 µg deux fois par jour chez des patients fumeurs avec une MPOC légère à modérée. Les symptômes et le taux d'exacerbation n'étaient pas différents entre le groupe traité et le groupe placebo.

UTILISATION DES CORTICOSTÉROÏDES EN INHALATION DANS LA MPOC

Présentement, les corticostéroïdes en inhalation doivent être réservés :

- aux patients qui ont une composante asthmatique ;
- aux patients symptomatiques qui présentent une amélioration du VEMS de 15 % et 200 mL après un essai de six semaines à trois mois ;
- aux patients symptomatiques dont le VEMS est inférieur à 50 % de la valeur prévue et qui ont des exacerbations fréquentes nécessitant un traitement antibiotique ou un corticostéroïde par voie orale.

Les corticostéroïdes en inhalation ne préviennent pas la baisse du VEMS, mais ils pourraient diminuer les exacerbations et améliorer la qualité de vie chez certains patients atteints d'une MPOC sévère. Les principaux corticostéroïdes en inhalation sont le budésonide et le fluticasone (tableau 4).

TABLEAU 4
Corticostéroïdes en inhalation

Médicaments	Posologie	Dose utilisée dans les études	Présentation
Budésonide 200 µg/inhalation	200-400 µg 2 fois par jour	800 µg/jour	Turbuhaler
Fluticasone 250 µg/inhalation	250-500 µg 2 fois par jour	1 000 µg/jour	Aérosol-doseur

Mécanisme d'action et propriétés pharmacocinétiques

Les corticostéroïdes dans le traitement des MPOC réduisent la perméabilité capillaire et par conséquent diminuent la production de mucus ; ils inhibent le relâchement des enzymes protéolytiques des leucocytes et inhibent les prostaglandines. Les corticostéroïdes en inhalation commencent à agir après quelques jours à quelques semaines ; l'effet maximal se produit habituellement dans les trois mois.

Effets indésirables

Les corticostéroïdes en inhalation ont l'avantage de présenter peu d'effets indésirables, hormis la candidose orale oropharyngée qu'il faut prévenir avec une bonne hygiène buccale. Il est recommandé, après l'inhalation des corticostéroïdes, de se rincer la bouche avec de l'eau et de la recracher. Le nettoyage des prothèses dentaires est à encourager. L'utilisation d'un tube d'espacement réduit les risques de candidose. Un antifongique topique est approprié pour traiter cette affection.

Une dysphonie peut se manifester ; elle est rarement sévère et elle disparaît avec un repos de la voix. Quelques malades présenteront de la toux ; ce symptôme est parfois confondant, car il peut être un effet indésirable ou un signe de détérioration de la MPOC. L'utilisation des corticostéroïdes en inhalation à des doses élevées et à long terme pourrait diminuer la densité osseuse et par conséquent entraîner des fractures. Par ailleurs, il existe un risque prouvé de développer des cataractes avec l'utilisation de corticostéroïdes à fortes doses et à long terme. Chez les patients âgés déjà à risque, une consultation ophtalmologique avant le début du traitement et aux six mois par la suite est recommandée.

ECCHYMOSES

Le risque d'ecchymoses est important chez les personnes âgées utilisant des corticostéroïdes en inhalation. Une évaluation de l'intégrité de la peau doit être effectuée périodiquement. Le patient vérifiera, entre autres, la présence de bleus ou de toutes nouvelles lésions et la vitesse de guérison de ces dernières.

Posologie

Les posologies des corticostéroïdes en inhalation utilisées dans les études étaient de 1 000 µg de fluticasone par jour ou de 800 µg de budésonide par jour, mais ces doses n'ont pas été évaluées chez les personnes âgées de plus de 75 ans. En pratique, on ne sait pas si des doses plus faibles sont efficaces.

DOSES DES CORTICOSTÉROÏDES EN INHALATION UTILISÉES DANS LA MPOC

Il est important de noter que les études effectuées sur les MPOC font référence à des doses maximales quotidiennes différentes de celles utilisées dans le traitement de l'asthme. Ces doses ne peuvent être transposées en doses équivalentes (budésonide 50 µg équivalant à fluticasone 25 µg équivalant à béclométhasone 50 µg) qui sont proposées dans le traitement de l'asthme.

Dans la pratique, tous les patients ne nécessiteront pas une dose aussi importante, par exemple ceux de faible stature. Il convient de débuter chez ces patients avec une dose moins élevée, soit 250 µg de fluticasone aux 12 heures ou 200 µg de budésonide aux 12 heures. Si aucune amélioration clinique n'est notée après trois mois, le traitement doit être cessé.

Corticothérapie orale

L'utilisation à long terme des corticostéroïdes par voie orale dans le traitement d'entretien de la MPOC n'est pas recommandée en raison de leurs nombreux effets indésirables (glaucome, ostéoporose, myopathie touchant parfois les muscles respiratoires, cataractes, hypertension, prise de poids, hyperglycémie). Si une corticothérapie est indiquée dans le traitement d'entretien de la MPOC, l'inhalation est privilégiée. Par voie orale, les corticostéroïdes sont indiqués en présence d'exacerbation.

Il y a quelques années, un test aux corticostéroïdes oraux était utilisé pour identifier les répondeurs à long terme; on administrait 0,5 mg/kg/jour de prednisone ou l'équivalent pendant deux à quatre semaines. Il a été démontré que cette pratique est peu utile pour prédire la réponse à long terme aux corticostéroïdes inhalés.

Méthylxanthines

La théophylline peut être utile dans le traitement de la personne âgée chez qui les anticholinergiques et les agonistes-β_2 aux doses optimales ne réussissent pas à contrôler les symptômes. Elle produit une bronchodilatation additionnelle lorsqu'elle est associée aux autres bronchodilatateurs. Elle n'est utilisée qu'en troisième ligne en raison de ses effets indésirables importants et de ses nombreuses interactions médicamenteuses.

Mécanisme d'action

La théophylline inhibe la phosphodiestérase, enzyme responsable de l'inactivation de l'AMP cyclique, et produit les effets suivants: relâchement des muscles lisses bronchiques, augmentation de la contractilité diaphragmatique, diminution de la fatigabilité des muscles diaphragmatiques, augmentation du transport mucociliaire et stimulation des centres respiratoires.

Propriétés pharmacocinétiques

La théophylline est bien absorbée par voie orale. Sa demi-vie d'élimination chez la personne âgée varie entre 7 et 10 heures et augmente de 20 à 30 heures en présence de comorbidité (insuffisance cardiaque ou hépatique). Elle est principalement métabolisée par la voie hépatique et est un substrat du CYP1A2. Chez les fumeurs, la clairance de la théophylline est augmentée. Cette induction enzymatique peut se maintenir quelques mois après l'arrêt du tabagisme. La concentration plasmatique de la théophylline se situe entre 55 et 85 µmol/L, mais chez les personnes âgées il est prudent de maintenir la théophyllinémie près de la limite inférieure de la normale.

Effets indésirables et suivi pharmaceutique

Les effets indésirables susceptibles de se présenter chez les personnes âgées sont nombreux. Au niveau gastro-intestinal, on note la présence de nausées, de vomissements et de reflux gastrique. Les céphalées, la nervosité, les tremblements, l'agitation et l'insomnie sont des indicateurs d'une toxicité au niveau du système nerveux central. Une mesure de la théophyllinémie est recommandée pour évaluer le patient. Au niveau cardiaque, des palpitations et des arythmies peuvent se manifester. Le tableau 5 présente les principaux éléments d'évaluation de l'efficacité et de l'innocuité de la théophylline.

Posologie

La posologie initiale par voie orale est de 200 mg de théophylline par jour en une ou deux doses selon la présentation disponible, soit la forme pharmaceutique à libération prolongée à prise quotidienne unique ou la forme pharmaceutique aux 12 heures. La dose est augmentée graduellement aux trois à quatre jours, à 400 mg une fois par jour ou à 200 mg deux fois par jour, selon la tolérance. Par la suite, selon la réponse clinique et le résultat de la théophyllinémie, la dose peut être augmentée à la dose maximale de 600 mg une fois par jour ou 300 mg deux fois par jour.

L'intervalle posologique est généralement de 12 heures ou de 24 heures selon la formulation utilisée. Il est préférable de donner la dose au souper pour diminuer les problèmes gastro-intestinaux. La vérification de la théophyllinémie peut se faire le matin avant toute administration de médicament. Si on suspecte des effets indésirables, on peut effectuer un prélèvement au pic, soit 4 à 6 heures après la prise de la préparation administrée aux 12 heures et 8 à 12 heures après celle administrée une fois par jour.

En milieu ambulatoire, on devra rappeler au patient qu'il est important de respecter les tests de théophyllinémie prescrits par le médecin. De plus, il faut encourager le patient durant le suivi à aviser son médecin lors d'apparition d'effets indésirables. Il faut aussi informer le patient que les formes pharmaceutiques disponibles à libération prolongée à prise quotidienne unique ou à libération progressive aux 12 heures sont sécables mais ne peuvent être ni croquées, ni écrasées.

Interactions médicamenteuses

Le tableau 6 regroupe les principales interactions médicamenteuses avec la théophylline. Ces interactions peuvent entraîner des conséquences cliniques importantes, en particulier l'apparition d'effets indésirables associés à la théophylline.

Traitement des exacerbations

L'exacerbation d'une MPOC est la manifestation des symptômes à leur intensité maximale. On peut la définir comme étant une détérioration aiguë de

Tableau 5
Évaluation de l'efficacité et de l'innocuité de la théophylline

Évaluation	Éléments d'évaluation	Interventions	Suivi
Efficacité	Amélioration des symptômes : toux, dyspnée	Vérifier la dose et la technique d'administration des médicaments de première ligne en inhalation. Ajuster la dose de la théophylline selon la tolérance. Au besoin, mesurer la théophyllinémie.	Vérifier l'amélioration des symptômes. Si symptômes encore présents, suggérer d'augmenter la dose de théophylline si dose maximale non atteinte. Déterminer la théophyllinémie dans 5 jours. Vérifier la présence d'effets indésirables dans la semaine suivant l'augmentation de la dose.
Innocuité	Nausées, vomissements, reflux gastrique	Administrer la dose totale au souper.	Vérifier la disparition des symptômes durant la semaine suivant la réduction ou l'arrêt de la théophylline.
	Tremblements, nervosité, céphalées, insomnie Palpitations	Cesser la théophylline si effets indésirables intolérants. Mesurer la théophyllinémie et ajuster la dose selon les résultats obtenus. Vérifier la présence d'interactions médicamenteuses.	

la condition clinique du patient qui nécessite un changement dans la médication à long terme.

Sur le plan clinique, on note une modification des expectorations (volume et purulence), de la dyspnée, des sibilances expiratoires et un serrement à la poitrine. Le patient peut également présenter de la fatigue, une toux, une tachypnée, un malaise généralisé et une diminution de l'autonomie et de la mobilité. Le plus souvent, l'exacerbation est associée à une infection pulmonaire et à la pollution de l'air ; cependant, dans un tiers des cas, la cause demeure inconnue.

Les objectifs du traitement des exacerbations sont de soulager les symptômes, d'améliorer la fonction pulmonaire, de prévenir les complications et les exacerbations récurrentes et, s'il y a lieu, de traiter les complications telle la pneumonie. La prise en charge du traitement de l'exacerbation peut être assurée à domicile ou à l'hôpital selon la sévérité de cette dernière.

TABLEAU 6
Principales interactions médicamenteuses avec la théophylline

Médicaments	Mécanisme d'action	Effet clinique	Intervention
Cimétidine	Inhibition du métabolisme de la théophylline *via* le CYP1A2	↑ de la concentration sérique de la théophylline d'environ 60 %. Présence d'effets indésirables de la théophylline : céphalées, nausées, palpitations, insomnie, tremblements.	Utiliser la ranitidine ou un inhibiteur de la pompe à protons.
Ciprofloxacine Norfloxacine Érythromycine	Inhibition du métabolisme de la théophylline *via* le CYP1A2	↑ de la concentration sérique de la théophylline de 100 %. Présence d'effets indésirables de la théophylline.	↓ d'emblée la dose de théophylline de 50 % lors du traitement avec la ciprofloxacine, la norfloxacine ou l'érythromycine. À l'arrêt de l'antibiotique, reprendre la dose habituelle de théophylline. Surveiller cliniquement et mesurer la théophyllinémie au besoin.
Clarithromycine	Inhibition du métabolisme de la théophylline *via* le CYP1A2	↑ légère de la concentration sérique de la théophylline. Présence d'effets indésirables de la théophylline.	Vérifier l'état clinique du patient et la présence d'effets indésirables. Surveiller cliniquement et mesurer la théophyllinémie au besoin.
Fluvoxamine	Inhibition du métabolisme de la théophylline *via* le CYP1A2	↑ de la concentration sérique de la théophylline de 50 %. Présence d'effets indésirables de la théophylline.	Utiliser un autre antidépresseur de la même famille qui n'est pas métabolisé par le CYP1A2, soit la paroxétine, la sertraline ou le citalopram.
Propafénone	Substrat du CYP1A2 Inhibition du métabolisme de la théophylline	↑ de la concentration sérique de la théophylline. Présence d'effets indésirables de la théophylline.	Vérifier l'état clinique du patient et la présence d'effets indésirables. Surveiller cliniquement et mesurer la théophyllinémie au besoin.
Ticlopidine	Substrat du CYP1A2 Inhibition du métabolisme de la théophylline	↑ de la concentration sérique de la théophylline. Présence d'effets indésirables de la théophylline.	Vérifier l'état clinique du patient et la présence d'effets indésirables. Surveiller cliniquement et mesurer la théophyllinémie au besoin.
Vérapamil	Substrat du CYP1A2 Inhibition du métabolisme de la théophylline	↑ de la concentration sérique de la théophylline. Présence d'effets indésirables de la théophylline.	Vérifier l'état clinique du patient et la présence d'effets indésirables. Surveiller cliniquement et mesurer la théophyllinémie au besoin.

Utilisation des bronchodilatateurs

L'administration des bronchodilatateurs en inhalation demeure une priorité dans le traitement de l'exacerbation. On a démontré que les agonistes β_2 et l'ipratropium peuvent améliorer la fonction respiratoire lors d'une exacerbation de la MPOC. Dans cette condition, les deux médicaments produisent une bronchodilatation comparable. Le choix du médicament dépendra des facteurs suivants : début d'action plus rapide avec les agonistes β_2, et effets indésirables moindres avec l'ipratropium. Les études ont démontré qu'en période d'exacerbation, la réponse bronchodilatatrice est d'intensité égale, qu'on utilise une combinaison d'un agoniste β_2 et de l'ipratropium ou chacun de ces deux médicaments. Une méta-analyse récente favorise l'usage de l'ipratropium comme médicament de premier choix, avec l'ajout d'un agoniste β_2 lorsque la dose maximale d'ipratropium est atteinte.

Cinq lignes directrices différentes ont été proposées par des organismes professionnels depuis 1994. Les dernières recommandations de GOLD (Global Initiative for Chronic Obstructive Lung Disease) publiées en 2001 favorisent l'utilisation d'un agoniste β_2 comme bronchodilatateur de premier choix, avec l'ajout ultérieur de l'ipratropium. Par exemple, on pourrait utiliser du salbutamol en aérosol-doseur à raison de deux prises à toutes les quatre à six heures et de l'ipratropium à raison de deux à quatre prises à toutes les quatre à six heures.

Si le patient a de la difficulté à utiliser un aérosol-doseur, la nébulisation constitue une méthode de choix. Les agonistes β_2 tel le salbutamol sont utilisés à raison de 2,5 à 5 mg à toutes les quatre à six heures, et l'ipratropium à raison de 0,5 mg quatre fois par jour. Il ne faut pas oublier leurs équivalences : 2,5 mg de salbutamol par nébulisation équivaut à quatre bouffées du même médicament par inhalation ; 1 mg de fénotérol par nébulisation équivaut à quatre bouffées par inhalation ; 0,5 mg d'ipratropium par nébulisation équivaut à deux bouffées par inhalation.

Utilisation des corticostéroïdes

Des études récentes ont démontré que l'utilisation systémique des corticostéroïdes accélère la résolution de l'exacerbation et aide au rétablissement de la fonction respiratoire. Différentes doses et durées de traitement ont été testées dans ces études, soit 30 à 50 mg par jour sur une durée variant de 5 à 14 jours.

Une corticothérapie orale de courte durée avec la prednisone à raison de 30 à 40 mg une fois par jour pendant 7 à 14 jours est recommandée. Chez les patients de faible stature, la dose devrait être diminuée de moitié. Il ne faut pas oublier de surveiller la glycémie, les électrolytes, les fonctions cognitives et la tension artérielle lors de l'introduction du corticostéroïde. La voie intraveineuse avec 20 mg de méthylprednisone à toutes les huit heures peut être utilisée le cas échéant.

ADMINISTRATION DES MÉDICAMENTS EN INHALATION

Les médicaments en inhalation sont principalement utilisés dans le traitement des MPOC, le dispositif majoritairement prescrit étant l'aérosol-doseur. Cependant, jusqu'à 50-75 % des utilisateurs d'aérosol-doseur ne connaissent pas la technique d'inhalation appropriée et, par conséquent, n'en retirent pas les bienfaits attendus.

Les principaux facteurs expliquant l'utilisation inadéquate de l'aérosol-doseur sont l'omission d'agiter le contenant, le manque de coordination entre l'activation de l'aérosol-doseur et l'inspiration, une inspiration trop rapide et non retenue, et l'omission d'attendre 30 secondes entre chaque dose. L'aspect cognitif et la dextérité jouent un rôle capital dans l'apprentissage de l'utilisation de l'aérosol-doseur.

Tout changement dans l'état de santé du patient doit remettre en question sa capacité d'utiliser un inhalateur. Le pharmacien ou les intervenants de la santé qualifiés doivent fréquemment vérifier la technique d'inhalation. Avec les aérosols-doseurs, un tube d'espacement de type Aerochambre^MD devrait être proposé d'emblée à la personne âgée, et pour celle présentant des problèmes cognitifs, ce tube d'espacement devrait être muni d'un masque.

L'obtention d'une thérapie optimale avec l'utilisation des différents dispositifs d'inhalation repose avant tout sur le choix du type de dispositif adapté à la capacité du patient. Un enseignement accompagné d'une démonstration contribuera à bien faire comprendre la technique. Cette démonstration devrait être répétée et reprise par le patient afin d'observer si la technique est correcte et d'apporter les correctifs si nécessaire. En terminant la consultation, une documentation illustrée sur les techniques d'inhalation devrait être fournie au patient.

Dispositifs disponibles

Les dispositifs pour l'utilisation des médicaments par inhalation existent sous plusieurs formes, soit l'aérosol-doseur, le turbuhaler et le diskus (tableau 7).

TABLEAU 7
Techniques d'utilisation des différents dispositifs

Aérosol-doseur avec tube d'espacement	1. Retirer le capuchon de l'aérosol-doseur et du tube d'espacement. 2. Bien agiter l'aérosol-doseur avant de l'insérer dans le tube d'espacement. 3. Insérer l'aérosol-doseur en position verticale dans le tube d'espacement. 4. Tenir la tête légèrement penchée vers l'arrière. 5. Expirer normalement. 6. Placer le tube d'espacement dans la bouche et fermer les lèvres. 7. Appuyer sur l'aérosol-doseur une seule fois, commencer l'inspiration lentement et poursuivre avec plusieurs inspirations normales. Le sifflet ne doit pas se faire entendre. 8. Retenir la respiration durant au moins 10 secondes et expirer lentement par la bouche à distance du tube d'espacement. 9. Si plusieurs inhalations sont prévues, attendre 30 secondes entre chacune et répéter les étapes 4 à 9. Important : Nettoyer le tube d'espacement aux deux semaines avec de l'eau tiède savonneuse. Laisser sécher à l'air. Ne pas rincer à l'eau claire.
Aérosol-doseur technique bouche fermée	1. Retirer le capuchon et bien agiter l'aérosol-doseur. 2. Tenir la tête légèrement penchée vers l'arrière. 3. Expirer normalement. 4. Fermer les lèvres sur l'embout (entre les dents et au-dessus de la langue). 5. Commencer l'inspiration lentement, puis actionner l'aérosol une seule fois. 6. Retenir la respiration au moins 10 secondes. 7. Expirer lentement. 8. Si plusieurs inhalations sont prévues, attendre 30 secondes entre chacune et répéter les étapes 2 à 8.
Turbuhaler	1. Dévisser et enlever le couvercle. 2. Tenir l'inhalateur droit en faisant face à la fenêtre repère, soit l'anneau de couleur vers le bas. 3. Pour charger, tourner l'anneau de couleur complètement vers la droite et le ramener vers la gauche jusqu'au déclic. La dose est maintenant prête. 4. Expirer profondément à distance du turbuhaler pour éviter que l'intérieur ne devienne humide ou que la poudre ne s'envole. 5. Tenir la tête droite. Placer l'embout buccal entre les lèvres et inspirer profondément par la bouche. Ne pas expirer. 6. Retirer le turbuhaler de la bouche. 7. Retenir la respiration pendant au moins 10 secondes. Expirer lentement par le nez. 8. Si une deuxième dose est prévue, attendre 30 secondes avant de procéder à une inhalation supplémentaire et répéter les étapes 2 à 7. 9. Remettre le couvercle après utilisation puisqu'il protège contre l'humidité. 10. Si une ligne rouge apparaît dans la fenêtre, il reste environ 20 doses. Se procurer un autre turbuhaler. Important : Nettoyer l'embout buccal avec un chiffon sec 2 à 3 fois par semaine. L'enlever en le soulevant et, à l'aide d'un linge sec, essuyer toute accumulation de particules. Ne jamais laver l'embout buccal. Si le turbuhaler tombe après son chargement, ou si vous soufflez accidentellement dans le dispositif, la dose est perdue. Le dispositif doit être rechargé.
Diskus	1. Ouvrir le Diskus, en tenant le dispositif dans une main (avec l'indicateur de doses en haut), et placer le pouce de l'autre main sur le cran prévu à cet effet. 2. Déplacer le pouce le plus loin possible vers l'arrière jusqu'au déclic. 3. Charger en tenant l'embout buccal dirigé vers soi. Déplacer la manette loin de soi en la poussant à fond jusqu'au déclic. Le dispositif est maintenant prêt pour l'inhalation. 4. Inhaler. Tenir le dispositif éloigné de la bouche. Expirer profondément. Attention de ne pas expirer dans le dispositif.

TABLEAU 7
Techniques d'utilisation des différents dispositifs (suite)

Diskus (suite)	5. Placer l'embout buccal entre les lèvres et inspirer lentement et profondément par le diskus et non par le nez. 6. Retirer le diskus de la bouche et retenir la respiration pendant au moins 10 secondes. 7. Expirer lentement. 8. Fermer. Pour fermer le diskus, placer le pouce sur le cran et le déplacer vers soi en poussant jusqu'au fond. Un déclic se produit. La manette retourne automatiquement à sa position initiale. Le diskus est alors prêt pour la prochaine utilisation. 9. Si une 2e inhalation est prévue, refermer le dispositif et reprendre les étapes 1 à 8. Important : Refermer le dispositif s'il n'est pas utilisé. Ne pas actionner inutilement la manette du dispositif puisque chaque mouvement de charger libère une dose.

Dispositifs d'espacement

Il existe différents types de dispositifs d'espacement sur le marché. D'emblée, la personne âgée devrait recevoir un tube d'espacement avec l'aérosol-doseur.

La chambre proposée (Aerochambre plus VHC^MD^) est un tube d'espacement qui permet d'optimiser l'efficacité du médicament et de réduire l'apparition d'effets indésirables. Son utilisation produit un dépôt plus important du médicament dans les bronches. Elle empêche le médicament d'entrer en contact avec les yeux et réduit également l'incidence des candidoses et de la dysphonie associée aux corticostéroïdes. Cependant, ce tube d'espacement ne s'adapte pas à tous les aérosols-doseurs offerts sur le marché.

Le Ventahaler^MD^ est un autre dispositif qui peut être utile à certains patients. Il permet de vérifier si le patient respire correctement puisqu'on peut voir le mouvement de la valve. Cependant, ce dispositif est compatible seulement avec les produits de la compagnie qui l'a mis en marché. De plus, étant donné sa grosseur, certains patients ont de la réticence et de la difficulté à l'utiliser.

Nébulisation

Le salbutamol, le fénotérol et l'ipratropium sont disponibles pour la nébulisation en doses unitaires ou en flacon multidoses contenant un agent de conservation. Il existe également une association ipratropium et salbutamol. Dans la pratique, il est recommandé d'utiliser les doses unitaires (nébules) sans agent de conservation pour éviter le risque d'induire un bronchospasme.

La nébulisation est utilisée non pas en raison de son efficacité mais pour pallier l'incapacité du malade à utiliser correctement un inhalateur. Elle est souvent prescrite pendant les périodes d'exacerbation lorsque le patient est agité, somnolent ou dyspnéique et en présence d'hypoxémie marquée. La nébulisation est souvent accompagnée d'une oxygénothérapie.

Beaucoup d'experts dénoncent la surutilisation de la nébulisation, qui est très coûteuse, d'autant plus qu'aucune étude n'a démontré l'efficacité de cette technique. L'utilisation du tube d'espacement devrait remplacer la nébulisation chez la majorité des patients.

CONCLUSION

Les personnes âgées atteintes d'une MPOC peuvent être fortement limitées dans leurs activités de la vie quotidienne. Leur qualité de vie est lourdement affectée, les exacerbations et les hospitalisations réduisant leur autonomie. Les médicaments utilisés dans le traitement d'entretien des MPOC sont efficaces, mais ils nécessitent un encadrement, un enseignement individualisé et un suivi de la technique d'utilisation des inhalateurs. Il est donc nécessaire que les intervenants de la santé qualifiés s'assurent que la personne âgée est bien informée sur l'utilisation des médicaments dans le traitement de la MPOC en lui donnant une ligne de conduite dans les périodes d'exacerbation pour éviter toute détérioration de son état de santé et des hospitalisations récurrentes.

Bibliographie

Barnes, P.J. « Novel approaches and targets for the treatment of chronic obstructive pulmonary disease », *Am. J. Respir. Crit. Care Med.*, 1999, 160 : 72S-79S.

Burge, P.S., P. Calverley, P.W. Jones *et al.* « Randomised, double blind, placebo controlled study of fluticasone propionate in patients with moderate to severe chronic obstructive pulmonary disease : the ISOLDE trial », *BMJ*, 2000, 320 : 1297-1303.

Celli, B.R. « The importance of spirometry in COPD and asthma : effect on approach to management », *Chest*, 2000, 117 (2 suppl.) : S15-S19.

COMBIVENT Inhalation Solution Study Group. « In chronic obstructive pulmonary disease, a combination of ipratropium and albuterol is more effective than either agent alone : an 85-day multicenter trial », *Chest*, 1994, 105 : 1411-1419.

Davies, L., R.M. Angus et P.M. Calverley. « Oral corticosteroids in patients admitted to hospital with exacerbations of chronic obstructive pulmonary disease : a prospective randomised controlled trial », *Lancet*, 1999, 354 : 456-460.

Garbe, E., S. Suissa et J. LeLorier. « Association of inhaled corticosteroids with cataract extraction in elderly patients », *JAMA*, 1998, 280 : 539-543.

Israel, E., T.R. Banerjee, G.M. Fitzmaurice, *et al.* « Effets of inhaled glucocorticoids on bone density in premenopausal women », *N. Engl. J. Med.*, 2001, 345 : 941-947.

Kizer, K.M., D.T. Bess et N.K. Bedford. « Blurred vision from ipratropium bromide inhalation », *Am. J. Health-Syst. Pharm.*, 2000, 57 : 996.

Lacasse, Y., D. Brooks et R.S. Goldstein. « Trends in the epidemiology of COPD in Canada, 1980 to 1995. COPD and rehabilitation committee of the Canadian Thoracic Society 1995 », *Chest*, 1999, 116 : 306-313.

Lipworth, B.J. « Systemic adverse effects of inhaled corticosteroid therapy : a systematic review and meta-analysis », *Arch. Intern. Med.*, 1999, 159 : 941-955.

Madison, J.M., et R.S. Irwin. « Chronic obstructive pulmonary disease », *Lancet*, 1999, 319 : 467-473.

Mahler, D.A., J.F. Donohue, R.A. Barbee *et al.* « Efficacy of salmeterol xinafoate in the treatment of COPC », *Chest*, 1999, 115 : 957-965.

Morris, J.F. « Physiological changes due to age. Implications for respiratory drug therapy », *Drugs Aging*, 1994, 4 : 207-220.

Niewoehner, D.E., M.L. Erbland, R.H. Deupree *et al.* « Effect of systemic glucocorticoids on exacerbations of chronic obstructive pulmonary disease. Department of Veterans Affairs Cooperative Study Group », *N. Engl. J. Med..*, 1999, 340 : 1941-1947.

Pauwels, R.A., A.S. Buist, P.M.A. Calverley *et al.* « Global stragegy for the diagnosis, management, and prevention of chronic obstructive pulmonary disease. NHLBI/WHO Global initiative for chronic obstructive lung disease (GOLD) », *Am. J. Respir. Crit. Care Med.*, 2001, 163 : 1256-1276.

Pauwels, R.A., C.G. Lofdahl, A. Laitinen *et al.* « Long-term effect treatment with inhaled budesonide in persons with mild chronic obstructive pulmonary disease who continue smoking », *N. Engl. J. Med.*, 1999, 340 : 1948-1953.

Rodriguez-Robin, R. « Towards a concensus definition of COPD exacerbations », *Chest*, 2000, 117 : S380-S385.

Stroller, J.K. « Acute exacerbations of chronic obstructive pulmonary disease », *N. Engl. J. Med.*, 2002, 346 : 988-994.

Van Grunsven, P.M., C.P. Van Schayck, J.P. Derenne *et al.* « Long term effects of inhaled corticosteroids in chronic pulmonary disease : a meta analysis », *Thorax*, 1999, 54 : 7-14.

Vestbo, J., T. Sorensen, A. Lange *et al.* « Long-term effect of inhaled budesonide in mild and moderate chronic obstructive pulmonary disease : a randomized controlled trial », *Lancet*, 1999, 35 : 1819-1823.

Chapitre 20

La tuberculose

Louise Mallet

INTRODUCTION

La tuberculose est une maladie qui est demeurée présente à travers les siècles. Elle constitue un problème de santé important dans le monde entier. En effet, l'Organisation mondiale de la santé (OMS) signale chaque année l'apparition de dix millions de nouveaux cas et plus de trois millions de décès.

Les découvertes des médicaments antituberculeux, la streptomycine en 1946, l'isoniazide en 1952 et la rifampicine en 1970, ont réduit de façon importante la mortalité et le risque de contracter la tuberculose. Au Canada, les populations les plus à risque de développer une tuberculose active sont les autochtones, les personnes nées à l'étranger, originaires de pays où le taux de tuberculose est élevé, les personnes âgées, les personnes démunies et les sans-abri, les habitants des quartiers pauvres des grandes villes aux prises avec une toxicomanie (notamment les alcooliques et les utilisateurs de drogues injectables) et les personnes infectées à la fois par le virus de l'immunodéficience humaine (VIH) et par *Mycobacterium tuberculosis*. Les personnes qui travaillent dans les établissements de santé ou dans les organisations de services sociaux présentent aussi un risque important par leurs contacts avec les personnes infectées.

L'incidence de la tuberculose dans la population gériatrique est à la hausse. Des études ont constaté une augmentation de nouveaux cas de tuberculose signalés chez les personnes âgées en Angleterre. Aux États-Unis, dans l'État d'Arkansas, des chercheurs ont mis en évidence une recrudescence de la tuberculose chez des pensionnaires de centres d'accueil ou de centres hospitaliers de soins de longue durée.

PATHOPHYSIOLOGIE

La tuberculose est une maladie infectieuse de type contagieux causée par des bactéries du groupe *Mycobacterium*. Au Canada, la maladie est transmise principalement par *Mycobacterium tuberculosis*, un bacille aérobie strict à multiplication lente. La tuberculose se transmet d'une personne à une autre par voie aérienne, par exposition aux bacilles présents dans la salive ou dans les crachats du patient infecté. Lorsque la personne infectée tousse ou éternue, des microgouttelettes (d'un diamètre de 1 à 5 microns) contenant les bacilles sont propagées dans l'air et peuvent être inhalées par les personnes se trouvant dans l'entourage. Le risque de transmission dépend de l'intensité et de la fréquence des contacts avec la personne infectée.

Après leur pénétration dans l'organisme, les bacilles se multiplient principalement dans les poumons, mais ils peuvent également se disséminer dans les ganglions lymphatiques, les os, les voies génito-urinaires, le système nerveux ou les méninges. Les personnes atteintes de tuberculose extrapulmonaire ne produisent généralement pas d'aérosols infectieux et sont à faible risque de transmettre la maladie.

Dans les deux à dix semaines suivant l'infection, le système immunitaire s'active et, dans la majorité des cas, empêche la multiplication et la dissémination des bacilles. En effet, toute personne infectée ne développe pas la tuberculose-maladie. Chez 90 % des personnes infectées, l'infection sera présente pendant toute leur vie sous forme dormante ou latente. Le terme primo-infection est utilisé pour décrire ce phénomène, qui se caractérise par l'absence de signes et de symptômes, par un examen radiologique négatif et par un test intradermique à la tuberculine positif.

Environ 5 à 10 % des personnes infectées vont évoluer vers la tuberculose-maladie. Ces personnes peuvent transmettre la tuberculose puisque les bacilles sont présents dans les expectorations et la salive. Elles présentent aussi des signes et des symptômes de tuberculose. Tant qu'elles ne sont pas traités avec des antituberculeux, ces personnes peuvent transmettre la tuberculose. La réactivation de la tuberculose est fréquente chez la personne âgée. Soulignons que la majorité des personnes âgées ont contracté la tuberculose avant la découverte des antituberculeux : la présence de micro-organismes résistants n'est pas à craindre.

RÉACTIVATION DE LA TUBERCULOSE

Avec l'âge, en présence d'un déficit immunitaire ou de malnutrition, la réactivation des bacilles peut conduire à la tuberculose-maladie. Ce phénomène est fréquent chez les personnes âgées. Souvent, la réactivation de la tuberculose passe inaperçue pendant des semaines, voire des mois. Lorsqu'elle survient, la diffusion de l'infection peut être limitée s'il y a peu de contact avec d'autres personnes. Cependant, si la réactivation survient chez une personne âgée demeurant dans un centre hospitalier ou dans un centre hospitalier de soins de longue durée, l'infection peut se propager rapidement.

SIGNES ET SYMPTÔMES

Les manifestations classiques de la tuberculose chez le jeune malade sont : fatigue, anorexie, perte de poids, toux persistante, fièvre peu élevée, dyspnée, sueurs nocturnes, hémoptysie, frissons et douleurs à la poitrine. Toutefois, les études menées chez des cohortes de personnes âgées montrent des résultats controversés quant à la présentation clinique de la tuberculose dans ce groupe particulier. Certains auteurs n'ont noté aucune différence mais décrivent des éléments distinctifs dans les examens radiologique, hématologique et biochimique. Par ailleurs, la tuberculose extrapulmonaire serait plus fréquente que la tuberculose pulmonaire.

PRÉSENTATION DE LA TUBERCULOSE

La présentation de la tuberculose est atypique chez la personne âgée. On signale l'absence de fièvre, de sueurs nocturnes et d'hémoptysie et la présence d'hyponatrémie, d'hyperkaliémie, d'anémie et d'anomalies au niveau des enzymes hépatiques. Une détérioration généralisée est notée avec anorexie et perte de poids. La présence de maladies associées telles que la maladie pulmonaire obstructive chronique, le diabète, l'insuffisance rénale et l'insuffisance cardiaque vient souvent masquer le diagnostic d'une tuberculose chez le sujet âgé.

DIAGNOSTIC

Le diagnostic repose essentiellement sur l'examen clinique et l'examen radiologique et sur l'analyse des expectorations. Le test à la tuberculine est utilisé comme un outil de dépistage et non comme un élément du diagnostic.

Test intradermique à la tuberculine

Le test intradermique à la tuberculine, ou épreuve de Mantoux, sert au dépistage de la tuberculose. Il permet de vérifier s'il y a eu un contact antérieur avec *M. tuberculosis* et est utile pour appuyer le diagnostic. Seul le dosage de cinq unités de tuberculine (TU) sous forme de dérivé protéique purifié ou PPD (*purified protein derivative*) doit être utilisé, étant donné l'absence d'interprétations normalisées pour les autres préparations de tuberculine. La technique à ponctions multiples n'est pas reconnue comme une épreuve de dépistage standardisée.

Marche à suivre

Le test est réalisé en injectant par voie intradermique sur la face antérieure de l'avant-bras, environ dix centimètres au-dessous du coude, cinq unités de tuberculine PPD (0,1 mL de solution). Une papule d'un diamètre de six à dix millimètres apparaît immédiatement au point d'injection. Chez certaines personnes âgées, cette papule peut être absente en raison des changements cutanés associés au vieillissement. Le point d'injection doit être encerclé pour faciliter la lecture ultérieure.

LECTURE DU TEST À LA TUBERCULINE

La lecture du test s'appuie sur la présence ou l'absence d'une induration et non pas sur la présence ou l'absence d'un érythème ou de rougeur. Le diamètre transversal de l'induration est mesuré et noté en millimètres. Le résultat du test doit être clairement indiqué en millimètres dans le dossier médical et être interprété comme étant positif ou négatif.

L'interprétation du test se fait 72 heures après l'injection de tuberculine chez la personne âgée comparativement à 24 et 48 heures chez le jeune patient. Cette période correspond à l'intensité maximale de la réponse chez les personnes âgées.

Certaines personnes ayant été infectées par *M. tuberculosis* peuvent présenter un résultat négatif au test à la tuberculine. Une anergie ou une absence de réaction résultant d'un affaiblissement du système immunitaire sont signalées chez environ 12 % des personnes âgées. Des réactions locales mineures (rougeur, œdème) de quelques millimètres peuvent apparaître à l'endroit de l'injection. En présence de démangeaisons, on peut appliquer une compresse humide froide.

Interprétation du test à la tuberculine

Le tableau 1 résume les normes d'interprétation canadiennes du test à la tuberculine pour l'ensemble de la population. Les experts recommandent de répartir en deux catégories les diamètres mesurés de la réaction tuberculinique afin de bien distinguer les populations à risque.

Les résultats doivent être interprétés de la façon suivante. Une réaction positive confirme un contact antérieur avec une personne atteinte de la tuberculose-maladie. Il est souvent impossible de préciser la date de ce contact en l'absence de résultats négatifs antérieurs au test à la tuberculine. Seul un contrôle régulier de la réaction tuberculinique permet de déterminer la date du virage du test (voir plus bas). Si le patient présente une réaction positive, il est important de vérifier, par des examens clinique et radiologique, s'il n'a pas contracté la tuberculose-maladie.

Tableau 1

Normes d'interprétation du test à la tuberculine

Populations à risque	Diamètre de l'induration (mm)
• Personnes atteintes d'une infection au VIH • Personnes ayant eu un contact étroit avec un patient atteint de tuberculose infectieuse • Personnes dont les radiographies pulmonaires montrent des lésions fibreuses associées probablement à une tuberculose antérieure • Personnes ayant subi une transplantation d'organe ou autres personnes immunosupprimées recevant plus de 15 mg de prednisone par jour pendant plus de un mois	5
• Immigrant récent (moins de 5 ans) né dans un pays où la prévalence de la tuberculose est élevée • Personnes souffrant de certaines maladies ou affections préexistantes qui entraînent un risque accru de tuberculose (silicose, insuffisance rénale chronique, diabète, lymphome, leucémie, gastrectomie, pontage jéjunoiléal, perte de poids de 10 % ou plus du poids corporel idéal) • Utilisateurs de drogues injectables • Pensionnaires et personnel des établissements suivants : prisons, centres d'accueil ou centres hospitaliers de soins de longue durée, résidences pour personne avec VIH, résidences pour sans-abri • Enfants de moins de 4 ans et adolescents exposés aux adultes à risque élevé • Personnes ne présentant aucun facteur de risque	10

Virage du test à la tuberculine

On parle de « virage du test à la tuberculine » lorsqu'un test négatif devient positif ou qu'un résultat faible (diamètre de 5) est devenu important (diamètre de 10 et plus). Les nouvelles normes d'interprétation du test à la tuberculine précisent le diamètre de la réaction auquel on considère s'il y a eu un virage du test. Les patients dont le diamètre de l'induration du test à la tuberculine a augmenté de plus de 10 millimètres à la suite d'un premier résultat obtenu depuis au moins deux ans doivent être considérés comme ayant viré leur test à la tuberculine. Il faut envisager un test tuberculinique à tous les deux ans au moins pour les personnes qui ont eu une réaction négative à la tuberculine. Ces normes s'appliquent également aux personnes âgées.

Test à la tuberculine en deux étapes

Avec l'avancement en âge, le système immunitaire perd sa capacité de produire une réaction positive à la tuberculine et peut avoir besoin d'un stimulus supplémentaire pour intensifier la réponse. Un phénomène de rappel peut être provoqué en réponse au stimulus antigénique d'un premier test tuberculinique. La personne âgée qui a déjà été en contact avec l'infection et dont le statut immunitaire est diminué retrouvera la plupart du temps sa capacité de produire un résultat positif après l'administration d'un deuxième test tuberculinique.

Après un premier résultat négatif du test à la tuberculine, un second test est administré une à quatre semaines plus tard. La lecture est effectuée après un délai de 72 heures chez la personne âgée ; une réaction positive (rappel positif) est interprétée comme une ancienne infection et non comme une conversion (nouvelle infection).

Le test à la tuberculine en deux étapes s'impose dans le dépistage de personnes qui auraient contracté une infection tuberculeuse dans le passé et dont le test initial est négatif. Il est toutefois recommandé de n'appliquer cette procédure qu'une seule fois et d'administrer tous les tests subséquents en une seule étape. Refaire un test à la tuberculine en deux étapes constitue une pratique plus inutile que dangereuse.

Notons que le fait de répéter aux deux ans le test à la tuberculine ne conduira pas à une réponse positive chez les personnes n'ayant jamais contracté la maladie.

PROGRAMME DE DÉPISTAGE DE LA TUBERCULOSE

Au Québec, il n'existe pas de politique gouvernementale concernant la mise en place d'un programme de lutte antituberculeuse dans les centres hospitaliers de soins de longue durée. Cependant, il est fortement suggéré de déterminer aux deux ans la prévalence de la tuberculose dans chaque établissement afin de mettre en place un programme de dépistage.

Interpréter un test à la tuberculine chez la personne âgée	
1er scénario	Une personne de 82 ans subit son premier test à la tuberculine au moment de son admission dans un CHSLD et le résultat est négatif. Deux semaines plus tard, un deuxième test à la tuberculine (test en deux étapes) est effectué et une réaction de 14 mm est notée (*réaction positive* selon le diamètre de la réaction tuberculinique et le groupe de population à risque – résidante d'un CHSLD). Cette réaction correspond à l'effet de rappel et doit être notée dans le dossier médical de la patiente. Des examens clinique et radiologique doivent suivre pour déterminer si cette patiente n'a pas la tuberculose-maladie. Cette patiente ne devrait plus recevoir de test à la tuberculine. Dans ce cas, on ne connaît pas la date précise où le test à la tuberculine a viré positif.
2e scénario	Cette même patiente présente un résultat *négatif* lors de son deuxième test à la tuberculine. Deux ans plus tard, un autre test à la tuberculine résulte en une réaction de 14 mm – réaction positive (virage du test à la tuberculine d'un diamètre supérieur à 10 mm). Cette personne a probablement été en contact avec une tuberculose-maladie au cours des deux dernières années. Il faut donc effectuer un examen radiologique et un examen clinique chez cette patiente. Il faut noter au dossier médical le diamètre de la réaction positive. Cette patiente ne doit plus recevoir de test à la tuberculine.
3e scénario	Cette patiente a un résultat négatif lors de son premier test à la tuberculine qui n'a pas été effectué en deux étapes. Deux ans plus tard, un nouveau test à la tuberculine conduit à un résultat positif, soit une réaction de 14 mm. Étant donné qu'un test à la tuberculine en deux étapes n'a pas été effectué à l'admission de la patiente, on ne peut déterminer si le virage du test fait suite à un contact récent.

Selon les études effectuées en centres de soins de longue durée, la présence d'un résidant par année atteint d'une tuberculose active augmenterait le risque chez les autres résidants de contracter la tuberculose-maladie. Dans ces établissements, il serait souhaitable de mettre en place un programme de dépistage et de surveillance de la tuberculose à l'aide du test à la tuberculine en deux étapes pour tous les nouveaux patients admis et de répéter aux deux ans le test chez les patients ayant obtenu un premier résultat négatif.

TRAITEMENT MÉDICAMENTEUX

Le traitement de la tuberculose-maladie chez la personne âgée est basé sur les mêmes considérations que celles appliquées aux sujets plus jeunes. Une association de médicaments est toujours préférable afin de prévenir les résistances. Les antituberculeux de première ligne sont l'isoniazide, la rifampicine, le pyrazinamide, l'éthambutol et la streptomycine.

Isoniazide

L'isoniazide, hydrazide de l'acide isonicotinique, fait actuellement partie de tous les schémas chimiothérapeutiques antituberculeux. Il est également utilisé en monothérapie dans le traitement prophylactique de la tuberculose. Il inhibe la synthèse des acides mycoliques, entraînant ainsi une lésion de la membrane cellulaire. Il exerce un effet bactéricide contre les bacilles tuberculeux en phase de réplication. Sa bonne pénétration cellulaire lui permet d'agir à la fois sur les bacilles extracellulaires et intracellulaires.

Propriétés pharmacocinétiques

L'isoniazide est rapidement absorbé par voie digestive ; cependant, son absorption est diminuée par la présence d'antiacides contenant de l'aluminium et par la prise de nourriture. Il se distribue facilement dans tous les tissus, incluant le liquide céphalo-rachidien. L'isoniazide se caractérise par une faible liaison protéique, de l'ordre de 15 %.

Il est métabolisé dans le foie et l'intestin par acétylation sous l'action de l'acétyltransférase, dont l'activité est déterminée par un polymorphisme génétique. Chez les acétyleurs rapides, soit les Inuits et les Orientaux, la demi-vie de l'isoniazide est de une heure et demie comparativement à trois heures chez les acétyleurs lents, tels les Noirs et les Caucasiens. L'isoniazide est excrété en grande partie dans l'urine sous forme de métabolites inactifs.

Effets indésirables

L'isoniazide est en général bien toléré aux doses recommandées. Des réactions d'hypersensibilité générale ou cutanée peuvent se produire dans les premières semaines de traitement. L'hépatite, réaction peu courante mais potentiellement grave, est l'effet indésirable le plus à craindre. Elle apparaît au cours des deux premiers mois de traitement et son incidence augmente avec l'âge. Les taux de cas probables d'hépatite sont de 0 par 1 000 avant l'âge de 20 ans, de 3 par 1 000 entre 20 et 34 ans, de 12 par 1 000 entre 35 et 49 ans, de 23 par 1 000 entre 50 et 64 ans. La surveillance des enzymes hépatiques n'exclut pas le développement d'une hépatite.

L'hépatite se manifeste par la présence des symptômes suivants : anorexie, nausées, vomissements, crampes abdominales et ictère. Les personnes âgées ou dénutries, les alcooliques, les diabétiques et les personnes souffrant d'une maladie hépatique sont particulièrement exposées à l'hépatotoxicité. Chez les sujets âgés, un bilan hépatique avant le début du traitement, puis à chaque mois, est suggéré.

TRANSAMINASES ET HÉPATITE

On observe souvent une élévation asymptomatique des transaminases hépatiques (AST, ALT) au début du traitement. L'arrêt de l'isoniazide est recommandé lorsque les transaminases hépatiques atteignent cinq fois la limite supérieure de la valeur normale chez un patient asymptomatique ou s'il y a présence de symptômes cliniques d'une hépatite.

Les neuropathies périphériques sont fréquentes et s'expliquent par l'effet antagoniste de l'isoniazide sur la pyridoxine (vitamine B_6). L'isoniazide bloque la phosphorylation de la pyridoxine et favorise son élimination urinaire sous forme d'hydrazone. Cliniquement, les patients se plaignent d'engourdissements et de picotements aux mains et aux pieds. Les patients en carence de pyridoxine, déficience fréquemment notée chez les personnes âgées, sont plus à risque de présenter ces neuropathies. L'utilisation de la pyridoxine à une dose de 25 mg par jour élimine ce problème.

Des troubles neurologiques peuvent survenir en particulier chez les sujets âgés, plus sensibles à ces effets : vertiges, ataxie, troubles de la mémoire, psychoses et convulsions généralisées. Ils sont observés en présence des facteurs suivants : malnutrition, alcoolisme, dose d'isoniazide supérieure à 5 mg/kg par jour.

Les effets indésirables moins fréquents sont le syndrome épaule-main, l'arthralgie, le lupus érythémateux médicamenteux et les anomalies hématologiques. Le tableau 2 présente les éléments d'évaluation de l'innocuité de l'isoniazide et le suivi à effectuer.

Posologie

La posologie chez l'adulte est de 5 mg/kg par jour ou une dose maximum de 300 mg administrée à jeun en une prise. Il est important d'établir la posologie en fonction du poids réel du patient afin de prévenir les effets indésirables. L'isoniazide peut également être administré par voie intramusculaire.

TABLEAU 2
Évaluation de l'innocuité de l'isoniazide

Évaluation	Éléments d'évaluation	Interventions	Suivi
Problèmes hépatiques	Anorexie, nausées, vomissements, crampes abdominales, ictère	Cesser l'isoniazide. Mesurer les enzymes hépatiques.	Mesurer les transaminases hépatiques avant le début du traitement et tous les mois par la suite.
Neuropathie périphérique	Sensation d'engourdissement et de picotement aux mains et aux pieds	Prévention avec la pyridoxine (vitamine B_6) 25 mg par jour.	Vérifier tous les mois la présence de ces symptômes.
Effets sur le système nerveux central	Étourdissements, troubles de la mémoire, nouveau problème de démarche instable	Si la dose est supérieure à 5 mg/kg/jour, la ramener à 5 mg/kg/jour. Sinon, cesser l'isoniazide.	Vérifier tous les mois la présence de ces symptômes.

Interactions médicamenteuses

Le tableau 3 liste les principales interactions médicamenteuses avec l'isoniazide

TABLEAU 3
Interactions médicamenteuses avec l'isoniazide

Médicaments	Mécanisme d'action	Effet clinique	Intervention
Carbamazépine Phénytoïne	Inhibition enzymatique par l'isoniazide	Augmentation de la concentration plasmatique de la carbamazépine ou de la phénytoïne Effet toxique possible	Déterminer la concentration plasmatique visée de la phénytoïne ou de la carbamazépine et ajuster la dose selon le résultat obtenu.
Warfarine	Inhibition enzymatique par l'isoniazide	Risque de saignement	Déterminer le RIN visé et ajuster la dose de warfarine selon le résultat obtenu.
Hydroxyde d'aluminium	Diminution de l'absorption de l'isoniazide	Diminution de l'effet de l'isoniazide	Espacer les prises d'au moins 2 heures.

Rifampicine

La rifampicine est un dérivé semi-synthétique de la rifamycine, antibiotique macrocyclique. Étant donné le développement rapide d'une résistance, il faut toujours l'administrer en association avec d'autres antituberculeux. La rifampicine inhibe la synthèse de l'acide ribonucléique des bacilles. Elle exerce un effet bactéricide sur les bacilles tuberculeux intracellulaires et extracellulaires.

Propriétés pharmacocinétiques

La rifampicine est bien absorbée par voie orale ; cependant, son absorption est diminuée en présence d'aliments, d'où la nécessité de l'administrer à jeun. Elle est liposoluble et se distribue largement dans tous les tissus. Son excellente distribution s'observe notamment par la coloration orangée des tissus et de divers liquides biologiques provoquée par le produit.

La rifampicine est recyclée dans la circulation entéro-hépatique. Elle est dégradée dans le foie par désacétylation en un métabolite actif qui est par la suite excrété dans les selles. Sa demi-vie varie de une heure et demie à cinq heures et augmente en présence de problèmes hépatiques. Aucun ajustement de la posologie n'est toutefois nécessaire en présence d'insuffisance rénale. La rifampicine est un puissant inducteur du CYP3A4 et elle accélère la transformation hépatique de plusieurs médicaments.

Effets indésirables

Les troubles digestifs sont les effets les plus à craindre chez les sujets âgés avec la prise de rifampicine. La perte de l'appétit, des nausées, des vomissements sont fréquemment observés. Des œsophagites et des saignements gastro-intestinaux ont été signalés avec l'utilisation de la capsule de rifampicine. Les personnes âgées sont plus à risque de présenter ce problème. La rifampicine aurait des propriétés caustiques, ce qui pourrait irriter l'œsophage. Pour éviter ce problème, on l'administre avec un grand verre d'eau et le patient doit ensuite demeurer en position assise pendant au moins 30 minutes.

La rifampicine colore habituellement en rouge les sécrétions (urine, salive, larmes, sueurs, fèces) en raison de la coloration rouge de la molécule de rifampicine. Chez certains patients, cette coloration est absente ; on ne peut donc utiliser cet élément comme indicateur de la fidélité au traitement médicamenteux.

Une augmentation de la concentration sérique de la bilirubine est fréquente au début du traitement ; elle est cependant transitoire et sans conséquence. Des réactions allergiques ou des réactions d'hypersensibilité (fièvre, rash cutané, éosinophilie), un syndrome grippal accompagné de malaises, de myalgie, d'anorexie, de céphalées, un purpura thrombocytopénique peuvent aussi se manifester dans les deux premiers mois de traitement. Le tableau 4 présente les principaux éléments d'évaluation de l'innocuité de la rifampicine et le suivi à effectuer.

TABLEAU 4

Évaluation de l'innocuité de la rifampicine

Évaluation	Éléments d'évaluation	Interventions	Suivi
Problèmes gastro-intestinaux	Nausées, vomissements, perte de l'appétit	Vérifier si la posologie est supérieure à 10 mg/kg/jour. Utiliser la forme sirop. Administrer la rifampicine avec un grand verre d'eau et garder le patient en position assise pendant au moins 30 minutes après la prise.	Vérifier chaque jour dans les premières semaines de traitement.

Posologie

La posologie est de 10 mg/kg par jour jusqu'à une dose quotidienne maximale de 600 mg, administrée 30 minutes avant un repas puisque la nourriture réduit son absorption. Un sirop de rifampicine peut être préparé pour les patients ayant de la difficulté à avaler.

Interactions médicamenteuses

Le tableau 5 liste les principales interactions médicamenteuses entre la rifampicine et les autres médicaments.

Pyrazinamide

Le pyrazinamide est un analogue du nicotinamide. Il est principalement utilisé en association avec d'autres antituberculeux car la résistance se développe très rapidement s'il est administré seul. Il est très efficace au cours des deux premiers mois de traitement et son utilisation permet de réduire la durée du traitement et de diminuer le risque de rechute. Le pyrazinamide exerce un effet bactéricide en milieu acide ($pH < 5,5$), principalement dans le milieu intracellulaire relativement acide des macrophages et dans les zones d'inflammation aiguë. Il n'agit pas sur les bacilles extracellulaires.

Propriétés pharmacocinétiques

Le pyrazinamide est facilement absorbé par la voie digestive et il diffuse bien dans les tissus. La prise de nourriture n'influence pas son absorption. Une partie importante du médicament est métabolisée dans le foie en un métabolite inactif, l'acide pyrazinoïque, qui est éliminé par voie rénale et qui entre en

TABLEAU 5
Interactions médicamenteuses avec la rifampicine

Médicaments	Mécanisme d'action	Effet clinique	Intervention
Digoxine	Induction de la P-glucoprotéine par la rifampicine	Diminution de l'effet de la digoxine	Déterminer la concentration plasmatique de la digoxine et augmenter la dose selon le résultat obtenu.
Diltiazem	Induction de la P-glucoprotéine par la rifampicine	Diminution de l'effet du diltiazem	Changer de médicament si possible. Sinon ajuster la dose selon la réponse clinique du patient.
Lévothyroxine	Induction enzymatique	Diminution de l'effet de la lévothyroxine Risque d'hypothyroïdie	Déterminer la TSH et augmenter la dose de la lévothyroxine selon le résultat obtenu.
Phénytoïne	Induction enzymatique	Diminution de l'effet de la phénytoïne Risque de convulsions	Déterminer la concentration plasmatique de la phénytoïne et augmenter la dose selon le résultat obtenu.
Prednisone	Induction enzymatique	Diminution de l'effet de la prednisone	Augmenter la posologie de la prednisone selon l'état clinique du patient.
Warfarine	Induction enzymatique	Diminution de l'effet de la warfarine	Déterminer le RIN visé et augmenter la dose de la warfarine selon le résultat obtenu.

compétition avec l'élimination de l'acide urique. Son élimination se fait en grande partie par filtration glomérulaire. La demi-vie du pyrazinamide est d'environ dix heures et elle s'allonge en présence d'une atteinte hépatique.

Effets indésirables

L'hépatotoxicité demeure un problème important avec la prise de pyrazinamide. Elle est observée chez 1 à 5 % des patients recevant ce médicament sur une courte période d'environ deux mois. L'arrêt du pyrazinamide s'impose lorsque les transaminases hépatiques atteignent cinq fois la limite supérieure de la valeur normale chez un patient asymptomatique ou en présence de symptômes cliniques d'une hépatite.

Des arthralgies, notamment aux articulations, apparaissent chez 11 % des patients. Les douleurs répondent à l'utilisation de l'acétaminophène. L'hyperuricémie est un autre effet indésirable important et s'explique par l'inhibition de la sécrétion tubulaire rénale de l'acide urique par le principal métabolite du pyrazinamide, l'acide pyrazinoïque. Chez les patients cirrhotiques, la demi-vie de l'acide pyrazinoïque est prolongée de 50 %, ce qui explique la fréquence augmentée des crises de goutte chez ces sujets.

Une attention particulière doit aussi être portée aux patients souffrant de la goutte ou prenant des médicaments pouvant augmenter l'acide urique tels que les diurétiques de l'anse ou les thiazides. Toutefois, le déclenchement d'une crise de goutte est rare chez ces patients. Soulignons que la présence d'une crise de goutte ne nécessite pas l'arrêt du pyrazinamide. Le tableau 6 liste les éléments d'évaluation de l'innocuité du pyrazinamide et le suivi à effectuer.

TABLEAU 6
Évaluation de l'innocuité du pyrazinamide

Évaluation	Éléments d'évaluation	Interventions	Suivi
Problèmes hépatiques	Anorexie, nausées, vomissements, crampes abdominales, ictère	Cesser le pyrazinamide. Mesurer les enzymes hépatiques.	Mesurer le transaminases hépatiques avant le début du traitement et tous les mois par la suite.
Hyperuricémie	Douleur aiguë au gros orteil ou autres sites	Si crise de goutte, traiter.	Mesurer le niveau d'acide urique avant le début du traitement et chaque mois par la suite. Attention aux patients avec histoire de goutte ou prenant des diurétiques pouvant augmenter l'acide urique.
Arthralgies	Douleurs aux articulations	Utiliser l'acétaminophène au besoin.	Surveiller plus étroitement dans les premières semaines de traitement.

Posologie

Chez l'adulte, la posologie est de 20 à 30 mg/kg par jour. Aucun ajustement de la dose n'est indiqué en présence d'insuffisance rénale.

Éthambutol

L'éthambutol est utilisé en association avec d'autres antituberculeux pour retarder ou prévenir l'apparition de souches résistantes. Il inhibe la synthèse de la membrane cellulaire des mycobactéries en prévenant l'incorporation des acides mycoliques. Il agit sur les bacilles en phase de multiplication et exerce une action bactériostatique sur les bacilles intracellulaires et extracellulaires.

Propriétés pharmacocinétiques

L'éthambutol est bien absorbé par voie orale. La prise de nourriture ne diminue pas son absorption. Le métabolisme hépatique est responsable de l'élimination d'environ 15 % de la dose absorbée. Deux métabolites inactifs sont formés et éliminés par voie rénale. L'éthambutol est excrété en grande partie dans l'urine sous forme inchangée par filtration glomérulaire et sécrétion tubulaire. Environ 20 % de la quantité absorbée est éliminée inchangée dans les selles. La demi-vie d'élimination de l'éthambutol est de trois à quatre heures.

Effets indésirables

L'éthambutol est généralement bien toléré. Des troubles digestifs avec nausées et vomissements, des réactions cutanées, des céphalées, des vertiges sont toutefois signalés. Une névrite du nerf optique se manifestant par une diminution de l'acuité visuelle et une atteinte de la vision colorée vert/rouge est l'un des principaux effets indésirables observés avec l'éthambutol. Un scotome central et une diminution du champ visuel ont également été notés.

Un à deux pour cent des patients recevant une dose quotidienne de 25 mg/kg d'éthambutol vont développer une névrite du nerf optique. Les premières manifestations surviennent deux à six mois après le début du traitement. Un examen ophtalmologique est indiqué en début de traitement et aux deux mois par la suite, si le traitement doit être prolongé. Cet effet n'est pas réversible, surtout si le médicament est continué après le début des symptômes. Des problèmes de neuropathie périphérique apparaissent parfois dans les jambes. Cet effet ne répond pas à la prise de pyridoxine. Le tableau 7 présente les principaux éléments d'évaluation de l'innocuité de l'éthambutol et le suivi à effectuer.

TABLEAU 7
Évaluation de l'innocuité de l'éthambutol

Évaluation	Éléments d'évaluation	Intervention	Suivi
Problèmes oculaires	Diminution de la vision	Arrêter l'éthambutol	Effectuer un examen ophtalmologique avant le début du traitement et aux deux mois si le traitement est prévu pour une période de plus de deux mois.

Posologie

La posologie de l'éthambutol est de 15 à 25 mg/kg par jour, avec une dose maximale de 2,5 g, administrée avec les repas pour diminuer les problèmes gastro-intestinaux. Si la clairance de la créatinine est inférieure à 10 mL/min (0,16 mL/s), il faut administrer la dose aux 48 heures.

Streptomycine

La streptomycine a été le premier antituberculeux utilisé dans le traitement de la tuberculose dans les années 1940. Elle est réservée aux sujets présentant des résistances aux autres antituberculeux et au traitement des formes disséminées de la maladie. Son utilisation chez les personnes âgées n'est pas recommandée puisqu'elle peut provoquer des effets indésirables importants. La streptomycine diminue la synthèse des protéines ribosomales et exerce son action sur les bacilles extracellulaires, sa pénétration intracellulaire n'étant que de 10 %.

Propriétés pharmacocinétiques

La streptomycine n'est pas absorbée par voie orale. Après une injection intramusculaire, elle se distribue rapidement dans le compartiment extracellulaire de la plupart des tissus et atteint une concentration bactéricide dans les cavernes tuberculeuses. Sa demi-vie, qui est habituellement de deux à quatre heures chez le sujet avec une fonction rénale normale, augmente à 100 heures en présence d'insuffisance rénale. Elle est éliminée sous forme inchangée dans l'urine.

Effets indésirables

L'ototoxicité vestibulaire est l'effet indésirable le plus important. Elle se traduit par des céphalées, des nausées, des vomissements, des vertiges en position debout et un déséquilibre. L'atteinte cochléaire se manifeste par des bourdonnements d'oreille et la perte de la perception des sons de haute fréquence, souvent suivie de surdité. Les atteintes vestibulaire et cochléaire sont souvent irréversibles.

La néphrotoxicité se manifeste par une augmentation de la créatinine sérique et de l'azote uréique. L'atteinte rénale est généralement réversible ; une attention particulière s'impose chez les patients âgés ou les personnes souffrant d'insuffisance rénale.

Les injections par voie intramusculaire sont douloureuses et des abcès stériles peuvent se former au point d'injection. Les patients dont la masse musculaire est faible ne sont pas de bons candidats à la streptomycine. Pour éviter une dermatite par sensibilisation, il faut porter des gants protecteurs lorsqu'on manipule la streptomycine.

Posologie

La streptomycine est administrée par voie intramusculaire à raison de 15 mg/kg par jour. Chez la personne âgée de plus de 60 ans, la dose quotidienne ne devrait pas dépasser 750 mg.

ASSOCIATIONS À DOSES FIXES DE MÉDICAMENTS ANTITUBERCULEUX

L'utilisation d'antituberculeux en association médicamenteuse fixe (ex. : combinaison de la rifampicine, de l'isoniazide et du pyrazinamide à doses fixes) est de plus en plus répandue. Ce traitement s'avère plus simple pour le patient, qui a moins de comprimés à avaler, et favorise sa fidélité au traitement. Cependant, de telles associations peuvent diminuer la biodisponibilité des ingrédients actifs, notamment celle de la rifampicine. Un inconvénient majeur survient lorsqu'il faut ajuster la posologie en fonction du patient ou modifier le traitement en présence d'effets indésirables. Ces associations à doses fixes sont généralement non recommandées dans la pratique gériatrique.

TRAITEMENT PROPHYLACTIQUE

Les personnes chez qui un virage récent du test à la tuberculine au cours des deux dernières années a été noté, courent le risque le plus grand de développer la tuberculose-maladie dans les deux prochaines années. L'isoniazide est le seul médicament qui a fait l'objet d'études approfondies dans le traitement prophylactique de la tuberculose. Ce traitement permet de réduire l'incidence de la tuberculose-maladie d'environ 65 %.

Il n'existe pas de contre-indications à commencer un traitement prophylactique avec l'isoniazide chez la personne âgée. Le traitement consiste en la prise de 5 mg/kg d'isoniazide par jour avec une dose quotidienne maximale de

300 mg, en association avec 25 mg de pyridoxine par jour pour une durée de neuf mois. Le suivi du traitement est essentiellement le même que celui décrit dans la section sur l'isoniazide.

TRAITEMENT DE LA TUBERCULOSE-MALADIE

La personne âgée présentant une réactivation d'une infection acquise avant l'apparition des antituberculeux et n'ayant pas séjourné dans un pays où la prévalence de la tuberculose est élevée n'est pas à risque d'être infectée par des micro-organismes résistants. Les régimes thérapeutiques listés au tableau 8 peuvent être prescrits.

TABLEAU 8

Options thérapeutiques en gériatrie

	Phases	Médicaments	Durée du traitement
Option 1	*Phase 1*	Isoniazide 5 mg/kg/jour Rifampicine 10 mg/kg/jour Éthambutol 15 mg/kg/jour Vitamine B_6 25 mg/jour	Pendant 2 mois
	Phase 2	Isoniazide 5 mg/kg/jour Rifampicine 10 mg/kg/jour Vitamine B_6 25 mg par jour	Pendant 7 mois *Durée totale du traitement : 9 mois*
Option 2	*Phase 1*	Isoniazide 5 mg/kg/jour Rifampicine 10 mg/kg/jour Pyrazinamide 25 mg/kg/jour Vitamine B_6 25 mg/jour	Pendant 2 mois
	Phase 2	Isoniazide 5 mg/kg/jour Rifampicine 10 mg/kg/jour Vitamine B_6 25 mg/jour	Pendant 4 mois *Durée totale du traitement : 6 mois*

Le traitement de six mois est plus court, mais il peut entraîner une toxicité plus importante en raison de l'ajout du pyrazinamide. L'objectif du traitement est d'obtenir des pics de concentration sanguine des médicaments plus élevés plutôt que de maintenir un niveau sanguin constant. Tous les médicaments antituberculeux devraient être administrés en une prise quotidienne et non pas en doses fractionnées. Cependant, en gériatrie, cette pratique n'est pas toujours possible, en raison de la difficulté des personnes âgées à tolérer la prise de nombreux médicaments au même moment. Il faut également noter que les personnes âgées consomment d'autres médicaments pour leurs nombreux problèmes associés.

MICRO-ORGANISMES RÉSISTANTS

La tuberculose est dite multirésistante lorsque le bacille est résistant aux deux principaux médicaments utilisés pour la traiter, soit l'isoniazide et la rifampicine. Toutes les souches de *M. tuberculosis* isolées devraient être testées pour évaluer leur sensibilité aux divers antituberculeux. Puisque le bacille se multiplie lentement, il faut attendre trois à quatre semaines avant de recevoir les résultats des cultures.

Pour le traitement initial empirique d'une tuberculose pulmonaire chez un patient présentant des facteurs de risque de développer une tuberculose résistante à l'isoniazide, une association de quatre médicaments est suggérée : l'isoniazide, la rifampicine, le pyrazinamide et l'éthambutol. Il faut s'assurer d'ajuster les doses selon le poids réel de la personne âgée, surtout si celui-ci est inférieur à son poids idéal, ou jusqu'à l'atteinte de la dose maximale recommandée. Si une sensibilité complète à tous les médicaments est documentée, on utilisera une des options proposées dans le tableau 8.

MESURES D'ISOLEMENT

Tous les cas suspects ou confirmés de tuberculose-maladie admis dans un établissement de santé doivent faire l'objet de mesures d'isolement immédiates. L'isolement en chambre avec pression négative est nécessaire, si les ressources le permettent.

Un examen microscopique de l'expectoration matinale doit être effectué quotidiennement pendant trois jours consécutifs chez ces patients. En général, il faut obtenir deux échantillons d'expectoration pour examen de frottis à chaque contrôle. Si l'expectoration ne peut être obtenue spontanément, on peut tenter de l'induire ou de provoquer une aspiration bronchique.

L'arrêt de l'isolement est indiqué après trois examens microscopiques directs consécutifs négatifs de l'expectoration matinale. Un patient sous traitement approprié cesse d'être contagieux après deux à trois semaines. Pendant la période d'isolement, le patient doit demeurer en permanence dans une chambre individuelle et ne peut se déplacer que s'il est muni d'un masque adéquat. Pour les visiteurs, le port du masque est conseillé.

Pour les patients recevant des soins ambulatoires, un quasi-isolement est recommandé, c'est-à-dire que ces patients doivent éviter les endroits publics, le contact avec les personnes à risque et ils doivent porter un masque chirurgical.

CONCLUSION

La tuberculose demeure une des causes d'infection en gériatrie et la détection d'une réactivation demeure primordiale chez nos aînés. Des programmes de dépistage et de surveillance de la tuberculose dans les centres hospitaliers de soins de longue durée devraient être mis en place. Le traitement par les médicaments antituberculeux est complexe et assez long, mais il est généralement efficace. Il demande une surveillance particulière en gériatrie.

Bibliographie

American Thoracic Society. « Diagnostic standards and classification of tuberculosis in adults and children », *Am. J. Respir. Crit. Care Med.*, 2000, 161 : 1376-1395.

American Thoracic Society, Centers for Disease Control and Prevention. « Targeted tuberculin testing and treatment of latent tuverculosis infection », *Am. J. Respir. Crit. Care Med.*, 2000, 161 suppl. : S221-S247.

Chan, E.D., et M.D. Iseman. « Current medical treatment for tuberculosis », *BMJ*, 2002, 325 : 1282-1286.

Davies, P.D. « Tuberculosis in the elderly. Epidemiology and optimal management », *Drugs Aging*, 1996, 8 : 436-444.

Davies, P.D. « Tuberculosis in the elderly », *J. Antimicrob. Chemother.*, 1994, 34 (suppl. A) : 93-100.

Finch, C.K., C.R. Chrisman, H.M. Baciewicz *et al.* « Rifampin and rifabutin drug interactions : an update », *Arch. Intern. Med.*, 2002, 162 : 985-992.

Hershfield, E. « Tuberculosis : 9. Treatment », *CMAJ*, 1999, 161 : 405-411.

Katz, P.R., W. Reichman, D. Dube *et al.* « Clinical features of pulmonary tuberculosis in young and old veterans », *J. Am. Geriatr. Soc.*, 1987, 35 : 512-515.

LoBue, P.A., A. Catanzaro, A.K. Dutt *et al.* « Tuberculosis. Part II », *Dis. Mon.*, 1997, 43 (4) : 181-274.

Long, R., et R. Cowie. « Tuberculosis : 4. Pulmonary disease », *CMAJ*, 1999, 160 : 1344-1348.

Long, R., H. Njoo et E. Hershfield. « Tuberculosis : 3. Epidemiology of the disease in Canada », *CMAJ*, 1999, 160 : 1185-1190.

Mallet, L., et W.R. Strozyk. « Tuberculosis in the elderly : incidence, manifestations, PPD skin tests, and preventive therapy », *DICP*, 1991, 25 : 650-655.

Nisar, M., et P.D. Davies. « Current trends in tuberculosis mortality in England and Wales », *Thorax*, 1991, 46 : 438-440.

Peloquin, C. « Therapeutic drug monitoring in the treatment of tuberculosis », *Drugs*, 2002, 62 : 2169-2183.

Small, P.M., et P.I. Fujiwara. « Management of tuberculosis in the United States », *N. Engl. J. Med.*, 2001, 345 : 189-200.

Smith, S.J., A.J. Lee, D.S. Maddix *et al.* « Pill-induced esophagitis caused by oral rifampin », *Ann. Pharmacother.*, 1999, 33 : 27-31.

Stead, W.W., J.P. Lofgren, E. Warren *et al.* « Tuberculosis as an epidemic and nosocomial infection among the elderly in nursing homes », *N. Engl. J. Med.*, 1985, 312 : 1483-1487.

Van Scoy, R.E., et C.J. Wilkowske. « Antituberculosis agents », *Mayo Clin. Proc.*, 1992, 67 : 179-187.

Yew, W.W. « Clinically significant interactions with drugs used in the treatment of tuberculosis », *Drug Safety*, 2002, 25 : 111-133.

Yoshikawa, T.T. « Perspective : Aging and infectious diseases : past, present, and future », *J. Infect. Dis.*, 1997, 176 : 1053-1057.

CHAPITRE 21

L'herpès zoster

Louise Mallet

INTRODUCTION

Le zona est une maladie infectieuse associée à une réactivation du virus varicelle-zona (VZV), virus qui appartient à la famille des *Herpesviradiae.* Le VZV provoque une primo-infection, la varicelle, et demeure sous forme latente dans les ganglions sensitifs des nerfs. Après la réactivation du VZV, le zona peut se manifester. Le risque de réactivation du virus augmente en présence de certaines conditions tels les déficits immunitaires comme le sida, les leucémies et les lymphomes particulièrement de type Hodgkin, chez les patients recevant des immunosuppresseurs et chez les personnes âgées.

La varicelle demeure une maladie contagieuse. Au Canada, le risque à vie d'être atteint de la varicelle est de 95 %. Le risque de réactivation du virus sous forme de zona est d'environ 15 à 20 %. L'incidence du zona augmente avec l'âge, passant de un par 1 000 chez les nourrissons à 10 par 1 000 chez les personnes de plus de 80 ans.

Chez l'enfant et l'adulte immunocompétents, le zona est généralement localisé sur le tronc et guérit sans séquelle notable. Chez les personnes de plus de 50 ans, la douleur associée au zona demeure l'aspect le plus débilitant de la maladie.

PATHOPHYSIOLOGIE

Le virus VZV se transmet par les voies respiratoires et son infection primaire provoque la varicelle, surtout chez les enfants âgés de 5 à 9 ans. Il demeure ensuite au repos dans un ganglion spinal. Lorsqu'il est réactivé, le virus se multiplie puis chemine le long du nerf jusqu'aux terminaisons nerveuses qui desservent un seul dermatome. Il provoque une éruption cutanée dans la zone innervée par une seule racine spinale postérieure.

VARICELLE OU ZONA

Si une personne, qui n'a jamais eu la varicelle, entre en contact direct avec les lésions vésiculaires d'une personne atteinte de zona, elle peut contracter la varicelle et non le zona. Une personne ne peut donc contracter le zona d'une personne atteinte de zona.

Les lésions associées au zona sont généralement localisées dans la distribution d'un seul dermatome. La fréquence de distribution des lésions cutanées est de 55 % sur le tronc, 20 % dans le cou, 15 % dans la région lombo-sacrée et 10 % dans les autres régions. Les lésions du nerf trijumeau nécessitent une évaluation et un traitement rapides car l'œil peut être touché. Un zona disséminé survient dans environ 2 % des cas et il est rare qu'un décès soit exclusivement associé au zona.

Le zona ne se manifeste généralement qu'une seule fois, contrairement aux autres formes d'herpès. Cependant, si les lésions cutanées apparaissent une deuxième fois, il faut considérer, dans le cas d'une personne âgée immunocompétente, la présence d'un néoplasme occulte.

PRÉSENTATION

Douleur aiguë

Dans les jours précédant l'apparition des éruptions cutanées, le patient présente de la fièvre et des douleurs radiculaires unilatérales le long du nerf atteint. Chez les personnes âgées, ces douleurs se manifestent souvent par des céphalées ou des symptômes non spécifiques.

Durant les jours suivant l'apparition des premières lésions, les patients décrivent des sensations comme des douleurs de type brûlure, des picotements, des engourdissements, des décharges électriques ou des coups de poignard. Ces douleurs sont sévères dans 40 à 50 % des cas et sont localisées au site du dermatome affecté.

Lésions cutanées

Les éruptions cutanées typiques du zona sont disposées en bouquets érythémateux sur une base enflammée et apparaissent graduellement pendant une période moyenne de sept jours sur le trajet du nerf atteint. Environ deux à quatre jours après leur apparition, ces lésions se remplissent de liquide pour former des vésicules ou cloques. Ces vésicules sèchent et forment des croûtes environ sept à dix jours après leur apparition.

Les lésions cutanées peuvent se manifester en deux ou trois poussées successives et disparaissent généralement après deux à six semaines, laissant parfois des cicatrices dépigmentées ou hyperpigmentées. Chez certains patients, l'apparition prolongée de nouvelles vésicules ou un retard dans la guérison laissent croire à la possibilité d'une immunité altérée.

Douleur associée au zona

Les douleurs intenses observées dans la phase aiguë peuvent persister pendant quelques mois à quelques années suivant la cicatrisation des vésicules. La destruction de la gaine de myéline du nerf atteint par la multiplication du virus pendant la phase aiguë serait responsable de la douleur chronique. Différents termes sont utilisés dans la littérature pour décrire cette douleur: douleur postzostérienne, douleur postzona ou douleur herpétique. Actuellement les experts utilisent le terme *douleur associée au zona* pour désigner cette affection dans son ensemble.

La douleur associée au zona est fréquente chez le sujet âgé et elle augmente avec l'âge. Il existe une corrélation d'intensité entre la douleur aiguë et la douleur associée au zona à long terme: plus l'intensité de la douleur est élevée en phase aiguë, plus la douleur associée au zona risque d'être importante. Cette douleur localisée dans le dermatome atteint est présente chez 50 % des patients de plus de 60 ans et chez 75 % des patients de plus de 75 ans ayant manifesté un zona.

La douleur prend différentes formes: brûlures intenses permanentes, avec élancements intermittents de type décharge électrique, ou douleurs pénétrantes à la moindre stimulation telle que frôlement, toucher, froid, chaud, mouvement. L'apparition de la douleur, souvent imprévisible, peut survenir un à deux mois ou quelques années après la disparition des éruptions cutanées.

Risque de contagion

Le patient devient contagieux au moment de l'apparition des premières vésicules. Le virus se transmet par contact direct avec le liquide contenu dans les vésicules ou par contact indirect avec des objets contaminés. Les croûtes elles-mêmes ne sont pas infectieuses. Il y aurait possiblement transmission du virus par les gouttelettes ou par la dissémination aérienne des sécrétions des voies respiratoires; cependant, cette voie de transmission demeure moins importante que le contact direct avec les vésicules.

ZONA ET VARICELLE

Le zona est moins infectieux que la varicelle. La maladie demeure contagieuse jusqu'à ce qu'une croûte soit formée sur la dernière lésion. Les personnes n'ayant jamais eu la varicelle présentent le risque de la contracter.

En milieu institutionnel (centre hospitalier de soins aigus et centre d'hébergement et de soins de longue durée), pour diminuer la transmission du virus, il est suggéré, si possible, d'isoler le patient atteint et d'utiliser les précautions universelles. Le personnel soignant, la famille ou la femme enceinte n'ayant pas contracté la varicelle ou ne connaissant pas leur statut immunitaire doivent éviter tout contact direct avec les éruptions cutanées du patient et ce, jusqu'à la formation des croûtes. Par exemple, une infirmière enceinte doit absolument éviter de donner des soins à un patient atteint de zona. Dans les milieux dépourvus de chambre d'isolement, il est suggérer de couvrir les vésicules.

Les membres du personnel soignant ou de la famille dont l'histoire de la varicelle est négative mais qui possèdent des anticorps doivent être considérés comme immunisés contre la varicelle et peuvent poursuivre leur travail. Pour les patients non hospitalisés atteints de zona, il est conseillé d'éviter tout contact avec une personne n'ayant pas contracté la varicelle.

TRAITEMENT MÉDICAMENTEUX

Les objectifs du traitement consistent à réduire la réplication virale, à diminuer les douleurs aiguës, à favoriser la cicatrisation, à prévenir les complications aiguës et à prévenir ou diminuer la douleur associée au zona.

Antiviraux

Trois antiviraux sont actuellement disponibles pour le traitement du zona : l'acyclovir, le valacyclovir et le famciclovir. Les antiviraux, administrés par voie orale dans les 72 heures suivant l'apparition des premières lésions, accélèrent le temps de guérison des lésions (disparition des vésicules et des croûtes) de un à deux jours, en moyenne, à court terme. L'effet le plus important est la réduction à long terme de l'incidence et de la durée de la douleur associée au zona.

Le famciclovir a démontré une efficacité similaire à celle de l'acyclovir dans la diminution moyenne du délai d'apparition de la douleur associée au zona. Le valacyclovir serait plus efficace que l'acyclovir pour diminuer la douleur associée au zona. Une étude récente a démontré une efficacité similaire pour le famciclovir et le valacyclovir dans la diminution moyenne du délai d'apparition de la douleur associée au zona.

Mécanisme d'action

Après avoir pénétré la cellule infectée, les antiviraux sont phosphorylés par la thymidine-kinase virale, puis par des enzymes cellulaires, pour se retrouver sous forme triphosphate active dans les cellules infectées par le virus. La forme triphosphate agit à la fois comme substrat et inhibiteur de l'ADN polymérase spécifique du virus, empêchant ainsi la synthèse de l'ADN viral et, de ce fait, faisant obstacle à la réplication virale. L'inhibition du virus diminue la période d'excrétion virale, limite la propagation et la gravité de la maladie et, par conséquent, favorise la guérison.

Propriétés pharmacocinétiques

Le tableau 1 présente les propriétés pharmacocinétiques des antiviraux. La biodisponibilité de l'acyclovir se situe entre 15 et 20 % et requiert cinq prises par jour chez les patients en bonne santé. Le valacyclovir est un promédicament rapidement hydrolysé en acyclovir après son administration par voie orale. Les avantages du valacyclovir comparativement à l'acyclovir reposent sur une plus grande biodisponibilité, sur une posologie simplifiée (deux à trois doses quotidiennes), tout en présentant une innocuité équivalente.

Après son administration par voie orale, le famciclovir, également un promédicament, est transformé en penciclovir. L'élimination des trois antiviraux se fait essentiellement par voie rénale sous forme inchangée.

TABLEAU 1

Propriétés pharmacocinétiques des antiviraux

	Acyclovir	Valacyclovir	Famciclovir
Élimination	Rénale	Rénale	Rénale
$t_{1/2}$ plasmatique	2,5 h	2,5 h	2,3 h
$t_{1/2}$ intracellulaire	1 h	Non disponible	7-20h
Biodisponibilité	15 à 20 %	50 %	77 %

Effets indésirables

Lorsque le médicament est administré par voie orale, les effets indésirables sont rares et se limitent à la présence de problèmes gastro-intestinaux tels que nausées ou vomissements. La prise du médicament pendant les repas peut atténuer les effets gastro-intestinaux.

Les principaux effets indésirables de l'acyclovir surviennent après son administration par voie parentérale. Une élévation occasionnelle et rapide de l'urée et de la créatinine peut être observée en association avec le pic plasmatique de l'acyclovir, la déshydratation du patient ou l'administration d'une dose trop élevée. Dans la pratique, il est recommandé d'administrer la perfusion d'acyclovir sur une période d'au moins une heure et d'y associer une perfusion de 150 mL de soluté salin avant et après l'administration de l'acyclovir.

Des réactions réversibles de type confusion, hallucinations, fatigue, agitation, psychose sont également notées après l'administration de l'acyclovir par voie parentérale. Ces effets sur le système nerveux central peuvent également apparaître après la prise orale si l'ajustement de la dose n'a pas été effectuée selon la fonction rénale du patient. Le tableau 2 présente les éléments d'évaluation des antiviraux et le suivi à effectuer.

TABLEAU 2

Évaluation de l'efficacité et de l'innocuité des antiviraux

Évaluation	Éléments d'évaluation	Interventions	Suivi
Efficacité	Apparition des lésions	Administrer dans les 72 heures suivant l'apparition des premières lésions.	Si délai de plus de 72 heures suivant l'apparition des lésions, aucun effet clinique sur la douleur associée au zona. Durée du traitement: 7 jours.
Innocuité	Créatinine sérique	Ajuster la posologie selon la clairance à la créatinine.	Aucun
	Nausées, vomissements	Prendre avec les repas.	Aucun

Posologie

Le tableau 3 précise les doses recommandées des antiviraux par voie orale en fonction de la clairance de la créatinine du patient. La voie orale est le plus souvent utilisée et les préparations à privilégier pour favoriser la fidélité au traitement sont le valacyclovir et le famciclovir parce que le nombre de prises par jour est moindre qu'avec l'acyclovir. La durée du traitement avec les antiviraux par voie orale est de sept jours.

TABLEAU 3

Posologie des antiviraux selon la fonction rénale

Antiviral	Cl_{cr} mL/min	Posologie
Acyclovir	>25	800 mg à toutes les 4 h, 5 fois par jour
	10-25	800 mg à toutes les 8 h
	<10	800 mg à toutes les 12 h
Valacyclovir	>30	1 g à toutes les 8 h
	15-30	1 g à toutes les 12 h
	<15	1 g à toutes les 24 h
Famciclovir	>60	500 mg à toutes les 8 h
	40-59	500 mg à toutes les 12 h
	20-39	500 mg à toutes les 24 h
	<20	250 mg à toutes les 48 h

La voie parentérale est réservée aux patients immunodéprimés ou à ceux présentant les formes sévères de zona. La posologie de départ de l'acyclovir est de 10 mg/kg aux huit heures chez le patient dont la fonction rénale est normale. Il est administré pendant une période de sept à dix jours. L'ajustement de la posologie de la forme parentérale en fonction de la clairance de la créatinine est détaillé au tableau 4.

TABLEAU 4
Posologie de l'acyclovir par voie parentérale selon la fonction rénale

Cl_{cr} mL/min	Acyclovir
>50	10 mg/kg à toutes les 8 h
25-50	10 mg/kg à toutes les 12 h
10-49	10 mg/kg à toutes les 24 h
<10	5 mg/kg à toutes les 24 à 48 h

Préparations topiques

L'objectif du traitement topique à court terme consiste à diminuer les démangeaisons et à prévenir les infections. Des compresses d'eau tiède peuvent être appliquées localement trois à quatre fois par jour pour soulager le patient. L'application de compresses humides vise trois objectifs :

1. Appliquées sur les vésicules ou sur la peau érodée ou ulcérée, elles restaurent l'environnement relativement physiologique des terminaisons nerveuses exposées, responsables de la transmission des sensations telles que la douleur et la démangeaison.
2. En adoucissant et en dissolvant les croûtes, elles enlèvent les protéines solidifiées qui, autrement pourraient servir de nids à l'infection.
3. L'enlèvement des vésicules et des croûtes réduit l'effet dommageable de l'emprisonnement des liquides et, par conséquent, diminue la macération.

Les préparations d'acétate d'aluminium (solution de Burow) et d'avoine colloïdale sont fréquemment utilisées dans la pratique, mais leur efficacité n'a pas été démontrée dans les essais cliniques. L'efficacité d'autres préparations topiques, telle la lotion de calamine, n'a pas été prouvée et ces produits ne sont pas recommandés.

Il n'existe aucune indication justifiant l'utilisation topique d'antibiotiques. L'infection bactérienne secondaire des vésicules est la complication la plus à craindre et les agents pathogènes les plus courants sont *Streptococcus pyogenes* du groupe A et *Staphylococcus aureus.* Une infection bactérienne doit être soupçonnée lorsque apparaissent une fièvre, une rougeur et une tuméfaction encerclant les vésicules et que ces dernières ont augmenté de volume. En raison de la porte d'entrée fournie à la bactérie par la vésicule, une cellulite disséminée peut survenir. Seule la présence d'une surinfection importante des lésions cutanées justifie un traitement avec un antibiotique par voie systémique orale. L'utilisation topique de l'acyclovir est réservée au traitement de l'herpès simplex labialis puisqu'il n'est pas efficace dans le traitement de l'herpès zoster.

ANTIHISTAMINIQUES TOPIQUES

Les antihistaminiques topiques sont contre-indiqués puisqu'ils sont susceptibles de provoquer une hypersensibilité et ils sont inefficaces pour soulager le prurit. Si les démangeaisons ne sont pas contrôlées localement par l'utilisation de compresses d'eau froide, le diphenhydramine au besoin par voie orale à raison de 25 mg deux à trois fois par jour peut être prescrit ou de l'hydroxyzine 10 à 25 mg deux fois par jour. Il faut cependant surveiller la somnolence, les étourdissements, les chutes avec l'administration de ce médicament chez les sujets âgés.

Traitement de la douleur aiguë

Selon l'intensité de la douleur aiguë et les autres conditions associées, différents analgésiques sont utilisés. Si le patient présente une douleur légère, l'acétaminophène peut être utilisé ; pour les douleurs modérées, on aura recours à un opiacé de type codéine soit seul ou en association avec l'acétaminophène. En présence de douleurs sévères, la morphine ou l'hydromorphone sera prescrite pour soulager le patient.

Les anti-inflammatoires non stéroïdiens (AINS) sont efficaces pour soulager la douleur aiguë, mais ils ne représentent pas un traitement de premier choix en gériatrie à cause de leurs nombreux effets indésirables. Le lecteur est invité à consulter, dans le chapitre sur la douleur, les effets indésirables et les posologies gériatriques des analgésiques.

Corticostéroïdes

Historiquement, un traitement agressif de la douleur aiguë et de l'inflammation associées à l'herpès zoster à l'aide de corticostéroïdes était suggéré afin de réduire le risque d'apparition de la douleur associée au zona. Cependant, la documentation médicale fait état de résultats inconsistants avec l'utilisation des corticostéroïdes dans cette indication.

Les patients chez qui on a testé la prednisone dans les essais cliniques ont signalé une amélioration de leur qualité de vie, notamment une sensation de bien-être et l'amélioration du sommeil. Cependant, aucun effet préventif sur la douleur associée au zona n'a été noté. Dans la pratique gériatrique, la prednisone n'est pas recommandée dans le traitement du zona aigu, car elle peut exacerber les problèmes pouvant coexister tels que l'hypertension, le diabète, les troubles psychiatriques.

Traitement de la douleur associée au zona

Après l'âge de 85 ans, une personne sur deux souffrira de l'herpès zoster et jusqu'à 50 % des cas peuvent présenter une douleur associée au zona. Le pourcentage des patients qui continuent à ressentir de la douleur trois mois après l'éruption initiale se situe entre 35 et 55 % ; après un an, ce pourcentage est de 22 à 33 %. Plus le sujet avance en âge, plus on observe une augmentation significative de la douleur associée au zona. Vivre avec une telle douleur est extrêmement difficile et on observe parfois chez la personne âgée atteinte un comportement de retrait de la société, d'isolement suivi de dépression.

Selon le type de douleur, différents traitements sont préconisés. L'objectif est de soulager la douleur et d'assurer une meilleure qualité de vie au patient. Il faut noter qu'au moins un tiers des patients ne verront jamais leur douleur soulagée. Les anesthésiques locaux, les antidépresseurs tricycliques et les anticonvulsivants sont les médicaments les plus utilisés.

Anesthésiques locaux

Les agents topiques locaux anesthésiants, soit la lidocaïne ou un mélange eutectique de lidocaïne 2,5 % et de prilocaïne 2,5 %, ont été proposés. Ces agents soulagent la douleur en 5 à 20 minutes et requièrent une administration topique aux deux à quatre heures, ce qui limite leur utilisation. L'application topique déclenche des réactions d'hypersensibilité au site du traitement. Un timbre de lidocaïne est présentement disponible aux États-Unis.

Capsaïcine

La capsaïcine, un alcaloïde du piment, provoque une déplétion de la substance P (un peptide que l'on croit être un neurotransmetteur impliqué dans la transmission de la douleur) dans les neurones sensitifs périphériques et rend la peau insensible à la douleur. Elle est particulièrement indiquée en présence d'un élément allodynique. La capsaïcine est appliquée sous forme de crème topique à 0,075 % sur la zone allodynique quatre fois par jour. Il faut attendre au moins 14 à 28 jours pour obtenir une action analgésique optimale.

L'application de la capsaïcine provoque, au cours des premiers jours de traitement, une sensation de brûlure liée à l'action du médicament. On doit éviter tout contact avec les yeux et ne jamais appliquer la crème sur une lésion ou une peau fissurée. L'utilisation de gants est aussi conseillée lors de l'application. Dans les essais cliniques, un taux d'abandon de 30 % a été noté à cause de la présence de brûlures et de rougeurs au site d'application.

Antidépresseurs

Les antidépresseurs tricycliques sont les médicaments les plus étudiés dans le traitement de la douleur associée au zona. Leur efficacité a été démontrée dans environ 65 % des cas, en particulier dans le soulagement de la douleur continue, diffuse, de type brûlure. Les médicaments les plus utilisés dans les études sont l'amitriptyline, l'imipramine, la clomipramine, la nortriptyline, la désipramine et la doxépine.

ANTIDÉPRESSEURS TRICYCLIQUES À PRIVILÉGIER

En gériatrie, les antidépresseurs tricycliques à privilégier sont la désipramine et la nortriptyline. On suggère de commencer le traitement avec une dose de 10 mg administrée au coucher pour la nortriptyline et le matin pour la désipramine. L'augmentation de la dose se fait progressivement, soit 10 mg par semaine, jusqu'à l'atteinte d'un soulagement ou l'apparition d'effets indésirables incommodants.

L'effet antalgique survient plus rapidement que l'effet antidépresseur. Par ailleurs, les antidépresseurs tricycliques sont efficaces contre la douleur à des doses inférieures à celles utilisées dans le traitement de la dépression majeure. Les posologies efficaces varient d'un sujet à l'autre et un éventail de doses assez large variant de 10 et 200 mg a été utilisé. Les doses moyennes utilisées dans les études oscillent entre 50 et 75 mg par jour.

Lorsque le patient est soulagé, la dose est maintenue pendant une période de trois à six mois. Une diminution graduelle de la dose peut être tentée après trois à six mois ; cependant, certains patients devront recevoir un traitement à vie.

Anticonvulsivants

Les anticonvulsivants sont souvent utilisés pour soulager les douleurs de type choc électrique. La carbamazépine est administrée à une dose de 200 à 600 mg par jour en moyenne. On peut commencer avec une dose de 200 mg au coucher et l'augmenter aux trois à cinq jours. La progression de la dose doit être lente, surtout chez le sujet âgé ; de plus, il faut surveiller la numération de la formule sanguine (agranulocytose) et les effets secondaires tels que la sédation et les troubles de l'équilibre. Considérant ses nombreux effets indésirables et la disponibilité d'autres médicaments efficaces, la carbamazépine n'est plus recommandée en gériatrie pour le traitement de la douleur associée au zona.

La phénytoïne a démontré un effet bénéfique contre la douleur à des doses variant de 100 à 400 mg par jour. Toutefois, les effets indésirables tels l'ataxie, le nystagmus et la confusion ainsi que ses nombreuses interactions médicamenteuses limitent son utilisation en gériatrie.

La gabapentine fait partie d'une nouvelle classe d'anticonvulsivants utilisée dans le traitement de la douleur associée au zona. Une étude effectuée auprès de patients dont la moyenne d'âge était de 72 ans et qui présentaient une douleur associée au zona depuis en moyenne 28 mois a montré un soulagement modéré de la douleur chez 43 % des patients recevant de la gabapentine comparativement à 12 % des patients du groupe placebo. Dans cette étude, la dose initiale de gabapentine était de 300 mg par jour et fut graduellement augmentée sur une période de quatre semaines jusqu'à une dose totale de 3 600 mg en prises fractionnées. La sédation, les étourdissements et la difficulté à la marche furent les effets indésirables les plus souvent observés.

Dans la pratique gériatrique, la gabapentine s'avère un choix intéressant pour les patients souffrant de douleurs de type choc électrique. Elle est aussi efficace que les autres anticonvulsivants, mais avec moins d'effets indésirables. On débute avec une dose de 300 mg au coucher (ajustée selon la fonction rénale du patient) et augmentée aux cinq à sept jours chez les vieillards.

Un ajustement de la posologie de la gabapentine doit être effectué selon la fonction rénale du patient (tableau 5). Avec la gabapentine, les effets indésirables suivants doivent être surveillés : sédation importante, étourdissements, difficulté à la marche, chutes. Un soulagement de la douleur du patient devrait être noté dans les premières semaines de traitement.

TABLEAU 5
Posologie de la gabapentine selon la fonction rénale

Cl_{cr} mL/min	Posologie quotidienne (mg/jour)
>60	1 200-3 600
30-60	600
15-29	300
<015	150

Opiacés

En présence de douleur chronique que ne peuvent soulager ni les antidépresseurs ni les anticonvulsivants, les opiacés peuvent être associés au traitement. Pour plus d'informations sur cet usage, se reporter au chapitre traitant de la douleur.

CONCLUSION

Le zona est une des maladies les plus débilitantes pour la personne âgée, la douleur affectant énormément la qualité de vie. La prise en charge du patient de plus de 50 ans présentant un zona doit être rapide. Cette approche permettrait de diminuer les douleurs associées au zona lorsque les antiviraux sont prescrits dans les 72 premières heures suivant l'apparition des premières lésions. Chez les patients présentant une douleur associée au zona, le traitement vise à soulager les douleurs chroniques et à améliorer leur qualité de vie. La prise en charge des patients présentant une douleur associée au zona est particulièrement difficile pour les cliniciens.

Bibliographie

Beghi, E. « The use of anticonvulsants in neurological conditions other than epilepsy : a review of the evidence from randomised controlled trials », *CSN Drugs*, 1999, 11 : 61-82.

Beutner, K.R., D.J. Friedman, C. Forszpaniak *et al.* « Valacyclovir compared with acyclovir for improved therapy for herpes zoster in immunocompetent adults », *Antimicrob. Agents Chemother.*, 1995, 39 : 1546-1553.

Choo, P.W., K. Galil, J.G. Donahue *et al.* « Risk factors for postherpetic neuralgia », *Arch. Intern. Med.*, 1997, 157 : 1217-1224.

Cluff, R.S., et M.C. Rowbotham. « Pain caused by herpes zoster infection », *Neurol. Clin.*, 1998, 16 : 813-832.

Cohen, J.I., P.A. Brunell, S.E. Straus *et al.* « Recent advances in varicella-zoster virus infection », *Ann. Intern. Med.*, 1999, 130 : 922-932.

Ernst, M.E., J.A. Santee et T.B. Klepser. « Oral corticosteroids for pain associated with herpes zoster », *Ann. Pharmacother.*, 1998, 32 : 1099-1103.

Gnann, J.W., et R.J. Whitley. « Herpes zoster », *N. Engl. J. Med.*, 2002, 357 : 340-346.

Herne, K., R. Cirelli, P. Lee *et al.* « Antiviral therapy of acute herpes zoster in older patients », *Drugs Aging*, 1996, 8 (2) : 97-112.

Jackson, J.L., R. Gibbons, G. Meyer *et al.* « The effect of treating herpes zoster with oral acyclovir in preventing postherpetic neuralgia : A meta-analysis », *Arch. Intern. Med.*, 1997, 157 : 909-912.

Johnson, R.W. « Herpes zoster and postherpetic neuralgia. Optimal treatment », *Drugs Aging*, 1997, 10 (2) : 80-94.

Kost, R.G., et S.E. Straus. « Postherpetic neuralgia-pathogenesis, treatment, and prevention », *N. Engl. J. Med.*, 1996, 335 : 32-42.

McQuay, H.J., M. Tramer, B.A. Nye *et al.* « A systemic review of antidepressants in neuropathic pain », *Pain*, 1996, 68 (2-3) : 217-227.

Rowbotham, M., N. Harden, B. Stacey *et al.* « Gabapentin for the treatment of postherpetic neuralgia : a randomized controlled trial », *JAMA*, 1998, 280 : 1837-1842.

Tyring, S., R.A. Barbarash, J.E. Nahlik *et al.* « Famciclovir for the treatment of acute herpes zoster : effects on acute disease and postherpetic neuralgia. A randomized, double-blind, placebo-controlled trials », *Ann. Intern. Med.*, 1995, 123 : 89-96.

Tyring, S.K., K.R. Beutner, B.A. Tucker *et al.* « Antiviral therapy for herpes zoster : randomized controlled clinical trial of valacyclovir and famciclovir therapy in immunocompetent patients 50 years or older », *Arch. Fam. Med.*, 2000, 9 : 863-869.

Watson, C.P., et J.H. Watt-Watson. « Treatment of neuropathic pain : Focus on antidepressants, opioids and gabapentin », *Pain Res. Manage*, 1999, 4 (4) : 168-178.

Watson, C.P. « Postherpetic neuralgia : the importance of preventing this intractable end-stage disorder », *J. Infect. Dis.*, 1998, 178 (suppl. 1) : S91-S94.

Whitley, R.J., H. Weiss, J.W. Gnann Jr. *et al.* « Acyclovir with and without prednisone for the treatment of herpes zoster. A randomized placebo-controlled trial. The National Institute of Allergy and Infectious Diseases Collaborative Antiviral Study Group », *Ann. Intern. Med.*, 1996, 125 : 376-383.

Wood, M.J., R.W. Johnson, M.W. McKendrick *et al.* « A randomized trial of acyclovir for 7 days or 21 days with and without prednisolone for treatment of acute herpes zoster », *N. Engl. J. Med.*, 1994, 330 : 896-900.

Wood, M.J., R. Kay, S.J. Dworkin *et al.* « Oral acyclovir therapy accelerates pain resolution in patients with herpes zoster : a meta-analysis of placebo-controlled trials », *Clin. Infect. Dis.*, 1996, 22 : 341-347.

CHAPITRE 22

L'insuffisance cardiaque

Lise Grenier

INTRODUCTION

L'insuffisance cardiaque est une maladie progressive qui atteint entre 1 et 2 % des Canadiens. Sa prévalence se situe entre 6 et 10 % chez les personnes âgées de 65 ans et plus. Elle affecte la qualité de vie des nombreuses personnes âgées, est une cause importante d'invalidité et de décès et constitue l'étape finale de la plupart des maladies cardiovasculaires. De plus, l'insuffisance cardiaque est la première cause d'hospitalisation des personnes âgées de 65 ans et plus. Les coûts attribuables à l'hospitalisation des malades en défaillance cardiaque s'élèvent à la somme des coûts d'hospitalisation pour les infarctus du myocarde et pour les cancers.

Dans certains pays industrialisés, l'insuffisance cardiaque représente 1 à 2 % des sommes totales dépensées pour la santé. Même si les stratégies thérapeutiques progressent sans cesse et suscitent un espoir réel d'améliorer la survie et la qualité de vie, il demeure que la prévalence de l'insuffisance cardiaque est toujours aussi élevée, sinon davantage, qu'il y a un quart de siècle.

DÉFINITIONS

Insuffisance cardiaque

INSUFFISANCE CARDIAQUE

« État physiopathologique où le cœur, en raison d'une anomalie de la fonction cardiaque, ne peut assurer un débit sanguin suffisant pour répondre aux besoins métaboliques des tissus ou n'est en mesure de remplir cette tâche qu'à des pressions élevées de remplissage » (*Can. J. Cardiol.*, 1994, 10 (6) : 635-654).

L'insuffisance cardiaque traduit l'incapacité du cœur à fournir une quantité suffisante de sang, par conséquent d'oxygène, pour les besoins de l'organisme. De nos jours, on ne parle vraiment d'insuffisance cardiaque que lorsque les mécanismes compensatoires à la fois hémodynamiques et neurohormonaux sont inaptes à rétablir l'état fonctionnel du cœur. Les signes et symptômes sont non spécifiques (tableau 1) mais servent de repères à la classification du statut fonctionnel selon la New York Heart Association (tableau 2).

TABLEAU 1
Signes et symptômes de l'insuffisance cardiaque

Symptômes	Anorexie Diminution de la tolérance à l'exercice Dyspnée Dyspnée paroxystique nocturne Léthargie, fatigue Orthopnée Toux nocturne
Signes	Augmentation de la pression veineuse jugulaire Cachexie, fonte musculaire Crépitants pulmonaires, sibilance Hépatomégalie, ascite Œdème périphérique Tachycardie

TABLEAU 2
Statut fonctionnel de la New York Heart Association

Classe I	Aucune limitation des activités physiques Aucun symptôme (pas de dyspnée, de fatigue ou d'œdème)
Classe II	Limitation modérée des activités physiques Symptômes pendant les activités ordinaires Confortable au repos
Classe III	Limitation franche des activités physiques Symptômes pendant des activités même légères Confortable au repos
Classe IV	Symptômes présents pendant toute activité physique Symptômes pouvant apparaître au repos

Dysfonction systolique et dysfonction diastolique

La dysfonction systolique se définit comme une perte de la fonction contractile, c'est-à-dire lorsque le muscle cardiaque est incapable d'éjecter le sang hors du ventricule gauche à la fin de la systole. L'insuffisance cardiaque par dysfonction systolique représente environ 60 à 70 % des insuffisances cardiaques. La fraction d'éjection (FE) est le paramètre-clé pour reconnaître la dysfonction systolique. La FE normale se situe entre 60 et 70 % (0,60-0,70). On diagnostique une dysfonction systolique lorsque la FE s'abaisse à un niveau inférieur à 40 %.

La dysfonction diastolique est l'incapacité du ventricule gauche à se remplir à la fin de la diastole (remplissage ventriculaire), sans altération de la qualité de l'éjection. La prévalence d'une FE normale en présence d'une insuffisance cardiaque de type diastolique s'élève avec l'âge et elle est plus forte chez les femmes âgées.

Précharge, postcharge et force de contraction

La précharge est un terme utilisé pour décrire les forces agissant du côté veineux. Quand le retour veineux augmente, par exemple par l'injection trop rapide d'un grand volume de soluté, il y a expansion volémique au ventricule gauche. Cette élévation de la précharge peut aggraver l'insuffisance cardiaque. Par conséquent, la thérapie va chercher à produire une vasodilatation veineuse ou à réduire le volume veineux afin de diminuer la précharge.

La postcharge est la tension exercée sur la paroi du ventricule en systole (pendant la contraction). C'est le rapport entre le volume systolique éjecté par le ventricule gauche et le système artériel. La postcharge est régulée par la résistance vasculaire systémique (impédance artérielle).

La capacité inhérente du myocarde à se contracter est altérée quand les fibres myocardiques sont diminuées en nombre ou quand elles sont peu fonctionnelles. Dans la maladie cardiaque coronarienne où le muscle myocardique est en souffrance, la force de contraction fait parfois défaut. Cette force de contraction est aussi dépendante de la précharge.

ÉTIOLOGIE

L'insuffisance cardiaque est un désordre multisystémique caractérisé par des anomalies du muscle cardiaque, des muscles squelettiques (ex. : muscles impliqués dans la respiration), de la fonction rénale, par la stimulation du système nerveux sympathique et par des changements neurohormonaux complexes.

ÉTIOLOGIE DE L'INSUFFISANCE CARDIAQUE

Maladie coronarienne

Hypertension artérielle

Maladie valvulaire

Surcharge volumique

Cardiomyopathies : diabétique, virale, éthylique, secondaire à des troubles du rythme

---

L'âge avancé est un facteur de risque d'insuffisance cardiaque ; moins de 1 % de la population est atteint d'insuffisance cardiaque avant l'âge de 60 ans et plus de 10 % après 80 ans.

PHYSIOPATHOLOGIE

En présence d'une insuffisance cardiaque, un certain nombre de réactions s'enclenchent. Peu importe l'étiologie de l'insuffisance cardiaque, ces réactions ont des conséquences différentes en situation aiguë par rapport à une situation chronique (tableau 3). Dans l'insuffisance cardiaque aiguë, les mécanismes qui se portent à la défense de l'hôte sont mis en œuvre afin de maintenir la vie. Au moment de l'augmentation de la pression de remplissage du ventricule gauche, on observe un étirement des fibres myocardiques et une dilatation du ventricule gauche afin de diminuer le stress sur la paroi ventriculaire.

L'élévation soutenue de la pression de remplissage entraîne un remodelage du ventricule gauche ou une fibrose de la paroi du ventricule. Cette anomalie du remplissage a, par ailleurs, une relation avec les modifications cardiaques consécutives au vieillissement.

TABLEAU 3
Mécanismes compensatoires de l'insuffisance cardiaque aiguë et chronique (dysfonction systolique)

Caractéristiques de l'insuffisance cardiaque	Mécanismes compensatoires	Conséquences	
		Insuffisance cardiaque aiguë	**Insuffisance cardiaque chronique**
Augmentation des pressions de remplissage du ventricule gauche	Étirement des fibres myocardiques : principe de Frank-Starling	Dilatation ventriculaire gauche : l'augmentation de la masse de tissu contractile permet une diminution du stress sur la paroi ventriculaire et un meilleur remplissage	Fibrose de la paroi : Remodelage du ventricule gauche. La rigidité ventriculaire augmente l'énergie nécessaire à la dilatation périphérique, réduisant d'autant le flux sanguin périphérique.
Diminution de la pression systolique systémique (diminution de la fraction d'éjection)	Activation neurohormonale : effet sur le tonus vasculaire vasoconstricteur et sur le volume		
	ACTIVATION DU : **1. SYSTÈME SYMPATHIQUE :** libération accrue de catécholamines (NA) stimulation des récepteurs bêta-adrénergiques (β_1 et β_2)	↑ fréquence cardiaque (tachycardie) ↑ force de contraction (effet inotrope +) ↑ débit cardiaque pour maintenir la vie	↑ résistance périphérique a) par vasoconstriction artérielle permanente (augmentation de la postcharge) b) par diminution du nombre de récepteurs bêta-adrénergiques (diminution de la contractilité). Résultat : ↓ débit cardiaque (↓ perfusion coronaire et ↓ perfusion systémique : peau, viscères, reins, etc.) → FATIGUE
	2. ACTIVATION DU SYSTÈME RÉNINE-ANGIOTENSINE ↑ angiotensine II ↑ aldostérone	↓ excrétion de Na^+ (augmentation de la réabsorption du Na^+) rétention hydrosodée	↑ précharge et congestion pulmonaire → ŒDÈME ET DYSPNÉE
	3. ACTIVATION DU SYSTÈME ENDOTHÉLINE ↑ de la concentration de l'endothéline-1 circulante	Résistance vasculaire : aux reins → ↓ filtration glomérulaire et rétention de sodium	Au niveau du cœur : ↓ débit cardiaque hypertrophie cardiaque

MODIFICATIONS CARDIAQUES CONSÉCUTIVES AU VIEILLISSEMENT

Augmentation de la fibrose myocardique interstitielle

Diminution du taux de remplissage du ventricule gauche (↓ vélocité)

Épaississement de la paroi du ventricule gauche d'environ 30 %

Rigidité valvulaire

Sténose coronarienne d'au moins une artère

Néanmoins, le phénomène de la sénescence n'est pas en cause chez toutes les personnes âgées. Certains états pathologiques contribuent davantage à l'expression de la maladie. Ils sont énumérés au tableau 4.

TABLEAU 4
Facteurs déclenchant ou aggravant l'insuffisance cardiaque

Facteurs péricardiaques	Cardiomyopathies
	Hypertension artérielle
	Maladies ischémiques coronariennes
	Troubles du rythme
	Valvulopathies
Facteurs extracardiaques	Anémie
	Diabète non contrôlé
	Excès de sodium (> 4 g/jour)
	Hyperthyroïdie
	Infection
	Non-observance médicamenteuse
	Certains médicaments :
	stéroïdes
	anti-inflammatoires non stéroïdiens
	bêta-bloquants
	antagonistes des canaux calciques (dihydropyridines de la première génération)
	anthracyclines
	Perfusion intraveineuse (surcharge volémique)

Toujours pour aider le cœur à maintenir un débit suffisant lors d'une insuffisance cardiaque aiguë, des mécanismes compensatoires neurohormonaux sont activés. Il y aura une activation du système sympathique et du système rénine-angiotensine en réponse à la diminution de la pression systolique systémique afin d'obtenir une vasoconstriction périphérique et ainsi réduire la demande en oxygène. En situation aiguë, cette vasoréactivité augmente la fréquence cardiaque, la force de contraction et, par conséquent, le débit cardiaque.

À long terme, cette stimulation neurohormonale aura un effet délétère en augmentant de façon permanente la résistance périphérique par vasoconstriction artérielle et conduira, par la suite, à une diminution du débit cardiaque. L'insuffisance cardiaque est associée à des modifications touchant le cœur lui-même et des structures périphériques.

TRAITEMENT NON PHARMACOLOGIQUE

Le traitement non pharmacologique consiste essentiellement en mesures préventives dont le but est d'améliorer la qualité de vie en réduisant les symptômes et en maintenant la condition cardiaque la plus efficiente possible afin de diminuer les hospitalisations et les décès.

Il faut premièrement rechercher et corriger les causes déclenchantes ou aggravantes (tableau 4). Par la suite, des mesures d'hygiène de vie telles qu'une diète hyposodée, une consommation restreinte de liquides, l'arrêt du tabagisme, une réduction importante de l'alcool et le repos sont recommandées. Le repos diminue la demande en oxygène du myocarde, ralentit la fréquence cardiaque et abaisse la libération de rénine en situation de décompensation. Paradoxalement, il faut viser un exercice physique régulier, sans activités exténuantes, sans fatigue manifeste au moment de la stabilisation de la maladie. L'immunisation contre l'influenza et le pneumocoque aide à réduire le risque d'infections graves des voies respiratoires supérieures. Une perte de poids chez certaines gens obèses allège le travail cardiaque.

L'enseignement aux patients est important afin d'amoindrir les peurs, le déni et pour améliorer l'observance médicamenteuse. Le malade qui connaît bien les signes et les symptômes de décompensation cardiaque pourra participer à l'autogestion de ses diurétiques, par exemple.

TRAITEMENT PHARMACOLOGIQUE

Lorsque le diagnostic d'insuffisance cardiaque a été établi, il est primordial d'identifier la cause de la maladie. À un stade avancé, l'étiologie est souvent multiple, comme nous l'avons souligné plus haut. Cet effort de précision dans le diagnostic favorise l'élaboration d'un traitement individualisé et porteur de succès.

ACTION DES MÉDICAMENTS UTILISÉS DANS L'INSUFFISANCE CARDIAQUE

- Accroître l'excrétion du sodium ou réduire la rétention sodée dans le but de diminuer la congestion et l'œdème pulmonaires
- Augmenter la vasodilatation ou diminuer la vasoconstriction
- Avoir des effets antiprolifératеurs ou des effets antihypertrophiques
- Bloquer l'activation neurohormonale non appropriée et bloquer l'activation des cytokines

L'activation de plusieurs systèmes neurohormonaux produit des effets vasoconstricteurs, trophiques et antidiurétiques. Parallèlement, l'organisme contre-attaque en sécrétant des substances vasodilatatrices, antitrophiques et diurétiques. Toutefois, chez l'insuffisant cardiaque, ces mécanismes protecteurs sont incapables de renverser les réactions enclenchées et dommageables à la longue. L'équilibre homéostatique est compromis et il est nécessaire de recourir à différents médicaments qui peuvent remplacer ces mécanismes protecteurs. Le tableau 14, à la fin du chapitre, résume l'effet des différentes classes de médicaments sur certains paramètres.

Diurétiques

Les diurétiques demeurent des médicaments très utilisés dans le soulagement des symptômes de l'insuffisance cardiaque systolique, particulièrement en présence d'œdème. Le but des diurétiques est de diminuer la surcharge volémique et d'éviter la congestion ou de réduire l'œdème pulmonaire. L'emploi d'un diurétique en monothérapie dans le traitement de l'insuffisance cardiaque n'est pas recommandé parce que le vieillissement de la fonction rénale et la diminution du volume plasmatique circulant réduisent l'efficacité des diurétiques chez les personnes âgées atteintes d'insuffisance cardiaque. C'est pourquoi, la plupart du temps, le diurétique s'ajoute à d'autres médicaments de premier recours, tels les inhibiteurs de l'enzyme de conversion de l'angiotensine (IECA).

Le choix du diurétique, la voie d'administration, la vitesse de mobilisation des œdèmes dépendent de chaque situation clinique. Un œdème aigu du poumon est une urgence exigeant des manœuvres rapides et efficaces. Généralement, la diurèse énergique est réalisée avec un diurétique de l'anse par voie intraveineuse. En dehors des situations d'urgence, une congestion pulmonaire et un œdème léger malgré la prise d'un IECA sont d'abord traités à l'aide d'un diurétique par voie orale ; le titrage de la dose du diurétique est progressif.

Dans la majorité de ces cas, l'œdème ne pose pas un risque immédiat pour la santé. Par ailleurs, il diminue la qualité de vie, et la décision d'utiliser un diurétique repose aussi sur ces considérations de confort. En clinique, la mesure idéale de l'efficacité des diurétiques est la pesée, souvent quotidienne, du malade. Les éléments d'évaluation sont une perte de poids d'environ 0,5 à 1,0 kg par jour jusqu'à la valeur optimale visée, puis la stabilisation du poids. Les diurétiques sont présentés au tableau 5.

TABLEAU 5
Les diurétiques

	Dénomination commune	Particularités	Doses gériatriques (mg/jour)
Diurétique thiazidique	Hydrochlorothiazide	Inefficace si Cl_{cr} < 30 mL/min ou 0,6 mL/s	6,25 à 25
Dérivés thiazidiques	Métolazone Indapamide Chlorthalidone	Le métolazone est réservé à l'insuffisance cardiaque grave ou en présence d'une insuffisance rénale, en association avec le furosémide. L'indapamide et le chlorthalidone sont à éviter.	Métolazone : 1,25 à 5
Diurétiques de l'anse	Furosémide	Le furosémide est efficace même en présence d'insuffisance rénale. Début d'action du furosémide : I.V. = 5 minutes voie orale = 1 à 2 heures	Furosémide : individualiser la posologie
Diurétiques épargneurs de potassium	Amiloride Triamtérène Spironolactone	L'efficacité de la spironolactone dans l'insuffisance cardiaque légère à modérée demeure inconnue. Elle améliorerait la survie chez les insuffisants cardiaques de classe IV.	Spironolactone : 12,5 à 25

Mécanisme d'action

En facilitant l'excrétion d'eau et de sodium, les diurétiques réduisent le volume vasculaire et, par conséquent, diminuent la congestion pulmonaire, mobilisent l'œdème périphérique (diminution de la précharge) et abaissent la pression de remplissage ventriculaire.

Dans l'organisme, le chlorure de sodium (NaCl) est le déterminant majeur de la masse volémique du liquide extracellulaire. La plupart des applications cliniques des diurétiques ont un lien direct avec la réduction du liquide extracellulaire en abaissant la concentration corporelle totale de NaCl. Les diurétiques ne modifient pas seulement le Na^+ et le Cl^-, ils touchent aussi d'autres cations (K^+, H^+, Ca^{2+}, Mg^{2+}), d'autres anions (HCO_3^-, $H_2PO_4^-$) et l'acide urique.

REIN ET CHANGEMENTS HÉMODYNAMIQUES

Le rein est l'organe-cible principalement touché par les changements hémodynamiques et neurohormonaux qui apparaissent au fur et à mesure de la progression de l'insuffisance cardiaque. On observe, dans ces cas-là, une augmentation de la résistance vasculaire rénale et une diminution de la filtration glomérulaire. Ce sont là des mécanismes compensatoires salutaires à court terme car ils favorisent la rétention d'eau et de sodium. Ils assurent un débit cardiaque suffisant à la perfusion d'organes vitaux comme le système nerveux central et le myocarde. À la longue, toutefois, cette condition aggrave l'insuffisance cardiaque.

Diurétiques thiazidiques

L'hydrochlorothiazide (HCT2), le principal diurétique de cette classe, possède un pouvoir natriurétique limité dans l'insuffisance cardiaque. En effet, chez l'insuffisant cardiaque, la réabsorption du Na^+ est augmentée dans le tubule proximal du néphron, alors que l'HCT2 agit principalement dans le tubule distal. Comme la perfusion rénale est souvent compromise chez ces malades, le taux de Na^+ qui se présente au tubule distal est encore moindre.

HYDROCHLOROTHIAZIDE ET INSUFFISANCE RÉNALE

L'hydrochlorothiazide n'est pas efficace chez les patients insuffisants rénaux dont la clairance de la créatinine est inférieure ou égale à 30 mL/min ou 0,5 mL/s. Il s'agit d'une situation fréquente chez les personnes âgées souffrant d'insuffisance cardiaque.

L'HCT2 est donc utilisé chez une personne âgée atteinte d'insuffisance cardiaque congestive légère dont la fonction rénale est adéquate ; la majorité du temps, il est associé à un IECA. La dose demeure dépendante des signes et symptômes du malade et devra être individualisée afin de maintenir stables le poids et le bien-être de la personne.

Diurétiques de l'anse

Au fur et à mesure que l'insuffisance cardiaque progresse, un diurétique plus puissant est souvent requis. En cas d'œdème aigu du poumon, le furosémide s'avère le diurétique de choix en raison de sa rapidité d'action et de son efficacité même en présence d'insuffisance rénale.

Les diurétiques de l'anse administrés par voie parentérale ont des effets hémodynamiques autres que les pertes hydrosodées. La dilatation veineuse diminue la pression capillaire pulmonaire et, conséquemment, atténue les symptômes congestifs. De plus, une augmentation du flux sanguin rénal résulte de l'augmentation de la production de prostaglandines vasodilatatrices, ce qui favorise une augmentation de la capacitance veineuse.

L'effet natriurétique du furosémide est de courte durée (environ six heures), de sorte que l'effet net sur 24 heures est parfois nul. Les solutions envisageables sont une baisse de l'apport en sodium, une augmentation de la dose du diurétique ou un fractionnement de la dose. Si malgré cela la réponse est non satisfaisante (augmentation de poids, dyspnée persistante), on peut potentialiser l'effet du furosémide en ajoutant une petite dose de métolazone (2,5 mg une fois par jour pendant un à trois jours, administrée une demi-heure avant le furosémide pour obtenir un effet maximal). Les cas les plus réfractaires nécessiteront des diurétiques d'appoint trois matins par semaine par exemple. Cependant, cette association comporte des risques potentiellement sérieux chez les personnes âgées : déshydratation sévère, insuffisance rénale aiguë, bas débit cardiaque et hypokaliémie.

Diurétiques épargneurs de potassium

Les diurétiques épargneurs de potassium sont habituellement des médicaments d'appoint. Chez de nombreux patients, la perte de potassium occasionnée par de petites doses d'un diurétique thiazidique ou le furosémide est compensée par la prise d'un IECA. En effet, les IECA peuvent causer une hyperkaliémie en réduisant la sécrétion d'aldostérone.

En général, l'emploi concomitant d'un IECA et d'un diurétique épargneur de potassium est à proscrire. Cependant, des études menées récemment confirment que de petites doses (≤ 50 mg) de spironolactone prises en concomitance avec un IECA et un diurétique de l'anse causent rarement une hyperkaliémie et peuvent être administrées de façon relativement sûre. Dans le cas où un malade souffre d'hypokaliémie persistante qu'il prenne ou non un IECA, l'ajout d'un diurétique épargneur de potassium peut s'avérer utile.

L'hyperkaliémie survient rarement chez les patients âgés de 60 à 65 ans. Cependant, le risque d'utiliser d'emblée cette association chez des personnes âgées fragilisées n'a pas été étudié et celle-ci doit être employée avec prudence.

UN MOT SUR LA SPIRONOLACTONE

Même en absence d'hypokaliémie, la spironolactone en association avec un diurétique de l'anse et un IECA dans l'insuffisance cardiaque grave a permis de réduire les taux de mortalité et d'hospitalisation. Chez les insuffisants cardiaques, la concentration d'aldostérone atteint parfois des valeurs excédant de 20 fois le taux normal. Un taux d'aldostérone élevé exerce des effets nuisibles sur la structure cardiaque ainsi que sur la fonction du cœur et des vaisseaux périphériques. Par conséquent, le blocage de l'aldostérone a des effets favorables en contribuant à diminuer le risque de progression de l'insuffisance cardiaque.

Effets indésirables

Les diurétiques sont souvent responsables d'un déséquilibre hydroélectrolytique, d'hypotension et d'exacerbation de la fatigue. Toutefois, il est documenté que l'arrêt volontaire de la prise des diurétiques est une source fréquente de morbidité chez les personnes âgées. En effet, l'observance médicamenteuse atteint à peine 50 % en ce qui concerne la prise d'un diurétique.

DIURÉTIQUES ET DÉSHYDRATATION

Il est à noter qu'avec les diurétiques il faut éviter une perte de volume trop rapide. La mobilisation des fluides du compartiment interstitiel vers le compartiment intravasculaire a une vitesse limitée. Si la diurèse est trop énergique, il y aura déplétion du liquide intravasculaire qui fera chuter la pression et diminuera encore davantage le débit cardiaque. Le patient sera alors asthénique. L'emploi judicieux des diurétiques devient alors un compromis possible entre l'état œdémateux et l'état hypovolémique (fatigue, tension artérielle basse, syndrome de bas débit). Une élévation disproportionnée de l'urée par rapport à la créatinine sérique indique souvent une diurèse trop rapide ou excessive.

Déséquilibre électrolytique

L'hypokaliémie est certainement l'effet indésirable le plus fréquent et peut être prévenue en gériatrie par l'addition d'un supplément potassique parfois mal toléré cependant. Mais la perte d'autres cations, principalement le magnésium et le sodium, prédispose aussi certains malades aux arythmies, surtout les personnes recevant de la digoxine ou un antiarythmique. Quant à l'hypomagnésiémie, elle est fréquente durant les traitements prolongés par les diurétiques hypokaliémiants. Elle l'est moins lorsqu'un agent conservateur de potassium est utilisé. Normaliser le magnésium favorise la correction de l'hypokaliémie et de l'hyponatrémie chez certains patients.

Hypotension et azotémie

Une préoccupation excessive au sujet de l'hypotension ou de l'azotémie peut conduire à une sous-utilisation des diurétiques et entraîner un état d'œdème réfractaire. Toutefois, en présence d'hypotension et d'azotémie sans surcharge volémique, une révision à la baisse de la dose du diurétique s'impose.

Hyperuricémie

Les diurétiques thiazidiques réduisent l'excrétion de l'acide urique. Ils peuvent entraîner une légère augmentation de l'acide urique plasmatique, et peuvent en présence de facteurs prédisposants (histoire de goutte, hyperlipidémie) provoquer une crise de goutte.

Incontinence urinaire

Les diurétiques peuvent provoquer une dilatation de la vessie et entraîner de l'incontinence urinaire. Il faut être vigilant et administrer les doses de diurétique le matin et au plus tard vers 17 h pour éviter que le patient se lève la nuit. Le tableau 6 présente les éléments d'évaluation des diurétiques.

TABLEAU 6

Évaluation de l'efficacité et de l'innocuité des diurétiques (hydrochlorothiazide et furosémide)

Évaluation d'évaluation	**Éléments**	**Interventions**	**Suivi**
Efficacité	Amélioration des symptômes de l'insuffisance cardiaque	Questionner le malade sur ses essoufflements et sur sa tolérance à l'effort.	Recueillir de l'information au moment des renouvellements des médicaments et à chaque changement dans les prescriptions.
	Diminution des œdèmes	Peser le malade.	Exercer un suivi quotidien en présence de signes de surcharge.
Innocuité	Déplétion électrolytique	Mesurer les électrolytes sans oublier le magnésium.	Effectuer au début du traitement et chaque semaine par la suite jusqu'à stabilisation du patient ou à chaque changement de dose.
	Déshydratation	Mesurer la créatinine sérique et l'urée. Vérifier le pli cutané	

Vasodilatateurs

En général, les vasodilatateurs agissent sur la précharge et/ou sur la postcharge (tableau 7). Les vasodilatateurs qui diminuent l'activité neuroendocrinienne stimulée chez le malade en insuffisance cardiaque sont des médicaments d'autant plus efficaces. Ces vasodilatateurs bloquent la stimulation soit du système rénine-angiotensine, soit du système nerveux sympathique.

TABLEAU 7
Les vasodilatateurs

Site d'action	Médicaments
Veineux	Nitrates
Artériel	Hydralazine Bloqueurs des canaux calciques
Veineux et artériel	Inhibiteurs de l'enzyme de conversion de l'angiotensine Bloqueurs des récepteurs AT_1 de l'angiotensine

Inhibiteurs de l'enzyme de conversion de l'angiotensine

Les inhibiteurs de l'ECA sont considérés comme le traitement de premier recours à tous les stades de l'insuffisance cardiaque, principalement s'il s'agit de dysfonction systolique. Ils atténuent les symptômes de la maladie chez les patients atteints d'insuffisance cardiaque modérée à grave. Les IECA réduisent la fréquence des hospitalisations, diminuent le risque d'infarctus du myocarde et augmentent l'espérance de vie de ces malades. Ils augmentent aussi la tolérance à l'effort. En général, ils rehaussent le statut fonctionnel des insuffisants cardiaques.

Mécanisme d'action

En réponse à une baisse du volume sanguin, le rein libère la rénine. Le système rénine-angiotensine est activé. Cette activation entraîne une surcharge hydrosodée (augmentation de la précharge) et augmente la postcharge, étant donné l'action vasoconstrictrice de l'angiotensine II et son action sur le volume circulant.

Les IECA, en empêchant la biotransformation de l'angiotensine I en angiotensine II, contribuent à la vasodilatation artérielle et aussi veineuse (en diminuant la vasoconstriction tissulaire locale). Un des avantages des IECA est que la vasodilatation se produit sans influencer le rythme cardiaque (tachycardie ou bradycardie réflexe). En plus de produire la vasodilatation désirée, les

IECA ont un effet positif sur les remodelages ventriculaire et vasculaire et réduisent l'activation adrénergique. Le système rénine-angiotensine, présent dans le plasma et les tissus, joue un rôle majeur dans le maintien de la tension artérielle, du volume sanguin et de l'homéostase électrolytique dans la circulation.

Par ailleurs, il est probable que la vasodilatation soit en partie dépendante de l'inhibition de la dégradation de la bradykinine, puissant vasodilatateur endogène, en métabolites inactifs. Les IECA ont la double action de réduire l'angiotensine II et de préserver la bradykinine (figure 1).

Pharmacocinétique

Le captopril et le lisinopril sont de bons choix en présence d'insuffisance hépatique, puisque ce ne sont pas des médicaments qui demandent une activation hépatique pour être efficaces.

Si le malade souffre d'insuffisance rénale, on utilisera de préférence les IECA qui possèdent deux voies d'élimination possibles, rénale et hépatique. Si l'une des deux voies d'élimination est affaiblie, l'autre prend le relais, en théorie. Il semble toutefois que seul le fosinopril a cette capacité ; il ne requiert pas d'ajustement posologique en présence d'insuffisance rénale légère à modérée.

Seuls le captopril et le cilazapril voient leur biodisponibilité modifiée par la prise de nourriture. La constance dans la façon de prendre son médicament est alors importante.

La lipophilie est une autre propriété des IECA. Ce paramètre est un marqueur de leur pénétration dans les tissus. Les implications cliniques de cette propriété demeurent confuses. Par ailleurs, chez les insuffisants cardiaques, la rapidité d'action du médicament est de première importance en situation d'urgence, par exemple lors d'une hypertension artérielle marquée. L'énalaprilate est le seul IECA formulé pour injection I.V. possédant une action rapide et brève.

Effets indésirables des IECA

Avant de commencer le traitement, il faut savoir que certaines conditions requièrent une surveillance importante et constituent même parfois une contre-indication à l'utilisation des IECA. Les effets indésirables des IECA sont les mêmes pour toutes les molécules disponibles. On parle alors d'effets de classe.

CONDITIONS DÉFAVORABLES À L'UTILISATION D'UN IECA

Tension artérielle très basse : TA systolique < 90 mm Hg et symptomatique
Créatinine sérique élevée : > 260 mmol/L et azotémie
Sténose bilatérale de l'artère rénale (contre-indication absolue)
Potassium sérique > 5,5 mmol/L

Figure 1
Système rénine – angiotensine

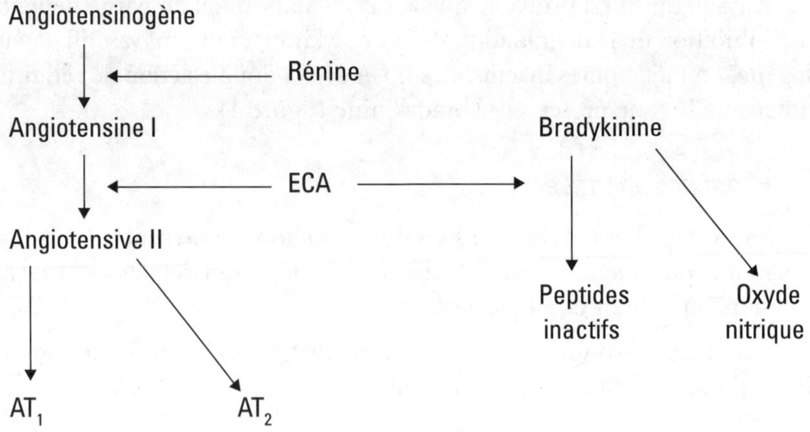

Donc, les inhibiteurs de l'ECA :

↓ Angiotensine II
↓

Impact :

↓ Vasoconstriction des artérioles périphériques (↓ post-charge)

↓ Sécrétion d'aldostérone

↓ Activation sympathique

↓ Sécrétion de vasopressine

↑ Bradykinine
↓

Impact :

↑ Vasodilatation

↑ Formation de PG vasodilatatrice

↑ Libération d'histamine (toux)

↑ Libération du monoxyde d'azote (antioxydant)

↑ Perméabilité capillaire

AT = récepteurs de l'angiotensine II

- ***Hypotension***

En insuffisance cardiaque, une chute importante de la tension artérielle risque d'entraîner une hypoperfusion systémique puisque le cœur et les organes périphériques ne peuvent plus compenser. À l'introduction d'un IECA, le risque d'hypotension est encore plus préoccupant si le patient est déshydraté, hypovolémique ou hyponatrémique. Ces conditions corrigées, il n'y a pas de contre-indications à l'emploi d'un IECA à dose initiale faible. Des mesures de la tension artérielle en positions couchée et debout sont essentielles pour déceler l'hypotension orthostatique.

- ***Toux***

La toux est la principale cause d'abandon du traitement aux IECA. Typiquement, la toux est sèche, persistante et parfois assez importante pour induire un vomissement. Elle se manifeste chez 5 à 15 % des utilisateurs, peut-être davantage selon certains spécialistes. La toux apparaît dans les premiers mois, mais il est possible qu'elle se manifeste même après un an ou deux de traitement. L'incidence de la toux est plus élevée chez les femmes que chez les hommes.

Bien qu'elle soit considérée comme un effet de classe, il est raisonnable de tenter l'essai d'un autre IECA ou d'un antagoniste des récepteurs AT_1 de l'angiotensine II, en présence d'une toux excessive, avant de priver un malade d'un traitement bénéfique. Parce que les bienfaits à long terme de la prise régulière d'un IECA ont été clairement démontrés, la toux légère et acceptée par le patient âgé devrait être tolérée d'autant plus que, pour la moitié des utilisateurs, la toux s'atténue après quelques mois.

Avant d'abandonner le traitement, il est nécessaire d'exclure la possibilité d'une toux provoquée par une congestion pulmonaire, effet couramment rencontré chez les patients atteints d'insuffisance cardiaque.

- ***Insuffisance rénale***

Il existe une seule contre-indication à l'utilisation d'un IECA en présence d'insuffisance rénale, soit la sténose bilatérale de l'artère rénale. Dans les autres situations, il faut agir avec prudence, en particulier si la clairance de la créatinine est inférieure à 30 mL/min (0,5 mL/s). Il faut mesurer fréquemment la créatinine et l'urée sériques au début du traitement, c'est-à-dire dès la première semaine, et aux changements de la posologie.

SUJETS ÂGÉS EXPOSÉS À UNE INSUFFISANCE RÉNALE AIGUË À L'INTRODUCTIONS D'UN IECA

Ce sont les patients :
très âgés
souffrant d'insuffisance cardiaque grave
traités avec des doses élevées de diurétique
souffrant d'hyponatrémie
souffrant de dysfonction rénale préexistante
utilisant des anti-inflammatoires non stéroïdiens

- ***Hyperkaliémie***

Par leur action sur le système rénine-angiotensine, les IECA retiennent le potassium dans l'organisme. Les diurétiques épargneurs de potassium ou les suppléments de potassium devraient être retirés avant l'introduction d'un médicament de cette classe. Toutefois, les doses parfois élevées d'un diurétique de l'anse obligent à considérer l'ajout d'un supplément de potassium ou d'un diurétique épargneur de potassium.

- ***Autres***

Quoique très rare, l'œdème angioneurotique est un effet indésirable grave, voire fatal. L'œdème des cordes vocales se produit immédiatement après la ou les premières doses et requiert d'urgence une injection d'adrénaline. Des réactions tardives et de moindre intensité ont aussi été signalées, mais à l'intérieur d'un délai qui n'a encore jamais dépassé trois semaines. Dans tous les cas, les IECA sont à proscrire.

Posologie

La posologie de départ d'un IECA doit tenir compte de facteurs tels que la gravité de l'insuffisance cardiaque, la présence d'insuffisance rénale et hépatique, l'utilisation de diurétiques, l'hypovolémie et l'hyponatrémie. La dose initiale de l'IECA doit être faible ; elle peut être doublée tous les trois à sept jours, selon la tolérance du malade. Les doses visées sont la plupart du temps celles qui ont été utilisées avec succès dans les études cliniques (tableau 8), tout en tenant compte de la réponse du patient. La conduite à tenir consiste à porter la dose le plus près possible de la valeur visée afin d'en espérer les bénéfices en termes de survie et de capacité fonctionnelle.

Le tableau 9 présente l'évaluation de l'efficacité des IECA.

TABLEAU 8
Posologie des IECA dans l'insuffisance cardiaque

Dénomination commune	Dose initiale (mg/dose)	Nombre de prises quotidiennes	Dose de maintien visée	Dose maximale (mg/jour)
Bénazépril*	2,5	Deux fois par jour	10 mg deux fois par jour	20
Captopril	6,25	Trois fois par jour	50 mg trois fois par jour	150
Cilazapril	0,5 à 1,25	Une fois par jour	2,5 mg une fois par jour	2,5
Énalapril	2,5	Deux fois par jour	10 mg deux fois par jour	40
Fosinopril	5	Une fois par jour	20 mg une fois par jour	20
Lisinopril	2,5	Une fois par jour	10 mg une fois par jour	20
Quinapril	2,5 à 5	Deux fois par jour	10 mg deux fois par jour	40
Périndopril*	2	Une fois par jour	4 mg une fois par jour	4
Ramipril	1,25 à 2,5	Deux fois par jour	5 mg deux fois par jour	20

* L'indication n'apparaît pas dans la monographie canadienne.

Antagonistes ou bloqueurs des récepteurs AT_1 de l'angiotensine II

Les IECA n'empêchent pas complètement la production de l'angiotensine II. La transformation de l'angiotensine I en angiotensine II est aussi modulée par d'autres substances que l'ECA dont la tonine, la cathepsine et la chymase. Les antagonistes des récepteurs AT_1 de l'angiotensine II ou $ARAT_1$ inhibent complètement les effets néfastes connus de l'angiotensine II, plus précisément de l'activation de ses récepteurs AT_1. Les $ARAT_1$ furent d'abord introduits comme antihypertenseurs tout comme les IECA. Les études menées à ce jour ont montré qu'ils étaient au moins aussi efficaces que les IECA dans le traitement de l'insuffisance cardiaque.

Les $ARAT_1$ sont réservés aux malades qui ne peuvent utiliser les IECA à cause de leurs effets indésirables non tolérés ou graves : toux importante, rash ou altération du goût responsable d'une perte de poids non souhaitée.

Mécanisme d'action

Les $ARAT_1$ bloquent les effets négatifs de l'angiotensine II en se liant de façon spécifique aux récepteurs AT_1 de l'angiotensine. Donc, l'action thérapeutique des $ARAT_1$ provient d'un blocage préférentiel des récepteurs AT_1,

TABLEAU 9
Évaluation de l'efficacité et de l'innocuité des IECA

Évaluation	Éléments d'évaluation	Interventions	Suivi
Efficacité	Amélioration des signes et symptômes d'insuffisance cardiaque Diminution des œdèmes, prise de poids	Questionner le malade sur ses essoufflements et sur sa tolérance à l'effort. Peser le malade chaque semaine.	Recueillir de l'information lors des renouvellements et à chaque changement dans les prescriptions. Effectuer un suivi quotidien pendant la première semaine
Innocuité	Hypotension	Si présence de chutes, d'étourdissements, diminuer la dose ou cesser l'IECA.	Tension artérielle tous les jours pendant 3 jours consécutifs à l'instauration de l'IECA ou après une augmentation de la dose.
	Toux intolérable	Modifier le choix de l'IECA ou y substituer un antagoniste des récepteurs AT_1 de l'angiotensine II.	
	Créatinine sérique et électrolytes	Mesurer la créatinine sérique et les électrolytes. Si la Cl_{cr} est abaissée de moins de 30 % de sa valeur initiale : réduire la dose du diurétique d'abord, ou réduire la dose de l'IECA de 50 %. Si la Cl_{cr} est abaissée de 30 % ou plus : cesser l'IECA. Confirmer l'absence d'une sténose de l'artère rénale. Si le $K > 5,5$ mmol/L : cesser l'IECA.	Avant l'instauration d'un IECA et après une semaine, puis une fois par mois pour deux mois consécutifs. Aux deux mois par la suite.

entraînant une augmentation de l'angiotensine II circulante et, par ricochet, une stimulation des récepteurs AT_2 qui modulent la vasodilatation et, en insuffisance cardiaque, la diminution de l'hypertrophie ventriculaire. Comme ils n'agissent pas sur l'ECA, les $ARAT_1$ n'affectent pas la bradykinine (moins de toux), ni les prostaglandines.

Pharmacocinétique

Les différences pharmacocinétiques des $ARAT_1$ peuvent être importantes. L'irbésartan a la plus longue demi-vie, sa biodisponibilité et son volume de distribution sont les plus élevés. Le valsartan et le losartan ont les durées d'action les plus courtes et, contrairement au candésartan et à l'irbésartan, se lient au récepteur de façon compétitive et réversible. Les conséquences cliniques de ces distinctions demeurent encore inconnues.

Hydralazine et nitrate

Ces deux vasodilatateurs ne possèdent pas d'indication officielle dans l'insuffisance cardiaque. Ils sont réservés aux malades qui ne tolèrent pas les IECA en raison d'une insuffisance rénale grave ou d'une toux excessive, par exemple. Aucune étude n'a démontré que l'ajout d'un seul de ces médicaments à la thérapie standard améliorait la tolérance à l'effort ou atténuait les symptômes.

En associant un vasodilatateur à un nitrate, il est possible d'obtenir une réduction conjuguée de la postcharge par l'hydralazine et de la précharge par le nitrate. De plus, l'hydralazine prévient le développement prématuré d'une résistance aux nitrates. Ces effets hémodynamiques sur la résistance et sur la capacitance vasculaires sont favorables à court terme, mais non consistants à long terme. Ce manque d'efficacité est attribuable, malgré tout, à la tolérance à l'effet vasodilatateur. Ces médicaments tendent en effet à activer les systèmes neurohormonaux sympathique et rénine-angiotensine.

L'administration de l'hydralazine en association avec un nitrate améliore la tolérance à l'effort, les symptômes de l'insuffisance cardiaque et possiblement la survie. En ce qui concerne la survie, le gain est nettement inférieur à celui obtenu avec les IECA.

Les effets indésirables limitent de façon importante leur utilisation chez les personnes âgées : hypotension, rétention hydrosodée qui résulte de l'activation du système rénine-angiotensine consécutive à la vasodilatation rénale, maux de tête, bouffées vasomotrices, syndrome lupique. Généralement, l'emploi concomitant des deux médicaments provoque peu de tachycardie réflexe, mais il faut tout de même demeurer vigilant.

La posologie des nitrates est la même que celle utilisée pour traiter l'angine, soit entre 30 et 160 mg de dinitrate d'isosorbide par jour. Quant à l'hydralazine, la posologie étudiée est plus élevée que celle retenue pour l'hypertension, soit jusqu'à 300 mg par jour.

Bloqueurs des canaux calciques

Les bloqueurs des canaux calciques sont des médicaments non recommandés dans le traitement de l'insuffisance cardiaque causée par une dysfonction systolique (FE < à 40 %). Les antagonistes calciques de la première génération, le vérapamil, le diltiazem et la nifédipine, peuvent causer une détérioration hémodynamique et clinique. Ces médicaments augmentent l'occurrence des événements cardiovasculaires tel l'œdème pulmonaire et réduisent la survie. Les effets nuisibles liés aux antagonistes du calcium sont une diminution de la contractilité myocardique (effet inotrope négatif), l'activation du système nerveux sympathique et du système rénine-angiotensine et l'absence d'effet sur la précharge (médicaments avec un effet vasodilatateur uniquement artériel).

Pour les patients insuffisants cardiaques qui ont besoin d'une thérapie antihypertensive supplémentaire ou d'un traitement anti-ischémique, l'amlodipine et la félodipine sont de meilleurs choix, principalement parce qu'ils ne causent pas d'effet inotrope négatif. Ils ne sont cependant pas recommandés comme médicaments de routine en présence d'insuffisance cardiaque. Seule l'amlodipine aurait un effet positif sur la survie, mais, paradoxalement, chez des patients dont l'étiologie de l'insuffisance cardiaque n'est pas de nature ischémique. Par ailleurs, à la lumière des dernières études, il est possible de traiter l'angine d'un insuffisant cardiaque avec l'amlodipine, dont l'effet serait neutre chez ces patients.

Cardiotoniques et agents inotropes positifs

Digoxine

Connue depuis très longtemps, la digoxine demeure l'un des médicaments les plus prescrits en insuffisance cardiaque. Malgré sa large utilisation, il existe beaucoup de controverses quant à sa valeur thérapeutique et surtout quant à son mécanisme d'action.

La digoxine est particulièrement indiquée lorsque l'insuffisance cardiaque systolique s'accompagne d'une tachyarythmie supraventriculaire telle la fibrillation auriculaire. Elle a aussi sa place dans le traitement des malades dont l'insuffisance cardiaque est légère ou modérée et qui demeurent symptomatiques malgré les doses optimales d'un IECA et d'un diurétique. La digoxine réduit les symptômes, accroît la tolérance à l'exercice et diminue les risques de détérioration clinique.

La démonstration d'une détérioration clinique à la suite du retrait de la digoxine a été faite chez des patients stables qui recevaient des doses thérapeutiques. On a aussi démontré que la digoxine n'affecte pas la survie. Par ailleurs, à la lumière de l'étude DIG, il semble que la digoxine réduise le risque d'hospitalisation pour insuffisance cardiaque lorsqu'elle est ajoutée à un IECA et à un diurétique.

En résumé, la digoxine est un médicament accessible, peu coûteux, dont l'efficacité et l'innocuité sont bien établies. Elle est complémentaire des autres thérapies de l'insuffisance cardiaque, mais est surtout recommandée en présence d'arythmie supraventriculaire.

Mécanisme d'action

Classiquement, on explique l'action de la digoxine par l'inhibition de l'enzyme sodium-potassium adénosine triphosphatase (Na^+/K^+ ATPase) dans les cellules cardiaques. L'inhibition de cette enzyme accroît la concentration intracellulaire de calcium disponible en systole, ce qui a pour effet d'amplifier la contractilité cardiaque. L'augmentation de la force de contraction myocardique par la digoxine en fait donc un agent inotrope positif.

La digoxine exerce aussi une action sur les barorécepteurs qui entraîne une diminution réflexe du tonus sympathique, et sur les nœuds sinusal et auriculo-ventriculaire en réduisant l'automaticité des cellules « pacemaker » et en ralentissant la conduction auriculo-ventriculaire. Ce mécanisme la rend intéressante dans le traitement de la fibrillation auriculaire. Cependant, la digoxine se révèle souvent impuissante à maîtriser la tachycardie induite par l'effort, car le système vagal impliqué dans son mécanisme d'action est peu efficace dans cette situation.

Enfin, on pense aussi que le mécanisme d'action de la digoxine repose sur la modulation du système neurohormonal, dont une inhibition sympathique. Cet effet expliquerait possiblement davantage les bienfaits de la digoxine que l'effet inotrope positif. Ce mécanisme d'action expliquerait aussi pourquoi la digoxine est le seul médicament inotrope positif à ne pas diminuer la survie.

Pharmacocinétique

La digoxine est bien absorbée par voie orale. Elle est éliminée principalement par le rein sous forme inchangée. Chez les sujets dont la fonction rénale est normale, la demi-vie de la digoxine est de un jour et demi et l'état d'équilibre est atteint une semaine après le début du traitement. Chez le sujet âgé, la demi-vie d'élimination est de deux à trois jours et l'état d'équilibre est atteint 10 à 14 jours après le début du traitement.

La digoxine possède un index thérapeutique étroit. Sa concentration plasmatique thérapeutique se situe entre 0,8 et 1,6 nmol/L. Il existe une faible corrélation entre la concentration plasmatique et l'effet thérapeutique. On ne connaît pas les concentrations intracardiaques atteintes, responsables des effets pharmacologiques. Chez la personne âgée, les effets indésirables et toxiques de la digoxine peuvent apparaître à des concentrations comprises dans la fenêtre thérapeutique. Il est recommandé de maintenir la concentration plasmatique de la digoxine près de la valeur inférieure de la normale.

La concentration plasmatique de la digoxine devrait être mesurée lorsque le patient présente des signes ou symptômes d'intoxication à la digoxine. Le prélèvement doit être effectué au moins huit heures après la prise de médicament ou juste avant la prochaine dose. Un résultat à l'intérieur de la fenêtre thérapeutique ou sous celle-ci n'exclut pas une intoxication. L'évaluation du résultat doit se faire à la lumière des signes et symptômes cliniques.

Effets indésirables

Les signes et les symptômes d'une intoxication digitalique en gériatrie sont essentiellement l'anorexie, les nausées et parfois les vomissements, les hallucinations, la fatigue et la confusion. Ces deux derniers effets indésirables peuvent d'ailleurs être confondus avec les conséquences de l'insuffisance cardiaque et du vieillissement. Toujours chez les personnes âgées, des troubles du rythme ou un bloc cardiaque sont quelquefois la manifestation d'un surdosage de la digoxine, même si la mesure de la concentration sérique est comprise dans la fenêtre thérapeutique. Il est alors prudent de vérifier les concentrations sériques du potassium et du magnésium. Enfin, des troubles visuels tels un halo jaune, rouge ou vert peuvent survenir, mais rarement chez les personnes âgées. Le risque de toxicité est plus grand chez les patients très âgés, chez ceux atteints d'insuffisance rénale, de maladie pulmonaire ou dont le taux sérique de potassium ou de magnésium est bas. Le tableau 10 présente les éléments d'évaluation de l'innocuité de la digoxine.

Posologie et précautions d'emploi

Il est impossible d'établir une posologie universelle pour la digoxine. La posologie doit être individualisée en tenant compte de l'âge et de la fonction rénale du patient et des interactions médicamenteuses présentes. Généralement, la dose quotidienne varie de 0,0625 mg à 0,125 mg dans la population gériatrique ; elle atteint rarement 0,25 mg. Il n'est pas nécessaire d'administrer une dose de charge dans une situation chronique comme l'insuffisance cardiaque non décompensée.

TABLEAU 10

Évaluation de l'innocuité de la digoxine

Évaluation	Éléments d'évaluation	Intervention	Suivi
Innocuité	Nausée persistante, anorexie accompagnée d'une perte de poids, fatigue excessive, confusion, pouls < 50 battements par minute	Cesser la digoxine. Mesurer la digoxinémie. Si concentration toxique, cesser pendant deux jours et mesurer la digoxinémie la 3e journée. Diminuer la dose et répéter une digoxinémie dans 10-14 jours. Vérifier la présence de médicaments pouvant causer une interaction médicamenteuse.	Mesurer la digoxinémie tous les ans si le patient est stable. Si changement dans la fonction rénale, patient instable, ajout de médicaments pouvant modifier la concentration plasmatique de la digoxine, mesurer la digoxinémie.

Un plan de suivi établi au moment de l'introduction de la digoxine est souhaitable chez tous les sujets âgés. Ce plan indique les valeurs mesurées au laboratoire qui sont utiles au monitorage et la fréquence des interventions.

ENTREPRENDRE UN TRAITEMENT À LA DIGOXINE

- Évaluer la clairance de la créatinine.
- Obtenir un bilan électrolytique (surtout une mesure du potassium sérique).
- Chez un patient de moins de 45 kg, débuter avec 0,0625 mg une fois par jour le matin si la fonction rénale le permet.
- Chez les patients de plus de 45 kg, débuter avec 0,125 mg une fois par jour le matin si la fonction rénale le permet.

Par la suite :

- Mesurer la digoxinémie 10 à 14 jours après le début de la thérapie ou après chaque haussement de dose.
- Répéter les contrôles sériques :
  - une fois par année, ou
  - à l'introduction d'un médicament ou en présence d'une maladie qui influence la digoxinémie
  - si crainte de toxicité ou d'inobservance.
- Mesurer le pouls régulièrement (environ une fois par semaine).

Interactions médicamenteuses

De nombreuses interactions médicamenteuses influencent le taux sérique de la digoxine, parfois à la hausse, parfois à la baisse. Le tableau 11 présente les principales interactions.

Autres agents inotropes positifs

Tous les médicaments inotropes positifs, hormis la digoxine, sont formulés pour une administration par la voie parentérale. Il est possible d'amplifier la force de contraction cardiaque en augmentant la concentration intracellulaire d'AMP cyclique. Pour ce faire, les agents inotropes positifs peuvent soit augmenter la synthèse de l'AMP cyclique (médicaments dopaminergiques), soit inhiber la dégradation de l'AMP cyclique (inhibiteurs de la phosphodiestérase), soit agir sur les récepteurs bêta-adrénergiques.

TABLEAU 11
Interactions médicamenteuses avec la digoxine

Médicaments	Mécanisme d'action	Effet	Intervention
Antiacides	↓ de l'absorption de la digoxine	↓ de l'effet de la digoxine	Administrer les deux médicaments à deux heures d'intervalle au moins.
Amiodarone	Inhibition de la glycoprotéine P rénale par l'amiodarone, un susbtrat du CYP3A4	↑ de la concentration sérique de la digoxine Effets toxiques de la digoxine	↓ d'emblée la dose de digoxine de 50 % lors de l'introduction de l'amiodarone. Surveiller le patient et mesurer la digoxinémie au besoin.
Clarithromycine	Inhibition de la glycoprotéine P rénale par la clarithromycine, un susbtrat du CYP3A4	↑ de la concentration sérique de la digoxine Effets toxiques de la digoxine	Utiliser un autre antibiotique.
AINS	Rétention liquidienne et sodique	Aggravation de l'insuffisance cardiaque	Éviter l'association chez les patients en insuffisance cardiaque.
Diltiazem	Inhibition de la glycoprotéine P rénale par le diltiazem, un susbtrat du CYP3A4	↑ de la concentration sérique de la digoxine Effets toxiques de la digoxine	Surveiller le patient et mesurer la digoxinémie au besoin.
Diurétiques hypokaliémiants	Perte de potassium et de magnésium	Arythmies	Surveiller les taux de potassium et de magnésium et corriger au besoin.
Vérapamil	Inhibition de la glycoprotéine P rénale par le vérapamil, un susbtrat du CYP3A4	↑ de la concentration sérique de la digoxine Effets toxiques de la digoxine	↓ d'emblée la dose de digoxine de 50 % lors de l'introduction du vérapamil. Surveiller le patient et mesurer la digoxinémie au besoin.

Les inhibiteurs de la phosphodiestérase (amrinone, milrinone) et les agents dopaminergiques (dopamine, dobutamine) sont réservés au traitement des troubles hémodynamiques aigus et ne jouent aucun rôle dans le traitement chronique de l'insuffisance cardiaque. Les patients souffrant d'insuffisance cardiaque grave qui reçoivent ces médicaments en injections intraveineuses intermittentes, deux à trois fois par semaine par exemple, affichent un taux de mortalité plus élevé que ceux qui n'en reçoivent pas. Des études semblent indiquer que l'administration répétée de dobutamine aux insuffisants cardiaques dont la FE est anormale conduit à une augmentation de la fréquence des arythmies ventriculaires et du taux de mortalité, même s'il y a eu initialement une amélioration hémodynamique.

Bêta-bloquants

Longtemps contre-indiqués dans le traitement de l'insuffisance cardiaque, les bêta-bloquants représentent maintenant un élément important de l'arsenal thérapeutique. Les bêta-bloquants sont maintenant indiqués dans le traitement chronique des malades atteints d'insuffisance cardiaque stable légère à modérée (classe II de la NYHA) ou modérée à grave (classe III), dont la FE est inférieure à 35-40 %. Le bêta-bloquant s'ajoute à la thérapie standard, IECA et diurétique avec ou sans digoxine ou vasodilatateurs, dans le but de réduire les symptômes et d'améliorer l'état clinique des malades, de diminuer les hospitalisations et les décès.

Mécanisme d'action

Le système nerveux sympathique ou sympatho-adrénergique est activé relativement tôt en réponse à une diminution du débit cardiaque, avant même que l'insuffisance cardiaque ne devienne symptomatique. Il en résulte une stimulation bêta-adrénergique et à une libération de noradrénaline. La noradrénaline est un puissant vasoconstricteur périphérique. À long terme, un taux élevé de noradrénaline est potentiellement dommageable pour le muscle cardiaque en entraînant, par exemple, un remodelage du ventricule gauche. Il cause une stimulation continue des récepteurs bêta qui entraîne leur désensibilisation, surtout des β_1, et une diminution de leur densité à la surface des cellules myocardiques. Comme cette stimulation est probablement l'une des principales causes de la dysfonction ventriculaire gauche, le fait de la contrecarrer est bénéfique.

Historiquement, les effets bénéfiques des bêta-bloquants de la première génération dans l'insuffisance cardiaque ont été modérés par leur effet inotrope négatif. Il est bien connu que le ralentissement du rythme cardiaque et la vasoconstriction périphérique induits par les bêta-bloquants peuvent exacerber les symptômes de l'insuffisance cardiaque au début du traitement. Ceci pourrait exposer l'insuffisant cardiaque à une dépression de sa fonction cardiaque ou à un collapsus cardiovasculaire.

On retrouve dans le myocarde des récepteurs alpha (α_1) et bêta (β_1 et β_2). Aucun bêta-bloquant de la première génération (ex. : propranolol) ni de la deuxième (ex. : métoprolol) n'agit sur tous ces récepteurs. Les bêta-bloquants de la troisième génération comme le carvédilol agissent à la fois sur les récepteurs alpha et bêta. La comparaison entre les trois générations de bêta-bloquants est résumée au tableau 12.

TABLEAU 12
Comparaison des bêta-bloquants dans l'insuffisance cardiaque

	Propranolol	Métoprolol	Carvédilol	Bisoprolol
Effet agoniste : ASI	non	non	non	non
Cardiosélectivité	faible	élevée	modérée	élevée
Bloqueur α_1	non	non	oui	non
Antioxydant	non	non	oui	ND
Augmentation de la survie	non	oui	oui	oui

ND = non déterminé
ASI = Activité sympathomimétique intrinsèque

Effets indésirables

Hypotension

L'hypotension est plus marquée avec les antagonistes bêta qui ont aussi une activité bloquante α_1. Leur emploi avec d'autres vasodilatateurs demande parfois de répartir les prises médicamenteuses à différentes périodes de la journée afin d'éviter des chutes de tension artérielle problématiques. Il est recommandé de prendre le carvédilol avec les repas en présence d'hypotension.

Rétention liquidienne et détérioration de l'insuffisance cardiaque

Si ces événements se produisent, l'augmentation de poids est visible après trois ou cinq jours et les complications liées à l'œdème sont susceptibles de survenir une ou deux semaines après le début de la thérapie ou une majoration de la dose. Avant d'envisager le retrait du bêta-bloquant, une augmentation des doses du diurétique ou de l'IECA devrait être essayée. Si cette mesure réussit, il faut réduire la vitesse d'augmentation de la dose du bêta-bloquant et poursuivre le traitement. Dans le cas contraire, des mesures particulières et spécialisées, tel l'ajout d'un agent inotrope positif par voie intraveineuse en milieu hospitalier, devraient être prises en considération.

Bradycardie et bloc cardiaque

Les bêta-bloquants ralentissent le rythme du cœur et altèrent la conduction cardiaque, mais ces effets sont plutôt rares avec l'utilisation de faibles doses. Si le pouls est inférieur à 50 battements à la minute ou si un diagnostic de bloc cardiaque de deuxième ou de troisième degré est posé, il est préférable de retirer le bêta-bloquant.

Autres effets

Chez les diabétiques souffrant d'insuffisance cardiaque, les bénéfices du bêta-bloquant sont supérieurs aux inconvénients. Même si le bêta-bloquant peut masquer les signes d'hypoglycémie, on ne devrait pas priver la personne âgée diabétique d'une thérapie avantageuse. Les contre-indications à l'utilisation d'un bêta-bloquant demeurent les mêmes, soit la maladie bronchospastique, la bradyarythmie symptomatique, le bloc cardiaque et l'incapacité à tolérer le médicament.

Posologie

Trois bêta-bloquants ont été étudiés dans le traitement de l'insuffisance cardiaque : le métoprolol, le carvédilol et le bisoprolol. Un titrage lent et progressif de la dose et une pharmacovigilance accrue sont essentiels à l'introduction d'un bêta-bloquant, même si l'insuffisance cardiaque est stable. Le carvédilol exige un titrage échelonné sur dix à 12 semaines. Il faut respecter un intervalle de deux semaines entre chaque augmentation de la dose. La posologie recommandée des autres médicaments est basée sur des études présentées au tableau 13.

TABLEAU 13

Posologie de certains bêta-bloquants dans l'insuffisance cardiaque

Étude	Bêta-bloquant	Dose initiale (mg)	Dose maximale visée (mg)
MERIT-HF	Métoprolol à libération prolongée	12,5 à 25 par jour	200 par jour
Carvédilol US study	Carvédilol	3,125 deux fois par jour	25 deux fois par jour
CIBIS II	Bisoprolol	1,25 par jour	10 par jour

CONCLUSION

L'insuffisance cardiaque continue d'être un problème de santé publique aux conséquences néfastes. Le pronostic demeure sombre, encore aujourd'hui. Une polymédication, parfois coûteuse, occasionne de nombreux problèmes d'observance qui aboutissent à des réhospitalisations. De nouvelles stratégies d'intervention doivent être mises au point, car la personne âgée contrainte de consommer une grande variété de médicaments pour maîtriser ses symptômes ou pour ralentir la progression de l'insuffisance cardiaque vit une détresse, malgré les efforts déployés pour la convaincre que ces médicaments augmentent son espérance de vie. Une gestion partagée de la maladie, par la personne âgée elle-même et par une équipe de référence, est certes un élément porteur d'une plus grande qualité de vie.

TABLEAU 14
Effet des différentes classes pharmacologiques dans le traitement de l'insuffisance cardiaque

Paramètres d'effacité	Diurétiques	IECA	Digoxine	Bêta-bloquants	Hydralazine /nitrates	Bloquants des canaux calciques
Qualité de vie	↑	↑	↑	↔ ou ↑	↔ ou ↑	ND
Tolérance à l'effort (statut fonctionnel)	↔ ou ↑	↑	↑	↔ ou ↑ ou ↓	↔ ou ↑	↔
Survie	↔	↑	↔	↑	↑ ou ↔	↓ (↔ amlodipine, félodipine)
Hospitalisations	ND	↓	↓	↓	↔	ND
Hypertrophie ventriculaire gauche	↔ ou ↓	↓	ND	↓	ND	↓
Pression de remplissage ventriculaire	↓	↓	↓	↓	↓	↓
Précharge	↓	↓	ND	↔	ND	↔
Postcharge	↓	↓	ND	↓	ND	↓
Fréquence cardiaque	↔ ou ↑	↔ ou ↓	↔ ou ↓	↓	ND	↓ (vérapamil et diltiazem)

Bibliographie

Adams, K.E. Jr. « Current perspectives on (β-receptor antagonists in the treatment of symptomatic ventricular dysfunction », *Pharmacotherapy*, 1996, 16 (2 Pt 2) : 69S-77S.

Adams, K.F., K.L. Baughman, W.G. Dec *et al.* « HFSA guidelines for management of patients with heart failure caused by left ventricular systolic dysfonction – Pharmacological approaches. Heart Failure Society of America », *Pharmacotherapy*, 2000, 20 (5) : 495-522.

CIBIS II Investigation and Committees. « The cardiac insufficiency bisoprolol study II (CIBIS II) : a randomised trial », *Lancet*, 1999, 353 : 9-13.

Ducharme, A. « L'insuffisance cardiaque, pour aller au cœur du problème ! », *Le Clinicien*, 2000, août : 62-78.

Jackson, G., C.R. Gibbs, M.K. Davies, G.Y.H. Lip. « ABC of heart failure : Pathophysiology », *BMJ*, 2000, 320 : 167-170.

Johnstone, D.E., A. Abdulla, J.M.O. Arnold *et al.* « Le diagnostic et le traitement de l'insuffisance cardiaque », *Can. J. Cardiol.*, 1994, 10 (6) : 635-654.

Lopes, M.E., et L. Hittinger. « Insuffisance cardiaque congestive de l'adulte », *La Revue du Praticien* (Paris), 1999, 49 : 765-776.

MERIT-HF Study Group. « Effect of Metoprolol CR/XL in chronic heart failure. Metoprolol CR/XL randomised intervention trial in congestive heart failure (MERIT-HF) », *Lancet*, 1999, 353 : 2001-2007.

Parker, M., J.N. Cohn, W.T. Abraham *et al.* « Consensus recommendations for the management of chronic heart failure », *Am. J. Cardiol.*, 1999, 83 (2A) : 1A-39A.

Parker, M., M.R. Briston, J.N. Cohn *et al.* « The effect of carvedilol on morbidity and mortality in patients with chronic heart failure », N. Engl. J. Med., 1996, 334 : 1349-1355.

Patterson, J.H., et K.F. Adams. « Pathophysiology of heart failure : Changing perceptions », *Pharmacotherapy*, 1996, 16 (2 Pt 2) : 27S-36S.

Steinberg, J.S. « Angiotensin II receptor antagonists : Mechanisms and therapeutic utility », *Hosp. Pharm.*, 1998, 33 : 53-65.

The European Society of Cardiology. « The treatment of heart failure », *Eur. Heart J.*, 1997, 18 : 736-753.

Watson, R.D., C.R. Gibbs et G.Y.H. Lip. « ABC of heart failure : Clinical features and complications », *BMJ*, 2000, 320 : 236-239.

Chapitre 23

L'hypertension artérielle essentielle

Jean Lefèbvre

INTRODUCTION

La définition de l'hypertension artérielle essentielle ainsi que l'importance à donner à ce problème chez la personne âgée ont fait l'objet de nombreuses discussions dans le passé. Il y a quelques années encore, une tension artérielle élevée était considérée comme un processus normal du vieillissement; une étude de Rajala et de ses collaborateurs menée chez des octogénaires avait même suggéré une corrélation inverse entre la tension artérielle et le taux de mortalité. Aujourd'hui, la majorité des études expérimentales, cliniques et épidémiologiques indiquent de façon claire que l'hypertension artérielle essentielle est la manifestation pathologique de changements fonctionnels et structuraux subis par l'appareil cardiovasculaire d'un individu, peu importe son âge. Pour prévenir le taux anormalement élevé de complications morbides et de décès associés à cette condition de santé, nous disposons maintenant d'un large éventail d'agents pharmacologiques. Le choix et l'utilisation adéquate de ces agents ne sont cependant pas toujours faciles en clinique. Le présent chapitre révise les principes de traitement de l'hypertension artérielle chez la personne âgée, en se basant sur les données d'études actuellement disponibles et sur les caractéristiques cliniques propres à la population gériatrique.

DÉFINITIONS

L'élévation de la tension artérielle systémique, telle qu'elle est définie dans l'hypertension artérielle, est associée à un risque accru de développer une maladie cérébrovasculaire, cardiaque, rénale ou vasculaire. Chez les adultes de plus de 60 ans, ce risque est généralement considéré selon deux groupes d'âge : les 60-75 ans et les plus de 75 ans. Cette subdivision est fondée sur les particularités cliniques des deux groupes, mais aussi sur les résultats d'études utilisant des critères d'âge analogues. Mentionnons que les données d'études chez les plus de 85 ans demeurent encore rares aujourd'hui. Le tableau 1 présente les conséquences néfastes de l'hypertension artérielle et des autres facteurs dits athérosclérotiques sur les organes plus susceptibles d'être touchés (cibles). Chez les personnes âgées hypertendues, l'atteinte des organes cibles se juxtapose souvent aux effets délétères d'autres conditions déjà présentes (comorbidité). Par conséquent, l'approche clinique d'un vieillard hypertendu pourra substantiellement différer de celle d'un adulte d'âge moyen.

TABLEAU 1
Complications cardiovasculaires associées à l'hypertension artérielle

Organes cibles	Hypertensives	Athérosclérotiques
Cerveau et yeux 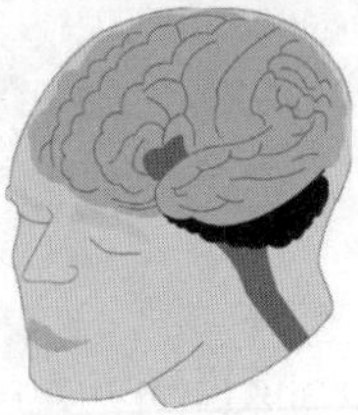	Hémorragie intracérébrale Infarctus lacunaires Encéphalopathie Hémorragie du fond d'œil Exsudat Papillite	Accident vasculaire cérébral Ischémie cérébrale transitoire
Cœur 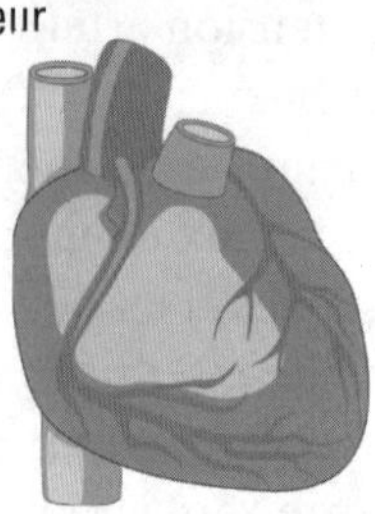	Insuffisance congestive Hypertrophie ventriculaire Revascularisation coronarienne	Infarctus du myocarde Angine
Reins 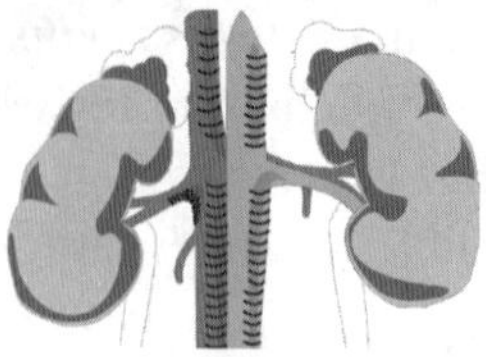	Néphrosclérose	Sténose de l'artère rénale
Vaisseaux 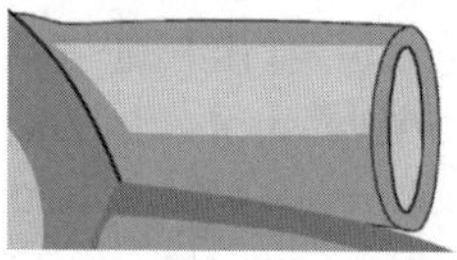	Dissection aortique	Athéromatose diffuse

Adapté du JNC-VII, 2003.

Généralement, on dit qu'une personne souffre d'hypertension artérielle lorsque que sa tension artérielle est égale ou supérieure à 90 mm Hg pour la diastolique et à 140 mm Hg pour la systolique, mesurée au repos, en plusieurs occasions différentes au cours d'une période d'au moins six mois. Cette définition est basée sur les résultats d'études longitudinales démontrant, d'une part, une incidence accrue de complications cardiovasculaires dans les populations où la tension artérielle moyenne s'élève au-delà de ces valeurs et, d'autre part, une diminution du risque lorsque la tension est abaissée en deçà de ces mêmes chiffres. En réalité, le risque associé à l'hypertension artérielle varie tel un continuum : plus la valeur de la tension artérielle est élevée, plus grande est la probabilité de développer une complication cardiovasculaire. Commençant à un niveau aussi bas que 115/75 mm Hg, il a été démontré que le risque cardiovasculaire doublait à chaque augmentation de 20 ou 10 mm Hg pour les tensions systolique et diastolique respectivement. Les classifications proposées par les organismes de santé visent donc à faciliter l'approche clinique des praticiens auprès de leurs patients en définissant des balises utiles au diagnostic et au suivi thérapeutique. Ces recommandations font l'objet de révisions périodiques et sont publiées après l'obtention de consensus auprès d'experts.

La plus récente classification de la tension artérielle chez l'adulte émise par un organisme de santé provient du « National Heart, Lung, and Blood Institute (NHLBI) » américain via son comité, le «Joint National Committee on Prevention, Detection, Evaluation, and Treatment of High Blood Pressure (JNC-VII, année 2003) ». Le tableau 2 présente cette classification sous sa septième version. Dans ces recommandations, l'hypertension artérielle est présentée en 2 degrés, ou stades, le premier stade étant défini par une tension artérielle égale ou supérieure à 140 mm Hg pour la systolique ou 90 mm Hg pour la diastolique. L'hypertension de stade 1 correspond à ce qui autrefois était appelé hypertension légère. Les risques associés à ce stade sont maintenant bien démontrés et ne doivent pas être pris à la légère, d'où la nécessité de plus utiliser l'appellation hypertension légère. Un niveau de pré-hypertension a également été introduit dans la nouvelle classification afin de sensibiliser le public et le personnel soignant à l'importance de dépister précocement l'hypertension dans la population. Par ailleurs, l'hypertension artérielle systolique isolée, plus commune dans la population gériatrique, se définit comme une tension artérielle systolique supérieure ou égale à 140 mm Hg alors que la tension artérielle diastolique demeure inférieure à 90 mm Hg. Dans le passé, la communauté médicale et scientifique a tardé à reconnaître la tension artérielle systolique en tant que facteur prédictif des incidents cardiovasculaires. Aujourd'hui, l'interprétation de ce paramètre clinique est beaucoup plus claire grâce, surtout, au plus grand nombre de données d'études publiées sur le sujet. Toutefois, tous les organismes de santé ne se sont pas encore mis au diapason sur la définition de l'hypertension systolique isolée à adopter, certains préconisant une tension systolique plus grande ou égale à 160 mm Hg au lieu de 140 mm Hg. Cet état de fait pourrait changer avec la publication des prochains consensus et lignes directrices de ces organismes.

TABLEAU 2
Classification de la tension artérielle chez un adulte de 18 ans et plus*

Catégorie	Valeurs de tension artérielle (mm Hg)**		
	Systolique		Diastolique
Normale	< 120	et	< 80
Pré-hypertension	120-139	ou	80-89
Hypertension de stade 1	140-159	ou	90-99
Hypertension de stade 2	≥ 160	ou	≥ 100

* Adapté du JNC-VII du NHLBI, 2003.

** Mesurée sans médication antihypertensive ; sauf pour la catégorie « Normale », prendre la valeur la plus élevée entre la diastolique ou la systolique.

La pression pulsée, c'est-à-dire la différence entre les tensions systolique et diastolique, représente un autre indicateur du risque cardiovasculaire. Elle est la résultante de deux éléments hémodynamiques : l'effet direct du volume sanguin éjecté par le ventricule gauche sur les artères, d'une part, et l'onde créée par cette poussée, d'autre part. Les données de la Framingham Heart Study indiquent que les tensions artérielles systolique et diastolique s'accroissent de façon parallèle jusqu'à l'âge de 55 ans environ ; après 60 ans, la tension artérielle systolique continue généralement de s'élever, alors que la diastolique se stabilise ou redescend en raison de la rigidité artérielle qui s'instaure peu à peu. Il en résulte une augmentation graduelle de la pression pulsée en fonction de l'âge. Dans l'étude de Framingham, on observe un accroissement du risque coronarien au fur et à mesure que la tension artérielle diastolique diminue, pour une tension artérielle systolique égale ou supérieure à 120 mm Hg. Ainsi, le patient hypertendu dont la tension artérielle est de 160/70 mm Hg présenterait un plus grand risque cardiovasculaire qu'un autre individu ayant une tension artérielle de 160/100 mm Hg.

De récentes analyses utilisant les données recueillies dans l'étude SHEP (Systolic Hypertension in the Elderly Program) montrent par ailleurs qu'une pression pulsée supérieure à 100 mm Hg comporte autant de danger qu'une tension artérielle systolique supérieure à 160 mm Hg. La pression pulsée constitue donc un indicateur intéressant, mais son utilisation générale n'est pas encore recommandée en clinique. D'autres études sont nécessaires afin de confirmer sa valeur pronostique.

Les critères recommandés pour l'évaluation clinique du patient hypertendu portent sur la mesure des tensions artérielles systolique et diastolique, la détection des facteurs de risque cardiovasculaire autre que l'hypertension (âge, obésité, tabagisme, sédentarité, inactivité physique, alimentation riche en gras ou en sel, consommation élevée d'alcool, hérédité) et la détérioration des organes

TABLEAU 3
Stratification du risque cardiovasculaire relié au niveau d'hypertension artérielle

Groupe de risque	A	B	C
Niveau de tension	Aucun facteur de risque, ni atteinte d'organe cible, ni maladie cardiovasculaire	Au moins un facteur de risque (sauf diabète) sans atteinte d'organe cible ni maladie cardiovasculaire	Atteinte d'organe cible ou maladie cardiovasculaire
130-139 / 85-89	Modification des habitudes de vie	Modification des habitudes de vie	Traitement pharmacologique
140-159 / 90-99	Modification des habitudes de vie (ad 12 mois*)	Modification des habitudes de vie (ad 6 mois*)	Traitement pharmacologique
> 160 / > 100	Traitement pharmacologique	Traitement pharmacologique	Traitement pharmacologique

* Si échec, commencer un traitement pharmacologique.
- Adapté de l'OMS-SIH, 1999

cibles (hypertrophie ventriculaire gauche, angine, infarctus du myocarde, revascularisation coronarienne, accident cérébrovasculaire, ischémie cérébrale, maladie rénale, maladie artérielle périphérique, rétinopathie, diabète sucré). Une stratification empirique du risque cardiovasculaire global a ainsi été proposée par la Société internationale d'hypertension de l'OMS. Cette stratification prend en compte le stade évolutif de l'hypertension et la présence d'autres facteurs de risque ou de maladie concomitante chez le sujet (tableau 3). Selon la codification suggérée, le risque cardiovasculaire augmente de A vers C, et l'approche thérapeutique à préconiser auprès du malade doit s'intensifier dans le même sens. Chez la personne âgée, cependant, l'approche thérapeutique se doit d'être individualisée en fonction du contexte social et psychique, et de nombreux facteurs qui pourraient constituer une contre-indication au traitement (maladie à mauvais pronostic, perte d'autonomie, polymédication...).

ÉPIDÉMIOLOGIE

Les dernières données sur la prévalence de l'hypertension au Canada proviennent du Canadian Heart Health Survey (CHHS, Joffres *et al.*, 2001), enquête menée entre 1986 et 1992 auprès de 23 111 Canadiens âgés de 18 à 74 ans. Cette enquête a révélé que 21,1 % des Canadiens souffraient d'hypertension artérielle, sur le critère d'une tension artérielle diastolique ≥ 90 mm Hg et/ou systolique ≥ 140 mm Hg. En nombre absolu, cela représente plus de quatre millions d'individus. Ces résultats se rapprochent sensiblement de ceux du NHANES III, obtenus auprès de la population américaine à la même époque.

Dans les pays occidentaux, la prévalence de l'hypertension artérielle est inextricablement liée à l'âge. Les plus récentes données montrent en effet qu'un individu dont la tension artérielle est normale à 55 ans a 90 % de risque de développer de l'hypertension artérielle durant le reste de sa vie. Au Canada et au Québec, les statistiques montrent qu'une majorité des gens âgés de plus de 70 ans présentent une tension artérielle supérieure à 140 et/ou 90 mm Hg. Les données du NHANES III indiquent que près des deux tiers de la population américaine âgée de 60 ans et plus souffre d'hypertension artérielle (la prévalence est de 60 % chez les Blancs, de 71 % chez les Noirs et de 61 % chez les Américains d'origine mexicaine). Si l'hypertension touche autant les hommes que les femmes entre l'âge de 55 et 64 ans, sa prévalence s'accroît de manière inégale entre les sexes après cette période : environ les trois quarts des femmes souffrent d'hypertension après 75 ans, contre 66 % chez les hommes. L'hypertension artérielle systolique isolée se retrouve chez environ 8 % des individus de la population générale. Parmi les personnes hypertendues âgées de plus de 60 ans, près des deux tiers présentent ce type d'hypertension, et la prévalence continue d'augmenter durant le vieillissement.

Le problème lié à l'hypertension artérielle constituera un défi pour la société québécoise dans les deux prochaines décennies en raison du vieillissement de la population. Il importe que des stratégies nouvelles soient élaborées. L'amélioration du dépistage de la maladie dans la population ainsi que l'instauration de traitements plus précoces et à moindres coûts sont quelques moyens qui permettraient de lutter plus efficacement contre les complications engendrées par l'hypertension.

PHYSIOPATHOLOGIE

Les causes de l'hypertension artérielle essentielle sont multiples et ne demeurent encore que partiellement comprises. L'hypertension apparaît en général vers l'âge de 55 ans. Il est donc peu probable que la physiopathologie comparée entre adultes d'âge moyen et ceux d'âge avancé diffère de beaucoup. Il existe néanmoins des facteurs propres à la physiopathologie de l'hypertension chez la personne âgée. Chez les vieillards, par exemple, l'hypertension est parfois associée à l'encéphalopathie sous-corticale athérosclérotique, syndrome caractérisé par une atteinte cognitive et/ou des troubles de la marche et de l'équilibre pouvant occasionner des chutes. Les personnes âgées hypertendues sont par ailleurs davantage susceptibles de présenter une atteinte cérébrovasculaire se compliquant en delirium.

Le vieillissement entraîne une diminution de la souplesse artérielle due à des changements structuraux au niveau de l'intima et de la media des artères de gros calibre. Le collagène, élément constitutif important des tissus vasculaires, se rigidifie, causant la fibrose et la sclérose. Le nombre des fibres élastiques de la media décroît graduellement, faisant place à des dépôts de collagène, ce qui diminue l'élasticité des artères. De plus, on note une augmentation du rapport épaisseur des parois/lumière des vaisseaux sanguins, ainsi qu'une réduction de la surface transluminale. En ce qui a trait aux aspects fonctionnels, l'activité du système rénine-angiotensine-aldostérone diminue avec l'âge ; l'activité de la rénine plasmatique, les niveaux d'angiotensine II et d'aldostérone décroissent. Bien que la concentration sanguine de norépinéphrine augmente, on observe une désensibilisation graduelle des récepteurs bêta-adrénergiques. Au niveau cardiaque, la quantité de catécholamines est moindre, ce qui explique, en partie, la diminution de la contractilité des fibres myocardiques chez la personne âgée.

Une plus grande sensibilité au sel est également un facteur couramment observé chez les personnes âgées. Elle résulte en partie de l'incapacité à excréter adéquatement les apports sodiques provenant de l'alimentation, en raison de la détérioration de la fonction rénale et de la diminution de la synthèse des substances natriurétiques telles les prostaglandines E_2 et la dopamine. Contribue également à l'apparition de l'hypertension artérielle le déclin de l'activité de la pompe sodium/potassium/adénosine triphosphatase (Na+ K+ ATPase) située dans la membrane cellulaire et dont le rôle est d'ajuster le gradient électrolytique du sodium à l'intérieur des cellules. Des déséquilibres dans les échanges impliquant le sodium peuvent par ailleurs affecter le cycle cellulaire du calcium. Une réduction du flux calcique hors de la cellule peut entraîner une augmentation de la résistance vasculaire.

Un dérèglement des barorécepteurs est souvent observé chez la personne âgée et engendre des problèmes d'hypotension orthostatique potentiellement dangereux. Ainsi, l'augmentation réflexe du rythme cardiaque qui survient au moment de passer à la position debout peut être perdu ou insuffisant pour compenser la baisse de débit cardiaque occasionnée par la fuite sanguine (*pooling*) vers les extrémités de l'arbre vasculaire. Il importe de détecter cette incapacité car elle peut influencer le choix de l'agent antihypertenseur. La prévalence de l'hypotension orthostatique dans l'étude SHEP – celle-ci étant définie par une chute de la tension artérielle systolique égale ou supérieure à 20 mm Hg une à trois minutes après être passé en station debout – a été estimée à près d'un patient sur cinq. Une tension artérielle systolique élevée et un faible indice de masse corporelle sont des facteurs associés à l'hypotension orthostatique.

Il arrive, en raison de leur rigidité, que les artères deviennent difficilement compressibles. Il peut en résulter une surestimation des valeurs de la tension artérielle lorsque des méthodes de mesure non invasives sont employées. Ce phénomène, appelé pseudohypertension, est fréquent chez la personne âgée. Pour pallier ce problème, il est recommandé de recourir à la technique d'Osler, c'est-à-dire de palper l'artère radiale pendant qu'elle est comprimée par le brassard afin de vérifier la disparition du pouls radial. Les personnes âgées présentent également une tension artérielle systolique plus labile, conséquence d'une insuffisance partielle des artères pour compenser les fluctuations du débit

TABLEAU 4
Résultats d'études cliniques

	Études cliniques			
Données	**HDFP**	**EWPHE**	**STOP-H**	**MRC**
Nombre de patients	2376	840	1627	4396
Critère d'âge	60-69	≥ 60	70-84	65-74
TA initiale (mm Hg)	≥ 90[c]	182/101	195/102	185/91
Risque relatif (traitement vs *contrôle)*				
Accident vasculaire cérébral	↓	0,64	0,53[a]	0,75[a]
Maladie coronarienne	↓	0,80	0,87[b]	0,81
Insuffisance cardiaque	↓	0,78	0,49[a]	—
Événements cardiovasculaires	↓	0,71[a]	0,60[a]	0,83[a]

[a] : statistiquement significatif.
[b] : infarctus du myocarde seulement.
[c] : diastolique.
HDFP : Hypertension Detection and Follow-Up Program
EWPHE : European Working Party on High Blood Pressure in the Elderly
STOP-H : Swedish Trial in Old Patients with Hypertension
MRC : Medical Research Council Trial of Treatment in Hypertension in Older Adults

cardiaque à la suite d'un exercice léger ou d'une stimulation. Des mesures répétées de la tension artérielle sont donc conseillées. Enfin, le risque d'une maladie vasculaire obstructive étant plus élevé chez la personne âgée, la tension artérielle peut varier sensiblement d'un bras à l'autre. Une mesure comparée de la tension artérielle dans les deux bras est recommandée afin d'éviter des interprétations erronées durant le suivi clinique.

ESSAIS CLINIQUES

Les données provenant des premiers essais cliniques visant à évaluer les effets d'une réduction de la tension artérielle chez les personnes âgées datent d'environ 30 ans. Le tableau 4 regroupe les résultats de quatre études importantes confirmant les effets bénéfiques d'un traitement pharmacologique (le plus souvent un diurétique thiazidique, un bêta-bloquant, ou la combinaison des deux) par rapport à l'administration d'un traitement de contrôle ou d'un placebo chez des sujets hypertendus âgés de plus de 60 ans.

Dans quelques-unes des études du tableau 4, non seulement le traitement pharmacologique de l'hypertension a-t-il permis de diminuer le risque de voir apparaître l'une ou l'autre des complications hypertensives énumérées, mais aussi de prolonger la vie des patients. Par exemple, dans l'étude EWPHE, la mortalité due à un événement cardiovasculaire, observée sur une période de huit ans, a été significativement diminuée par l'administration d'un thiazide combiné avec le triamtérène, par rapport à un placebo (-38 % ; P = 0,023). Dans l'étude du MRC, la mortalité totale, c'est-à-dire toutes causes confondues incluant la mortalité cardiovasculaire, a été réduite de 43 % (P = 0,079) chez les patients prenant un thiazide, un bêta-bloquant ou une combinaison des deux médicaments, par rapport à un placebo. Ces études démontrent clairement que les patients âgés peuvent bénéficier des effets d'un agent antihypertenseur et qu'il ne faut pas laisser leur hypertension non traitée.

La personne âgée souffrant d'hypertension artérielle a autant de chances sinon plus qu'un patient plus jeune de tirer des bénéfices d'une thérapie antihypertensive.

Chez les 80 ans et plus, la thérapie antihypertensive s'avère efficace même en présence d'une hypertension artérielle systolique isolée de stade 2 ou 3 (160/90 mm Hg).

Comme le métabolisme est souvent diminué chez la personne âgée, un agent antihypertenseur sera généralement utilisé à plus petites doses que chez un patient plus jeune. La dose recommandée d'un nouveau traitement chez une personne âgée hypertendue devrait être la moitié de celle généralement utilisée chez les plus jeunes patients.

Les premières études ont évalué les effets des traitements antihypertenseurs chez les patients ayant une élévation de la tension artérielle diastolique principalement ; les bénéfices de traiter l'hypertension systolique isolée, laquelle est présente chez la majorité des hypertendus âgés de plus de 60 ans, ont été dévoilés seulement plus tard, avec la publication de deux importantes études : SHEP (Systolic Hypertension in the Elderly Program) et Syst-Eur (Systolic Hypertension in Europe) (voir tableau 5).

L'étude SHEP comportait 4 736 participants avec une tension artérielle systolique supérieure ou égale à 160 mm Hg et une tension artérielle diastolique inférieure à 90 mm Hg, avant traitement. Après un suivi d'une durée moyenne de cinq ans, les patients de cette étude ayant reçu un diurétique de type thiazidique ont présenté un abaissement moyen de la tension artérielle systolique de 14 mm Hg supérieur à celui obtenu avec le placebo. Cette réponse au traitement actif s'est traduite par une diminution des cas d'infarctus du myocarde (27 %), d'insuffisance cardiaque (55 %) et des accidents vasculaires cérébraux (33 %), en plus de démontrer un effet favorable sur l'incidence de la dépression et de la démence. Des résultats analogues ont été obtenus dans l'étude Syst-Eur. Cette fois-ci, la thérapie active consistait en l'administration d'un bloqueur des canaux calciques du type dihydropyridine, la nitrendipine.

TABLEAU 5
Résultats des études SHEP et Syst-Eur

Données	Études cliniques	
	SHEP	Syst-EUR
Nombre de patients	4736	4695
Critère d'âge	≥ 60	≥ 60
TA initiale (mm Hg)	171/77	174/86
Risque relatif (traitement vs *contrôle)*		
Accident cérébrovasculaire cérébral	0,67[a]	0,58[a]
Maladie coronarienne	0,73[a]	0,74
Insuffisance cardiaque	0,45[a]	0,71
Événements cardiovasculaires	0,68[a]	0,69[a]

[a] : statistiquement significatif.
SHEP : Systolic Hypertension in the Elderly program
Syst-Eur : Systolic Hypertension in Europe

TRAITEMENT NON PHARMACOLOGIQUE

Une fois le diagnostic posé, la première étape du traitement de l'hypertension artérielle consiste à évaluer les habitudes de vie du malade et à y apporter des modifications au besoin. La consommation excessive d'alcool, une alimentation riche en sel, un excès de poids, l'inactivité physique et l'utilisation de certains médicaments comme les anti-inflammatoires sont autant de facteurs pouvant significativement contribuer à l'augmentation de la tension artérielle.

L'étude TONE (Trial Of Nonpharmacological Interventions in the Elderly) a permis de constater qu'il est possible et même important d'essayer d'appliquer chez les personnes âgées des mesures non pharmacologiques pour traiter leur hypertension. Dans cette étude, le risque relatif de développer une complication hypertensive a été diminué de 31 % grâce à une diète faible en sodium et de 30 % grâce à la perte d'un excès de poids. Chez les personnes qui faisaient de l'embonpoint au début de l'étude, le risque a davantage décru grâce à la diète, seule (de 40 %) ou combinée avec la perte de poids (de 53 %). L'étude TONE a par ailleurs montré qu'un traitement antihypertenseur déjà en cours pouvait être cessé chez une personne âgée sans antécédents de maladie cardiovasculaire.

Les modifications du style de vie sont parfois difficiles à instaurer chez les personnes âgées, en raison des contraintes liées au milieu de vie, des habitudes depuis longtemps acquises ou de la perte d'autonomie. Il importe d'adapter le traitement non pharmacologique de l'hypertension artérielle à la situation du malade et d'éviter de créer d'autres problèmes (apport calorique insuffisant, déshydratation, dépression...).

TRAITEMENT PHARMACOLOGIQUE

La plupart des personnes âgées chez qui un problème d'hypertension artérielle a été diagnostiqué requerront un traitement pharmacologique pour soigner leur condition. Les recommandations de traitement émises par les différents organismes de santé s'intéressant à l'hypertension artérielle sont, en règle générale, assez semblables en ce qui a trait aux approches et objectifs thérapeutiques à préconiser chez la personne âgée hypertendue (Organisation mondiale de la santé, Société canadienne d'hypertension artérielle, Société québécoise d'hypertension artérielle, Joint National Committee on prevention, detection, evaluation and treatment of high blood pressure) :

1. La tension artérielle systolique représente un paramètre clinique de première importance pour la détection, l'évaluation et le traitement de l'hypertension artérielle chez la personne âgée.
2. Comme pour les patients plus jeunes, l'objectif de maintenir la tension artérielle en deçà de 140 mm Hg pour la systolique et de 90 mm Hg pour la diastolique devrait être poursuivi sur une base continue compte tenu des bénéfices cardiovasculaires démontrés. L'atteinte de cet objectif peut cependant être limitée par l'apparition d'hypotension, d'étourdissements, de fatigue ou d'autres symptômes liés à un abaissement trop rapide de la tension. L'objectif provisoire d'abaisser la tension systolique à 160 mm Hg peut alors être envisagé.
3. Un contrôle plus rigoureux de la tension artérielle devrait être exercé en présence de conditions telles qu'une insuffisance rénale ou cardiaque. En présence de diabète, la tension artérielle devrait être idéalement maintenue sous les 130/80 mm Hg.
4. Des niveaux cibles de tension artérielle en fonction de l'âge ne devraient plus être recommandés, incluant la fausse perception qu'une tension artérielle systolique est acceptable si elle correspond à la somme de l'âge du malade et du chiffre 100.
5. Le choix de l'agent antihypertenseur doit tenir compte des besoins individuels du malade et de ses antécédents personnels. Idéalement, une médication qui peut traiter à la fois l'hypertension et une comorbidité sera sélectionnée.
6. L'association de deux agents antihypertenseurs utilisés à faible dose est de plus en plus préconisée comme traitement de première ligne dans la population générale. Cette approche présente des bénéfices applicables à une vaste proportion de personnes hypertendues qui sont âgées de plus de 60 ans.

Les agents antihypertenseurs à préconiser chez les personnes âgées sont listés au tableau 6.

TABLEAU 6
Liste des antihypertenseurs proposés pour les personnes âgées

- Diurétiques thiazidiques[a] (seuls ou en combinaison avec un épargneur de potassium ou un bêta-bloquant)
- Bloqueurs des canaux calciques à longue durée d'action[a]
- Inhibiteurs de l'enzyme de conversion de l'angiotensine II[b]
- Antagonistes des récepteurs de l'angiotensine II

a : réduisent la mortalité cardiovasculaire par rapport à un placebo.

b : réduisent la morbidité cardiovasculaire de la même façon qu'un thiazide ou un bêta-bloquant.

Diurétiques

La plupart des données d'études montrent que les diurétiques de type thiazidique utilisés à faible dose (ex. : chlorthalidone ou hydrochlorothiazide, 12,5 à 25 mg par jour, seul ou combiné avec un épargneur de potassium) réduisent de façon importante la mortalité et la morbidité cardiovasculaires chez les personnes âgées souffrant d'hypertension systolo-diastolique ou d'hypertension systolique isolée. Les effets des diurétiques sont plus marqués sur l'incidence des accidents vasculaires cérébraux et de l'insuffisance cardiaque, comparativement à la maladie coronarienne. L'apparition de cette dernière est moins liée à une élévation de la tension artérielle. Les patients présentant un risque supplémentaire (ex. : diabétiques ou ceux ayant une fonction rénale diminuée mais ayant une Clcr supérieure à 30 mL/min ou 0,5 mL/s) bénéficient davantage des effets positifs des diurétiques thiazidiques s'ils sont associés avec un agent d'un autre classe comme les IECA. Il importe de surveiller les problèmes électrolytiques (sodium et potassium, en particulier) qu'occasionne l'usage des thiazides. Une hyponatrémie, même légère, peut rapidement s'aggraver chez une personne âgée qui s'alimente ou s'hydrate mal, ou qui souffre d'une maladie aiguë.

Bêta-bloquants

Comme pour les thiazides, l'efficacité antihypertensive des bêta-bloquants a été évaluée dans le cadre d'études chez la personne âgée hypertendue. Cette classe pharmacologique permet, elle aussi, de réduire la morbidité et la mortalité associées à l'hypertension (accidents vasculaires cérébraux, infarctus du myocarde, maladie coronarienne, insuffisance cardiaque, mortalité cardiovasculaire et mortalité totale). Par contre, les bêta-bloquants se sont avérés inférieurs aux thiazides pour réduire les accidents vasculaires cérébraux et la mortalité totale. De plus, le taux de maîtrise de la tension artérielle obtenu avec les bêta-bloquants est généralement moindre, en particulier chez les patients souffrant d'hypertension systolique isolée. Les personnes âgées présentent une réponse diminuée des récepteurs bêta-adrénergiques, un débit cardiaque plus faible et un bas niveau de rénine. Les doses utilisées dans les études, le plus souvent équivalentes à 50 mg d'aténolol par jour, n'étaient peut-être pas suffisantes pour produire un blocage complet du système adrénergique et procurer ainsi un contrôle satisfaisant de la tension artérielle. Quoi qu'il en soit, le recours à de plus fortes doses de bêta-bloquants serait difficile en pratique en raison de leur profil d'effets secondaires peu avantageux. En conséquence, leur utilisation est limitée dans la population gériatrique. On les utilisera dans des conditions particulières comme chez les patients présentant une angine, des tremblements, certaines arythmies, ou après un infarctus.

Modulateurs du système rénine-angiotensine-aldostérone

Les modulateurs du système rénine-angiotensine-aldostérone, c'est-à-dire les inhibiteurs de l'enzyme de conversion de l'angiotensine (IECA) et les antagonistes des récepteurs à l'angiotensine II (ARA), ont une efficacité antihypertensive comparable. Tout comme les diurétiques thiazidiques, leur utilisation en monothérapie dans le traitement de l'hypertension de stade 1 est généralement associé à un taux de réponse estimé entre 40 et 70 %. Les IECA représentent un bon choix chez les plus âgées pour diverses raisons. Premièrement, en plus de l'hypertension artérielle, leur efficacité a été démontrée dans des conditions comme l'insuffisance cardiaque, l'hypertrophie ventriculaire gauche, la détérioration de la fonction rénale avec ou sans diabète. Deuxièmement, les IECA améliorent l'élasticité artériolaire, ce qui s'avère intéressant dans le traitement de l'hypertension systolique isolée. Troisièmement, le profil d'effets secondaires des IECA est fort acceptable, l'œdème angioneurotique constituant le plus dangereux de ceux-ci avec une incidence de moins d'un demi pourcent. Dans le cas d'une toux secondaire à un IECA, on recommande de substituer l'agent en cause par un autre de la classe des antagonistes des récepteurs de l'angiotensine II. Ces derniers agissent dans la même voie métabolique que les IECA et possèdent un profil d'effets secondaires à toute fin pratique semblable à celui de placebo. Les IECA et les ARA engendrent peu de dérèglements métaboliques. Un risque d'hyperkaliémie cependant existe lorsqu'ils sont utilisés en association avec un diurétique épargneur de potassium ou lors d'insuffisance rénale. L'administration concomitante d'un diurétique de type thiazidique avec un IECA ou un ARA a un effet synergique et permet l'utilisation de plus petites doses afin de réduire la tension artérielle. De plus, la valeur thérapeutique des IECA et des ARA est reconnue dans le traitement de conditions cardiovasculaires souvent présentes chez la personne âgée hypertendue (tableau 6). Il n'est donc pas rare d'utiliser les modulateurs du système rénine-angiotensine-aldostérone comme agents de première ligne pour le traitement de l'hypertension artérielle dans la population gériatrique.

TABLEAU 6
Conditions associées à l'hypertension artérielle pouvant orienter le choix d'un agent antihypertenseur.

Conditions associées	Diurétiques de type thiazidique	Bêta-bloquants	Inhibiteur de l'enzyme de conversion de l'angiotensine	Antagonistes des récepteurs à l'angiotensine	Bloqueur des canaux calciques
Insuffisance cardiaque	X	X	X	X	X
Post-infarctus		X	X		X
Maladie coronarienne	X	X	X		
Diabète	X	X	X	X	
Maladie rénale chronique			X	X	
Prévention secondaire d'un ACV	X		X		

Adapté du JNC-VII, 2003

Bloqueurs des canaux calciques de type dihydropyridine

Dans l'étude Syst-EUR, la nitrendipine, un bloqueur des canaux calciques à action intermédiaire, a permis de diminuer de façon importante les événements cardiovasculaires, en particulier les accidents vasculaires cérébraux fatals et non fatals. Parce que l'étude a été interrompue avant terme en raison des bénéfices évidents liés au traitement, il n'a pu être démontré si l'association de la nitrendipine avec un IECA, comme le prévoyait le devis expérimental, procure autant d'avantages que la combinaison thérapeutique diurétique et bêta-bloquant utilisée dans l'étude SHEP. Pour ce qui est de l'étude ALLHAT, l'amlodipine ne s'est pas avéré plus efficace que le diurétique pour diminuer les complications cardiovasculaires. En conséquence, dans le rapport du JNC-VII, il est recommandé d'utiliser préférablement les diurétiques pour traiter l'hypertension systolique isolée ou non. Un bloqueur des canaux calciques de type dihydropyridine à longue durée d'action, telle l'amlodipine demeure une bonne alternative de traitement chez la personne âgée, compte tenu des données publiées (puisque la nitrendipine n'est pas disponible au Canada). Les bloqueurs des canaux calciques à courte durée d'action sont à éviter puisqu'ils pourraient accroître la mortalité coronarienne chez les patients avec antécédents d'infarctus. Les effets secondaires des bloqueurs des canaux calciques sont souvent liés à la dose utilisée. Il faut donc utiliser la plus petite dose efficace, en particulier lorsqu'on amorce un traitement. Les bloqueurs des canaux calciques non dihydropyridiniques (diltiazem et vérapamil) sont généralement à proscrire chez la personne âgée à cause de la bradycardie et de la constipation qu'ils entraînent.

Étude ALLHAT

La prévention des complications hypertensives attribuables aux diurétiques thiazidiques a été plus d'une fois démontrée dans le cadre d'études longitudinales comportant un nombre important de sujets. Toutefois, si on a reconnu que le risque d'accidents vasculaires cérébraux pouvait substantiellement être réduit par ces agents, leurs bénéfices concernant la maladie coronarienne sont demeurés modestes. Les spécialistes en hypertension ont invoqué leurs effets négatifs sur la glycémie, le cholestérol ou le potassium pour expliquer les résultats partiels obtenus avec les diurétiques. En conséquence, les cliniciens ont peu à peu accordé leur préférence à d'autres thérapies antihypertensives, tels les IECA et les bloqueurs des canaux calciques, dont les effets métaboliques sont neutres. On a tenu pour acquis que ces deux dernières classes d'agents antihypertenseurs ne pouvaient pas être moins efficaces ou plus dangereuses que les diurétiques. Pourtant, les effets des nouvelles classes d'agents sur l'hypertension artérielle n'ont jamais été comparés avec ceux des classes plus anciennes dans le cadre d'une même étude prospective. En décembre 2002, la publication des résultats de l'étude ALLHAT est venue combler cette lacune. L'étude est importante parce qu'elle apporte des arguments solides à la question du choix du meilleur traitement antihypertenseur à amorcer chez un patient. Idéalement, un premier choix de traitement pour une maladie chronique comme l'hypertension artérielle est celui qu'on voudrait maintenir toute la vie durant, sinon le plus longtemps possible. Les résultats d'ALLHAT ont donc des répercussions sur le traitement de l'hypertension artérielle dans la population gériatrique.

Dans l'étude ALLHAT, l'efficacité clinique de la chlorthalidone, un diurétique thiazidique, est comparée à celle de trois agents antihypertenseurs de classes pharmacologiques différentes et plus récentes : l'amlodipine, représentant la classe des bloqueurs des canaux calciques dihydropyridiniques, le lisinopril, représentant les IECA, le doxazosine, représentant les bloqueurs alpha-adrénergiques. Les données de l'étude montrent que l'amlodipine, le lisinopril et la chlorthalidone ont une efficacité égale pour la prévention des décès associés à une maladie coronarienne et pour la diminution du nombre d'infarctus non mortels durant un suivi moyen de presque 5 années. D'une façon surprenante, le lisinopril ne s'est pas montré supérieur à la chlorthalidone, en dépit des bénéfices reconnus aux IECA dans le traitement de l'insuffisance cardiaque et de la maladie rénale avec ou sans diabète. Les auteurs de cette étude d'envergure concluent que les thiazides représentent une avenue thérapeutique gagnante dans le traitement de l'hypertension : ils offrent les meilleurs bénéfices à un moindre coût. On devrait, par conséquent, les choisir comme thérapie initiale dans la plupart des cas ou, à tout le moins, les utiliser en association avec un autre agent antihypertenseur pour optimiser l'efficacité et la tolérance en cours de traitement.

Les recommandations du JNC-VII publiées après l'étude ALLHAT ont pris en compte les résultats de cette étude en donnant la préférence aux diurétiques de type thiazidique comme agent de première ligne dans le traitement de l'hypertension artérielle.

Quelques mois après la publication des résultats d'ALLHAT, des données contradictoires provenant de l'étude ANBP-2 (Second Australian National Blood Pressure Study) sont venues semer un peu de controverse. ANBP-2 est une étude ayant pour but de comparer l'hydrochlorothiazide, un diurétique de type thiazidique, avec le lisinopril, un IECA chez des sujets hypertendus âgés de 65 à 84 ans. Les résultats de cette étude ont montré qu'il y avait moins d'infarctus du myocarde dans le groupe de sujets prenant le lisinopril par rapport à ceux prenant le diurétique, durant une période de suivi moyen égale à 4,1 années. Par ailleurs, il n'y avait pas de différence entre les 2 traitements pour le nombre d'accidents cérébrovasculaires, la mortalité cardiovasculaire et la mortalité totale. Bien que prospective avec répartition des traitements au hasard, la méthodologie utilisée dans l'étude ANBP-2 n'était probablement pas assez robuste pour garantir la différence d'efficacité observée entre les traitements. Entre autres critiques, on évoque les patients perdus de vue pendant la tenue de l'étude. La considération de leurs données individuelles auraient pu influencer les résultats finaux compte tenu de la mince différence détectée entre les traitements. L'étude ANBP-2 demeure néanmoins une étude majeure et intéressante.

D'autres grandes études seront nécessaires afin de préciser davantage quels sont les meilleurs choix de traitement à faire pour maîtriser l'hypertension artérielle chez les personnes âgées. Les informations disponibles provenant des études actuelles, assorties de l'expérience partagée par les spécialistes de l'hypertension artérielle, indiquent que les diurétiques thiazidiques, les bêta-bloquants, les modulateurs du système rénine-angiotensine et les bloquants des canaux calciques offrent une efficacité comparable pour ce qui est de la réduction de la tension artérielle. L'usage de l'un ou l'autre de ces agents ou classes pharmacologiques est néanmoins dicté par des conditions cliniques particulières, lesquelles seront abordées un peu plus en détails dans ce qui suit.

CONCLUSION

Depuis une quinzaine d'années, l'approche thérapeutique de l'hypertension artérielle chez la personne âgée a beaucoup évolué. Plusieurs nouveaux agents antihypertenseurs sont apparus sur le marché, dont certains appartenant à de toutes nouvelles classes pharmacologiques. La publication d'études spécifiquement consacrées au problème de l'hypertension chez les aînés est venue combler un manque d'informations flagrant dans un contexte de vieillissement de la population. Pour le clinicien, traiter l'hypertension artérielle doit devenir une bataille à finir, en particulier chez la personne très âgée. Néanmoins, il existe maintenant des évidences claires sur les bénéfices à retirer du traitement pharmacologique de l'hypertension artérielle et ce, jusqu'à 80 ans. La maîtrise de la tension artérielle telle que recommandée par les différents organismes de santé est plus que jamais envisageable grâce à la diversité des médications antihypertensives dont on dispose aujourd'hui.

Bibliographie

ALLHAT Officers and Coordinators for the ALLHAT Collaborative Research Group. « Major outcomes in high-risk hypertensive patients randomized to angiotensin converting enzyme inhibitor or calcium channel blocker vs diuretic : The antihypertensive and lipid-lowering treatment to prevent heart attack trial (ALLHAT) », *JAMA*, 2002, 288 : 2981-2997.

Amery, A., W. Birkenhager, P. Brixko *et al.* « Mortality and morbidity result from the European Working Part on High Blood Pressure in the Elderly Trial », *Lancet*, 1985, 1 : 1349-1354.

Dahlof, B., L. Hansson, L.H. Lindholm *et al.* « Swedish Trial in Old Patients with Hypertension (STOP-Hypertension) analyses performed up to 1992 », *Clin. Exp. Hypertens.*, 1993, 15 : 925-939.

Franklin, S.S., S.A. Khan, N.D. Wong *et al.* « Is pulse pressure useful in predicting risk for coronary heart disease ? The Framingham Heart Study », *Circulation*, 1999, 100 : 354-360.

Hansson, L., L.H. Lindholm, T. Ekbom *et al.* « Randomized trial of old and new antihypertensive drugs in elderly patients : cardiovascular mortality and morbidity. The Swedish Trial in Old Patients with Hypertension-2 study », *Lancet*, 1999, 354 : 1751-1756.

Joffres, M.R., P. Hamet, D.R. MacLean, G.J. L'italien et G. Fodor. « Distribution of blood pressure and hypertension in Canada and the United States », *Am. J. Hypertens.*, 2001, nov. : 14 (11 Pt 1) : 1099-1105.

Joint National Committee on Prevention, Detection, Evaluation, and Treatment of High Blood Pressure. « Seventh Report of the Joint National Committee on Prevention, Detection, Evaluation, and Treatment of High Blood Pressure » (JNC-VII). *JAMA*, 2003, 289 :2560-2572.

Kostis, J.B., B.R. Davis, J. Cutler *et al.* « Prevention of heart failure by antihypertensive drug treatment in older persons with isolated systolic hypertension. SHEP Cooperative Research Group », *JAMA*, 1997, 278: 212-216.

Kostis, J.B., M.A. Espeland, L. Appel *et al.* « Does withdrawal of antihypertensive medication increase the risk of cardiovascular events? Trial of Nonpharmacologic Interventions in the Elderly (TONE) Cooperative Research Group », *Am. J. Cardiol.*, 1998, 82: 1501-1508.

Medical Research Council Working Party. « MRC Trial of Hypertension in Older Adults: principal results », *BMJ*, 1992, 304: 405-412.

Messerli, F.H., E. Grossman et U. Goldbourt. « Are beta-blockers efficacious as first-line therapy for hypertension in the elderly? A systematic review », *JAMA*, 1998, 279: 1903-1907.

Moser, M., W. Cushman, S. Oparil *et al.* « Treating hypertension in the elderly – whom to treat, when, and with what? », *J. Clin. Hypertens.*, 2001, 3: 103-109.

National High Blood Pressure Education Program Working Group report on hypertension in the elderly, *Hypertension*, 1994, 23: 275-285.

Rajala, S., M. Haavisto, R. Heikinheimo *et al.* « Blood pressure and mortality in the very old », *Lancet*, 1983, 2: 520-521.

SHEP Cooperative Research Group. « Prevention of stroke by antihypertensive drug treatment in older persons with isolated systolic hypertension. Final results of the Systolic Hypertension in the Elderly Program (SHEP) », *JAMA*, 1991, 265: 3255-3264.

Staessen, J.A., R. Fagard, L. Thijs *et al.* « Randomized double-blind comparison of placebo and active treatment for older patients with isolated systolic hypertension. The Systolic Hypertension in Europe (Syst-Eur) Trial », *Lancet*, 1997, 350: 757-764.

Whelton, P.K., L.J. Appel, M.A. Espeland *et al.* « Sodium reduction and weight loss in the treatment of hypertension in older persons: a randomized controlled trial of nonpharmacologic interventions in the elderly (TONE). TONE Collaborative Research Group », *JAMA*, 1998, 279: 839-846.

CHAPITRE 24

L'ostéoporose

Lise Grenier

INTRODUCTION

L'ostéoporose est une maladie dégénérative de l'os dont la prévalence est particulièrement élevée en gériatrie et qui est associée à des taux élevés de morbidité et de mortalité. Avec l'espérance de vie qui ne cesse de croître, l'ostéoporose prend des proportions inquiétantes, voire épidémiques. La carence œstrogénique des femmes ménopausées explique la prédominance de l'ostéoporose dans la population féminine avec une incidence deux fois plus élevée que chez les hommes. L'Organisation mondiale de la santé établit l'incidence de l'ostéoporose chez les femmes comme suit : 15 % chez les femmes âgées entre 50 et 59 ans, 22 % chez celles entre 60 et 69 ans, 39 % chez les 70 à 79 ans et 70 % chez les 80 ans et plus. Au Canada, l'ostéoporose atteint 1,5 million de personnes de 50 ans ou plus, dont les deux tiers sont des femmes.

DÉFINITION OPÉRATIONNELLE DE L'OSTÉOPOROSE SELON L'OMS

Masse osseuse basse ou ostéopénie (condition préalable à l'ostéoporose) :

Densité minérale osseuse (DMO[1]) dont la mesure se situe entre 1 et 2,5 écarts-types[2] sous la moyenne d'un jeune adulte de même sexe (30-40 ans) en santé ($-1 >$ score T[3] $> -2{,}5$). 15 % des jeunes adultes ont une ostéopénie.

Ostéoporose non fracturaire :

DMO dont la mesure est de 2,5 écarts-types ou plus sous la moyenne d'un jeune adulte en santé de même sexe (score $T \leq -2{,}5$).

Ostéoporose sévère ou établie :

DMO dont la mesure est 2,5 écarts-types ou plus sous la moyenne chez une personne avec une histoire d'au moins une fracture non violente.

À 80 ans, plus de 70 % des personnes se regroupent sous les critères 2 ou 3. C'est pourquoi il est utile d'exprimer la déviation par rapport à la moyenne des personnes du même âge, soit le score Z[4]. Toute diminution de un écart-type de la DMO multiplie par 1,5 à 3 le risque de fractures.

La Société de l'ostéoporose du Canada a émis en 2002 de nouvelles lignes directrices sur le diagnostic de l'ostéoporose. En effet, un score T de -1,5 et moins est maintement suffisant pour établir la présence de la maladie chez les patients qui présentent des facteurs de risque cliniques ou une histoire de fracture atraumatique.

---

1. DMO : La densité minérale osseuse est déterminée par le contenu minéral osseux (grammes de minéraux par unité de surface). La mesure de la densité osseuse permet de regrouper les personnes selon leur score T ou leur score Z.
2. La DMO s'exprime en écarts-types par rapport à la DMO d'une population de référence.
3. Le score T est le nombre d'écarts-types au-dessus ou au-dessous de la DMO moyenne observée chez une population adulte jeune.
4. Le score Z est le nombre d'écarts-types au-dessus ou au-dessous de la DMO moyenne observée chez des adultes du même groupe d'âge.

Les fractures vertébrales représentent la forme la plus courante des fractures dues à l'ostéoporose. Par ailleurs, ce sont les fractures de la hanche qui connaissent la plus forte augmentation avec l'âge et ce, de façon exponentielle. À l'âge de 90 ans, 32 % des femmes et 17 % des hommes auront fait l'expérience d'une fracture de la hanche due à l'ostéoporose. Ce genre de fracture est redoutable car, dans l'année suivant l'événement, une personne sur trois décédera. Parmi les personnes âgées qui survivent à une fracture de la hanche, seulement 25 à 50 % reprendront un mode de vie active semblable à celui qu'elles menaient auparavant. Plus de 50 % des femmes de 80 ans et plus auront subi, au cours de leur vie, une fracture des vertèbres, de la hanche ou du poignet.

La fragilité osseuse qui découle de l'ostéoporose conduit trop souvent à des fractures qui, malheureusement, occasionnent des coûts humain, social et monétaire énormes. Les coûts liés aux fractures ostéoporotiques sont estimés à plus de 1,5 milliard de dollars au Canada, dont plus de 400 millions sont dépensés en soins aigus uniquement pour les fractures de la hanche. Au Canada, plus de 25 000 fractures de la hanche sont attribuables annuellement à l'ostéoporose.

FACTEURS DE RISQUE

L'ostéoporose est une maladie multifactorielle et hétérogène. Les facteurs de risque associés à l'ostéoporose à l'âge avancé sont multiples. Il sont présentés plus bas dans l'encadré. Il est possible d'agir sur certains facteurs de risque comme les habitudes de consommation ou de vie, l'environnement et parfois les médicaments, facteurs en partie responsables de la maladie. Certains facteurs de risque de chutes doivent également être considérés.

FACTEURS DE RISQUE DE CHUTES

Consommation d'alcool

Immobilité

Hypotension orthostatique ou arythmies

Faible acuité visuelle

Utilisation de médicaments qui affectent l'équilibre

Force musculaire réduite

Dangers présents à la maison : tapis mal adapté, etc.

FACTEURS DE RISQUE D'OSTÉOPOROSE

1. Âge avancé
2. Déficit en œstrogènes
3. Histoire familiale positive (composante génétique)
4. Médicaments
   - anticonvulsivants
   - corticostéroïdes (dose quotidienne de 7,5 mg de prednisone ou équivalent pendant > 3 mois)
   - hormones thyroïdiennes en surdosage
   - héparine à long terme (dose quotidienne de 15000 à 30000 unités pendant 3 à 6 mois)
5. Habitudes de vie
   - diète pauvre en calcium et vitamine D
   - tabagisme
   - consommation excessive d'alcool et de caféine
   - manque d'exercice (mode de vie sédentaire, immobilisation prolongée)
6. Environnement (faible exposition solaire)
7. Hyperparathyroïdie
8. Race (Blancs et Asiatiques plus à risque que les Noirs)
9. Taille et poids (ossature frêle, poids inférieur à 55 kg)
10. Conditions médicales
    - gastrectomie
    - maladie inflammatoire chronique
    - insuffisance rénale terminale

PHYSIOPATHOLOGIE

L'os est un tissu vivant, réservoir de nombreux minéraux essentiels à l'équilibre homéostatique ionique comme le calcium, le phosphore et le magnésium. De plus, l'os joue un rôle majeur dans le maintien de l'intégrité du squelette, permettant ainsi la mobilité et le mouvement sous l'action des muscles et protégeant les organes vitaux.

Bien que le remodelage se produise tout au long de la vie, les ostéoblastes sont plus actifs de l'enfance à l'âge adulte afin d'assurer la croissance de la masse osseuse. Après avoir atteint la densité osseuse maximale à l'âge adulte (le pic), survient une période de maintien, puis, vers l'âge de 35 ans, la perte osseuse s'amorce tranquillement, tant chez l'homme que chez la femme.

Deux facteurs majeurs déterminent l'apparition de l'ostéoporose : la densité osseuse au pic à l'âge adulte et la vitesse de la perte osseuse au cours du vieillissement causée, en grande partie, par une réduction de la formation osseuse.

Dès l'âge de 35 ans environ, il se produit une perte osseuse graduelle (0,2 à 0,5 % par année) qui s'accélère chez la femme après la ménopause (1 à 2 % par année). Cette perte osseuse postménopausique se poursuit habituellement sur une période de cinq à dix ans. Le capital osseux acquis se déprécie très vite. La perte osseuse durant ces années touche davantage l'os trabéculaire, surtout les vertèbres. Chez les hommes, le vieillissement osseux entraîne une perte de la masse osseuse de l'ordre de 0,3 % par année.

Définitions

Ostéoporose

L'ostéoporose est un désordre caractérisé par la perte de masse osseuse et la détérioration de la microarchitecture trabéculaire du tissu osseux, ce qui affaiblit le squelette, accroît la fragilité osseuse et augmente le risque de fractures survenant souvent à la suite d'un traumatisme de faible intensité.

Ostéoclastes

Les ostéoclastes sont les cellules destructrices responsables de la résorption osseuse. Leur activation est l'étape initiale du remodelage osseux : la résorption. Les ostéoclastes se fixent à la surface des os, les érodent et forment dans ceux-ci des petites cavités, les alvéoles. Cette phase est rapide et dure 14 à 21 jours.

Ostéoblastes

Les ostéoblastes sont les cellules constructrices qui fabriquent la matrice de l'os et assurent sa minéralisation. Ils remplissent les alvéoles avec un nouveau tissu osseux. Les ostéoblastes sont responsables de la formation de l'os. Cette phase est lente : deux à trois mois.

Remodelage osseux

Le tissu osseux se renouvelle constamment. Après une activation cellulaire, s'enclenche la résorption ostéoclastique, suivie de l'apposition ostéoblastique. Chez les jeunes personnes, la résorption et la formation osseuses sont couplées afin d'être théoriquement en équilibre pour maintenir la masse osseuse. Une unité de remodelage osseux est complétée sur une période de 90 jours approximativement. Environ 10 à 15 % du volume osseux est constamment en processus de remodelage.

Au cours de leur vie, les femmes perdent environ 35 % de l'os cortical et 50 % de l'os trabéculaire. Les hommes, quant à eux, perdent environ les deux tiers de ces proportions, soit 25 et 35 % respectivement.

Os trabéculaire et os cortical

Il existe deux types de tissu osseux distincts : l'os compact appelé os cortical (80 % du volume osseux) et l'os spongieux ou trabéculaire. Même s'il ne représente que 20 % du tissu osseux, l'os trabéculaire est métaboliquement plus actif étant donné un contact très intime avec les cellules médullaires nourricières. Il répond plus rapidement aux stimuli hormonaux. Une perte de tissu osseux cortical accroît le risque de fractures des os longs tel le col du fémur, alors que l'étiolement de l'os trabéculaire va plutôt provoquer des fractures des vertèbres et de l'extrémité des os longs. Environ 25 % de l'os trabéculaire et 3 % de l'os cortical sont remodelés chaque année.

Sur la base des mécanismes physiopathogéniques, il se profile deux principaux modes de présentation de l'ostéoporose : l'ostéoporose post-ménopausique, secondaire à une déprivation œstrogénique qui contribue davantage à l'apparition de fractures vertébrales, et l'ostéoporose sénile où la fracture de la hanche est la complication majeure (figure 1).

Figure 1
Changements physiologiques et vieillissement

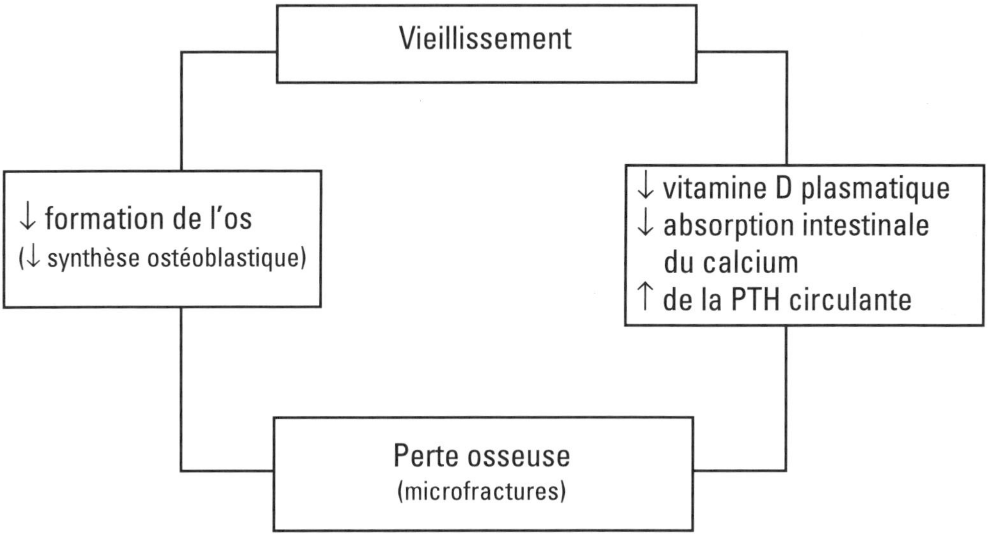

EFFETS DE L'ÂGE SUR LE TISSU OSSEUX

Diminution de la vitamine D plasmatique (étiologie multifactorielle)
Diminution de la capacité de transport actif du calcium au petit intestin
Hypochlorhydrie gastrique diminuant l'absorption du calcium
Augmentation apparente de l'hormone parathyroïdienne circulante
Diminution de la synthèse ostéoblastique
Défectuosité du système de réparation des microfractures

Figure 2
Équilibre homéostatique du calcium

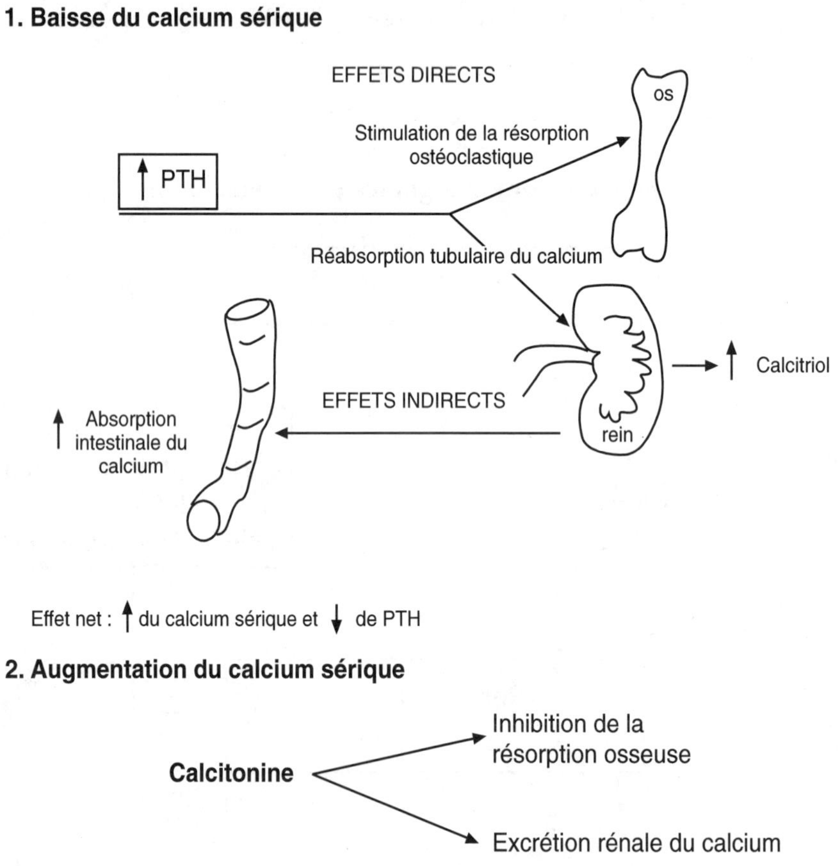

MESURES PRÉVENTIVES NON PHARMACOLOGIQUES

La perte osseuse sénile est, entre autres, le résultat d'une diminution de l'apport et de l'absorption de calcium et de vitamine D, d'un abaissement de la concentration des hormones sexuelles (œstrogènes chez les femmes), d'une diminution du stress mécanique exercé sur l'os causée par la réduction de l'activité physique. Il est donc possible d'intervenir auprès des personnes vieillissantes en leur proposant de modifier certaines habitudes de vie afin de modifier le cours négatif de ces facteurs étiologiques. Il faut donc :

1. Encourager une activité physique modérée. L'activité physique réduit le risque de chutes de l'ordre de 25 % et, par ricochet, le nombre de fractures. Elle aide l'organisme à emmagasiner le calcium. De plus, l'exercice améliore l'état général et la qualité de vie. Les longues périodes d'immobilisation sont donc à éviter. Il faut se rappeler que l'activité ostéogénique du tissu osseux exige des mouvements dynamiques et aérobies avec mise en charge (la marche, la danse, les quilles ou toute autre activité que l'on pratique debout) et non statiques (la bicyclette, la natation). Ainsi, un programme régulier d'exercice physique aide au maintien de la masse osseuse en ralentissant le taux de perte.
2. Favoriser une alimentation riche en calcium et en vitamine D. Chez environ 50 % des personnes âgées, l'absorption du calcium est significativement abaissée. Cette observation s'explique en partie par une consommation quotidienne de calcium élémentaire inférieure à 500 mg. Après l'âge de 70 ans, la diminution de la sécrétion d'acide gastrique, la baisse de vitamine D_3 (calcitriol) sérique et la carence œstrogénique chez les femmes sont aussi des facteurs qui contribuent à la diminution de l'absorption intestinale du calcium.
3. Décourager l'usage du tabac. Le risque accru d'ostéoporose lié à l'usage du tabac serait attribuable à l'augmentation du métabolisme hépatique des œstrogènes, d'où la diminution de leur niveau endogène et la probabilité plus grande d'une ménopause précoce chez les fumeuses. Il existerait par ailleurs une corrélation entre le tabagisme et une diminution de l'absorption du calcium. D'autres études épidémiologiques ont aussi démontré une densité minérale osseuse (DMO) plus basse chez les fumeuses.
4. Réduire la consommation d'alcool et de caféine. La caféine accentue l'élimination rénale de calcium et aggrave ainsi un apport insuffisant en calcium et ses répercussions. Les experts soutiennent que la consommation maximale de café ne devrait pas excéder deux ou trois tasses par jour et deux tasses et moins lorsque les apports en calcium sont inférieurs aux recommandations suggérées. Une consommation de caféine supérieure à 800 mg (un peu plus d'un litre de café) par jour multiplie les risques de fracture par trois par rapport à une consommation inférieure à 200 mg. Quant à l'alcool, il exerce une action directe sur les cellules osseuses en diminuant l'activité ostéoblastique. L'éthylisme induit aussi une carence en vitamine D par une diminution de sa synthèse et de son assimilation.

TRAITEMENT PHARMACOLOGIQUE

Agents antirésorption

Calcium

Le calcium est un minéral essentiel à la préservation de la densité osseuse chez l'adulte. Il confère la solidité de l'os et contribue à réduire le nombre de fractures chez les personnes âgées de 70 ans et plus, tant en milieu ambulatoire qu'en centre d'hébergement. En effet, des études effectuées auprès de personnes âgées montrent qu'une consommation suffisante de calcium et de vitamine D peut ralentir de façon significative la perte osseuse liée à l'âge chez les hommes et les femmes et peut diminuer l'incidence des fractures. Toutefois, le calcium seul ne peut prévenir l'ostéoporose.

Mécanisme d'action

Près de 99 % du calcium corporel se trouve dans les os : 85 % sous forme d'hydroxyapatite et 15 % sous forme de carbonate de calcium. Le calcium restant se retrouve dans les cellules (calcium intracellulaire et fluides extracellulaires) et dans la circulation sanguine (calcium sérique). Le calcium osseux est en équilibre avec le calcium circulant qui, lui, dépend du calcium absorbé par le tube digestif et de la perte urinaire. Ainsi, la balance calcique est dépendante de la relation entre l'apport alimentaire, l'absorption et l'excrétion du calcium. Elle fait l'objet d'une régulation hormonale responsable de rétablir l'équilibre homéostatique. Après 70 ans, la diminution de la sécrétion d'acide gastrique, la baisse de calcitriol sérique et la carence œstrogénique chez les femmes sont des facteurs qui contribuent à la diminution de l'absorption intestinale de calcium. Un changement dans ces variables oblige l'organisme à rétablir un nouvel équilibre, souvent en puisant son calcium dans le réservoir osseux par la résorption osseuse.

Propriétés pharmacocinétiques

L'absorption du calcium peut aussi dépendre du sel de calcium ingéré et du pH gastrique. Le calcium alimentaire que l'on trouve en plus forte concentration dans les produits laitiers est toujours préférable aux autres formes car il est plus facilement absorbé. Toutefois, il faut envisager l'utilisation de suppléments pour les personnes intolérantes au lactose, pour les végétariens qui ne consomment aucun produit de provenance animale et pour les personnes âgées avec un apport alimentaire insuffisant.

Le calcium, pour être absorbé par l'intestin, doit être dissocié de son sel, processus qui est favorisé par un pH relativement acide, autour de 6. Les différents sels libèrent des quantités variables de calcium élémentaire (tableau 1).

TABLEAU 1
Teneur en calcium élémentaire des principaux sels de calcium

Sels de calcium	Calcium élémentaire (%)
Carbonate	40
Citrate	24
Glucoheptonate	8
Gluconate	9
Lactate	13

Le carbonate de calcium est souvent préféré aux autres car il fournit 40 % de son poids en calcium élémentaire : il requiert ainsi moins de comprimés. Si d'importantes doses de suppléments sont nécessaires, il faut fractionner la quantité totale à prendre, car il existe une relation inverse entre la dose ingérée et la quantité de calcium absorbée. Plus la dose unique ingérée est élevée, moins le calcium est absorbé. Ainsi, une dose quotidienne de 1 000 mg de calcium devrait être fractionnée en deux prises de 500 mg au moment des repas.

ABSORPTION DU CALCIUM ET pH GASTRIQUE

Le carbonate de calcium requiert un milieu modérément acide pour être absorbé, alors que l'absorption du citrate de calcium est indépendante du pH. Cette propriété prend toute son importance chez les personnes âgées utilisatrices d'un anti-H_2 ou d'un inhibiteur de la pompe à protons ou encore souffrant d'achlorhydrie. Il est donc souhaitable de prendre le carbonate de calcium aux repas afin d'augmenter son absorption, qui sera stimulée par la sécrétion des acides gastriques, ou d'utiliser du citrate de calcium.

Par ailleurs, l'absorption du calcium est indépendante du magnésium. Les sites d'absorption des deux minéraux diffèrent, le calcium étant principalement absorbé dans le jéjunum et le magnésium dans l'intestin grêle. De plus, le magnésium se retrouve en quantité suffisante dans l'alimentation. Par conséquent, l'utilisation d'une combinaison de calcium et de magnésium s'avère inappropriée. Pour toutes ces raisons, l'association des deux minéraux n'est pas nécessaire.

Effets indésirables

Peu d'effets indésirables sont liés à la prise de calcium si ce n'est quelques problèmes digestifs (flatulence, dyspepsie et nausées). Il est très rare d'associer la présence de lithiases rénales à la prise de calcium. Il faut tout de même demeurer prudent avec les personnes âgées qui ont déjà des antécédents de « pierres aux reins ». L'hypercalcémie est rarement observée avec les suppléments de calcium utilisés seuls.

Posologie

Le tableau 2 résume les posologies suggérées chez les personnes âgées. La dose quotidienne de calcium élémentaire recommandée doit également tenir compte des sources alimentaires.

TABLEAU 2

Doses quotidiennes de calcium recommandées

Dose (mg/jour) (en calcium élémentaire)	Catégories de personnes
1 500	• Femmes ménopausées avec ou sans hormonothérapie substitutive • Hommes de plus de 50 ans

Interactions médicamenteuses

En ce qui concerne les interactions médicamenteuses, le calcium diminue l'absorption des quinolones, des tétracyclines, des bisphosphonates et du fer. Un intervalle libre d'au moins trois heures entre la prise de ces médicaments et l'ingestion de calcium réduit les risques d'efficacité amoindrie par la malabsorption. Il est également important de reconnaître les médicaments et aliments qui influencent l'absorption et l'élimination du calcium (tableau 3).

TABLEAU 3
Effets des médicaments et des aliments sur le calcium

Mécanisme	Médicaments ou aliments
↓ de l'absorption du calcium	Antiacides Anti-H_2 Cholestyramine Épinards Fibres (phytates dans le son de blé surtout) Inhibiteurs de la pompe à protons
↑ de l'excrétion du calcium	Apport sodique élevé Caféine (3 tasses ou plus de café par jour) Diurétique de l'anse : furosémide Diète riche en protéines
↓ de l'excrétion du calcium	Thiazides

Vitamine D

La vitamine D est le nutriment dont la carence chez les personnes âgées est accentuée pendant les hivers nordiques en raison de la faible exposition au soleil. Ce facteur s'ajoute au vieillissement de la peau et possiblement à un apport insuffisant.

L'organisme obtient la vitamine D dont il a besoin de deux façons: par synthèse dans l'épiderme ou à partir de sources alimentaires. La synthèse de la vitamine D dans l'organisme humain débute dans l'épiderme pour donner de la vitamine D_3, le cholécalciférol. Parallèlement, l'ingestion d'aliments ou de suppléments fournit le cholécalciférol de source alimentaire ou biosynthétique, l'ergocalciférol ou vitamine D_2. La synthèse cutanée du cholécalciférol peut être réduite de 50 % après 70 ans. De plus, la production de calcitriol, la forme active de la vitamine D, par le rein est aussi diminuée.

Une carence en vitamine D, même légère, qui s'installe de façon chronique peut être considérée comme une cause d'ostéoporose. Le supplément en vitamine D a d'abord et avant tout été associé à la santé osseuse, mais il semble que la vitamine D améliore aussi la force et l'équilibre musculaires, réduisant d'autant le risque de chutes, cause importante de fractures. En centre d'hébergement, il a été démontré que l'association de calcium et de vitamine D réduisait le risque de fracture de la hanche d'environ 30 %, même si la masse osseuse n'est pas suffisamment augmentée pour expliquer cette baisse.

Figure 3
Synthèse de la vitamine D

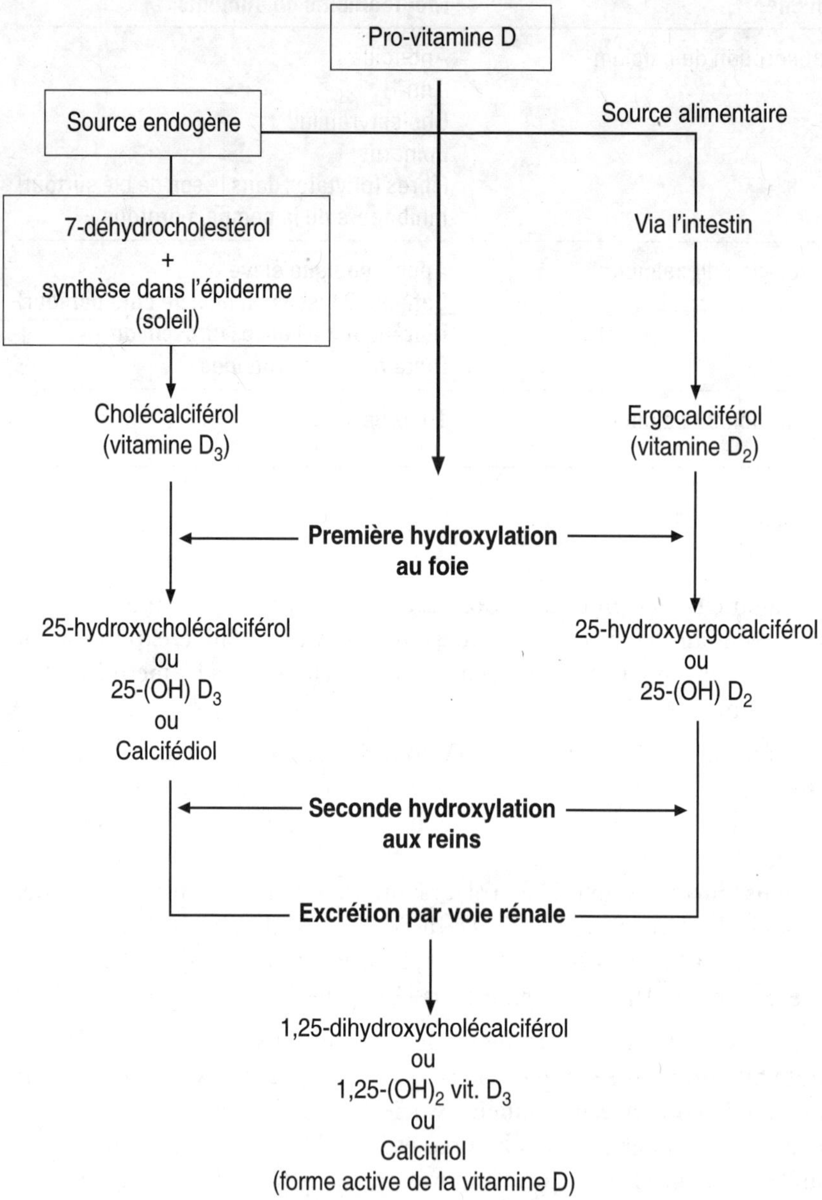

Figure 4

Autres pro-vitamines D (métabolisme rénal non requis)

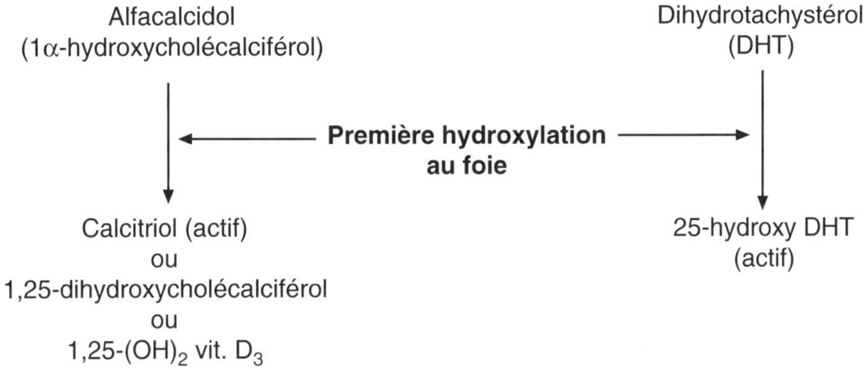

VITAMINE D ET EXPOSITION AU SOLEIL

Le moyen le plus naturel de combler les besoins en vitamine D est l'exposition au soleil. Les besoins quotidiens en vitamine D sont de 10 μg ou 400 unités internationales (UI). Ils sont largement couverts par l'ensoleillement. Une journée d'exposition au soleil assure la synthèse de 250 μg ou 10 000 unités de vitamine D (1 μg de vitamine D_2 = 40 UI). Une exposition au soleil de 15 à 20 minutes trois fois par semaine, sans écran solaire, est suffisante pour combler les besoins en vitamine D. En effet, l'application topique d'un écran solaire empêche la biosynthèse de la vitamine D.

La vitamine D est indiquée seulement si le taux sérique de 25-hydroxyvitamine D est bas. La malabsorption du calcium qui pourrait être consécutive à un manque de vitamine D est, la plupart du temps, multifactorielle. Elle est peut-être même reliée à une résistance au calcitriol. Par ailleurs, chez les personnes âgées institutionnalisées, confinées pendant de longs mois à l'intérieur d'un établissement, tout ce qui manque pour normaliser l'absorption du calcium est bien souvent la vitamine D.

Mécanisme d'action

La vitamine D est essentielle au métabolisme du calcium. En présence d'un apport insuffisant en calcium et en vitamine D, l'organisme réagit pour rétablir l'équilibre homéostatique. En effet, l'hypovitaminose D accroît l'activité de la parathyroïde et, secondairement, lorsque l'état de carence perdure, accélère le remodelage des os, entraînant alors une perte osseuse. Dans cette situation, l'hormone parathyroïdienne et la vitamine D stimulent aussi la réabsorption tubulaire rénale de calcium.

La vitamine D contrôle l'absorption intestinale du calcium en induisant le transport actif de celui-ci et gère ainsi les fluctuations de la calcémie si l'apport alimentaire varie (figure 2). Par ailleurs, le calcitriol favorise la synthèse de protéines de l'os telle l'ostéocalcine.

Propriétés pharmacocinétiques

La vitamine D_2 et la vitamine D_3 sont hydroxylées dans le foie sur une période d'un ou deux jours, et produisent un métabolite, le 25-hydroxycholécalciférol dont la demi-vie est d'environ deux mois. Une deuxième hydroxylation a lieu dans les reins où est produit le métabolite final de la vitamine D, le 1,25 dihydroxycholécalciférol ou calcitriol.

Effets indésirables

Aux doses physiologiques requises, la vitamine D ne produit pas d'effets indésirables majeurs. Les manifestations toxiques de la vitamine D résultent, la plupart du temps, d'un dérèglement du métabolisme du calcium. L'hypervitaminose D conduit à une hypercalcémie qui se manifeste par des signes de faiblesse ou de fatigue, des céphalées, des douleurs musculaires et squelettiques, et de la xérostomie.

Posologie

Les suppléments de vitamine D seront offerts aux personnes âgées qui ne sortent plus dehors, qui consomment peu ou pas de lait enrichi et dont le taux sérique de 25-hydroxy-vitamine D est abaissé. Il n'est pas nécessaire que la vitamine D soit présente dans l'estomac au même moment que le calcium.

La posologie quotidienne de la vitamine D ou d'un analogue doit toujours tenir compte de l'apport alimentaire et de l'exposition solaire. En présence d'un déficit chez une personne âgée ostéoporotique, un supplément quotidien de vitamine D équivalant à 800 UI d'ergocalciférol est recommandé. La préparation d'ergocalciférol disponible en capsule de 50 000 UI peut être administrée en une prise aux deux mois.

Les personnes souffrant d'insuffisance rénale chronique ne peuvent métaboliser les précurseurs de la vitamine D en métabolites actifs. Le calcitriol ou l'alfacalcidol seront alors préférés, car le premier est déjà proposé dans sa forme active et le second est biotransformé dans le foie en métabolite actif. Le dihydrotachystérol n'est pas utilisé en gériatrie.

Hormonothérapie de substitution (HTS)

Chez les femmes âgées entre 50 et 65 ans, l'hormonothérapie de substitution (HTS) a toujours occupé une grande place dans les stratégies visant la prévention de l'ostéoporose. Un remplacement œstrogénique adéquat requiert la prise régulière d'œstrogènes pendant au moins sept à dix ans à partir de la ménopause afin d'assurer une protection maximale du tissu osseux.

L'HTS est habituellement proposée vers l'âge de 50-51 ans et a déjà fait l'objet de discussions entre la patiente et son médecin, et probablement qu'à 65 ans et plus, le sujet est clos pour bon nombre d'entre elles. Toutefois, il n'en est rien face à l'ostéoporose. Chaque jour, le médecin s'interroge sur la pertinence d'une œstrogénothérapie chez une personne âgée de 65 ans ou plus ou, sur l'âge approximatif où il faudra envisager de cesser l'HTS. Dans cette évaluation, il est essentiel de connaître les effets bénéfiques réels de l'emploi des hormones sexuelles sur la DMO et sur la diminution du risque de fractures chez les femmes âgées.

De nombreuses études à caractère épidémiologique suggèrent que l'HTS réduit le risque de fractures ostéoporotiques chez les femmes âgées. Jusqu'à tout récemment, une étude d'intervention a été réalisée dans le but de démontrer les effets positifs de l'HTS sur l'incidence des fractures.

Avantages de l'HTS et contre-indications

Les résultats des études cliniques confirment l'effet protecteur d'une suppléance hormonale sur la densité osseuse. Par ailleurs, à l'arrêt des œstrogènes, la perte osseuse reprend et il semble qu'après une période d'environ six ans, les courbes de masse osseuse des utilisatrices d'œstrogènes et des non utilisatrices se rejoignent (figure 5).

Figure 5
Impact de l'HTS sur la masse osseuse

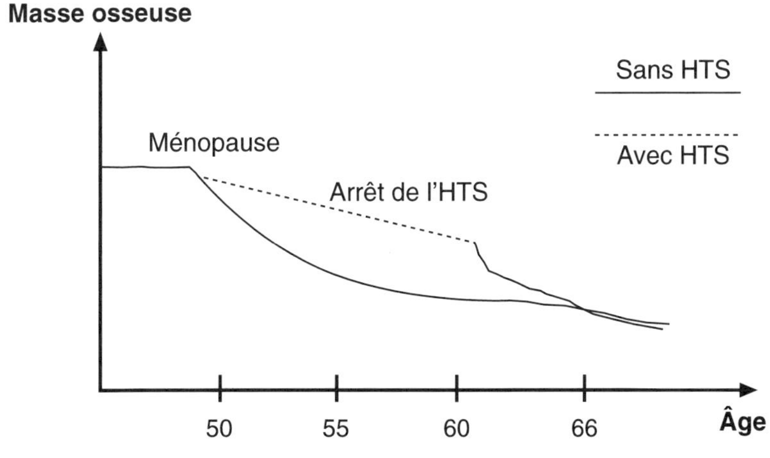

Une prise régulière d'œstrogènes entre l'âge de 50 et 60 ans suivie d'un arrêt a très peu d'effets, s'il en subsiste, sur l'incidence de fractures à l'âge de 80 ans.

INDICATIONS DE L'HTS CHEZ LA FEMME ÂGÉE

→ Maintien de l'HTS en présence de facteurs de risque d'ostéoporose **ET** bénéfices secondaires potentiels (ex. : diminution des bouffées vasomotrices ou de l'atrophie génito-urinaire)

→ Introduction de l'HTS en présence d'une ostéoporose établie **ET** bénéfices secondaires potentiels par rapport aux bisphosphonates ou au raloxifène (ex. : en présence de contre-indications à ces choix thérapeutiques)

Il demeure que la prévention de la perte osseuse par les œstrogènes est plus efficace si ces derniers sont introduits tôt après le début de la ménopause. Chez la femme âgée ostéoporotique, l'objectif thérapeutique réside davantage dans l'augmentation de la masse osseuse et l'HTS répond à cet objectif.

L'HTS chez la femme âgée est relativement compliquée en raison notamment des nombreux facteurs à considérer dont la présence ou non de conditions médicales associées à l'âge. Les principales controverses concernent principalement le cancer du sein et les maladies cardiovasculaires chez les femmes ménopausées. En résumé, l'étude a permis d'observer une augmentation de 26 % de la fréquence de cancer du sein invasif, une augmentation de 29 % de la fréquence de coronaropathie et une augmentation de 41 % des AVC chez les utilisatrices d'hormones pour une période de 75 ans, comparativement aux femmes ayant pris un placebo. Les bienfaits reconnus tels la réduction significative de fractures ostéoporotiques, peu importe l'emplacement, et un abaissement de 37 % de la fréquence du cancer ne sont pas considérés comme suffisants. En effet, les résultats de l'étude réalisée chez des femmes ménopausées ne soutiennent pas l'hypothèse d'un effet cardioprotecteur des œstrogènes. L'HTS par voie orale serait même responsable d'une augmentation des risques cardiovasculaires (Women's Health Initiative).

CONSIDÉRATIONS AVANT L'INSTAURATION D'UNE HORMONOTHÉRAPIE À LA MÉNOPAUSE

Présence de facteurs de risque d'ostéoporose

Mesures densitométriques : accessibilité des appareils diagnostiques, lieu de résidence, équipe médicale, suivi

Préférences de la personne : refus des œstrogènes, peur des effets indésirables, autoévaluation de son état de santé

Indication : prévention ou traitement

Bénéfices secondaires par rapport aux bisphosphonates et au raloxifène

Lourdeur du profil médicamenteux

Motivation, croyance de la patiente

Couverture par l'assurance-maladie ou la sécurité sociale

Espérance de vie estimée

Les contre-indications absolues à l'utilisation des œstrogènes sont le cancer du sein établi ou soupçonné et le cancer de l'endomètre, des saignements utérins inexpliqués, une maladie hépatique active, la présence d'une maladie thromboembolique et un infarctus du myocarde récent, survenu il y a moins de 12 mois. Des contre-indications à l'utilisation des œstrogènes sont formulées si la patiente présente une histoire personnelle de fibromes utérins, d'endométriose, de cancer de l'utérus antérieur, de migraine, de maladie hépatique chronique, de maladies thromboemboliques passées, en présence d'une diathèse familiale d'hypertriglycéridémie ou de cancer du sein.

Mécanisme d'action

À la ménopause, l'activité de résorption osseuse demeure inchangée alors que l'activité de formation est réduite. Les œstrogènes diminuent l'activité des ostéoclastes et, conséquemment, réduisent la résorption osseuse. Ils stimulent aussi probablement l'activité des ostéoblastes. Les œstrogènes agissent directement sur les cellules osseuses en raison de leur forte affinité pour les récepteurs œstrogéniques de l'os.

Les œstrogènes inhibent aussi l'hormone parathyroïdienne périphérique, augmentent l'absorption intestinale du calcium et diminuent son excrétion. L'utilisation des œstrogènes accroît la DMO de 1 à 3 % pour l'os cortical et d'environ 2 à 5 % pour l'os trabéculaire. Par ailleurs, l'effet net de l'HTS sur la diminution du risque de fracture est fonction du type d'os, de l'âge, du début de la thérapie et de la durée du traitement.

Effets indésirables

Les effets indésirables les plus communs, soit la sensibilité des seins, la sensation de ballonnement, des céphalées, sont observés chez 5 à 10 % des femmes qui utilisent une dose moyenne de 0,625 mg d'œstrogènes conjugués ou l'équivalent. Ces effets indésirables sont souvent liés à la dose et ils s'estompent à la longue ou après une réduction de celle-ci. Afin d'éviter l'arrêt prématuré de la médication pour le motif d'intolérance, il est préférable de procéder à un titrage progressif des œstrogènes.

Des études signalent aussi une légère augmentation de poids, des fluctuations de la libido et de l'humeur, une augmentation des triglycérides et des pertes sanguines. De plus, les utilisatrices d'une HTS s'exposent à un risque d'accidents thromboemboliques veineux près de trois fois supérieur à celui associé aux non-utilisatrices.

ŒSTROGÈNES ET CHOLESTÉROL (HYPOTHÈSE)

L'augmentation appréciable du cholestérol-HDL serait causée par les métabolites produits lors du passage des œstrogènes dans le foie. En contrepartie, les œstrogènes administrés par voie orale favorisent une augmentation des triglycérides et une production accrue des facteurs de coagulation. La forme transdermique (on évite le premier passage au foie) est alors avantageuse chez les femmes atteintes d'une maladie hépatique, d'hypertriglycéridémie ou ayant une histoire de maladie thromboembolique, de tabagisme ou de migraine.

Quant au risque de cancer de l'utérus, l'ajout d'un progestatif aux œstrogènes a montré une réduction, mais non une élimination complète, de l'hyperplasie de l'endomètre associée à la prise d'œstrogènes. Le risque de cancer de l'endomètre devient comparable à celui de la population en général lorsque la thérapie hormonale combinée est utilisée. Le tableau 4 présente les éléments d'évaluation des œstrogènes.

Posologie

Les différentes formes galéniques d'œstrogènes sont, en principe, efficaces pour prévenir la perte osseuse. Leur efficacité exige toutefois une dose minimale pour obtenir une concentration sérique d'œstradiol suffisante à son action sur le tissu osseux. Cette dose se situe habituellement à 0,625 mg d'œstrogènes conjugués ou l'équivalent (tableau 5).

Il se pourrait que des doses plus faibles soient bénéfiques dans la protection contre l'ostéoporose lorsque l'apport en calcium est optimal.

TABLEAU 4
Évaluation de l'innocuité des œstrogènes

Évaluation	Éléments d'évaluation	Interventions	Suivi
Innocuité	Saignements irréguliers	Vérifier comment la patiente prend ses médicaments. Informer la patiente que ce phénomène peut être transitoire.	Consultation médicale si saignements abondants.
	Seins sensibles	Commencer le traitement avec 0,3 mg trois fois par semaine puis augmenter graduellement chaque semaine pour atteindre une dose de 0,625 mg une fois par jour.	La douleur diminue après quelques mois.
	Maux de tête	Si prise régulière d'un analgésique, consultation médicale.	Revoir le médecin si persistance des maux de tête après 2 mois.
	Rougeur au site d'application du timbre	Laisser évaporer l'alcool contenu dans le timbre avant de l'appliquer. Changer de préparation transdermique. Utiliser une crème d'hydrocortisone 0,05 % au besoin.	Vérifier l'état de la peau où le timbre est appliqué lors du changement du timbre.

TABLEAU 5
Doses équivalentes des différents œstrogènes

Œstrogènes	Dose équivalente
Œstrogènes conjugués équins	0,625 mg
Estropipate	0,625 mg
Estradiol micronisé	0,5 mg
Œstrogènes transdermique	50 µg
Œstrogènes gel percutané	1,5 à 2 mg
Œstrogènes crème vaginale	1 g

AVANTAGES SECONDAIRES DES ŒSTROGÈNES

Augmentation du cholestérol-HDL (par voie orale)
Prévention du cancer du côlon
Amélioration de l'incontinence urinaire d'urgence
Diminution de l'atrophie vaginale
Diminution des infections urinaires récurrentes
Ralentissement du vieillissement de la peau
Diminution de la dégénérescence maculaire et de la formation de cataractes
Réduction de la perte des dents
Amélioration de la qualité de vie à long terme

Durée du traitement

Plusieurs questions non résolues ne concernent pas tant l'usage des œstrogènes que la durée du traitement minimale efficace ou maximale acceptable : est-ce 5 ans, 10 ans, 15 ans, ou toute la vie ? On observe d'ailleurs des différences selon les auteurs à ce propos. Il ressort cependant une tendance qui suggère une durée de cinq ans. L'hormonothérapie sera maintenue si la personne demeure symptomatique : bouffées de chaleur, sueurs nocturnes, etc. Même si, pour prévenir une fracture ostéoporotique, il est nécessaire de poursuivre longtemps le traitement hormonal, les données actuelles freinent notre enthousiasme. En effet, à partir du moment où il y a carence œstrogénique, une quinzaine d'années en moyenne doivent s'écouler avant d'enregistrer une hausse de l'incidence des fractures ostéoporotiques. Il serait donc peu logique de cesser l'HTS avant l'âge de 65 ou 70 ans, lorsque celle-ci est introduite à la ménopause. Un traitement ininterrompu et à long terme est requis pour protéger des fractures qui surviennent après 80 ans.

Toutefois, il faut aussi savoir reconnaître le moment où les bénéfices n'excèdent plus les risques : une ischémie cérébrale transitoire thromboembolique, la présence de métastases, une mobilité nulle ou une espérance de vie réservée en sont des exemples.

Utilisation de progestatifs

Des études ont démontré que l'utilisation de l'hormonothérapie substitutive non compensée augmente le risque de cancer de l'endomètre. Ce risque est augmenté de cinq à dix fois chez les femmes recevant des œstrogènes ; il est associé à la dose et à la durée de la thérapie. L'ajout d'un progestatif aux œstrogènes diminue le risque d'hyperplasie ou de cancer de l'endomètre. Les femmes dont l'utérus est intact et qui commencent un traitement aux œstrogènes devraient recevoir un progestatif afin de favoriser la desquamation de l'endomètre et le retour des saignements menstruels.

Bisphosphonates

Les bisphosphonates sont efficaces dans la prévention et le traitement de l'ostéoporose avérée, tant chez l'homme que chez la femme. Ils freinent la résorption osseuse. Seulement trois bisphosphonates sont acceptés au Canada dans la prévention et le traitement de l'ostéoporose : l'étidronate, un bisphosphonate de la première génération, l'alendronate, de la deuxième génération et, plus récemment, le risédronate. Les bisphosphonates sont utilisés dans le traitement de l'ostéoporose postménopausique chez la femme qui ne peut ou ne veut se soumettre à une hormonothérapie et dans la prévention de l'ostéoporose secondaire aux corticostéroïdes.

Tous les bisphosphonates utilisés en prévention ou en traitement de l'ostéoporose augmentent la DMO lombaire et réduisent significativement la fréquence d'une première ou d'une seconde fracture vertébrale. Chez les femmes ménopausées ayant déjà subi une fracture vertébrale, l'alendronate et le risédronate ont démontré leur efficacité en réduisant d'au moins 50 % le risque d'une seconde fracture après trois ans d'utilisation, et même après un an pour le risédronate. Chez les femmes ménopausées atteintes d'ostéoporose, ces deux bisphosphonates sont efficaces pour réduire l'incidence des fractures non vertébrales, notamment des fractures de la hanche. L'étidronate réduit aussi le nombre de nouvelles fractures vertébrales, mais il semble plus difficile de préciser l'ordre de grandeur de cet abaissement.

Les contre-indications à l'emploi des bisphosphonates sont les suivantes : une anomalie de l'œsophage qui pourraient retarder le passage du médicament dans le tube digestif, l'incapacité à demeurer en position assise ou debout pendant au moins 30 minutes, l'insuffisance rénale modérée à grave (clairance de la créatinine < 30 mL/min ou 0,5 mL/s) et l'hypocalcémie.

Mécanisme d'action

Les bisphosphonates se fixent de façon permanente à la surface des os. Ils sont adsorbés par des cristaux d'hydroxyapatite et deviennent une composante de l'os. Les ostéoclastes, cellules initiatrices du remodelage osseux, ne peuvent détruire l'os lié au bisphosphonate. L'os devient résistant à l'hydrolyse enzymatique. Les bisphosphonates exercent alors une activité anti-ostéoclastique.

Les bisphosphonates diminuent la fréquence d'activation du remodelage osseux et la profondeur des cavités d'érosion, inhibent le recrutement et la différenciation des ostéoclastes, puis induisent l'apoptose des ostéoclastes. Par ailleurs, les ostéoblastes continuent de former du tissu osseux, d'où l'augmentation de la masse osseuse.

L'étidronate inhibe la minéralisation osseuse s'il est utilisé quotidiennement à long terme. Il diffuse dans la matrice osseuse et inhibe la minéralisation du tissu ostéoïde. Cette propriété peut entraîner une minéralisation anormale de l'os provoquant ainsi une ostéomalacie si l'étidronate est utilisé plus de six mois sans interruption. Pour éliminer ce risque, l'étidronate doit être utilisé de façon cyclique. Dans les études, l'étidronate cyclique s'est avéré sécuritaire et efficace pendant une période de plus de sept ans.

Propriétés pharmacocinétiques

La biodisponibilité des bisphosphonates est faible s'ils sont administrés par voie orale, car ils ne traversent pas facilement les membranes cellulaires. Dans les meilleures conditions, elle est de l'ordre de 1 % de la dose administrée. L'absorption est grandement réduite par la nourriture et par tous les breuvages autres que l'eau.

Les bisphosphonates ne subissent pas de métabolisme hépatique ou autre. La fraction du médicament qui ne se fixe pas au tissu osseux est éliminée par voie rénale sous forme inchangée. En présence d'une insuffisance rénale modérée à grave (clairance de la créatinine < 30 mL/min ou 0,5 mL/s) les bisphosphonates ne devraient pas être utilisés.

Effets indésirables

Les bisphosphonates ont un profil d'innocuité rassurant. Ils occasionnent des douleurs abdominales en début de traitement, de la dyspepsie, des nausées, de la diarrhée. Certaines personnes se plaignent de douleurs musculo-squelettiques.

Ils peuvent aussi provoquer des troubles des voies gastro-intestinales hautes. L'alendronate en particulier peut causer une œsophagite souvent associée au mode d'administration du médicament. Un mode d'administration rigoureux est l'élément le plus important pour obtenir les bénéfices escomptés de ce médicament et réduire les cas d'œsophagite. Lorsqu'il y a intolérance, il s'agit souvent d'une exacerbation d'un reflux gastro-œsophagien existant. Après une évaluation médicale appropriée, le traitement de cette condition avec un inhibiteur de la pompe à protons pendant un ou deux mois permet, dans bien des cas, la reprise de l'alendronate qui sera alors bien toléré.

Les essais cliniques réalisés chez les personnes âgées avec le risédronate révèlent que la tolérance digestive à ce médicament est comparable à celle du groupe placebo, même en présence d'une prédisposition aux reflux gastro-œsophagien. Toutefois, les règles d'administration de l'alendronate s'appliquent aux autres bisphosphonates, davantage dans le but d'obtenir une biodisponibilité optimale du médicament.

MODE D'ADMINISTRATION DE L'ALENDRONATE ET DU RISÉDRONATE

Les bisphosphonates doivent être administrés à jeun le matin.

Le matin dès le réveil : prendre le comprimé entier* avec 120 à 250 mL d'eau : pas de jus, lait, eau minérale, thé, café ni autre boisson.

Garder la position assise ou debout pendant au moins 30 minutes.

Attendre une demi-heure avant de manger, de prendre d'autres médicaments ou de boire.

* Le comprimé ne doit pas être altéré au moment de l'ingestion afin d'éviter une irritation de l'appareil digestif supérieur. Il ne faut pas le triturer, le couper, le croquer ni le sucer.

Posologie

L'étidronate est pris de façon cyclique à la dose de 400 mg par jour pendant 14 jours, suivi d'un supplément quotidien de calcium de 500 mg pendant 76 jours, soit un cycle de 90 jours. Chez les personnes âgées, un supplément quotidien de carbonate de calcium de 500 mg est parfois insuffisant. De plus, chez quelques personnes, le carbonate est un sel peu absorbé étant donné le pH alcalin du tube digestif ou encore l'achlorhydrie. Aussi, pour une efficacité optimale, les comprimés d'étidronate devraient être pris à jeun et les comprimés de carbonate de calcium, en mangeant.

L'alendronate, à la dose de 5 mg par jour dans la prévention ou de 10 mg dans le traitement de l'ostéoporose, demande un respect rigoureux du mode d'administration (voir plus haut). La posologie du risédronate est la même, soit 5 mg par jour, dans la prévention comme dans le traitement de l'ostéoporose.

ADMINISTRATION DES BISPHOSPHONATES LE MIDI OU LE SOIR

La biodisponibilité et l'efficacité du bisphosphonate seraient-elles les mêmes avec une prise une heure avant le repas du midi ou du soir ? Chez l'adulte jeune et en santé, il est raisonnable de penser que le tube digestif est libéré des aliments ou des liquides deux heures après un repas. Cependant, comme le transit digestif d'une personne âgée est plus lent, il devient difficile de prédire une période de la journée, autre que celle du lever matinal, où la surface d'absorption intestinale sera totalement dépourvue de nourriture. Le bisphosphonate doit s'administrer dans un tube digestif vide. Ce facteur est limitatif et contraignant. Il faut pourtant en tenir compte dans la décision de le prescrire.

Une des voies prometteuses pour améliorer l'observance est l'administration hebdomadaire de l'alendronate ou du risédronate, limitant ainsi la contrainte relative à son administration à une seule journée par semaine. En effet, des chercheurs ont démontré l'efficacité d'une dose unique hebdomadaire, soit 35 mg d'alendronate dans la prévention et 70 mg dans le traitement de l'ostéoporose, ou une dose identique de 35 mg de risédronate dans la prévention et le traitement. Après un an de ce régime thérapeutique, on a constaté chez les utilisatrices une augmentation de la DMO dans une proportion similaire à celle obtenue avec l'utilisation de doses quotidiennes fractionnées. La tolérance au niveau des voies digestives est comparable. Toutefois, il faut noter que ces études n'ont pas été effectuées chez les plus de 70 ans. Ce mode d'administration élimine les contraintes quotidiennes liées à la prise des bisphosphonates.

Interactions médicamenteuses

Les bisphosphonates ne doivent pas être pris au même moment que d'autres médicaments, ni d'aucun aliment, car leur absorption est alors significativement compromise. Cette recommandation s'applique aussi aux préparations qui contiennent du calcium, des polyvitamines avec minéraux ou d'autres cations. Un intervalle libre d'au moins deux heures est nécessaire entre la prise du bisphosphonate et celle du calcium. L'AAS peut augmenter le risque d'effets indésirables au niveau des voies digestives supérieures.

Calcitonine

La calcitonine est une hormone polypeptidique synthétisée et sécrétée par les cellules C de la glande thyroïde. Son principal effet est d'inhiber la résorption osseuse ostéoclastique. Chez certaines personnes âgées, la concentration sérique de la calcitonine est diminuée. La calcitonine contrecarre la résorption osseuse de façon moins puissante que l'hormonothérapie chez les femmes ménopausées et que les bisphosphonates en général. La calcitonine de saumon synthétique est la principale forme exogène utilisée car elle agit plus longtemps et est plus puissante que la calcitonine humaine.

La calcitonine de saumon synthétique pour administration intramusculaire ou sous-cutanée n'est pas approuvée au Canada dans le traitement de l'ostéoporose et ne devrait pas être utilisée. Par contre, la calcitonine de saumon pour administration intranasale est reconnue dans le traitement de l'ostéoporose postménopausique chez les femmes dont la ménopause est terminée depuis au moins cinq ans. Elle est toutefois réservée aux personnes ayant subi une fracture vertébrale récente et douloureuse, aux personnes âgées présentant des douleurs vertébrales chroniques ou encore aux personnes chez qui l'emploi de l'HTS et des bisphosphonates est impossible.

La calcitonine augmente la DMO de la colonne vertébrale lombaire et diminue le risque de fractures vertébrales. Elle montre une tendance à abaisser l'incidence des fractures de la hanche, sans toutefois augmenter la DMO à ce niveau.

CALCITONINE ET ANALGÉSIE

Le principal intérêt de la calcitonine en gériatrie est lié à ses propriétés analgésiques. En effet, par voie intranasale ou sous-cutanée, la calcitonine est un coanalgésique intéressant lors de fractures vertébrales accompagnées de douleurs aiguës et intenses qui nuisent à la mobilisation. La calcitonine permet parfois de réduire les doses d'analgésiques narcotiques souvent préjudiciables aux personnes âgées. Elle est utile aussi lorsque les anti-inflammatoires non stéroïdiens sont à éviter.

Mécanisme d'action

La calcitonine exerce son action directement sur la structure cellulaire ostéoclastique. Elle freine l'adhésion des ostéoclastes à l'os, leur motilité, leur durée de vie et réduit leur nombre. La calcitonine a peu d'effets sur l'os cortical. De plus, elle diminue la réabsorption du calcium dans le tubule rénal. Quant à son effet analgésique, son mécanisme d'action est peu précis.

Propriétés pharmacocinétiques

L'absorption de la calcitonine en insufflation nasale est variable. Elle dépend en partie de l'habileté à manipuler le flacon vaporisateur. La biodisponibilité est habituellement inférieure par la voie topique nasale comparativement à la voie sous-cutanée. Cependant, la concentration plasmatique de la calcitonine n'est pas toujours représentative de la réponse thérapeutique.

Effets indésirables

Les effets indésirables de la calcitonine en vaporisateur nasal se manifestent localement dans les voies nasales : rhinite ou rhinorrhée transitoire, formation de croûtes sèches, épistaxis, sinusite et ulcération. Une ulcération importante demande l'arrêt du traitement. L'épistaxis est quelquefois liée à l'utilisation du produit réfrigéré. Le médicament doit être à la température ambiante avant l'instillation nasale.

Par voie sous-cutanée ou intramusculaire, les effets liés à la dose sont nombreux, mais rarement graves. Le système gastro-intestinal est principalement affecté par des nausées, la perte de l'appétit, un goût métallique et parfois par des douleurs épigastriques ou la diarrhée. La plupart de ces effets indésirables s'atténuent avec le temps. Des bouffées vasomotrices sont régulièrement observées en début de traitement avec des doses élevées. On suggère de débuter avec une dose de 50 UI par jour le soir au coucher afin de prévenir ces effets indésirables.

Des réactions allergiques à la calcitonine de saumon sont possibles. L'essai préalable d'une dose « test » de 1 UI est une mesure qui ne fait pas l'unanimité parce que, selon certains auteurs, l'anaphylaxie est extrêmement rare et ne survient seulement qu'après plusieurs doses. Il faut noter que l'apparition de rougeurs au site d'injection ne signifie pas qu'il s'agit d'une réaction de type urticaire, immunologique ou anaphylactique.

Posologie

La posologie de la calcitonine par voie nasale est de une vaporisation, soit 200 UI, une fois par jour dans une seule narine. Il faut changer de narine chaque jour. Le moment de la journée pour administrer le médicament importe peu. Une fois le flacon de calcitonine ouvert, celle-ci se conserve à la température ambiante pendant un mois. Les flacons intacts doivent être réfrigérés.

La posologie de la calcitonine par voie sous-cutanée pour obtenir un effet analgésique dans les cas de fracture vertébrale est de 50 ou 100 UI une fois par jour, pendant deux à trois semaines, préférablement au coucher afin d'éviter les nausées ou les bouffées vasomotrices présentes au début du traitement.

Modulateur sélectif des récepteurs œstrogéniques (MSRE)

Des études de cohorte chez des femmes qui prenaient ou non du tamoxifène pour un cancer du sein hormonodépendant ont permis d'observer un résultat non recherché *a priori*, soit la préservation de la masse osseuse chez les utilisatrices du médicament et l'augmentation de la DMO. Cette observation a mené à l'étude des agents antiœstrogéniques comme une thérapie possible de l'ostéoporose. Deux MSRE sont disponibles au Canada, le tamoxifène et le raloxifène.

Seul le raloxifène est indiqué dans la prévention et le traitement de l'ostéoporose. Il agit à la fois comme agoniste œstrogénique sur les os et antagoniste au niveau du sein et de l'utérus, ce qui lui confère des avantages sur le tamoxifène. En prévention, le raloxifène est un bon choix en remplacement de l'HTS traditionnelle, spécialement chez les femmes à haut risque de cancer du sein. Le raloxifène est également un choix adéquat chez les femmes qui ne tolèrent pas les effets indésirables des œstrogènes ou qui ont une peur insurmontable du cancer du sein ou de l'utérus.

Une étude multicentrique réalisée auprès de plus de 7 500 femmes ménopausées révèle que le raloxifène utilisé pendant trois ans préserve la DMO, ralentit le remodelage osseux et diminue l'incidence des fractures vertébrales. De plus, le raloxifène a des effets positifs sur le profil lipidique. Toutefois, l'importance de ses actions sur le cholestérol-LDL et sur le cholestérol total n'a pas été évaluée à ce jour.

L'emploi du raloxifène n'est pas souhaitable chez les femmes dont les bouffées de chaleur sont le principal symptôme de la carence œstrogénique et il est à proscrire chez celles qui ont des antécédents de thromboembolie veineuse.

Mécanisme d'action

Les MSRE agissent de façon analogue aux œstrogènes sur le tissu osseux. Toutefois, l'idéal est d'exercer une action stimulante sur les récepteurs œstrogéniques de l'os tout en bloquant les récepteurs des œstrogènes dans les tissus mammaire et utérin. C'est pourquoi les propriétés agonistes œstrogéniques sur les os et antagonistes aux seins et à l'utérus confèrent au raloxifène des avantages sur le tamoxifène.

Propriétés pharmacocinétiques

Les données pharmacocinétiques concernant le raloxifène dérivent d'études menées auprès de femmes ménopausées. Environ 60 % de la dose ingérée est absorbée, mais une biotransformation présystémique importante en composés glycuroconjugués résultant de l'effet de premier passage hépatique ne laisse qu'une biodisponibilité de 2 %. La prise de nourriture ne modifie pas ce paramètre.

Le raloxifène n'est pas métabolisé par le cytochrome P-450. Les réactions de glycuroconjugaison sont réversibles. Cette propriété prolonge la demi-vie d'élimination du médicament au-delà de 24 heures (moyenne de 30 heures). Le médicament subit un cycle entéro-hépatique et est principalement éliminé dans les fèces. La pharmacocinétique du raloxifène n'est pas modifiée chez les personnes âgées en particulier, mais l'insuffisance hépatique augmente considérablement la concentration plasmatique du médicament.

Effets indésirables

Les MSRE n'atténuent pas les symptômes de la ménopause et peuvent même les amplifier de façon transitoire chez certaines femmes. En effet, les bouffées de chaleur ne sont pas soulagées par le raloxifène. De plus, une augmentation du risque de thromboembolie veineuse a été observée dans les essais cliniques, comparable à celle notée avec l'HTS, soit deux à trois cas par 1 000 utilisatrices. C'est d'ailleurs la principale raison de la nécessité de cesser le médicament pendant une immobilisation prolongée. Des crampes aux jambes ont aussi été signalées. Contrairement à l'HTS, le raloxifène ne provoque pas de saignements utérins, ni de douleurs aux seins. Le tableau 6 présente les éléments d'évaluation du raloxifène.

TABLEAU 6
Évaluation de l'innocuité du raloxifène

Évaluation	Éléments d'évaluation	Interventions	Suivi
Innocuité	Bouffées de chaleur Sudation profuse la nuit	Informer la patiente que ce phénomène est transitoire.	Réévaluation à chaque mois
	Crampes musculaires aux jambes	Si douleur importante nuisant à la qualité de vie de la patiente, cesser le médicament.	Consultation médicale immédiate
	Thrombose veineuse profonde Présence de douleur, œdème, chaleur, ↑ du volume de la jambe	Cesser le médicament.	Consultation médicale immédiate

Posologie

La posologie du raloxifène dans la prévention et le traitement de l'ostéoporose est de 60 mg par jour en une seule prise, peu importe le moment de la journée.

Agents de formation osseuse

Fluor

Le fluor est un agent anabolique stimulant la formation osseuse qui est encore utilisé dans le traitement de l'ostéoporose dans certains pays. La thérapie au fluor n'a pas démontré à ce jour un effet protecteur contre le risque de fractures, but premier du traitement. De ce fait, son emploi demeure controversé, d'autant plus qu'il présente parfois des effets indésirables graves: ostéomalacie, saignements gastriques.

Parathormone

La parathormone (hormone parathyroïdienne) produit aussi un effet anabolique au niveau du tissu osseux. L'administration intermittente de l'hormone parathyroïdienne en injection sous-cutanée quotidienne augmente la durée de vie des ostéoblastes en réduisant leur apoptose. L'hormone parathyroïdienne équilibre les taux de calcium et de phosphate dans le sang en modulant l'activité des cellules spécifiques dans les os et les reins (voir figure 2). L'hormone parathyroïdienne est un médicament prometteur.

OSTÉOPOROSE CORTISONIQUE

L'ostéoporose cortisonique est la forme d'ostéoporose secondaire la plus fréquente. L'utilisation des corticostéroïdes est souvent nécessaire, notamment dans le traitement de maladies inflammatoires chroniques comme la polyarthrite rhumatoïde, dans celui des maladies pulmonaires obstructives chroniques avec composante inflammatoire et dans le traitement des maladies dermatologiques tel le pemphigus.

Le mécanisme par lequel les dérivés de la cortisone exercent un effet délétère sur les os n'est pas entièrement élucidé. Il semble toutefois que la thérapie cortisonique induit une ostéoporose par des effets autant directs qu'indirects sur le tissu osseux. Les effets indirects se manifestent par une diminution de l'absorption intestinale du calcium et une augmentation de son excrétion rénale, conduisant à une balance calcique négative et à une élévation réactionnelle du taux d'hormone parathyroïdienne circulante. Cela accélère le remodelage osseux et contribue à la décalcification de l'os pour rétablir l'équilibre homéostatique du calcium.

Les stéroïdes stimulent aussi directement les ostéoclastes et inhibent la prolifération des précurseurs des ostéoblastes. L'apoptose des ostéoblastes et des ostéocytes est un phénomène important relié à l'ostéoporose cortisonique. Enfin, l'usage de la corticothérapie diminue la production d'hormones sexuelles, œstrogènes et testostérone, simulant ainsi l'hypogonadisme. La corticothérapie exerce donc une action catabolique sur le tissu osseux.

Par ailleurs, la perte osseuse provoquée par les corticostéroïdes se manifeste différemment d'un individu à un autre. Aux variations interindividuelles s'ajoutent des facteurs très importants liés à la thérapie. En effet, l'effet ostéopéniant de la corticothérapie dépend de la dose quotidienne du médicament, de la durée du traitement ainsi que de la dose totale cumulative au cours de la vie.

La dose quotidienne minimale établie associée à une perte osseuse significative correspond à 7,5 mg de prednisone ou l'équivalent par voie orale. On signale toutefois des cas d'ostéoporose cortisonique avec des doses moindres ou encore avec des corticostéroïdes en inhalation. Même si les corticostéroïdes en inhalation semblent causer moins d'effets sur le métabolisme osseux, certains auteurs ont établi des posologies au-delà desquelles le risque d'ostéoporose croît.

CORTICOSTÉROÏDES EN INHALATION ET OSTÉOPOROSE

Doses quotidiennes maximales associées à une perte osseuse minimale

Budésonide :	800 μg
Fluticasone :	750 μg
Flunisolide :	1 000 μg
Béclométhasone :	1 000 μg

Note : Des doses plus élevées pendant une période de 6 mois ou plus demandent un suivi et des mesures préventives systématiques.

La perte osseuse est observable pendant toute la durée d'utilisation des stéroïdes, mais elle est plus marquée au cours de la première année du traitement où elle est de l'ordre de 5 à 15 %, comparativement à 2 ou 3 % les années suivantes. L'os trabéculaire est plus sensible à la corticothérapie que l'os cortical et l'on observe un amincissement général des travées osseuses. Les fractures sont également fréquentes puisque près de 50 % des utilisateurs en souffriront.

Prévention et traitement

Afin de renverser les effets indirects de la corticothérapie, un apport optimal de calcium et de vitamine D est fortement recommandé. Les autres mesures préventives non pharmacologiques comme l'exercice sont aussi, dans ce contexte, particulièrement importantes (voir figure 6).

CORTICOTHÉRAPIE : RECOMMANDATIONS GÉNÉRALES

Utiliser la plus petite dose efficace.

Utiliser la médication sous forme d'inhalateurs ou de préparations topiques si possible.

Maintenir une balance calcique adéquate.

Réduire l'apport sodique à 2-3 g par jour.

Encourager l'activité physique adaptée à la situation.

Mesurer la DMO périodiquement (aux six mois pendant les deux premières années).

Figure 6
Prévention et traitement de l'ostéoporose cortisonique

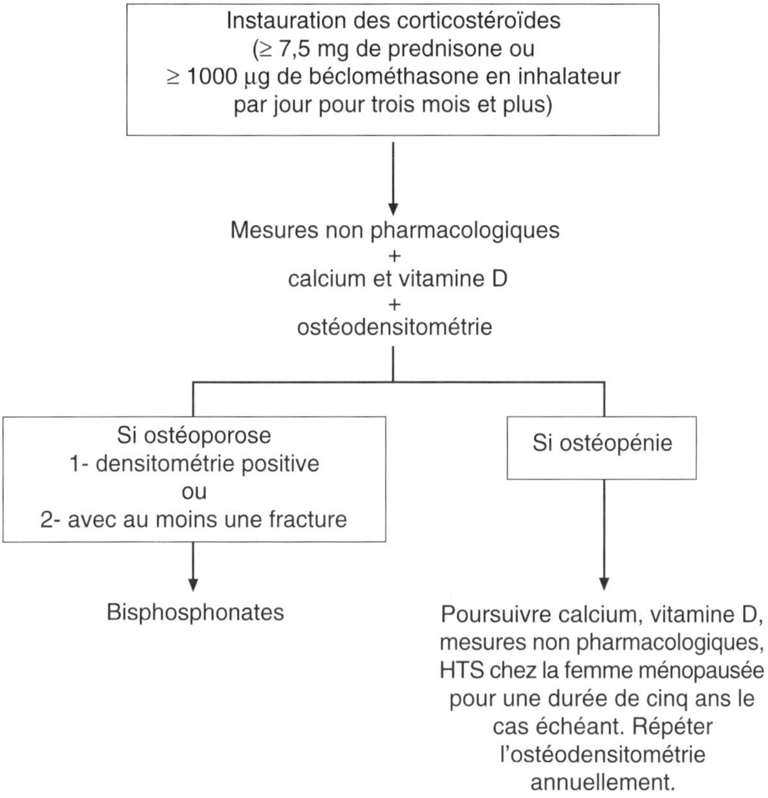

Les mesures préventives pharmacologiques demeurent le maintien de l'HTS chez les femmes âgées qui en font déjà l'usage pour une période de 5 ans. La prévention à l'aide d'une thérapie médicamenteuse sera envisagée dans une corticothérapie aux doses de 7,5 mg ou plus de prednisone (ou l'équivalent), pour une durée prévisible du traitement à long terme, c'est-à-dire supérieure à trois mois car la dose cumulative croît rapidement. Dans ces cas, la mesure de la DMO est souhaitable à l'introduction de la thérapie cortisonique et périodiquement par la suite afin d'évaluer la perte osseuse. Le traitement de l'ostéoporose cortisonique sera appliqué d'emblée si la personne âgée présente une histoire de fracture ou en présence d'une ostéoporose établie.

Les bisphosphonates associés aux suppléments de calcium et de vitamine D sont indiqués et sont efficaces dans la prévention de l'ostéoporose cortisonique. Les suppléments de calcium, de vitamine D et même l'hydrochlorothiazide utilisés seuls ne sont pas suffisants pour traiter cette condition.

Le fluor, les stéroïdes anabolisants et la calcitonine par voie sous-cutanée ne sont pas recommandés. Il en est de même pour la calcitonine par voie intranasale et le raloxifène en raison de l'absence de données.

OSTÉOPOROSE CHEZ LES HOMMES

De façon générale, l'ostéoporose chez les hommes a retenu beaucoup moins l'attention que chez les femmes. Les facteurs avancés pour expliquer la plus faible incidence de l'ostéoporose chez l'homme sont un pic de la masse osseuse atteint en bas âge plus élevé que celui observé chez la gente féminine, l'absence de perte osseuse accélérée équivalente à celle observée à la ménopause et une espérance de vie inférieure à celle des femmes.

L'ostéoporose chez les hommes est souvent attribuée à des causes secondaires tels la prise de corticostéroïdes, l'hypogonadisme, l'alcoolisme et le tabagisme. Toutefois, l'ostéoporose primaire n'est pas rare. Environ 15 % de tous les tassements vertébraux se produisent chez les hommes. Comme chez les femmes, ce sont les fractures de la hanche qui invalident le plus. Près de 25 à 30 % de toutes les fractures de la hanche se produisent chez les hommes et ce, majoritairement à un âge avancé, soit 70 ans et plus.

Pour la prévention ou le traitement de l'ostéoporose, les recommandations adressées aux femmes s'appliquent également aux hommes pour ce qui est des habitudes de vie. La pratique de l'exercice avec mise en charge, un régime alimentaire riche en calcium et en vitamine D, l'arrêt du tabac et la consommation modérée d'alcool sont à la base du traitement. Les hommes présentant de faibles niveaux d'hormones sexuelles (hypogonadisme) répondent habituellement bien à la testostérone. Par ailleurs, les bisphosphonates semblent réduire efficacement la résorption osseuse chez les hommes, aux mêmes dosages que chez les femmes.

PRISE EN CHARGE DE L'OSTÉOPOROSE

La figure 7 schématise la prise en charge de l'ostéoporose chez les femmes âgées de 70 ans et plus.

Figure 7
Prise en charge de l'ostéoporose chez les femmes âgées de 70 ans et plus

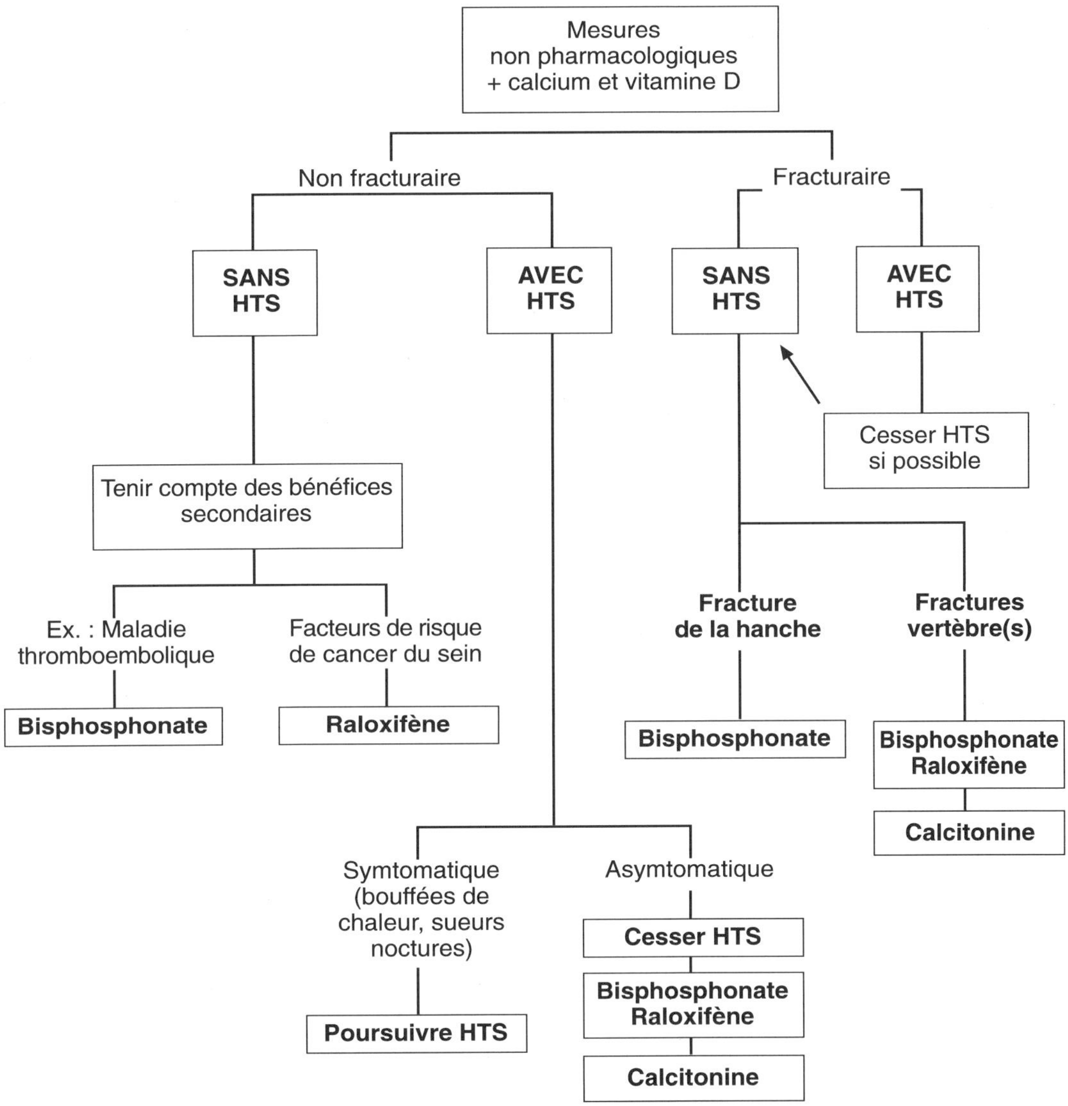

Le tableau 7 résume les effets des médicaments de l'ostéoporose sur différents paramètres.

TABLEAU 7
Effets des médicaments de l'ostéoporose

Paramètres	Œstrogènes		MSRE	Calcium et vitamine D	Bisphosphonates	Calcitonine
Accroissement de la densité minérale osseuse	↑ 3 à 5 %		↑ 0,2 à 2,8 % (vertèbres et hanche)	↔	Étidronate : ↑ 5 % (vertèbres) Alendronate : 2,5 à 6 % (tout le squelette) Risédronate : 1,6 à 5,4 % (tout le squelette)	↑ 1 à 3 % (vertèbres)
Taux de fractures	↓		↓ fractures vertébrales	↔ ou ↓	Étidronate : ↓ fractures vertébrales Alendronate et risédronate : ↓ fractures vertébrales et non vertébrales	↔ ou ↓ fractures vertébrales
Profil lipidique	*Per os*	*Transd.*		↔	↔	↔
LDL	↓	↓	↓			
HDL	↑	↑	↔			
Total	↓	↑	↔			
Triglycérides	↑	↑	↔			
Atrophie urogénitale	↓	↔	↔	↔	↔	
Cancer du sein	↑ après 5 ans d'utilisation		↓ ou ↔	↔	↔	↔
Hyperplasie de l'endomètre utérin	↑		Raloxifène : ↔ Tamoxifène : ↑	↔	↔	↓ ou ↔
Symptômes vasomoteurs de la ménopause	↓		↑ ou ↔	↔	↔	↔
Risque de thromboembolie	↑		↑	↔	↔	↔
Indication	Prévention Traitement		Prévention Traitement	Prévention Traitement	Prévention Traitement	Traitement

↑ = augmentation ; ↓ = diminution ; ↔ = aucun effet significatif.
Per os = par voie orale.
Transd. = transdermique.

CONCLUSION

L'ostéoporose est une maladie qui touche autant les aspects physiques qu'émotionnels. Elle est parfois douloureuse et aussi, malheureusement, souvent débilitante. Le but principal du traitement de l'ostéoporose est d'augmenter la masse osseuse et la solidité de l'os afin de prévenir les fractures consécutives à cette maladie. Hélas, avec des médicaments qui ne font que réduire le taux de remodelage osseux, cet objectif n'est pas encore atteint. Avec le vieillissement de la population, il est urgent de favoriser l'émergence d'un traitement curatif de l'ostéoporose.

Bibliographie

Belchetz, P.E. « Hormonal treatment of postmenopausal women », *N. Engl. J. Med.*, 1994, 330 : 1062-1071.

Bouchard, R. « Ostéoporose, vieillir sans elle : mythe ou réalité ? », *Le Médecin du Québec*, 1999, 34 : 91-103.

Brown, J.P., et R.G. Josse. « 2002 clinical practice guidelines for the diagnosis and management of osteoporosis in Canada », *CMAJ*, 2002, 167 (10 suppl) : S1-S34.

Brown, J.P., et P.E. Poubelle. *Programme d'enseignement sur l'ostéoporose*, Centre de l'ostéoporose de Québec, 1995-1996.

Cormier, C., et J.C. Ruiz. « Ostéoporose cortisonique : la prévention avant tout », *La Revue du Praticien*, 1999, 13 (473) : 1594-1600.

Déry, N. « Critères d'utilisation des bisphosphonates dans le traitement de l'ostéoporose chez l'adulte », *RRUM* (Réseau de revue d'utilisation des médicaments), 1999.

Ettinger, B., D.M. Black, B.H. Mitlak *et al.* « Reduction of vertebral fracture risk in postmenopausal women with osteoporosis treated with raloxifene : results from a 3-year randomized clinical trial », *JAMA*, 1999, 282 : 637-645.

Ferreira, E., T.E.R. Brown. « Consensus canadien sur la ménopause et l'ostéporose », *Pharmacothérapie. J. Obstet. Gynaecol. Can.*, 2001, 23 : 1-10.

Goldstein, M.F., J.J. Fallon et R. Harning. « Chronic glucocorticoid therapy-induced osteoporosis in patients with obstructive lung disease », *Chest*, 1999, 116 : 1733-1749.

Grady, D., D. Herrington et V. Bettner *et al.* « Cardiovascular disease outcomes during 6,8 years of hormone therapy. Heart and estrogen/progestine replacement therapy study fellow-up (HERS II) », *JAMA*, 2002, 288 : 49-57.

Hanley, D.A. « Médicaments nouveaux (et anciens) pour le traitement de l'ostéoporose », *Journal SOGC*, 1996, suppl. : 8-16.

Hodgson, S.F., N.B. Watts *et al.* « American Association of Clinical Endocrinologists 2001 Medical Guidelines for Clinical Practice for the Prevention and Management of Postmenopausal Osteoporosis », *Endocr. Pract.*, 2001, 7 : 293-312.

Mosca, L. « The role of hormone replacement therapy in the prevention of postmenopausal heart disease », *Arch. Intern. Med.*, 2000, 160 : 2263-2272.

O'Connell, M.B. « Osteoporosis and osteomalacia », dans J.T. Dipiro, R.L. Talbert, G.C. Yee *et al.* (dir.), *Pharmacotherapy : A Pathophysiologic Approach*, 4e éd., Stamford, Appleton & Lange, 1999, p. 1406-1426.

Ross, P.D. « Osteoporosis : frequency, consequences, and risk factors », *Arch. Intern. Med.*, 1996, 156 : 1399-1411.

Semla, T.P., M.B. O'Connell et K.W. Lyles. « Osteoporosis in the elderly : assessment, management, and consequences », *Pharmacotherapy*, 1999, 19 (1) : 1S-24.

Société des obstétriciens et gynécologues du Canada. « Consensus canadien sur la ménopause et l'ostéoporose », *J. Obstet. Gynaecol. Can.*, 2001, 23 : 855-862.

Writing Group for the Women's Health Initiative Investigators. « Risks and benefits of estrogen plus progestin in healthy postmenopausal women », *JAMA*, 2002, 288 : 321-333.

Chapitre 25

L'hyperplasie bénigne de la prostate

Louise Mallet

INTRODUCTION

L'hyperplasie bénigne de la prostate est une des pathologies tumorales fréquemment observées chez l'homme de plus de 50 ans et représente une cause importante de morbidité dans cette population. Elle se caractérise par un poids de la prostate supérieur à 20 grammes. Sur le plan histologique, la majorité des hommes verront le nombre de leurs cellules prostatiques augmenter à la condition de vivre assez longtemps. Cependant, ils ne présenteront pas tous des symptômes cliniques associés à une hyperplasie bénigne de la prostate. En effet, des modifications pathologiques sont notées chez environ 50 % des hommes de 60 ans et plus ; par contre, seulement un homme sur quatre est symptomatique et nécessite un traitement. L'hyperplasie bénigne de la prostate n'engendre pas d'emblée des troubles de la miction.

PATHOPHYSIOLOGIE

Chez l'homme, l'activité fonctionnelle de la prostate est liée principalement à la testostérone, hormone produite par les testicules sous l'influence de l'hormone lutéinisante. Pour agir sur la prostate, la testostérone plasmatique est convertie en dihydrotestostérone dans la cellule prostatique par l'enzyme 5-alpha-réductase. Le rôle des androgènes est bien documenté : une réduction du taux d'androgènes mène à une atrophie tissulaire alors qu'une augmentation entraîne une prolifération des tissus.

Deux composantes sont impliquées dans la présentation des symptômes de l'hyperplasie bénigne de la prostate. La première, la composante statique, est liée à une prolifération des cellules musculaires lisses du stroma prostatique, et entraîne une obstruction de l'urètre par la glande hypertrophiée. L'obstruction de l'orifice urétral a pour conséquence de réduire considérablement le passage de l'urine. L'autre composante, de nature dynamique, est sous l'influence des récepteurs $alpha_1$-adrénergiques présents en abondance dans la prostate, l'urètre et le col vésical. Une augmentation du tonus des muscles lisses de la prostate et du col vésical entraîne également une constriction de l'orifice urétral et une diminution du passage de l'urine. Il est important de préciser qu'il n'existe aucune corrélation entre la gravité des symptômes de l'hyperplasie bénigne de la prostate, le degré d'obstruction de l'urètre et le volume de la prostate.

PRÉSENTATION CLINIQUE

Les symptômes regroupés sous le terme de prostatisme ne sont pas spécifiques à l'hyperplasie bénigne de la prostate. En effet, le vieillissement naturel s'accompagne de modifications au niveau de l'appareil urinaire et ce, même en l'absence d'hyperplasie bénigne de la prostate. Par ailleurs, diverses maladies neurologiques ou métaboliques et certains médicaments peuvent être à l'origine de symptômes urinaires. La présence de symptômes urinaires chez un homme ayant une prostate de grosse dimension n'implique pas forcément la responsabilité de cette dernière. Par conséquent, il faut éviter d'utiliser le terme prostatisme et parler plutôt de symptomatologie de l'appareil urinaire bas, quel que soit le volume de la prostate.

SIGNES ET SYMPTÔMES

Les symptômes comprennent des signes irritatifs et des signes obstructifs présentés dans le tableau 1.

TABLEAU 1
Symptômes associés à l'hyperplasie bénigne de la prostate

Irritatifs :	Pollakiurie : mictions fréquentes et peu abondantes Nycturie : émission d'urine plus importante la nuit que le jour Mictions impérieuses
Obstructifs :	Diminution de la force du jet Retard de l'amorce de la miction Miction en deux temps Miction par poussée abdominale Goutte terminale Sensation de vidange incomplète Incontinence par regorgement

Les symptômes dits irritatifs sont associés à la détérioration de la fonction de stockage de la vessie et comprennent la pollakiurie diurne et nocturne et l'impériosité. La pollakiurie est souvent le motif initial de la consultation. Les symptômes obstructifs sont expliqués par l'augmentation de la résistance urétrale. On note une réduction de la force du jet, des mictions par poussées, un jet saccadé, des gouttes terminales et la sensation de miction incomplète. Cliniquement, le patient éprouve une sensation d'évacuation incomplète, des fuites postmictionnelles, parfois une incontinence presque continue par regorgement ou par rétention complète. Certains patients ne manifestent pas de symptômes malgré une augmentation du volume prostatique tandis que d'autres en présenteront sans que le volume de leur prostate soit augmenté.

L'évolution des symptômes dans le temps est encore imprécise, aucune étude prospective à long terme n'ayant évalué la progression d'une hyperplasie bénigne de la prostate asymptomatique. Certains hommes âgés voient leurs symptômes se stabiliser ou s'atténuer à long terme, même en l'absence d'une intervention thérapeutique.

EXAMEN CLINIQUE

Durant l'examen clinique pour une suspicion d'hyperplasie bénigne de la prostate, il est essentiel d'effectuer un examen des organes génitaux externes et un toucher rectal. Le toucher rectal permet de déterminer le volume, la consistance et la symétrie de la prostate et d'exclure la présence de nodules ou d'indurations suggérant un néoplasme. L'analyse des urines vise à exclure une infection ou un néoplasme de la prostate, de la vessie ou du rein. La créatinine sérique sert à vérifier si la fonction rénale est normale.

Le dosage de l'antigène prostatique spécifique (APS) n'est pas recommandé chez les patients dont le toucher rectal n'est pas suspect. Il est effectué seulement chez les patients présentant des facteurs de risque de cancer de la prostate. Certaines maladies causent une élévation de l'APS, notamment l'infection urinaire et la rétention urinaire. Une élévation de l'APS est observée chez 25 % des patients ayant une hyperplasie bénigne de la prostate. Par ailleurs, les examens radiologiques ou par échographie permettent d'investiguer une anomalie et de déterminer le volume de la prostate. Enfin, la cystoscopie et le bilan urodynamique sont réservés aux cas compliqués.

L'histoire médicamenteuse, incluant les médicaments prescrits, en vente libre et les produits naturels, est nécessaire lors de l'évaluation du patient. Un calendrier mictionnel est utilisé pour relever le volume urinaire, la fréquence des symptômes et la période de temps pendant laquelle ils sont observés ainsi que l'apport liquidien durant la journée.

ÉCHELLE INTERNATIONALE DE COTATION DES SYMPTÔMES PROSTATIQUES

Les symptômes décrits par le patient sont subjectifs et l'amènent souvent à consulter. L'échelle internationale de cotation des symptômes prostatiques (tableau 2) est utilisée pour documenter la présence et l'importance des symptômes présentés par le patient. Il s'agit d'un autoquestionnaire. Les sept premières questions permettent de quantifier la sévérité des symptômes, tandis que la huitième question s'intéresse à la répercussion des symptômes sur la qualité de vie du patient en général.

Le questionnaire sert à quantifier la symptomatologie présente et non à dépister l'hyperplasie bénigne de la prostate. Cet outil est aussi utile pour évaluer la réponse du patient à un traitement pharmacologique. Selon les réponses et à l'aide d'un système de pointage, la somme des symptômes est déterminée. La sévérité des symptômes est faible lorsque le score obtenu est de 0 à 7, modérée de 8 à 19 et sévère pour un score de 20 et plus.

TRAITEMENT MÉDICAMENTEUX

Trois classes de médicaments sont utilisées dans le traitement de l'hyperplasie bénigne de la prostate : les bloqueurs des récepteurs $alpha_1$-adrénergiques, les bloqueurs sélectifs des récepteurs $alpha_{1A}$-adrénergiques, qui agissent sur la composante dynamique, et le traitement hormonal, qui agit sur la composante statique ou mécanique. Aucun traitement n'est curatif, ce qui implique qu'il doit être maintenu à long terme pour procurer un effet bénéfique.

Bloqueurs des récepteurs $alpha_1$-adrénergiques

Les récepteurs $alpha_1$-adrénergiques sont présents en abondance dans les muscles lisses du col de la vessie, du stroma, de l'urètre et de la capsule prostatique. La térazosine et la doxazosine, des bloqueurs des récepteurs $alpha_1$-adrénergiques améliorent le flot urinaire, la vidange vésicale et entraînent par conséquent une réduction significative des symptômes de l'hyperplasie bénigne de la prostate.

Mécanisme d'action

La térazosine et la doxazosine sont des bloqueurs partiellement sélectifs des récepteurs $alpha_1$-adrénergiques. Elles induisent une relaxation des muscles lisses de la prostate et du col de la vessie qui sont sous le contrôle du système nerveux sympathique *via* les récepteurs $alpha_1$-adrénergiques. Le blocage de ces récepteurs entraîne un relâchement des muscles lisses du col vésical et de la prostate ; cliniquement, on observe une amélioration du flot urinaire et une réduction des symptômes.

Propriétés pharmacocinétiques

La térazosine a une demi-vie de 12 heures comparable à celle de la doxazocine qui est de 13 heures. Ces médicaments sont éliminés principalement par la voie hépatique et n'ont pas de métabolites actifs.

Effets indésirables

Les principaux effets indésirables de ces médicaments sont les étourdissements et l'hypotension orthostatique, pouvant provoquer des chutes. L'administration se fait au coucher et le patient est averti de se lever lentement afin de prévenir les chutes. Des céphalées, de la somnolence et de la fatigue ont également été signalées. Le tableau 3 résume les éléments d'évaluation des $alpha_1$-adrénergiques.

Tableau 2
Échelle internationale de cotation des symptômes prostatiques

Symptômes	Jamais	Moins de 1 fois sur 5	Moins de 1 fois sur 2	Environ 1 fois sur 2	Plus de 1 fois sur 2	Presque toujours
1 Au cours du dernier mois, avec quelle fréquence avez-vous eu l'impression de n'avoir pas vidé complètement votre vessie après avoir uriné ?	0	1	2	3	4	5
2 Au cours du dernier mois, combien de fois avez-vous eu besoin d'uriner à nouveau dans un intervalle de 2 heures ?	0	1	2	3	4	5
3 Au cours du dernier mois, combien de fois avez-vous eu un jet urinaire intermittent, c'est-à-dire un jet qui a arrêté et repris plusieurs fois pendant la miction ?	0	1	2	3	4	5
4 Au cours du dernier mois, combien de fois avez-vous trouvé difficile d'attendre pour uriner ?	0	1	2	3	4	5
5 Au cours du dernier mois, combien de fois avez-vous eu un jet urinaire faible ?	0	1	2	3	4	5
6 Au cours du dernier mois, combien de fois avez-vous eu à pousser ou à faire un effort pour amorcer le jet urinaire ?	0	1	2	3	4	5
	Jamais	**1 fois**	**2 fois**	**3 fois**	**4 fois**	**5 fois ou +**
7 Au cours du dernier mois, combien de fois vous êtes-vous réveillé pour uriner entre le coucher et le lever ?	0	1	2	3	4	5
Qualité de vie liée aux symptômes urinaires	**Très heureux**	**Heureux**	**Plutôt heureux**	**Sentiments partagés** (autant satisfait qu'insatisfait)	**Plutôt insatisfait**	**Malheureux**
8 Si vous deviez souffrir pour le reste de votre vie des symptômes urinaires actuels, quelle serait votre réaction ?	0	1	2	3	4	5

TABLEAU 3
Évaluation de l'efficacité et de l'innocuité des bloqueurs $alpha_1$-adrénergiques

Évaluation	Éléments d'évaluation	Interventions	Suivi
Efficacité	Évaluation des symptômes dérangeants en utilisant l'échelle internationale de cotation des symptômes prostatiques.	Augmenter progressivement la dose à chaque semaine selon l'amélioration des symptômes et/ou l'apparition d'effets indésirables.	Chaque semaine après l'ajustement de la dose.
Innocuité	Étourdissements, chutes, hypotension orthostatique.	Administrer au coucher. Avertir le patient de se lever lentement.	Chaque semaine surtout en début de traitement.

Posologie

La posologie initiale de la térazosine est de 1 mg par jour au coucher. Cette posologie ne devrait pas être majorée au cours de la première semaine afin de réduire les risques d'hypotension orthostatique et de syncope après la prise des premières doses. La dose est augmentée de 1 mg par semaine jusqu'à l'amélioration souhaitée des symptômes, l'apparition d'effets indésirables dérangeants ou jusqu'à l'atteinte de la dose quotidienne maximale de 10 mg. Certains patients âgés peuvent répondre à une dose de 1 mg par jour au coucher.

Pour la doxazosine, la posologie initiale est aussi de 1 mg par jour au coucher. La dose est graduellement augmentée chaque semaine par la suite jusqu'à l'amélioration souhaitée des symptômes, l'apparition d'effets indésirables dérangeants ou jusqu'à l'atteinte de la dose quotidienne maximale de 8 mg. L'effet thérapeutique de ces médicaments doit être évalué à chaque semaine en utilisant l'échelle internationale de cotation des symptômes prostatiques.

Surveillance du traitement

L'amélioration des symptômes urinaires est surveillée dans les premières semaines du traitement ; cependant, il faut attendre au moins trois mois avant d'évaluer l'effet thérapeutique maximal de ces médicaments. L'évaluation clinique est basée sur les résultats obtenus sur l'échelle internationale de cotation des symptômes prostatiques et sur l'amélioration de la qualité de vie du patient. Le traitement est discontinué en présence d'effets indésirables incommodants, en l'absence d'effet thérapeutique maximal ou s'il survient des complications urinaires. Il faut souligner que les bloqueurs des récepteurs $alpha_1$-adrénergiques ne diminuent aucunement le volume de la prostate.

Bloqueur sélectif des récepteurs alpha$_{1A}$-adrénergiques

Il existe trois sous-types distincts de récepteurs alpha$_1$-adrénergiques : les récepteurs alpha$_{1A}$, alpha$_{1B}$ et alpha$_{1D}$. Environ 70 % des récepteurs alpha$_1$ de la prostate sont du sous-type alpha$_{1A}$.

Mécanisme d'action

La tamsulosine et l'alfuzosine sont des médicaments qui bloquent sélectivement les récepteurs alpha$_{1A}$-adrénergiques de la prostate. Des études ont démontré que la tamsulosine et l'alfuzosine améliorent également le flot urinaire, la vidange vésicale et entraînent par conséquent une réduction significative des symptômes de l'hyperplasie bénigne de la prostate.

Propriétés pharmacocinétiques

La tamsulosine est liée à plus de 95 % aux protéines plasmatiques et est métabolisée dans le foie par les enzymes du CYP3A en métabolites inactifs. La demi-vie d'élimination de la préparation à libération prolongée de tamsulosine est de 14 heures. Son absorption est meilleure si elle est administrée 30 minutes après le même repas chaque jour. L'alfuzosine a une demi-vie de 9,1 heures et est métabolisée principalement par le foie en métabolites inactifs.

Effets indésirables et posologie

Les principaux effets indésirables de ces médicaments sont les étourdissements, la somnolence, la rhinite et des anomalies de l'éjaculation. La tamsulosine est administrée à la dose de 0,4 mg une fois par jour environ une demi-heure après un repas. Si les symptômes ne sont pas atténués, la dose est doublée à 0,8 mg par jour environ deux à quatre semaines après le début du traitement. On cessera le traitement si le patient ne présente aucune amélioration après un mois de traitement à cette dose maximale. La tamsulosine est disponible en capsule à libération prolongée ; il faut informer le patient qu'il ne doit pas écraser ni mâcher le contenu des capsules.

L'alfuzosine est disponible en comprimé à libération prolongée. La posologie est de 10 mg une fois par jour pris après un repas.

Place dans l'arsenal thérapeutique

La tamsulosine possède quelques avantages thérapeutiques. La dose n'a pas besoin d'être augmentée graduellement, ce qui nécessite moins de suivi pour les patients en clinique externe. En effet, une dose fixe de 0,4 mg de tamsulosine est utilisée, à la différence des doses variables de la térazosine ou de la doxazosine. Une dose de 0,4 mg de tamsulosine équivaut à 5 mg de térazosine. La tamsulosine causerait moins d'hypotension ; cependant, en gériatrie, il faut surveiller la présence d'hypotension orthostatique lors de l'introduction de la tamsulosine.

Les hommes âgés présentant à la fois une hyperplasie bénigne de la prostate nécessitant un traitement adapté et des maladies associées représentent un dilemme thérapeutique. Comme la tamsulosine et l'alfuzosine n'ont pas d'effet important sur la tension artérielle, elle n'est pas recommandée dans le traitement de l'hypertension.

Chez les patients souffrant d'hypertension artérielle et d'hyperplasie bénigne de la prostate, il faut noter que la térazosine et la doxazosine possèdent des effets sur la tension artérielle. Chez ces patients, le médicament de premier choix pour soulager également les symptômes d'hyperplasie bénigne de la prostate serait la tamsulosine ou l'alfuzosine puisqu'elles n'agissent pas comme antihypertenseurs.

À l'inverse, pour les patients présentant de l'hypotension orthostatique symptomatique sous la térazosine ou la doxazosine, la tamsulosine ou l'alfuzosine représentent une alternative intéressante. Il ne faut cependant pas oublier que ces médicaments peuvent également provoquer de l'hypotension orthostatique chez certains patients.

Finastéride

Le finastéride entraîne une réduction du volume de la prostate chez certains patients et permet une meilleure vidange vésicale. L'administration de finastéride à la dose de 5 mg par jour pendant au moins six mois réduit le volume prostatique d'environ 20 % chez certains patients ; il en résulte une augmentation du flot urinaire et une réduction des symptômes chez 50 % des patients traités. Un volume prostatique supérieur à 40 g est indicateur d'une réponse thérapeutique au finastéride.

Mécanisme d'action

Le finastéride est un inhibiteur compétitif et spécifique de la 5-alpha-réductase de type II, une enzyme intracellulaire responsable de la conversion de la testostérone en dihydrotestostérone. Cette enzyme est située dans la portion épithéliale de la prostate ; le finastéride diminue son taux d'environ 80 %. Cette baisse de dihydrotestostérone explique la réduction du volume de la prostate.

Propriétés pharmacocinétiques et posologie

Le finastéride administré par voie orale est bien absorbé. Il est métabolisé principalement par la voie hépatique et est lié à 90 % aux protéines plasmatiques. Sa demi-vie biologique est d'environ 30 jours. Il doit être utilisé avec prudence chez les patients ayant une insuffisance hépatique. Le finastéride est administré à la dose de 5 mg par jour, avec ou sans nourriture.

Effets indésirables

Les effets indésirables les plus fréquents sont l'impuissance, la diminution de la libido et la diminution du volume de l'éjaculât. Le finastéride est excrété en petite quantité dans le sperme et pourrait causer une dysmorphogenèse chez le fœtus de sexe masculin. Le port du condom avec une partenaire en âge de procréer est donc recommandé. Le finastéride diminue le taux d'APS de 50 % après six mois de traitement. Un dosage témoin de l'APS doit être effectué avant le début du traitement.

Surveillance du traitement

Un essai thérapeutique d'au moins six mois est nécessaire pour déterminer si le traitement est efficace. Après 6 à 12 mois, il faut reconsidérer l'indication de poursuivre le traitement si aucun bénéfice ne s'est manifesté.

Finastéride *versus* térazosine

Une étude multicentrique avec répartition aléatoire des sujets et à double insu a permis de comparer l'efficacité de la térazosine et du finastéride dans le traitement de l'hyperplasie bénigne de la prostate symptomatique. On n'a observé aucune différence entre les patients traités avec 5 mg de finastéride par jour et ceux recevant 10 mg de térazosine par jour. Cependant, il faut souligner que, dans cette étude, le volume prostatique moyen des patients était de 37 g, comparativement à 60 g et 47 g dans deux autres études réalisées auparavant.

Une méta-analyse a permis de déterminer que la grosseur de la prostate pourrait aider à prédire les résultats positifs avec l'utilisation du finastéride. En effet, les patients dont le volume prostatique est supérieur à 40 g répondraient plus favorablement au finastéride, tandis que ceux dont la prostate est de grosseur moindre ne seraient pas de bons candidats.

Palmier nain

Des extraits de *Serenoa repens,* une plante appelée palmier nain, ont fait l'objet de plusieurs études. Les extraits des baies mûres du palmier nain contiennent des acides gras, des stérols, des flavonoïdes et d'autres produits. Les différents sitostérols contribueraient à l'activité de ce produit.

Une revue des études utilisant différents produits à base de palmier nain révèle que ces produits réduisent les symptômes urinaires au même degré que le finastéride. Il faut cependant noter qu'un effet placebo a été noté chez 40 à 60 % des patients participant aux études sur l'hyperplasie bénigne de la prostate. On signale les effets indésirables suivants avec l'utilisation de ce produit : céphalées, troubles gastro-intestinaux, hypertension artérielle, diminution de la libido. En conclusion, les extraits de baies du palmier nain pourraient réduire les symptômes associés à l'hyperplasie bénigne de la prostate. Cependant, les études publiées sont limitées et la composition des extraits n'a pas encore été standardisée au Canada.

Autres traitements

Certains médicaments avec des propriétés antiandrogéniques ont été utilisés dans le traitement de l'hyperplasie bénigne de la prostate. L'acétate de cyprotérone, le flutamide, le mégestrol et les analogues de la LH-RH ont fait l'objet d'études cliniques sur un nombre limité de patients. Quoiqu'une réduction du volume prostatique de l'ordre de 20 à 40 % ait été observée, ces médicaments ne représentent pas une option intéressante à cause de leurs nombreux effets indésirables et de leur coût élevé.

ATTENTE SOUS SURVEILLANCE

L'attente sous surveillance est une stratégie consistant à surveiller la progression des symptômes sans traitement pharmacologique. Le patient doit diminuer son apport liquidien, surtout après 16 h, ainsi que sa consommation de café et d'alcool. Il relève, à l'aide d'un calendrier mictionnel, les moments de la journée où les mictions sont importantes et dérangeantes.

Des essais cliniques ont montré que, parmi les patients présentant des symptômes tolérables d'hyperplasie bénigne de la prostate, 30 % sont demeurés stables, 15 % ont vu leur état s'améliorer et 55 % ont vu leurs symptômes s'aggraver. Cette stratégie d'attente sous surveillance peut être adaptée chez certains patients. La surveillance doit inclure un bilan des symptômes présentés par le patient, une évaluation de la fonction rénale et une mesure du volume postmictionnel.

CHOIX DU TRAITEMENT

Le choix du traitement dépendra des symptômes présentés par le patient. Les patients manifestant des symptômes irritatifs répondent favorablement aux bloqueurs des récepteurs $alpha_1$-adrénergiques, tandis que ceux possédant un volume prostatique supérieur à 40 g et présentant des symptômes obstructifs répondront au traitement hormonal. Les patients qui ne sont pas soulagés par les médicaments et qui manifestent des complications ou des symptômes nuisant à leur qualité de vie pourront opter pour un traitement chirurgical.

L'association finastéride et alpha-bloquants peut être recommandée à long terme chez des patients sélectionnés. Une étude récente suggère que certains patients pourraient bénéficier de cette association. Il est présentement difficile de prédire quels patients répondront au traitement pharmacologique. Des données sur l'efficacité à long terme de ces traitements font malheureusement défaut.

Par ailleurs, il est aussi difficile d'interpréter les résultats des études en raison d'une symptomatologie fluctuante. On a signalé, dans des études cliniques contrôlées à court terme, que 40 à 60 % des patients du groupe placebo voyaient leurs symptômes urinaires s'améliorer. Sans traitement, les symptômes peuvent diminuer ou disparaître chez environ 20 % des patients. De plus, les comparaisons sont difficiles d'une échelle à l'autre, parce que les échelles de cotation des symptômes urinaires diffèrent souvent selon les études. Il existe également de grandes variations entre les individus en ce qui concerne les paramètres urodynamiques qui sont notamment influencés par l'âge.

CONCLUSION

L'hyperplasie bénigne de la prostate demeure un problème important chez les hommes âgés. Le traitement doit viser les symptômes dérangeants présentés par le patient. Les médicaments doivent être utilisés avec prudence car leurs nombreux effets indésirables peuvent être néfastes dans cette population.

Bibliographie

Barry, M.J., F.J. Fowler Jr., M.P. O'Leary *et al.* « The American Urological Association symptom index for benign prostatic hyperplasia. The Measurement Committee of the American Urological Association », *J. Urol.*, 1992, 148: 1549-1557.

Barry, M.J., et C.G. Roehrborn. « Benign prostatic hyperplasia », *BMJ*, 2001, 323: 1042-1046.

DuBeau, C. « Benign prostatic hyperplasia », dans C.K. Cassel, H.J. Cohen et E.B. Larson (dir.), *Geriatric Medicine*, 3e éd., New York, Springer, 1997, p. 557-570.

Ekman, P. « A risk-benefit assessment of treatment with finasteride in benign prostatic hyperplasia », *Drug Saf.*, 1998, 18: 161-170.

Kaplan, S.A., et N.M. Kaplan. « Alpha-blockade: monotherapy for hypertension and benign prostatic hyperplasia », *Urology*, 1996: 48: 541-550.

Lepor, H., W.O. Williford, M.J. Barry *et al.* « The efficacy of terazosin, finasteride, or both in benign prostatic hyperplasia. Veterans Affairs Cooperative Studies Benign Prostatic Hyperplasia Study Group », *N. Engl. J. Med.*, 1996, 335: 533-539.

Lepor, H. « Alpha blockade for the treatment of benign prostatic hyperplasia », *Urol. Clin. North Am.*, 1995, 22 : 375-386.

Lowe, F.C., et J.C. Ku. « Phytotherapy in treatment of benign prostatic hyperplasia : a critical review », *Urology,* 1996, 48 (1) : 12-20.

Lyseng-Williamson, K.A., B. Jarvis et A.J. Wagstaff. « Tamsulosin. An update of its role in the management of lower urinary tract symptoms », *Drugs,* 2002, 61 : 135-167.

McConnell, J.D., R. Bruskewitz, P. Walsh *et al.* « The effect of finasteride on the risk of acute urinary retention and the need for surgical treatment among men with benign prostatic hyperplasia. Finasteride Long-Term Efficacy and Safety Study Group », *N. Engl. J. Med.*, 1998, 338 : 557-563.

McKeage, K., et G.L. Plosker. « Alfuzosin. A review of the therapeutic use of the prolonged-release formulation given once daily in the management of benign prostatic hyperplasia », *Drugs,* 2002, 62 : 633-653.

Plosker, G.L., et K.L. Goa. « Terazosin. A pharmacoeconomic evaluation of its use in benign prostatic hyperplasia », *Pharmacoeconomics,* 1997, 11 (2) : 184-197.

Roehrborn, C.G. « The Agency for Health Care Policy and Research. Clinical guidelines for the diagnosis and treatment of benign prostatic hyperplasia », *Urol. Clin. North Am.*, 1995, 22 : 445-453.

Steiner, J.F. « Clinical pharmacokinetics and pharmacodynamics of finasteride », *Clin. Pharmacokinet.*, 1996, 30 : 16-27.

Tammela, T. « Benign prostatic hyperplasia : Practical treatment guidelines », *Drugs Aging,* 1997, 10 (5) : 349-366.

The MTOPS Research Group. « The impact of medical therapy on the clinical progression of BPH : results of the MTOPS Trial », presented at the American Urological Association Annual Meeting, Orlando (Floride), 28 mai 2002, Abstract 1042.

Chapitre 26

Le diabète

Pascale de Montigny

INTRODUCTION

Le diabète touche 5 à 10 % de la population. Il est estimé que plus de deux millions de Canadiens sont diabétiques, dont une personne sur dix âgée de plus de 65 ans ; environ 90 % sont des diabétiques de type 2, les autres souffrant du diabète de type 1. La prévalence du diabète augmente de près de 18 à 20 % chez les personnes âgées entre 65 et 74 ans.

DÉFINITION

Le diabète est une maladie du métabolisme du glucose caractérisée par une hyperglycémie causée par un déficit de la sécrétion d'insuline et/ou par une résistance à celle-ci. Le diabète de type 1 résulte d'une destruction des cellules du pancréas par un processus immunologique ou idiopathique menant à un déficit en insuline. Le diabète de type 2 consiste en une résistance à l'action de l'insuline dans le muscle squelettique et le foie et en une carence relative de la sécrétion d'insuline.

VIEILLISSEMENT ET DIABÈTE

L'âge est associé à une augmentation de l'intolérance au glucose qui se développe graduellement et se manifeste par une élévation des glycémies postprandiales alors que les glycémies préprandiales sont normales ou légèrement élevées. En général, la glycémie à jeun varie peu avec le vieillissement, même si on observe une augmentation moyenne de 0,1 mmol/L par décennie. Par contre, la glycémie deux heures après le repas tend à augmenter avec l'âge : à partir de 50 ans, elle augmente de 0,25 à 0,5 mmol/L par décennie. Le retour à une glycémie normale, une à deux heures après un repas ou après une épreuve de tolérance au glucose, est par ailleurs compromis chez le sujet âgé. Le seuil rénal d'excrétion du glucose augmente avec l'âge, et les signes de glycosurie peuvent n'apparaître que lorsque la glycémie atteint 15 mmol/L.

On note également une augmentation de la sécrétion d'insuline avec le vieillissement, due à la résistance du corps à répondre à l'action de l'insuline circulante. Cette augmentation relative constitue un moyen de compenser la résistance à l'insuline. Par ailleurs, la clairance de l'insuline diminue avec l'âge, résultant encore une fois en des taux circulants d'insuline possiblement plus élevés.

Finalement, une mobilité et une activité physique diminuées contribuent à l'obésité et à l'insulinorésistance. La prise de médicaments peut altérer le métabolisme du glucose et entraîner ou aggraver l'hyperglycémie. Des changements dans la composition corporelle (une adiposité viscérale augmentée, l'obésité, une masse musculaire maigre diminuée), des modifications alimentaires ou des maladies aiguës (stress infectieux, immobilisation) sont d'autres facteurs qui peuvent contribuer à l'hyperglycémie en gériatrie.

PRÉSENTATION CLINIQUE

Les symptômes classiques associés à l'hyperglycémie (polyurie, polydipsie, polyphagie) peuvent être masqués par d'autres maladies ou être entièrement absents. Le patient âgé présente souvent des symptômes atypiques: mentionnons, entre autres, une perte de poids inexpliquée, l'apparition de nycturie, avec ou sans incontinence, des changements inexpliqués de l'acuité visuelle ou du statut cognitif (tableau 1). Par exemple, la polydipsie est normalement absente parce que le mécanisme de la soif diminue avec l'âge avancé. Les personnes âgées sont plus sujettes à la déshydratation en condition d'hyperglycémie parce que leur perception de la soif est altérée. Il n'est pas inhabituel que le diabète soit diagnostiqué à l'occasion d'un bilan de routine. L'acidocétose diabétique demeure un événement rare chez le sujet âgé.

TABLEAU 1
Changements physiologiques associés à l'hyperglycémie

Anomalies métaboliques	Symptômes chez le jeune	Symptômes en gériatrie
Hyperglycémie	Polydipsie	Déshydratation Confusion Delirium
Glycosurie	Polyurie	Avec ou sans incontinence
État catabolique dû à une déficience en insuline	Polyphagie	Perte de poids Anorexie

DIAGNOSTIC

Les critères diagnostiques (tableau 2) actuels du diabète pour la personne âgée sont les mêmes que pour les adultes. Une glycémie plasmatique à jeun doit être effectuée tous les trois ans chez les personnes de 65 ans et plus. Elle sera faite tous les ans s'il y a des antécédents d'intolérance au glucose, la présence de complications associées au diabète, des antécédents de diabète gestationnel ou de macrosomie, de l'hypertension artérielle ou une coronaropathie. Un dépistage sera fait plus fréquemment et plus tôt si d'autres facteurs de risque sont présents, tels un parent du premier degré diabétique, une population à risque (ethnie), l'obésité ou un cholestérol HDL bas (≤0,9 mmol/L) ou des triglycérides élevés (≥2,8 mmol/L).

TABLEAU 2
Critères diagnostiques du diabète

Diagnostic du diabète	
Symptômes + glycémie plasmatique aléatoire Ou	≥11,1 (mmol/L)
Glycémie plasmatique à jeun Ou	≥7,0 (mmol/L)*
Glycémie plasmatique 2 h après une charge de 75 g de glucose	≥11,1 (mmol/L)*

* Confirmée par un test répété un autre jour.

COMPLICATIONS DU DIABÈTE

Les complications vasculaires et les neuropathies sont souvent présentes lors du diagnostic du diabète chez une grande majorité des patients; les effets de l'amélioration du contrôle glycémique dépendent de l'âge et de l'espérance de vie. Les patients âgés diabétiques sont plus susceptibles de souffrir d'ischémie silencieuse et d'infarctus du myocarde et leur pronostic post-infarctus est plus sombre que celui des personnes non diabétiques. L'hypertension artérielle est présente chez un nombre important de ces malades et aggrave l'atteinte vasculaire. L'athérosclérose accélérée a une prévalence élevée chez les personnes âgées ayant un diabète et elle favorise les complications chroniques macrovasculaires, incluant les maladies coronariennes, les accidents cérébrovasculaires et les maladies vasculaires périphériques.

La neuropathie est courante et on observe les symptômes suivants : dysesthésies douloureuses, troubles du système nerveux autonome (impuissance, gastroparésie diabétique et hypotension orthostatique). La prévalence de la rétinopathie augmente avec l'âge et la néphropathie se développe plus rapidement chez les personnes âgées diabétiques. La diminution de la perception de l'hypoglycémie et le défaut de contre-régulation du glucose ainsi que les risques hypoglycémiques graves sont les principaux obstacles à l'équilibre optimal chez les personnes âgées diabétiques.

D'autres complications reliées au diabète s'observent dans la population diabétique gériatrique : la diminution des fonctions cognitives, la dépression, la diminution des capacités physiques, de la mobilité et des activités de la vie quotidienne et domestiques.

OBJECTIFS DU TRAITEMENT

Les lignes directrices de la pratique clinique (1998) pour le traitement du diabète au Canada recommandent que les objectifs thérapeutiques du traitement du diabète (tableau 3) chez la personne âgée en bonne santé ne diffèrent pas de ceux visés pour les personnes plus jeunes, mais les priorités et les stratégies thérapeutiques doivent être individualisées. Un objectif est considéré comme atteint lorsque 80 % des glycémies répondent aux conditions énoncées.

Le traitement vise à :

- atteindre des niveaux optimaux de glycémie par une approche individualisée par paliers incluant les méthodes non pharmacologiques, telles l'alimentation et l'activité physique, et la thérapie pharmacologique, incluant les antidiabétiques oraux et l'insuline ;
- éviter les épisodes d'hypoglycémie ;
- prévenir les complications aiguës de l'hyperglycémie ;
- prévenir ou retarder la progression des complications chroniques du diabète ;
- améliorer la qualité de vie du patient.

Les décisions de traitement chez les personnes âgées sont cependant influencées par l'âge, l'espérance de vie, la comorbidité et la sévérité des complications. L'adoption d'une alimentation équilibrée, l'activité physique, la prise adéquate des médicaments peuvent être compromises par la comorbidité et les limitations psychosociales. L'hypoglycémie causée par la médication demeure la considération majeure et la complication potentielle la plus sérieuse chez le sujet âgé.

Le contrôle glycémique optimal devrait être possible chez la plupart des patients âgés ; cependant, un contrôle strict des glycémies peut s'avérer impossible chez tous les patients, voire non désiré chez plusieurs. Il est reconnu qu'un

TABLEAU 3
Objectifs du traitement

	Idéal (non-diabétique normal)	Optimal (cible)	Sous-optimal (intervention peut être requise)	Inadéquat (intervention requise)
HbGlyquée (% de la limite supérieure normale) (Hb A_{1C})	≤ 100 (0,04-0,06)	≤ 115 (< 0,07)	116-140 (0,07-0,084)	> 140 (> 0,084)
Glycémie à jeun et avant les repas (mmol/L)	3,8-6,1	4-7	7,1-10	> 10
Glycémie 1-2 h après les repas (mmol/L)	4,4-7	5-11	11,1-14	> 14

contrôle strict des glycémies est associé à une augmentation de l'incidence de l'hypoglycémie.

En gériatrie, l'atteinte d'un contrôle strict des glycémies à jeun est plus difficile à cause du risque plus élevé d'hypoglycémie nocturne dans cette population. Chez le patient âgé ayant une dysfonction du système autonome, l'hypoglycémie peut se présenter sans les signes et symptômes avant-coureurs habituels et peut entraîner des effets secondaires sévères tels l'angine, des convulsions, des accidents vasculaires cérébraux ou un infarctus du myocarde. Ainsi, les objectifs du traitement visent des glycémies un peu plus élevées. Dans certaines situations, le traitement doit viser à éliminer les symptômes plutôt que les complications à long terme.

La personne âgée en bonne santé, qui est active, n'a aucun problème cognitif et est prête à se prendre en main, qui a devant elle plusieurs années et qui peut bénéficier à long terme d'un contrôle optimal des glycémies, devrait bénéficier d'un contrôle rigoureux du diabète et des maladies associées. Cependant, pour la personne âgée ayant des complications avancées du diabète, une comorbidité limitant ses activités de la vie quotidienne, des problèmes cognitifs ou fonctionnels, l'objectif visé sera plutôt des glycémies dans les limites sous-optimales.

APPROCHES THÉRAPEUTIQUES

L'approche du traitement du diabète en gériatrie repose sur une alimentation équilibrée, l'activité physique et sur une médication en monothérapie ou en association (antidiabétiques oraux et/ou insuline). Normalement, les personnes âgées diabétiques peuvent contrôler leur diabète durant plusieurs années ou décennies avec une alimentation équilibrée et des antidiabétiques oraux.

L'étape initiale du traitement repose habituellement sur une approche non pharmacologique touchant l'alimentation et l'activité physique. L'approche pharmacologique est considérée après l'échec des mesures non pharmacologiques. Les lignes directrices canadiennes suggèrent de passer à la seconde étape lorsque la glycémie visée n'est pas atteinte après une période d'attente de deux à quatre mois. En plus du contrôle des glycémies, il est important de traiter les complications et facteurs de risque associés au diabète tels l'hypertension artérielle, les dyslipidémies, l'obésité, le tabagisme, la sédentarité.

TRAITEMENT NON PHARMACOLOGIQUE

Une alimentation équilibrée est basée sur le guide alimentaire canadien. Les objectifs d'une saine alimentation sont le contrôle des glycémies, le contrôle métabolique (lipides, tension artérielle, prise d'alcool), l'atteinte ou le maintien d'un poids santé et la prévention de l'hypoglycémie. Chez la personne âgée, l'hyperglycémie survient à la suite de l'inobservance d'une saine alimentation ou est causée par des sucreries apportées au malade par les visiteurs. Une perte pondérale graduelle chez le patient obèse doit être supervisée afin d'éviter les problèmes de malnutrition rencontrés fréquemment en gériatrie. La perte pondérale est recommandée chez le patient âgé de plus de 70 ans seulement si son excès de poids est égal ou supérieur à 20 %, du poids santé.

L'activité physique (ex. : marche, natation) devrait faire partie intégrante du traitement du diabète en gériatrie. Elle doit être individualisée et introduite très lentement. Il faut également surveiller les risques d'hypoglycémie associés à l'activité physique avec la prise de certains antidiabétiques oraux ou de l'insuline. L'éducation est importante pour faire connaître les signes et les symptômes de l'hypo/hyperglycémie et leur traitement.

TRAITEMENT PHARMACOLOGIQUE

Les différentes classes d'antidiabétiques oraux ou l'insuline peuvent être prescrites en monothérapie ou en association. En général, une approche conservatrice et prudente est préconisée pour la personne âgée. Le traitement débute par une monothérapie associée à une alimentation équilibrée et à l'activité physique si possible. Lorsque la monothérapie ne suffit plus, on aura recours à un agent hypoglycémiant associé à un agent normoglycémiant. L'insuline est requise lorsque l'hyperglycémie persiste malgré la combinaison de médicaments. L'ajout d'insuline au coucher favorise son acceptation par le patient et permet une meilleure fidélité au traitement que le recours uniquement à l'insulinothérapie. Selon l'étude UKPDS, environ la moitié des patients auront besoin de l'ajout d'un second agent à l'intérieur de trois ans et 75 % devront prendre une médication orale ou de l'insuline pour maintenir un contrôle adéquat de la glycémie après neuf ans.

Antidiabétiques oraux

Il existe actuellement cinq classes d'agents antidiabétiques oraux qu'on peut regrouper en deux grandes familles : les agents hypoglycémiants (les sulfonylurées, les analogues des méglitinides) et les agents normoglycémiants (les biguanides, les inhibiteurs de l'α-glucosidase et les thiazolidinediones).

Sulfonylurées

Les sulfonylurées comprennent des médicaments dits de première génération (chlorpropamide, tolbutamide) et de deuxième génération (glyburide, gliclazide, glimépiride). Les sulfonylurées stimulent la sécrétion d'insuline, réduisent la production de glucose hépatique (gluconéogenèse) et augmentent la sensibilité à l'insuline dans les tissus périphériques. Une fonction pancréatique résiduelle est nécessaire pour l'utilisation des agents hypoglycémiants ; ceux-ci sont inefficaces si les îlots de Langerhans ne produisent plus d'insuline. On note une diminution de la glycémie à jeun de 3,3 à 3,9 mmol/L et une réduction de l'hémoglobine glyquée de 1,5 à 2 %. Une meilleure réponse est observée en présence d'une hyperglycémie à jeun légère à modérée (< 10 mmol/L) ou si le diagnostic est récent, soit moins de cinq ans.

Propriétés pharmacocinétiques

Les sulfonylurées sont bien absorbées par le tractus gastro-intestinal. En moins d'une heure, on peut observer le niveau thérapeutique du médicament et la concentration maximale est atteinte de trois à cinq heures après l'administration orale. La prise des sulfonylurées se fait 15 à 30 minutes avant l'heure des repas. Le glimépiride peut être pris au moment du repas ou avant. Les sulfonylurées sont fortement liées aux protéines plasmatiques (> 90 %).

Le chlorpropamide a une longue demi-vie (au-delà de 96 heures chez la personne âgée). Le tolbutamide a une demi-vie de cinq à sept heures et une durée d'action moyenne de huit heures. Il subit une élimination hépatique en métabolites inactifs par le CYP2C9, lesquels sont excrétés dans l'urine. Le chlorpropamide est un médicament inapproprié en gériatrie et le tolbutamide demeure un choix marginal chez les sujets âgés.

Le glyburide a une demi-vie moyenne de 10 heures et une durée d'action de 16 à 24 heures. Il est métabolisé presque complètement dans le foie en plusieurs substances dont l'une, 4-hydroxyglyburide, exerce une certaine activité et s'accumule en présence d'insuffisance rénale. Le glyburide est éliminé en proportions égales dans les fèces (50 %) et l'urine (50 %).

Le gliclazide possède une demi-vie de 10 heures et une durée d'action de 12 à 24 heures. Il est métabolisé dans le foie en métabolites inactifs qui sont excrétés dans l'urine. Le gliclazide pourrait être préférable au glyburide en présence d'hypoglycémie car il posséderait une incidence d'hypoglycémie moins élevée.

Le glimépiride possède une demi-vie de 9 heures et une durée d'action de 24 heures permettant l'administration d'une dose quotidienne unique, comparativement au glyburide et au gliclazide dont la durée d'action varie entre 12 et 24 heures. Le glimépiride est complètement métabolisé dans le foie par le CYP2C9 en deux métabolites, dont le métabolite principal, l'hydroxy, est responsable pour une petite partie de l'action hypoglycémiante. Les métabolites sont complètement éliminés dans les fèces (40 %) et les urines (60 %).

Effets indésirables

- ***Hypoglycémie***

L'hypoglycémie associée aux sulfonylurées représente la complication la plus à craindre en gériatrie. Elle est souvent insidieuse et le patient âgé peut manifester de la confusion ou des troubles du comportement. Sa prévalence est plus élevée en raison de l'accumulation des sulfonylurées, surtout en présence d'insuffisance rénale. Les facteurs suivants peuvent favoriser l'hypoglycémie : l'âge, l'insuffisance rénale, l'insuffisance hépatique, l'omission ou la prise irrégulière de repas, un apport calorique insuffisant ou irrégulier et l'exercice intensif.

Le chlorpropamide, à cause de sa longue demi-vie, peut entraîner une hypoglycémie prolongée et sévère. Parmi les sulfonylurées de deuxième génération, le glyburide est associé à des hypoglycémies sévères. Il faut être vigilant puisque l'hypoglycémie observée avec le glyburide peut être récidivante pendant 24 à 36 heures. Le gliclazide causerait moins d'hypoglycémie que le glyburide en gériatrie, probablement parce qu'il rétablit le pic précoce de l'insuline.

Le glimépiride, une nouvelle sulfonylurée de deuxième génération, permet d'obtenir les mêmes effets pharmacodynamiques que les sulfonylurées traditionnelles mais avec une sécrétion d'insuline moindre. Cette particularité confère au glimépiride une incidence d'hypoglycémie plus faible que celle du glyburide.

- ***Gain de poids***

Les sulfonylurées causent un gain pondéral (2 à 5 kg) chez la plupart des patients. Le gliclazide est associé à un gain de poids moindre que le glyburide. Seul le glimépiride aurait un effet neutre sur le poids.

Autres effets indésirables

Parmi les autres effets indésirables, le patient peut éprouver un inconfort digestif et une sensibilité au soleil. Puisque les sulfonylurées sont des dérivés des sulfamides, leur emploi est à proscrire en présence d'allergie établie aux sulfamides.

Posologie

Avec le glyburide, on suggère une dose de départ de 1,25 mg une fois par jour, augmentée chaque semaine. Une dose quotidienne unique est aussi efficace et bien tolérée qu'une dose biquotidienne lorsqu'elle est inférieure à 10 mg par jour. La dose maximale est de 20 mg par jour. Avec le gliclazide, on débute avec 40 mg une fois par jour et on augmente la dose chaque semaine. Lorsque la dose quotidienne atteint 160 mg, il faut la répartir en deux prises. La dose maximale est de 320 mg par jour. La dose de départ pour le gliclazide à libération modifiée (matrice hydrophile) est de 30 mg une fois par jour, augmentée chaque semaine jusqu'à l'obtention d'une dose maximale de 120 mg par jour.

La dose de départ avec le glimépiride est de 1 mg par jour. L'ajustement de la dose peut se faire après une ou deux semaines. La dose maximale est de 8 mg une fois par jour. Une dose quotidienne de glimépiride est aussi efficace que deux doses par jour.

La prise de glycémies à différents moments de la journée (glycémies préprandiales et postprandiales) permettra d'ajuster la dose. Toutes les sulfonylurées devraient être prises 15 à 30 minutes avant le repas, à l'exception du glimépiride qui peut être pris avec ou sans nourriture.

Interactions médicamenteuses

Le lecteur consultera le chapitre sur les interactions médicamenteuses en ce qui concerne les interactions avec les cytochromes.

Analogues des méglitinides

Les analogues des méglitinides (la natéglinide et la répaglinide) stimulent la sécrétion d'insuline en agissant sur les récepteurs des canaux potassiques à la surface des cellules pancréatiques. Ils améliorent la sécrétion physiologique primaire de l'insuline en quelques minutes à un site différent des sulfonylurées. Le mécanisme d'action des méglitinides permettrait de retarder l'épuisement des cellules bêta du pancréas.

Les analogues des méglitinides pourraient être prescrits lors d'hyperglycémies postprandiales chez les personnes âgées diabétiques ne pouvant tolérer les sulfonylurées. On note une diminution de la glycémie à jeun de 3,3 à 3,9 mmol/L et de l'hémoglobine glyquée de 1,5 à 2 %.

Propriétés pharmacocinétiques

Les analogues des méglitinides sont rapidement et complètement absorbés dans le tractus gastro-intestinal. Ils stimulent la sécrétion d'insuline en quelques minutes, leur pic d'action survient approximativement une heure après l'administration et leur demi-vie est d'environ une heure. Ils sont fortement liés aux protéines plasmatiques (>98 %).

La répaglinide a une demi-vie d'une heure et une durée d'action de deux à trois heures. Elle est complètement métabolisée dans le foie principalement par le CYP3A4 en métabolites inactifs. Il doit être utilisé avec précaution chez les patients présentant un dysfonctionnement hépatique.

La natéglinide possède une demi-vie courte de 90 minutes et une durée d'action de deux heures. Elle est métabolisée principalement par le CYP2C9 (70 %) et le CYP3A4 (30 %) dans le foie. La majeure partie du médicament est excrétée dans les fèces (83 %), et seulement 10 % dans les urines. Environ 30 % de la dose est éliminée dans l'urine ou la bile sous forme inchangée. Aucun ajustement de la dose doit être effectué en présence d'insuffisance rénale légère à grave. Cependant, la natéglinide devra être utilisée avec précaution en présence d'insuffisance hépatique sévère.

Effets indésirables

L'hypoglycémie est l'effet indésirable le plus fréquemment rencontré avec les méglitinides. Le risque d'hypoglycémie grave serait plus faible avec les méglitinides qu'avec les sulfonylurées, même lorsque les repas sont omis ou retardés, car les méglitinides possèdent une demi-vie plus courte. Aucune allergie croisée avec les autres sulfamides n'a été signalée. Le gain pondéral est moins significatif avec les méglitinides.

Posologie

On suggère de débuter avec 60 mg de natéglinide trois fois par jour ou 0,5 mg de répaglinide trois fois par jour. En cas d'exposition antérieure aux sulfonyurées ou en présence d'une hémoglobine glyquée supérieure à 8 %, les doses de départ sont de 120 mg de natéglinide trois fois par jour et de 1 à 2 mg de répaglinide trois fois par jour. Les doses maximales sont de 16 mg de répaglinide par jour et de 360 mg de natéglinide.

À cause de leur pharmacocinétique particulière, les analogues des méglitinides doivent être pris 15 minutes ou immédiatement avant les repas pour stimuler la sécrétion d'insuline et diminuer l'hyperglycémie postprandiale. La dose doit être omise si le repas est omis, et retardée si le repas est retardé. Une dose supplémentaire pourrait être prise lors d'un repas supplémentaire.

La posologie particulière des méglitinides (TID à QID) peut influencer la fidélité au traitement, particulièrement en gériatrie. L'ajustement de la dose des analogues des méglitinides se fait chaque semaine. Il n'y a pas lieu de modifier la posologie chez les sujets âgés, sinon de débuter avec la plus petite dose. Une augmentation plus lente de la dose peut être envisagée chez les insuffisants hépatiques.

Interactions médicamenteuses

Le métabolisme de la répaglinide peut être influencé par les inhibiteurs ou les inducteurs du CYP3A4. Puisque la natéglinide est métabolisée dans le foie par le CYP2C9 et le CYP3A4, il faudra porter une attention particulière lors de son administration avec d'autres médicaments pouvant influencer son métabolisme.

Biguanides

Le mécanisme d'action des biguanides n'est pas complètement élucidé. Les biguanides suppriment la production basale du glucose hépatique, augmentent la sensibilité des tissus musculaires périphériques et du tissu adipeux au recaptage du glucose, mais ne stimulent pas la sécrétion d'insuline. De plus, la metformine supprime l'oxydation des acides gras libres, diminue l'hypertriglycéridémie de 10 à 20 % et augmenterait l'activité fibrinolytique, favorisant ainsi une diminution des complications cardiovasculaires.

La metformine est le médicament idéal pour commencer le traitement du diabète de type 2 chez les personnes âgées obèses diabétiques parce qu'elle améliore la sensibilité à l'insuline, aide à perdre du poids et améliore le profil lipidique (baisse des triglycérides et du cholestérol). On note une diminution de la glycémie à jeun de 3,3 à 3,9 mmol/L.

Propriétés pharmacocinétiques

Entre 50 et 60 % de la metformine est absorbée dans le petit intestin. La metformine ne subit aucun métabolisme hépatique et est excrétée dans les urines sous forme inchangée. Sa demi-vie d'élimination varie entre deux et huit heures. Sa clairance rénale est liée à la clairance de la créatinine de l'individu et, généralement, sa demi-vie est plus longue chez le sujet âgé. La metformine n'est pas liée aux protéines plasmatiques.

Effets indésirables

Les effets indésirables associés à la metformine sont surtout reliés au tractus gastro-intestinal (nausées, inconfort abdominal, diarrhée, anorexie, goût métallique) et surviennent chez environ 20 à 50 % des patients. Les effets indésirables gastro-intestinaux sont reliés à la dose, surviennent surtout en début de traitement et normalement s'atténuent avec le temps avec une prise quotidienne. Ces effets indésirables peuvent être minimisés en prenant le médicament avec de la nourriture ou en augmentant progressivement la dose.

La metformine ne cause pas d'hypoglycémie en monothérapie, ce qui peut être avantageux chez les gens âgés. Elle ne favorise pas non plus un gain de poids; une perte pondérale de l'ordre de 1,2 à 3,8 kg peut se produire chez certains patients dans les premiers mois. Il faut être vigilant en gériatrie, car la metformine peut causer l'anorexie et une perte de poids non voulue chez certains patients.

La fonction rénale devra être évaluée en début et en cours de traitement car la metformine est contre-indiquée en présence d'une atteinte de la fonction rénale (clairance de la créatinine inférieure à 30 mL/min ou 0,5 mL/s).

L'acidose lactique est une complication rare mais sérieuse. Toutes les conditions pouvant favoriser la production d'acide lactique dans l'organisme sont des contre-indications à l'emploi de la metformine : insuffisance rénale, maladies hépatiques, insuffisance cardiaque congestive, insuffisance pulmonaire grave et alcoolisme. La metformine peut causer aussi une déficience en vitamine B_{12} ; aussi, ce médicament devrait être utilisé avec précaution chez les patients ayant une déficience connue de la vitamine B_{12} traitée ou non.

Posologie

Il faut introduire de façon très progressive la metformine avec les repas afin de diminuer les effets indésirables, surtout gastro-intestinaux. Une dose quotidienne de 250 à 500 mg peut être prescrite, et une augmentation graduelle de 250 à 500 mg par jour aux semaines ou aux deux semaines est suggérée pour atténuer les risques importants d'inconfort abdominal ou de diarrhée. Les effets gastro-intestinaux se manifestent la plupart du temps dès les premières doses ou lors de l'augmentation de la dose. Les patients rapportent une fréquence de selles molles plus importantes au lever, s'atténuant durant la journée. L'augmentation trop rapide de la dose peut provoquer chez certains patients de l'incontinence fécale ou la diarrhée. Une diminution temporaire de la dose peut aider l'organisme à s'adapter aux effets de la metformine.

La metformine commence à agir après quelques jours et son effet maximal est atteint en deux semaines. Afin d'accroître la fidélité au traitement, la prise de comprimés de 850 mg est conseillée lorsque la dose quotidienne le permet. On peut prévenir ou diminuer les effets gastro-intestinaux en administrant la metformine au repas. Il n'est pas recommandé de sectionner le comprimé de metformine régulier car il peut provoquer des effets gastro-intestinaux importants.

Interactions médicamenteuses

La prise de metformine doit être cessée 48 à 72 heures avant une chirurgie élective, avant l'administration d'agents de contraste iodés et peut être recommencée 48 à 72 heures plus tard. L'alcool potentialise l'effet de la metformine sur le métabolisme du lactate. Une consommation modérée d'alcool est alors conseillée.

Inhibiteurs de l'α-glucosidase

Les inhibiteurs de l'α-glucosidase inhibent les enzymes intestinales responsables du métabolisme des sucres complexes. Les α-glucosidases sont des enzymes situées sur la bordure en brosse de l'intestin grêle où elles dégradent les oligosaccharides et les disaccharides en monosaccharides, qui sont ensuite absorbés dans le jéjunum adjacent. Ils n'ont aucun effet direct sur les cellules bêta et ne causent pas d'hypoglycémie. De plus, ils abaissent la glycémie postprandiale.

L'acarbose peut être utilisé chez les patients âgés obèses comme traitement initial des glycémies à jeun modérément élevées et des glycémies postprandiales élevées, mais les effets secondaires gastro-intestinaux peuvent constituer un facteur limitatif. Cependant, il est presque toujours utilisé en association, étant donné qu'il est moins efficace que les autres médicaments.

Propriétés pharmacocinétiques

L'acarbose est faiblement absorbé (1 à 2 %) par le tractus gastro-intestinal sous forme inchangée où il est métabolisé par les bactéries intestinales et dégradé par les enzymes digestives. La demi-vie plasmatique de l'acarbose est d'environ deux heures. L'acarbose doit être pris avec la première bouchée du repas pour assurer son efficacité, et la concentration maximale est atteinte dans l'heure suivant la prise du médicament.

Le médicament est éliminé dans les fèces en produits inactifs. Ils sont absorbés à 35 % et peuvent causer une atteinte hépatique. Le médicament s'accumule en présence d'une détérioration importante de la fonction rénale (clairance de la créatinine < 25 mL/min ou 0,4 mL/s) qui se manifeste par une concentration plasmatique maximale cinq fois plus élevée.

Effets indésirables

Les effets indésirables gastro-intestinaux résultent de l'accroissement de la fermentation des glucides dans le côlon. Les patients se plaignent de flatulence (30-70 %), de ballonnement abdominal, d'un ramollissement des selles et à l'occasion de diarrhée. Les effets gastro-intestinaux peuvent limiter la thérapie. Ces effets s'atténuent normalement avec le temps et avec une augmentation très lente de la dose. Les antiacides ne sont pas efficaces pour traiter les problèmes gastro-intestinaux. L'acarbose n'entraîne aucun gain pondéral.

L'hypoglycémie est inexistante lorsque l'acarbose est utilisé en monothérapie. Le traitement de l'hypoglycémie causée par l'acarbose en association avec d'autres médicaments diffère de celui d'une hypoglycémie consécutive à une combinaison d'antidiabétiques oraux et/ou à l'insuline sans acarbose. Une hypoglycémie causée par l'acarbose doit être traitée avec du glucose et non avec du sucrose ; le patient doit prendre des comprimés de dextrose (Dextrosol[md], Dextro-energy[md]) ou, si ceux-ci ne sont pas disponibles, du lait ou du miel (glucose, fructose et lactose non affecté). L'acarbose peut retarder l'absorption du sucrose et la correction des glycémies.

L'acarbose est contre-indiqué chez des patients présentant des problèmes de malabsorption intestinale, une maladie inflammatoire intestinale ou une obstruction intestinale. De plus, il ne doit pas être prescrit en présence d'une insuffisance rénale sévère (Clcr < 25 mL/min ou 0,4 mL/s). Une élévation des transaminases est possible, donc il faut surveiller le taux d'enzymes hépatiques avant de commencer le traitement, aux trois mois la première année et périodiquement par la suite.

Posologie

Les effets secondaires de l'acarbose peuvent être atténués en augmentant la dose de façon lente et progressive. Puisque les effets indésirables sont dépendants de la dose, on pourrait commencer avec une dose de 25 mg une fois par jour au repas, et l'augmenter à 25 mg deux fois par jour après deux à quatre semaines, voire après quatre à huit semaines selon la tolérance du patient. Une dose maximale de 150 mg par jour est recommandée pour les patients ayant un poids inférieur à 60 kg et de 300 mg par jour pour ceux pesant plus de 60 kg. Si on oublie de prendre une dose, on doit attendre au prochain repas. Il est également recommandé de ne pas couper d'avance les comprimés en deux car ils peuvent se décolorer en absorbant de l'humidité.

Interactions médicamenteuses

L'administration concomitante de cholestyramine peut intensifier les effets hypoglycémiants de l'acarbose, alors que les absorbants intestinaux (ex. : charbon) et les préparations d'enzymes digestives contenant des enzymes dégradant les glucides peuvent en atténuer l'effet hypoglycémiant. Il faut éviter le Beano^{md}, car ce produit contient des enzymes qui diminuent l'efficacité de l'acarbose.

Thiazolidinediones

Les thiazolidinediones (la rosiglitazone et la pioglitazone), appelées aussi sensibilisateurs à l'insuline ou glitazones, sont des agonistes des récepteurs proliférateurs de peroxyzone de sous-type gamma (PPAR-Y) situés dans les cellules des muscles, des graisses et du foie. Elles améliorent l'action de l'insuline en augmentant la sensibilité périphérique au recaptage du glucose dans les tissus adipeux, le muscle strié et le foie et possiblement en diminuant la production hépatique du glucose. Les glitazones ne stimulent pas la sécrétion d'insuline par le pancréas et, ainsi, n'occasionnent pas d'hypoglycémie.

Les thiazolidinediones améliorent le profil lipidique, peuvent diminuer la microalbuminurie, légèrement la tension artérielle diastolique et diminuent aussi le taux d'acides gras libres. Elles ne constituent pas actuellement un premier choix en présence d'une résistance à l'insuline ; elles sont utilisées en cas d'intolérance ou de contre-indication à la metformine. On observe une diminution de la glycémie à jeun de 1,9 à 2,21 mmol/L et en monothérapie une diminution de l'hémoglobine glyquée de 0,9 % avec la pioglitazone et de 0,7 % avec la rosiglitazone.

Propriétés pharmacocinétiques

Les deux molécules sont complètement absorbées avec ou sans nourriture et les concentrations plasmatiques maximales sont atteintes rapidement en une à deux heures. Elles sont fortement liées à l'albumine (>99 %). Les glitazones sont métabolisées principalement dans le foie, la pioglitazone par le CYP3A4 et la rosiglitazone par le CYP2C8 (voie majeure) et le CYP2C9 (voie mineure).

La rosiglitazone est éliminée aux deux tiers dans les urines et au tiers dans les fèces sous forme de métabolites conjugués. Sa demi-vie d'élimination est de trois à quatre heures. La pioglitazone est éliminée *via* la bile dans les fèces sous forme de métabolites ou sous forme inchangée. Sa demi-vie d'élimination varie de trois à sept heures. Il n'est pas nécessaire d'effectuer un ajustement posologique en présence d'insuffisance rénale. Il est recommandé d'augmenter la dose plus lentement en présence d'insuffisance hépatique.

Effets indésirables

La pioglitazone et la rosiglitazone ne causent pas d'hépatotoxicité. Cependant, une surveillance des enzymes hépatiques doit être effectuée en début de traitement et aux deux mois la première année. Par la suite, on peut, par exemple, effectuer le suivi en même temps que celui de l'hémoglobine glyquée aux trois mois. Elles sont contre-indiquées en présence d'une élévation des enzymes hépatiques avant le début du traitement.

Les glitazones provoquent une augmentation du cholestérol LDL dans les trois premiers mois, mais celui-ci revient à la normale par la suite. L'œdème, le gain de poids et l'anémie sont d'autres effets indésirables associés aux glitazones, l'incidence de ces effets étant plus importante chez les personnes âgées.

Les glitazones peuvent causer une rétention aqueuse, susceptible d'exacerber ou d'entraîner une insuffisance cardiaque globale. Les patients doivent déclarer toute fatigue, essoufflement, faiblesse, œdème ou prise de poids. Une rétention liquidienne significative avec détérioration d'une insuffisance cardiaque congestive compensée ou non diagnostiquée est une préoccupation majeure chez les personnes âgées souffrant de maladies coronariennes. Une incidence accrue d'insuffisance cardiaque et d'autres réactions indésirables cardiovasculaires a été observée chez les patients recevant une glitazone et de l'insuline par rapport à ceux traités à l'insuline seule.

Le gain pondéral moyen varie entre 0,7 et 3,5 kg et pourrait être dû à une augmentation du tissu adipeux sous-cutané ou à une rétention liquidienne. La diminution de l'hémoglobine et de l'hématocrite est consécutive à l'augmentation du volume plasmatique (hémodilution) durant les quatre à huit premières semaines puis se stabilise.

Les contre-indications des thiazolidinediones incluent une insuffisance cardiaque de classe II à IV pour la pioglitazone et de classe III et IV pour la rosiglitazone. Les glitazones ne doivent pas être administrées aux patients ayant des antécédents d'insuffisance cardiaque congestive, une insuffisance hépatique grave, ou dont les enzymes hépatiques (ALT) atteignent trois fois la limite supérieure normale.

Posologie

Les thiazolidinediones se prennent avec ou sans nourriture au déjeuner. Les doses initiales sont de 15 mg pour la pioglitazone et de 4 mg pour la rosiglitazone une fois par jour au déjeuner. La rosiglitazone peut s'administrer deux fois par jour. Les doses sont augmentées graduellement après 8 à 12 semaines jusqu'aux doses désirées pour atteindre un effet maximal en 12 à 16 semaines de traitement. La dose maximale de la pioglitazone est de 45 mg par jour et celle de la rosiglitazone de 8 mg par jour.

Aucun ajustement de la posologie n'est requis pour les glitazones en gériatrie. Le début d'action très lent des thiazolidinediones ne favorise pas leur utilisation lorsqu'il faut diminuer rapidement les glycémies. L'ajout de glitazones à une triple thérapie (sulfonylurées, metformine et insuline) pour aider à diminuer la dose d'insuline n'est pas officiel et est non recommandé.

Interactions médicamenteuses

Il faut demeurer vigilant lors de l'administration de la rosiglitazone avec des médicaments pour interagir avec les CYP2C8 et CYPC9. Cependant, comme la pioglitazone est un inducteur enzymatique (CYP3A4), elle peut diminuer la concentration plasmatique de certains médicaments.

Choix d'un antidiabétique oral

L'association de médicaments permet de contrôler les glycémies en agissant sur les différents mécanismes en cause dans la pathophysiologie du diabète. La metformine est considérée comme étant le premier médicament à utiliser si le patient âgé est obèse et ne présente pas de contre-indications. Une sulfonylurée pourra être ajoutée si le contrôle glycémique n'est pas atteint.

L'association d'un agent hypoglycémiant et d'un agent normoglycémiant a un effet synergique. Si la résistance à l'insuline semble prédominante chez le patient, une association d'agents normoglycémiants peut être envisagée avant d'ajouter un agent hypoglycémiant. Si une hyperglycémie postprandiale est présente en l'absence d'une hyperglycémie à jeun, un inhibiteur de l'α-glucosidase ou un analogue des méglitinides pourrait être prescrit.

Étant donné que l'hypoglycémie est une préoccupation importante en gériatrie, la plupart des auteurs recommandent de débuter avec un agent normoglycémiant (par exemple la metformine) comme premier médicament. Utilisés en monothérapie, ces médicaments ne causent pas d'hypoglycémie surtout chez le patient obèse.

En présence d'insuffisance rénale ou si le patient est âgé de plus de 80 ans, la metformine est remplacée par les thiazolidinediones. En présence d'une insuffisance cardiaque congestive, les agents hypoglycémiants sont les médicaments de choix. À cause des hypoglycémies, l'utilisation d'un agent de courte durée d'action, tels les analogues des méglitinides, peut être envisagée ; le patient doit se rappeler de le prendre avec les repas.

L'insuline s'ajoute aux médicaments déjà prescrits. Il ne paraît pas logique d'ajouter plusieurs injections d'insuline et de garder les agents hypoglycémiants. Lorsque l'insuline est ajoutée aux antidiabétiques oraux, elle est prescrite au coucher. Normalement, on ajoute une insuline à action intermédiaire. Les insulines à courte action sont ajoutées ultérieurement.

Le tableau 4 résume la place de chacun des agents dans la thérapie du diabète chez la personne âgée.

TABLEAU 4
Sélection d'un antidiabétique oral en gériatrie

Médicaments	Indication
Biguanides	
Metformine	Choix de traitement chez les patients âgés obèses ne présentant aucune contre-indication; peut être associée aux sulfonylurées ou aux méglitinides
Sulfonylurées	
Chlorpropamide	Médicament inapproprié, à proscrire en gériatrie
Gliclazide	Choix de traitement en présence d'hypoglycémie ou d'insuffisance rénale sévère
Glimépiride	Alternative au gliclazide
Glyburide	Choix en l'absence d'hypoglycémie à jeun
Tolbutamide	À éviter en gériatrie
Méglitinides	
Natéglinide Répaglinide	Choix de traitement pour les patients âgés ne tolérant pas les sulfonylurées ou pour les hyperglycémies postprandiales
Inhibiteurs de l'α-glucosidase	
Acarbose	Choix de traitement chez les patients âgés obèses ayant une glycémie postprandiale modérément élevée. Mal toléré chez les personnes âgées
Thiazolidinediones (glitazones)	
Pioglitazone Rosiglitazone	Choix de traitement chez les patients âgés obèses en association lorsque la metformine est contre-indiquée ou mal tolérée

Insuline

L'insulinothérapie est utilisée chez un patient diabétique en cas d'échec avec les hypoglycémiants oraux ou d'intolérance à ces derniers. L'âge ne constitue pas une contre-indication à l'utilisation de l'insuline. Cependant, plusieurs personnes craignent de devoir s'injecter de l'insuline. La majorité des patients perçoivent l'insulinothérapie comme une aggravation de la maladie. Avant d'introduire un traitement à l'insuline chez une personne âgée, il faut évaluer sa dextérité manuelle, son acuité visuelle et son état cognitif. Lorsqu'un traitement à l'insuline est amorcé, il est important de valider et de compléter les connaissances du patient sur les risques d'hypoglycémie ainsi que sur les mesures de prévention et de traitement de celle-ci.

L'insuline est une hormone sécrétée par les cellules bêta des îlots de Langerhans. Elle diminue le taux de glucose sanguin en stimulant le recaptage périphérique du glucose, spécialement dans les muscles squelettiques et le tissu adipeux, et en inhibant la production du glucose hépatique. L'insuline agit sur le foie pour diminuer la production de glucose et augmenter le stockage du glucose sous forme de glycogène. Dans le muscle, l'insuline favorise la synthèse du glycogène en augmentant le transport du glucose dans la cellule musculaire. Elle inhibe la lipolyse dans les adipocytes, inhibe la protéolyse et stimule la synthèse des protéines.

L'ajout d'insuline aux hypoglycémiants oraux inhibe la production basale de glucose hépatique, non maximale avec les sulfonylurées et la metformine. Elle diminue le recaptage du glucose dans les muscles, causant moins d'hypoglycémie, et supprime la lipolyse. La production hépatique nocturne se manifeste par des glycémies matinales augmentées qui redeviennent normales ou presque normales le jour. L'association d'insuline et d'hypoglycémiants oraux permet une meilleure maîtrise de la glycémie et un gain de poids moindre avec une plus faible dose d'insuline. Les bénéfices de l'insulinothérapie se font souvent sentir dès les premières injections d'insuline. L'ajout d'insuline devient tôt ou tard nécessaire à cause de la progression du diabète due à la défaillance progressive des cellules bêta.

Propriétés pharmacocinétiques

La demi-vie d'élimination de l'insuline aurait tendance à augmenter chez la personne âgée. On observe également que la clairance de l'insuline diminue avec l'âge, résultant en des taux circulants d'insuline plus élevés. Ces changements ne risquent pas d'avoir des conséquences cliniques puisque la dose d'insuline peut être ajustée en fonction des besoins du malade.

Types d'insuline

Une première insuline identique à l'insuline produite par le pancréas humain est fabriquée par la technique de l'ADN recombinant. Il s'agit de l'insuline Humulin^md ou Novolin^md. Les insulines analogues, quant à elles, sont apparentées à l'insuline produite par le pancréas humain. La structure de l'insuline obtenue a été légèrement modifiée par rapport à l'insuline humaine afin de lui donner de nouvelles propriétés. Il s'agit de l'insuline Humalog^{md} ou Novorapid^{md}.

Les insulines sont classifiées selon leur durée d'action. Les insulines à action rapide et régulière visent à imiter le pic précoce de la sécrétion d'insuline au moment des repas et à remplacer la sécrétion d'insuline postprandiale. Les insulines à action intermédiaire et prolongée visent à imiter la sécrétion de l'insuline basale. Le tableau 5 présente les caractéristiques des différentes insulines.

TABLEAU 5
Caractéristiques des différentes insulines

Type d'insuline	Début d'action	Pic d'action	Durée d'action
Action rapide			
Aspart (NovoRapid^{md})	5 à 15 minutes	1 à 3 heures (N)	3 à 5 heures
Lispro (Humalog^{md})		30 à 90 minutes (H)	
Action régulière			
Humulin^{md} R	30 à 60 minutes	2 à 4 heures	5 à 8 heures
Novolin^{md} ge Toronto			
Action intermédiaire			
Humulin^{md} N	2 à 4 heures	6 à 14 heures	16 à 24 heures
Novolin^{md} ge NPH			
Humulin^{md} L	1 à 4 heures	6 à 14 heures	16 à 24 heures
Novolin^{md} ge Lente			
Action prolongée			
Humulin^{md} U	6 à 10 heures	–	20 à 30 heures
Novolin^{md} ge Ultralente		18 à 24 heures	
Glargine (Lantus^{md})	2 à 4 heures	Aucun pic prononcé	24 heures

Posologie

L'âge avancé n'empêche pas la prescription d'insuline, mais son utilisation dans la population gériatrique demande certaines considérations. La thérapie insulinique ne doit pas être considérée comme un médicament de dernier recours chez la personne âgée, mais être introduite et faire partie intégrante du traitement du diabète dans la progression naturelle de cette maladie lorsque l'hyperglycémie persiste malgré l'association d'antidiabétiques oraux. Parmi les éléments à considérer chez la personne âgée, il faudra tenir compte de leurs activités physiques habituelles, de leurs préférences alimentaires, de leur mode de vie et de la stabilité de leur profil glycémique. Il faut s'assurer que le patient possède les fonctions cognitives adéquates pour éviter et prévenir les effets indésirables reliés à l'insuline. Les insulines analogues sont privilégiées en gériatrie car elles causent moins d'hypoglycémie à cause de leur durée d'action plus courte.

L'insuline à action intermédiaire est celle le plus fréquemment employée lors de l'ajout d'insuline à une association d'antidiabétiques oraux. L'insuline NPH s'administre le plus souvent en soirée ou au coucher. Il est préférable d'injecter la dose au coucher plutôt qu'au souper afin d'éviter ou de diminuer les risques d'hypoglycémie nocturne. L'administration de l'insuline au coucher permet un meilleur contrôle des glycémies à jeun le matin en diminuant la production basale hépatique de glucose durant la nuit. L'acceptation du patient est facilitée car il ne doit pas d'emblée cesser les antidiabétiques oraux, et l'étape de transition devient plus facile avant l'arrêt complet des médicaments oraux. Le risque d'hypoglycémie nocturne est à craindre chez le patient âgé ; il faut donc recommander au patient d'effectuer un contrôle des glycémies nocturnes entre deux et trois heures du matin, en début de traitement et à l'occasion par la suite. L'insuline ultralente est déconseillée car elle cause beaucoup de variabilité intra-individuelle.

Pour diverses raisons, l'utilisation d'insuline à courte action aux repas est rarement nécessaire pour traiter un diabète de type 2 chez la personne âgée. La plupart des patients conservent une sécrétion d'insuline endogène résiduelle permettant d'utiliser seulement les médicaments oraux. De plus, un contrôle strict des glycémies n'est pas préconisé afin d'éviter les hypoglycémies, et plusieurs injections risquent de créer des difficultés pour certaines personnes âgées.

Les chances de ne pas recourir à une deuxième injection d'insuline dans la journée sont meilleures lorsque la glycémie matinale se rapproche de celle visée pour le patient âgé. Si les glycémies du matin demeurent inférieures à 8 mmol/L et que les autres glycémies dans la journée sont élevées, une deuxième injection d'insuline peut être administrée au déjeuner. Lorsque l'insuline est administrée le jour, on enlève les agents hypoglycémiants. La metformine peut être conservée, mais les thiazolidinediones devraient être cessées chez la personne âgée à cause des risques élevés d'effets indésirables.

Les doses de départ sont très empiriques car la réponse du patient est très variable et imprévisible (tableau 6). Les patients obèses et insulinorésistants requièrent souvent des doses d'insuline relativement élevées (>1 U/kg/jour) pour obtenir un équilibre glycémique optimal. Toutefois, on prescrit habituellement des doses de départ de 0,15 U/kg/jour pour une seule injection et de 0,5 U/kg/jour pour deux ou plusieurs injections. Le meilleur contrôle de la dose se fait par l'autocontrôle des glycémies au moment de l'introduction de l'insuline et lors de l'ajustement de la dose d'insuline.

TABLEAU 6

Insuline et hypoglycémiant oral

Recommandations pour l'ajout d'insuline à un hypoglycémiant oral

1. Poursuivre l'administration des hypoglycémiants oraux à la même dose.
2. Ajouter une seule dose d'insuline NPH (10-20 unités ou 0,15-0,2 U/kg) le soir au coucher.
3. Ajuster la dose d'insuline sur la base de la glycémie à jeun au déjeuner.
4. Augmenter la dose d'insuline d'environ 1-2 unités aux 1-3 jours jusqu'à ce que la glycémie à jeun du déjeuner soit celle désirée.

Mélanges et administration d'insulines

Les insulines analogues rapides (Humalog^{md}, Novorapid^{md}) sont administrées 5 à 15 minutes avant les repas ou immédiatement après les repas. Quant aux insulines régulières (Humulin^{md} R, Novolin^{md} Toronto), elles s'administrent 15 à 30 minutes avant les repas.

Il n'est pas rare que les personnes âgées éprouvent de la difficulté à manipuler les seringues d'insuline. Plusieurs facteurs peuvent limiter leur utilisation si la personne âgée éprouve des problèmes visuels, des problèmes de mémoire, d'adhésion au traitement, d'incoordination ou autres. Les stylos-piqueurs peuvent faciliter l'injection d'insuline ; cependant ils doivent être utilisés par des personnes n'ayant aucun problème visuel pour assurer la précision de la dose.

Chez les patients requérant plus d'une injection d'insuline par jour et des insulines avec des durées d'action différentes, le mélange d'insulines, lorsqu'il s'impose, complique la gestion du traitement du diabétique âgé. L'alternative la plus intéressante pour ces patients peut être l'emploi d'insulines prémélangées contenant une insuline à action rapide et une autre à action intermédiaire. Il semblerait que les personnes âgées fassent moins d'erreurs dans la préparation des doses prescrites lorsque les insulines sont déjà mélangées (soit commercialement, soit préparées par la pharmacie ou le CLSC) que lorsqu'elles préparent elles-mêmes leurs doses. Cependant, l'emploi d'insuline déjà prémélangée commercialement ne permet pas un ajustement adéquat des glycémies en cas d'hypoglycémie ou d'hyperglycémie. Il n'est reste pas moins que l'insuline prémélangée peut faciliter l'acceptation du patient de s'administrer plusieurs injections par jour.

Les fioles ou les cartouches d'insuline non entamées se conservent au réfrigérateur jusqu'à la date de péremption. Une fiole ou une cartouche entamées se conservent un mois au réfrigérateur ou à la température de la pièce. Il est recommandé d'inscrire la date d'ouverture sur la fiole. L'administration d'une insuline à la température de la pièce diminue l'inconfort lié à l'injection d'insuline froide et diminue en plus les risques de problèmes cutanés (lipodystrophie).

Les seringues préremplies se conservent au réfrigérateur un maximum de 21 jours. Les seringues doivent être placées en position oblique au réfrigérateur avec l'aiguille pointée vers le haut afin d'éviter que des cristaux n'obstruent l'aiguille. Le patient doit remettre l'insuline en suspension en roulant doucement la seringue entre les paumes des mains pour la réchauffer. Le stylo ne se met pas au réfrigérateur.

Les injections d'insuline doivent se donner en changeant de site d'injection dans une même région du corps plutôt que de changer de région pour chaque injection. Cela permet de diminuer les variations dans l'absorption de l'insuline. Ainsi, un patient peut choisir d'injecter l'insuline du matin dans l'abdomen et celle du souper ou du coucher dans les cuisses. Il est important de préciser au patient d'effectuer une rotation des sites d'injection afin de prévenir la lipohypertrophie et la lipoatrophie.

Effets indésirables

L'administration d'insuline n'est pas dépourvue d'effets indésirables. Les principaux effets sont l'hypoglycémie et le gain pondéral. Les risques d'hypoglycémie sont particulièrement inquiétants chez les personnes âgées vivant seules ou ne pouvant avoir accès rapidement à de l'aide en cas d'hypoglycémie. Une hypoglycémie est moins préoccupante si le patient est capable de ressentir les symptômes associés à l'hypoglycémie.

Il est donc primordial que le patient diabétique et le personnel traitant sachent reconnaître les symptômes d'hypoglycémie, les prévenir et les traiter, car ces symptômes ne sont pas toujours tous présents en même temps chez la même personne. Ces symptômes sont en général toujours les mêmes chez une personne donnée, mais ils peuvent changer avec les années, particulièrement chez les personnes âgées.

Les symptômes classiques tels la sudation, les tremblements et la tachycardie sont souvent absents. Ils prennent souvent la forme des grands syndromes gériatriques (tableau 7), entre autres la confusion, la perte de mémoire, le défaut de concentration.

TABLEAU 7
Présentation de l'hypoglycémie en gériatrie

Sensation d'étourdissement*
Confusion, propos incohérents*
Défaut de concentration*
Défaut d'élocution
Nervosité ou irritabilité*
Perte de mémoire*
Coma*
Sudation profonde
Tremblements
Tachycardie
Vision embrouillée
Excitation

* Plus marqué en gériatrie.

La personne diabétique depuis plus de dix ans présente des signes et des symptômes différents de ceux observés au début du diagnostic. Après quelques années, le patient peut ressentir des signes avant-coureurs (engourdissement, picotement péribuccal, lourdeur dans les jambes, etc.). Parfois, le patient ne sent plus l'hypoglycémie (même lorsque la glycémie est inférieure à 2,8 mmol/L) et souvent les symptômes suivants deviennent les symptômes objectifs (perte de conscience, convulsions, attitudes incohérentes, etc.). Les personnes âgées sont davantage prédisposées à moins ressentir l'hypoglycémie, surtout si elles ont une insuffisance du système nerveux autonome, une maladie coronarienne ou cérébrovasculaire.

Chez les personnes qui ne ressentent pas l'hypoglycémie, il faut adopter des stratégies afin de réduire le risque d'hypoglycémie par la hausse des objectifs glycémiques. Lorsque le patient présente des symptômes d'hypoglycémie, il est essentiel qu'il effectue une glycémie pour confirmer qu'il s'agit bien d'une réaction hypoglycémique. De plus, il faut s'assurer que le lecteur de glycémie est propre et que le patient l'utilise correctement. Le patient devrait porter sur lui un bracelet, des papiers d'identité, informer ses proches des symptômes de l'hypoglycémie et de son traitement.

TRAITEMENT DE L'HYPOGLYCÉMIE

Les interventions en cas d'hypoglycémie sont schématisées à la figure 1. L'administration de dextrose 50 % par voie intrarectale est anecdotique et n'est pas supportée dans la littérature.

FIGURE 1
Interventions en cas d'hypoglycémie

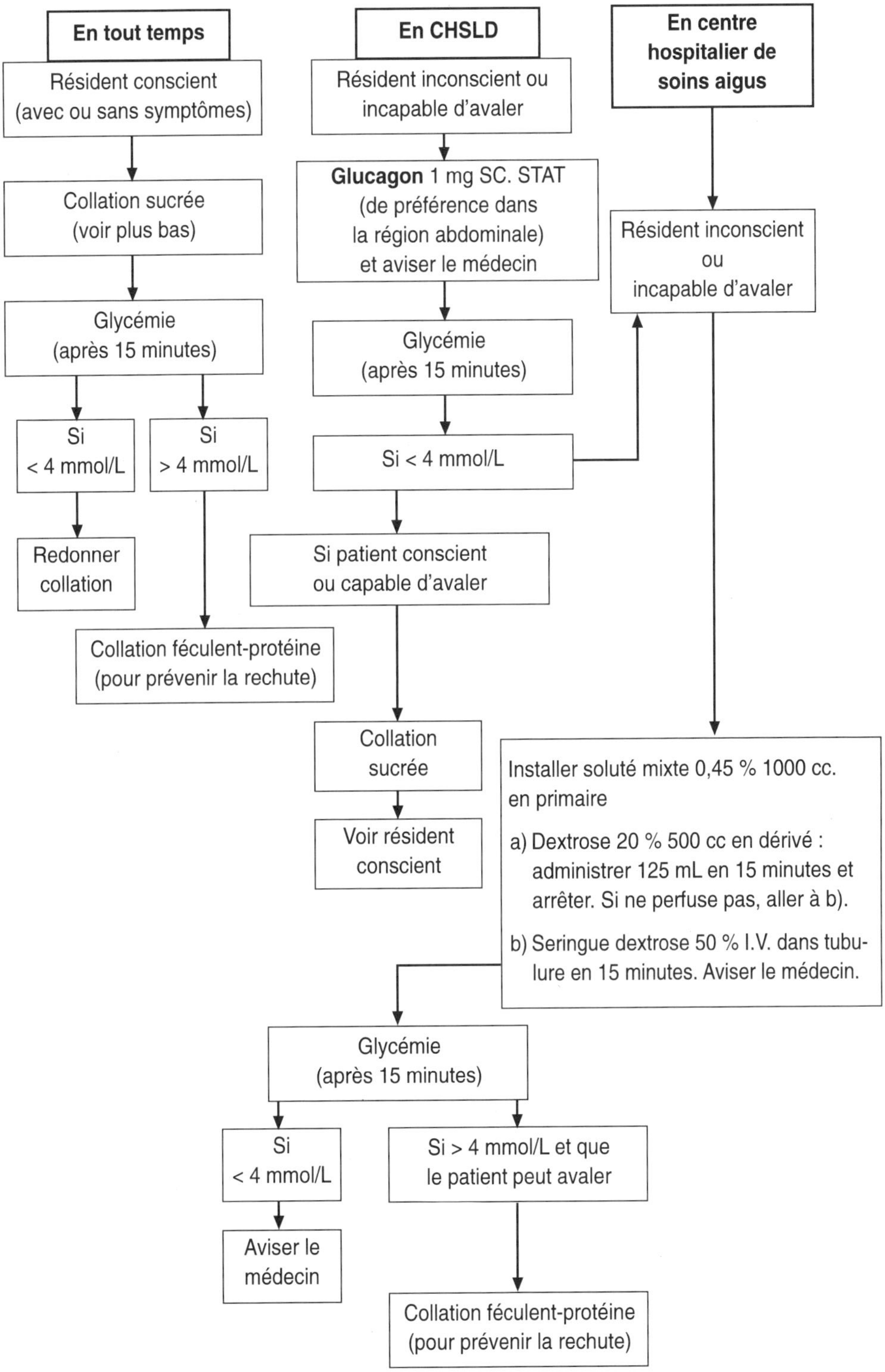

COLLATIONS

Collation sucrée

120 mL de jus de fruit avec un sachet de sucre
ou
120 mL de boisson gazeuse
ou
un tube d'« Insta-glucose »

Collation féculent-protéines

Pain et fromage
ou
Biscuit soda et beurre d'arachide
ou
Biscuit sec et yogourt

TRAITEMENT DES COMPLICATIONS CARDIOVASCULAIRES

Un traitement agressif de l'hypertension artérielle peut réduire les complications diabétiques. Le traitement vise à abaisser la tension artérielle sous les 130/80. Les inhibiteurs l'ECA sont les médicaments de choix pour le traitement de l'hypertension artérielle chez un patient diabétique. Ils sont aussi les médicaments de premier choix en présence de néphropathie, indépendamment du fait que le patient est normotendu ou hypertendu. Ils ont en outre un effet protecteur sur le rein.

Un traitement agressif des hyperlipidémies chez les patients diabétiques de type 2 n'est plus controversé. Plusieurs études cliniques ont démontré que le traitement des dyslipidémies avec des statines est bénéfique et justifié chez les patients à risque d'événements cardiovasculaires. L'aspirine agit sur les complications vasculaires du diabète. Les accidents cardiovasculaires sont de deux à quatre fois plus fréquents chez les personnes diabétiques. Une prévention avec de l'aspirine (81 à 325 mg/jour) est recommandée chez tous les patients diabétiques, à moins de contre-indication spécifique (hémorragie, hypersensibilité, etc.).

CONCLUSION

La compréhension des changements physiologiques qui surviennent avec l'âge est fondamentale dans le traitement du diabète chez la personne âgée. Les objectifs du traitement chez la personne âgée sont les suivants : atteindre des niveaux optimaux de glycémie par une approche individualisée basée sur l'alimentation, l'activité physique et la thérapie pharmacologique, éviter les épisodes d'hypoglycémie, prévenir les complications aiguës de l'hyperglycémie et finalement prévenir ou retarder la progression des complications chroniques du diabète. En plus du traitement du diabète lui-même, il est important de traiter les complications et les facteurs de risque associés au diabète tels l'hypertension artérielle, les dyslipidémies, l'obésité, le tabagisme, la sédentarité. Il est aussi important d'impliquer la famille lorsque celle-ci s'occupe des personnes âgées afin de la sensibiliser au traitement du diabète, de ses complications et à sa prévention.

Par ailleurs, les modifications physiologiques reliées à l'âge, l'espérance de vie, la comorbidité doivent influencer les décisions relatives au traitement du diabète en gériatrie. La personne âgée présente un risque plus élevé d'hypoglycémie et est plus vulnérable aux effets du traitement pharmacologique. La sélection d'un agent pharmacologique approprié doit tenir compte des changements pharmacocinétiques reliés à l'âge, des effets indésirables, des interactions médicamenteuses et de la présence d'autres maladies. Parmi les antidiabétiques oraux disponibles, il est préférable de débuter avec les plus petites doses.

Bibliographie

American Diabetes Association. « Management of dyslipidemia in adults with diabetes (Position Statement) », *Diabetes Care*, 2003, 26 (suppl. 1) : S83-S86.

American Diabetes Association. « Aspirin therapy in diabetes (Position Statement) », *Diabetes Care*, 2003, 26 (suppl. 1) : S87-S88.

American Diabetes Association, « Diabetic nephropathy (Position Statement) », *Diabetes Care*, 2003, 26 (suppl. 1) : S94-S98.

American Diabetes Association, « Standards of medical care for patients with diabetes mellitus (Position Statement) », *Diabetes Care*, 2003, 26 (suppl. 1) : S33-S50.

Benbarka, M.M., P.T. Prescott et T.T. Aoki. « Practical guidelines on the use of insulin lispro in elderly diabetic patients », *Drugs & Aging*, 1998, 12 : 103-113.

Bloomgarden, Z.T. « Treatment issues in type 2 diabetes », *Diabetes Care*, 2002, 25 : 390-394.

Chau, D., et S.V. Edelman. « Clinical management of diabetes in the elderly », *Clin. Diabetes*, 2001, 19 : 172-175.

Drexler, A.J., et C. Robertson. « Type 2 diabetes : How new insights, new drugs are changing clinical practice », *Geriatrics*, 2001, 56 (6) : 20-24, 32-33.

Good, C.B. « Polypharmacy in elderly patients with diabetes », *Diabetes Spectr.*, 2002, 15 (4) : 240-248.

Gregg, E.W., M.M. Engelgau et V. Narayan. « Complications of diabetes in elderly people », *BMJ*, 2002, 325 : 916-917.

Halter, J.B. « Effets of Aging on Glucose Homeostasis », dans E. LeRoith, S.I. Taylor et J.M. Olefsky, *Diabetes Mellitus : A Fundamental and Clinical Text*, 2e éd., Lippincott Williams & Wilkins, 2000, 57 : 576-582.

Josse, R.G., J.L. Chiasson, E.A. Ryan *et al.* « Acarbose in the treatment of elderly patients with type 2 diabetes », *Diabetes Reseach and Clinical Practice*, 2003, 59 : 37-42.

Koda-Kimble, M.A., et B.A. Carlisle. « Diabetes Mellitus », dans L.Y. Young et M.A. Koda-Kimble, *Applied Therapeutics : The Clinical Use of Drugs*, 7e éd., Vancouver, Applied Therapeutics Inc., 2001, 48-1 à 48-92.

Meltzer, S., L. Leiter, Daneman *et al.* « Lignes directrices de pratique clinique 1998 pour le traitement du diabète au Canada », *JAMC*, 1998, 159 (suppl. 8) : S1-32.

Meneilly, G.S. « Pathophysiology of type 2 diabetes in the elderly », *Clin. Geriatr. Med.*, 1999, 15 : 239-253.

Morley, J.E. « An overview of diabetes mellitus in older persons », *Clin. Geriatr. Med.*, 1999, 15 (2) : 211-224.

Nash, D.B., J.B. Koenig, K.D. Novielli *et al.* « The importance of individualized pharmaceutical therapy in the treatment of diabetes mellitus », *Disease Management*, 2001, 4 (suppl. 1) : S5-23.

Nathan, D.M. « Initial management of glycemia in type 2 diabetes mellitus », *NEJM*, 2002, 347 (17) : 1342-1349.

Rockwood, K., E. Awalt, C. MacKnight et I. McDowell. « Incidence and outcomes of diabetes mellitus in elderly people : report from the Canadian Study of Health and Aging », *CMAJ*, 2000, 162 (6) : 769-772.

Rosentock, J. « Management of type 2 diabetes mellitus in the elderly », *Drugs & Aging*, 2001, 18 : 31-44.

Saudek, C.D., et S.H. Golden. « Feasibility and outcomes of insulin therapy in elderly patients with diabetes mellitus », *Drugs & Aging*, 1999, 14 : 375-385.

Yale, J.F., I. Begg, H. Gerstein *et al.* « Lignes directrices de pratique clinique 2001 pour la prévention et le traitement de l'hypoglycémie liée au diabète », *Can. J. Diabetes*, 2002, 26 : 22-35.

CHAPITRE 27

Le glaucome primaire à angle ouvert

Lise Grenier

INTRODUCTION

Le glaucome est la deuxième cause de cécité au Canada après les cataractes. Cette affection précède, en fréquence, la rétinopathie diabétique et la dégénérescence maculaire. Le glaucome affecte 1 % des Canadiens de plus de 40 ans et cette prévalence s'élève au-delà de 10 % chez les personnes âgées de plus de 80 ans. La prévalence du glaucome primaire à angle ouvert est encore plus élevée chez les personnes de race noire.

Le glaucome, terme générique pour décrire un groupe de maladies de l'œil, représente une grande variété de types de glaucome différents des points de vue diagnostique, clinique et thérapeutique. Dans ces diverses formes de glaucome, deux principales regroupent les différentes sous-classes: le glaucome à angle ouvert et le glaucome à angle fermé. Ces deux formes de glaucome peuvent présenter une étiologie primaire ou secondaire.

Le glaucome primaire à angle ouvert, aussi nommé glaucome primitif ou chronique, est la forme la plus commune et représente près de 90 % de tous les types de glaucome. Cette affection est peu symptomatique avant le stade avancé; c'est pourquoi des mesures systématiques de dépistage sont nécessaires à partir de 50 ans, car il est primordial d'intervenir précocement et adéquatement dans le but de prévenir une perte de la vision.

PHYSIOPATHOLOGIE DU GLAUCOME PRIMAIRE À ANGLE OUVERT

Le glaucome se définit comme une affection oculaire caractérisée par une atteinte du nerf optique résultant essentiellement en une excavation du disque optique (la papille) et caractérisée aussi par une perte du champ visuel. De nombreuses personnes avec une tension intraoculaire élevée ne montrent aucune évidence d'une atteinte du nerf optique ou d'une perte de la vision périphérique. Cette condition laisse supposer une hypertension oculaire qui n'évoluera pas nécessairement vers un glaucome.

La tête du nerf optique est constituée de plusieurs axones de cellules ganglionnaires de la rétine qui, ensemble, quittent l'œil. À ce point de sortie du nerf optique apparaît une légère dépression qui, lorsqu'elle s'agrandit, est un premier indice de glaucome.

ÉCOULEMENT DE L'HUMEUR AQUEUSE

Les chambres antérieure et postérieure de l'œil baignent dans un liquide nommé humeur aqueuse. L'équilibre entre la formation et l'élimination de l'humeur aqueuse assure le maintien d'une tension normale à l'intérieur de l'œil et empêche ainsi l'œil de s'affaisser. L'humeur aqueuse est produite, ultrafiltrée, sécrétée et diffusée par l'épithélium non pigmenté des procès ciliaires du corps ciliaire. Après sa formation, l'humeur aqueuse s'écoule de la chambre postérieure vers la chambre antérieure via la pupille par des canaux de drainage, soit le réseau trabéculaire localisé dans l'angle irido-cornéen vers le canal de Schlemm permettant ainsi l'élimination de 80 % de l'humeur aqueuse, soit les canaux de l'iris et la voie uvéosclérale pour l'élimination des 20 % restants (figure 1) Ces canaux de drainage représentent donc les principaux sites de résistance à l'écoulement de l'humeur aqueuse. La normalisation de la tension intraoculaire est possible soit en augmentant l'évacuation de l'humeur aqueuse, soit en réduisant la production de celle-ci.

La tension intraoculaire moyenne est d'environ 16 mm Hg. La tension intraoculaire normale se situe entre 10 et 21 mm Hg, soit 16 mm Hg ± 2 écarts-types. Le glaucome primaire à angle ouvert s'accompagne habituellement d'une tension intraoculaire supérieure à 21 mm Hg. Une minorité de personnes peuvent présenter un glaucome chronique avec une tension intraoculaire normale.

Les causes exactes de l'élévation de la tension intraoculaire demeurent encore inconnues. L'hypothèse voulant qu'il y ait, avec le vieillissement de l'œil, une diminution du drainage de l'humeur aqueuse due à des changements structuraux ou à un processus dégénératif dans les canaux d'évacuation du réseau trabéculaire et le canal de Schlemm est encore retenue. Cependant, ces changements n'entraînent pas pour autant un glaucome.

D'autres étiologies sont proposées pour expliquer les changements qui surviennent dans les fibres nerveuses, la rétine et le nerf optique : la mort par apoptose des cellules ganglionnaires de la rétine en est une. La vascularisation inadéquate de la tête du nerf optique pourrait également jouer un rôle dans le processus étiologique. Enfin, une augmentation de la tension intraoculaire risque d'endommager le nerf optique en occasionnant des lésions mécaniques par la compression des fibres du nerf optique ou des lésions ischémiques par l'interruption d'un apport sanguin adéquat à ces fibres.

FACTEURS DE RISQUE

Quoiqu'il existe plusieurs facteurs de risque associés aux nombreuses formes de glaucome, les deux plus importants sont l'âge et l'origine ethnique. On rapporte une incidence du glaucome primaire à angle ouvert trois à cinq fois plus élevée dans la population noire d'ascendance africaine. Une histoire familiale positive semble aussi un facteur de risque important. Même si on ne parle pas de maladie héréditaire, certains gènes ont été clairement identifiés et associés

FIGURE 1
Anatomie de l'œil

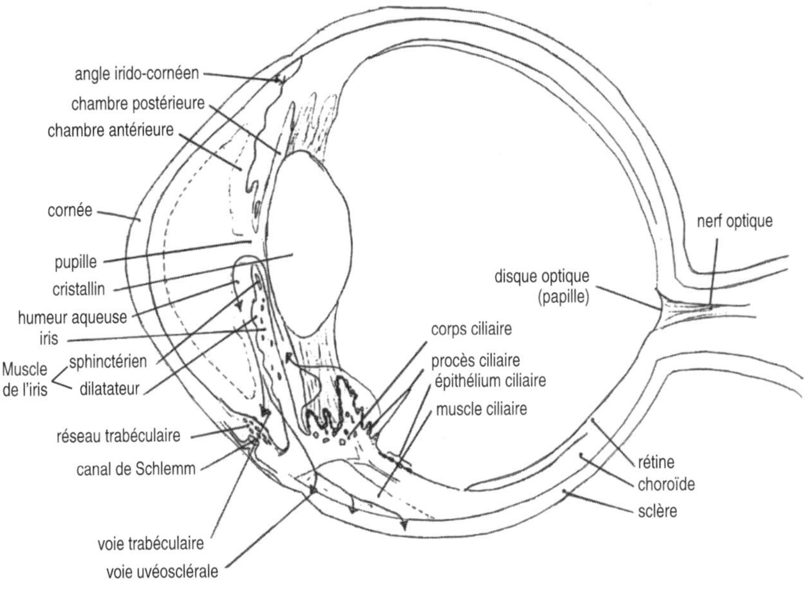

à la maladie. Par ailleurs, d'autres facteurs de risque ont été relevés, soit une tension intraoculaire élevée, la présence d'une myopie ou un disque optique plutôt large.

Parmi les facteurs extraoculaires, signalons les maladies qui témoignent d'une mauvaise vascularisation, soit le diabète, l'hypertension et la migraine. L'emploi de corticostéroïdes systémiques ou ophtalmiques est aussi au nombre des facteurs de risque de glaucome.

MÉDICAMENTS OCULAIRES TOPIQUES

La médication utilisée dans le traitement du glaucome primaire à angle ouvert a pour objectif d'abaisser la tension intraoculaire à un niveau permettant de freiner les atteintes visuelles. Le seuil visé est toutefois établi pour chaque personne. L'élévation de la tension intraoculaire résulte d'un ralentissement du drainage de l'humeur aqueuse. Les médicaments ont donc pour fonction de réduire la résistance à l'écoulement de l'humeur aqueuse ou de ralentir la formation de cette dernière afin de rétablir l'équilibre entre sa production et son élimination (tableau 7). Les médicaments disponibles sont regroupés en cinq catégories et présentés au tableau 8.

La plupart des médicaments dans le traitement du glaucome s'appliquent localement dans les yeux. L'avantage de la voie topique comparée à la voie orale est certainement un risque d'effets indésirables systémiques beaucoup moindre, tout simplement parce que les concentrations sériques obtenues avec la médication topique sont faibles. Néanmoins, les effets indésirables systémiques des gouttes ophtalmiques sont possibles et apparaissent lorsque celles-ci atteignent la muqueuse nasopharyngée par le canal lacrymal. Le médicament rejoint alors la circulation sanguine systémique sans avoir subi l'effet de premier passage au foie.

L'évaluation de l'efficacité des médicaments oculaires topiques relève essentiellement du spécialiste, mais le pharmacien ou le médecin de famille contribuent aussi au succès du traitement en participant à la résolution de problèmes potentiellement liés au médicament : innocuité, contraintes reliées à l'application des gouttes, observance et autres particularités individuelles.

Bêta-bloquants

Les bêta-bloquants, soit le timolol, le lévobunolol et le bétaxolol, sont considérés comme des médicaments de première importance pour réduire la tension intraoculaire dans le glaucome primaire à angle ouvert et en présence d'une hypertension oculaire. Pour des raisons encore inconnues, 10 à 20 % des personnes traitées avec un bêta-bloquant en monothérapie ne répondront pas à la médication.

Mécanisme d'action

Les bêta-bloquants topiques oculaires agissent en réduisant la formation de l'humeur aqueuse afin d'abaisser la tension intraoculaire. Ils se lient aux récepteurs bêta-adrénergiques de la membrane cellulaire de l'épithélium non pigmenté du corps ciliaire et des vaisseaux sanguins ciliaires et réduisent l'activité des cellules productrices de l'humeur aqueuse.

Les bêta-bloquants non sélectifs, le timolol et le lévobunolol, bloquent les récepteurs bêta-1 et bêta-2 alors que le bétaxolol bloque spécifiquement les récepteurs bêta-1. Cette plus grande affinité du bétaxolol pour les récepteurs bêta-1-adrénergiques diminue le risque d'effets indésirables systémiques pulmonaires plutôt reliés au blocage des récepteurs bêta-2-adrénergiques. La réponse attendue avec les bêta-bloquants oculaires est un abaissement de la tension intraoculaire entre 18 et 35 %.

Effets indésirables

Systémiques

Les bêta-bloquants oculaires sont habituellement bien tolérés. Chez la personne âgée, la concentration sérique obtenue avec les gouttes ophtalmiques est parfois suffisante pour occasionner des effets indésirables systémiques : bradyarythmie, diminution de la tolérance à l'exercice, dyspnée, hypotension, bronchospasme, confusion, fatigue, insomnie, dépression.

Toutefois, chez les personnes âgées souffrant d'asthme ou d'une maladie pulmonaire obstructive chronique, il est préférable d'éviter cette catégorie de médicaments. Même si le bétaxolol offre théoriquement des avantages de ce point de vue, plusieurs cas d'exacerbation de maladie pulmonaire obstructive chronique et d'asthme ont été signalés avec l'utilisation de ce médicament.

Oculaires

Les bêta-bloquants n'exercent pas d'effet sur la pupille, ni sur l'accommodation. Les quelques effets indésirables oculaires signalés – irritation, sensation de brûlure (surtout avec le bétaxolol), diminution de la sensibilité de la cornée (surtout avec le timolol), sécheresse lacrymale ou larmoiement, vision embrouillée de façon transitoire avec le gel – nécessitent rarement l'arrêt du médicament.

Il n'a pas été démontré hors de tout doute que les bêta-bloquants non sélectifs, plus particulièrement le timolol, pouvaient causer une vasoconstriction des microvaisseaux de l'œil aux portions laminaires du nerf optique, ceux-là mêmes qui nourrissent la tête du nerf optique. Même si le but principal du traitement du glaucome primaire à angle ouvert est de maintenir en santé l'axone et non seulement de réduire la tension intraoculaire, on n'a trouvé aucune preuve d'un effet dommageable sur la vascularisation postérieure. Le bétaxolol, en raison d'une sélectivité au niveau des récepteurs bêta-1 et d'une possible action bloquante sur les canaux calciques, réduirait théoriquement les risques de vasoconstriction et favoriserait une meilleur vascularisation du nerf optique. Toutefois, cet avantage potentiel n'est pas démontré. Le tableau 1 présente les éléments d'évaluation des bêta-bloquants administrés par voie topique.

Posologie

Le lévobunolol et le timolol sont commercialisés sous forme de solutions concentrées à 0,25 % ou 0,5 % ; le timolol est aussi disponible en gel. Plusieurs études ont démontré qu'il n'existe pas de différence statistiquement significative dans la réduction moyenne de la tension intraoculaire avec l'emploi d'une dose quotidienne de l'une ou l'autre de ces concentrations (0,25 % ou 0,5 %). L'utilisation d'une solution à 0,5 % deux fois par jour expose davantage les personnes âgées aux effets indésirables systémiques et augmente les coûts de santé. En application deux fois par jour, les gouttes devraient être administrées le matin et vers l'heure du souper.

Les gouttes ophtalmiques doivent être administrées le matin, au moment où le tonus adrénergique et la tension intraoculaire sont à leur zénith. En effet, le système adrénergique est physiologiquement supprimé la nuit durant le sommeil et la tension intraoculaire s'abaisse naturellement.

Chez le nouvel utilisateur, il faut débuter avec une goutte de la solution à 0,25 % appliquée dans un seul œil deux fois par jour pendant au moins deux semaines afin d'établir l'efficacité du traitement, puis dans les deux yeux par la

TABLEAU 1
Évaluation de l'innocuité des bêta-bloquants topiques

Effets indésirables	Éléments d'évaluation	Interventions	Suivi
Systémiques	Tension artérielle Chutes, étourdissements	Mesurer la tension artérielle et le pouls avant le début du traitement et comparer ultérieurement.	Revoir périodiquement la technique d'instillation des gouttes ophtalmiques.
	Pouls	Changer de classe thérapeutique si pouls <50 battements/min.	Suivi aux 3 à 6 mois.
	Exacerbation de l'asthme ou maladie pulmonaire obstructive chronique. ↑ de la dyspnée, toux. Signes d'insuffisance cardiaque : dyspnée, œdème, ↑ du poids.	Cesser le médicament. Contacter le médecin.	Consigner l'information au dossier.
Oculaires	Yeux rouges Inconfort et douleur	Si l'événement est compatible avec le début du traitement, cesser le médicament. Référer au médecin sans délai.	Consigner l'information au dossier.

suite. La formulation XE à base d'un gel soluble augmente le temps de contact et permet une seule application quotidienne le matin. Le gel retarde l'écoulement vers le canal lacrymal, ce qui a pour résultat d'augmenter l'efficacité du médicament et de diminuer les effets indésirables. Si la réponse demeure insatisfaisante malgré une posologie optimale et une observance adéquate, un autre choix pharmacologique doit être proposé.

Quant à la suspension de bétaxolol, une instillation aux 12 heures demeure la bonne façon de faire dès le départ. L'efficacité des bêta-bloquants peut décliner à long terme jusqu'à 25 %. Cependant, le développement de la tolérance aux bêta-bloquants se distingue difficilement de la progression de la maladie.

Précautions

L'utilisation concomitante d'un bêta-bloquant ophtalmique et d'un bêta-bloquant par voie orale requiert une vigilance particulière. Leurs actions bêta-bloquantes respectives, tant oculaire que systémique, s'additionnent et peuvent entraîner une toxicité médicamenteuse iatrogène : hypotension ou bradycardie systémique. Cette association est à proscrire en gériatrie. Dans ces cas, il est souhaitable d'utiliser un autre médicament ophtalmique.

On évitera aussi l'utilisation des bêta-bloquants chez les personnes souffrant de bradycardie sinusale, d'un bloc auriculo-ventriculaire supérieur au premier degré ou d'une insuffisance cardiaque manifeste. L'utilisation d'un bêta-bloquant oculaire chez des personnes recevant des médicaments qui ralentissent le rythme cardiaque demande aussi une surveillance accrue à l'introduction du traitement. Les précautions dans l'emploi des bêta-bloquants par voie orale, par exemple en présence d'une maladie vasculaire périphérique, de diabète ou d'hyperlipidémies, s'appliquent aussi aux bêta-bloquants administrés par voie topique.

Inhibiteurs de l'anhydrase carbonique

Les inhibiteurs de l'anhydrase carbonique à usage topique ont radicalement changé la place accordée à cette classe médicamenteuse. De médicaments d'urgence ou de dernier recours administrés par voie systémique, ils sont devenus des médicaments d'entretien bien tolérés dans leur utilisation ophtalmique topique.

Les inhibiteurs de l'anhydrase carbonique sont indiqués dans le traitement du glaucome primaire à angle ouvert et de l'hypertension oculaire. Administrés en monothérapie ou comme adjuvant des autres classes thérapeutiques, ils peuvent être utilisés chez les personnes souffrant d'asthme ou d'une maladie pulmonaire obstructive.

Mécanisme d'action

En inhibant l'activité de l'enzyme anhydrase carbonique dans les procès ciliaires, le dorzolamide et la brinzolamide, deux inhibiteurs de l'anhydrase carbonique topiques, empêchent la réaction biochimique qui permet la production de bicarbonates dont est fonction la formation de l'humeur aqueuse. Les bicarbonates jouent un rôle de « tampon » nécessaire au transport actif de certains composants ioniques, dont le sodium, dans l'espace intercellulaire de l'épithélium des cellules ciliaires. L'hyperosmolalité induite par la présence de sodium force l'écoulement d'eau pour former l'humeur aqueuse. Les inhibiteurs de l'anhydrase carbonique, en réduisant la production de bicarbonates, diminuent aussi le sodium et l'eau dans la chambre postérieure de l'œil. Il en résulte une réduction de la formation d'humeur aqueuse et de la tension intraoculaire. Avec ces médicaments, un abaissement de la tension intraoculaire de l'ordre de 15 à 25 % a été observé dans les études cliniques.

Propriétés pharmacocinétiques

L'utilisation topique des inhibiteurs de l'anhydrase carbonique n'est pas recommandée en présence d'une insuffisance rénale exprimée par une clairance de la créatinine égale ou inférieure à 30 mL/min (0,5 mL/s), en présence d'une acidose métabolique ou d'une hypokaliémie non contrôlée.

Effets indésirables

Systémiques

Les inhibiteurs de l'anhydrase carbonique topiques présentent un risque d'effets indésirables systémiques moindre, tant en fréquence absolue qu'en gravité. L'effet indésirable le plus couramment signalé par près de 25 % des utilisateurs du dorzolamide et par 5 à 10 % des utilisateurs de la brinzolamide est la présence d'un arrière-goût amer ou métallique. Cet effet désagréable, ne nécessite pas l'arrêt du médicament, sauf s'il nuit à l'alimentation de la personne âgée. De plus, les stratégies visant à réduire l'absorption systémique du médicament aident à enrayer cet effet indésirable, qui est plutôt un désagrément dans bien des situations. Les maux de tête sont un autre effet indésirable systémique peu fréquent.

Oculaires

Les effets indésirables oculaires sont peu nombreux et rarement graves. Un inconfort ou une gêne oculaire, allant du picotement à la sensation de brûlure, sont parfois notés. Une vision embrouillée transitoire peut survenir de façon légèrement plus fréquente avec la brinzolamide, car il s'agit d'une suspension ophtalmique. Une allergie oculaire se présentant comme une conjonctivite est possible et nécessite l'arrêt du traitement. Le tableau 2 liste les éléments d'évaluation des inhibiteurs de l'anhydrase carbonique topiques.

TABLEAU 2

Évaluation de l'innocuité des inhibiteurs de l'anhydrase carbonique

Effets indésirables	Éléments d'évaluation	Interventions	Suivi
Oculaires	– Rougeurs de type allergie – Picotement, sensation de brûlure (dorzolamide > brinzolamide)	– Cesser le médicament. – Poursuivre le médicament si l'effet s'estompe au cours de la journée.	Référer au médecin. Référer au médecin si le malaise persiste tout au long de la journée.

Posologie

En monothérapie, des études concluent qu'une administration trois fois par jour peut abaisser la tension intraoculaire sur 24 heures, que ce soit avec la brinzolamide en suspension à 1 % ou avec le dorzolamide en solution à 2 %. La pigmentation oculaire influence la réponse aux inhibiteurs de l'anhydrase carbonique puisqu'ils se lient particulièrement à la mélanine. Ainsi, les personnes âgées aux yeux foncés obtiendront des résultats optimaux avec trois instillations par jour. En thérapie adjuvante, une fréquence d'administration biquotidienne est recommandée. L'effet maximal attendu d'un inhibiteur de l'anhydrase carbonique ophtalmique topique sur l'abaissement de la tension intraoculaire demande environ quatre semaines.

Contre-indication

Les inhibiteurs de l'anhydrase carbonique ophtalmiques topiques sont des dérivés sulfamidés. Comme une fraction de ces médicaments passe dans la circulation sanguine systémique, il est judicieux de les proscrire chez les personnes âgées qui sont allergiques aux sulfamidés même si, jusqu'à présent, le risque d'une allergie croisée n'est pas documenté.

Une autre contre-indication relative est l'utilisation des inhibiteurs de l'anhydrase carbonique immédiatement après une opération de la cornée. Si le médicament peut être évité, cela est préférable, mais dans une situation extrême le spécialiste pourrait l'utiliser afin d'empêcher qu'une élévation de la tension intraoculaire entraîne une décompensation du greffon cornéen.

Précaution

L'administration simultanée d'un inhibiteur de l'anhydrase carbonique par voie orale et par voie topique peut potentialiser les effets défavorables systémiques associés à cette classe médicamenteuse. Il n'est donc pas pertinent d'utiliser cette association dans une thérapie d'entretien.

L'association d'un inhibiteur de l'anhydrase carbonique par voie topique avec les autres collyres utilisés dans le traitement du glaucome tels les bêta-bloquants, les analogues des prostaglandines et les sympathomimétiques est compatible. D'ailleurs, il est bien reconnu qu'un inhibiteur de l'anhydrase carbonique a un effet additif sur l'abaissement de la tension intraoculaire lorsqu'il est utilisé en association avec un bêta-bloquant.

Voie orale

Les inhibiteurs de l'anhydrase carbonique peuvent aussi être administrés par voie orale. Les deux préparations disponibles sont l'acétazolamide et le méthazolamide. Ils sont utilisés comme traitement d'appoint lorsque le glaucome n'est pas contrôlé par voie topique. Comme il est entièrement éliminé par voie rénale sous forme inchangée, l'acétazolamide ne représente pas un premier choix chez la personne âgée. De plus, le risque accru d'acidose métabolique en présence d'acide acétylsalicylique fait de l'acétazolamide un médicament à proscrire en gériatrie. Par ailleurs, seulement 25 % du méthazolamide est éliminé par voie rénale sous forme inchangée. Le méthazolamide s'avère donc un meilleur choix chez le sujet âgé.

Les effets indésirables fréquents et sérieux des inhibiteurs de l'anhydrase carbonique administrés par voie orale limitent l'usage de ces médicaments dans le traitement du glaucome chez la personne âgée. Environ 50 % de ces malades ne toléreront pas le médicament. La diarrhée, une déplétion potassique, de la fatigue, des lithiases rénales, une perturbation de l'équilibre acido-basique et de nombreuses interactions sont autant d'inconvénients à l'emploi des inhibiteurs de l'anhydrase carbonique par voie orale.

Agonistes adrénergiques ou sympathomimétiques

Les sympathomimétiques sont représentés par les agonistes adrénergiques sélectifs et non sélectifs. Les agonistes non sélectifs, dont l'exemple classique est l'épinéphrine, stimulent les récepteurs alpha et bêta-adrénergiques. Les médicaments dits sélectifs, comme l'apraclonidine, stimulent plus particulièrement les récepteurs alpha-2 et faiblement les récepteurs alpha-1. La brimonidine est par ailleurs un agoniste alpha-2-adrénergique plus spécifique.

La dipivéfrine, précurseur biologique de l'épinéphrine, est le principal médicament ophtalmique qui a des propriétés stimulantes à la fois sur les récepteurs alpha et bêta. La dipivéfrine est, en effet, un promédicament dont le caractère lipophile facilite la pénétration cornéenne, dix-sept fois plus que l'épinéphrine, et qui devient actif dans les yeux suite à une hydrolyse enzymatique. Ainsi les effets thérapeutiques de l'épinéphrine sont maintenus tout en réduisant les effets indésirables locaux et systémiques.

Avec la venue des nouvelles molécules, l'utilisation de la dipivéfrine a régressé et est devenue marginale dans le traitement du glaucome chronique à angle ouvert. L'apraclonidine en solution concentrée à 0,5 ou 1 % demeure un traitement d'appoint pour le contrôle et la prévention des pics tensionnels à la suite d'un traitement au laser du segment antérieur, telles une trabéculoplastie, une iridotomie ou une capsulotomie.

Quant à la brimonidine, elle peut être utilisée en monothérapie dans le traitement du glaucome primaire à angle ouvert ou de l'hypertension oculaire, et même en première intention chez les patients atteints d'une maladie pulmonaire ou présentant une intolérance aux bêta-bloquants. La brimonidine est aussi un excellent adjuvant dans le traitement du glaucome à angle ouvert.

Il faut évidemment éviter l'utilisation de ce médicament lorsqu'une hypersensibilité est documentée. Il est préférable aussi d'éviter la dipivéfrine en présence de maladies cardiovasculaires et de maladies vasculaires cérébrales, de diabète et d'hyperthyroïdie.

Mécanisme d'action

Les sympathomimétiques facilitent l'écoulement de l'humeur aqueuse par une série de réactions complexes non encore élucidées. L'épithélium ciliaire contient un taux élevé de récepteurs alpha-2. Leur stimulation produit une constriction des microvaisseaux ciliaires, ce qui entraîne une diminution de la production de l'humeur aqueuse.

La brimonidine est un agoniste des récepteurs alpha-2-adrénergiques qui possède un double mécanisme d'action pour diminuer la tension intraoculaire. Elle réduit surtout la formation de l'humeur aqueuse et augmente possiblement son élimination par la voie uvéosclérale.

Effets indésirables

Systémiques

La dipivéfrine peut augmenter la tension artérielle et causer des palpitations. On signale aussi des céphalées, de l'anxiété, des tremblements, un teint pâle. Contrairement à la clonidine, l'apraclonidine est peu encline à traverser la barrière hémato-encéphalique et, de ce fait, n'a pas d'effet dépresseur sur le système nerveux central. Elle n'a pas non plus d'effet sur les paramètres cardiovasculaires telles la fréquence cardiaque et la tension artérielle. Parmi les effets indésirables systémiques les plus fréquents rencontrés avec l'apraclonidine, il faut mentionner la sécheresse des muqueuses nasale et buccale qui s'atténue avec le temps. Par ailleurs, il peut y avoir une altération du goût, des étourdissements et de la fatigue.

La brimonidine possède une affinité 23 à 32 fois supérieure à celle de l'apraclonidine pour les récepteurs alpha-2-adrénergiques. Cependant, parce qu'elle est plus lipophile que les autres agonistes des récepteurs alpha-adrénergiques, la brimonidine traverse légèrement la barrière hémato-encéphalique et pourrait occasionner un peu d'hypotension orthostatique, un état dépressif, de la somnolence, des maux de tête, de la fatigue et aussi une sécheresse buccale.

Oculaires

La dipivéfrine est un agent mydriatique modéré en raison de son action agoniste sur les récepteurs alpha-1. Cependant, la dilatation de la pupille est peu gênante et n'influence pas l'accommodation. La mydriase est habituellement transitoire. Un éblouissement, une vision brouillée peuvent nuire à l'acuité visuelle. Parmi les autres effets indésirables oculaires possibles, on signale le larmoiement, la sensation de brûlure et la sécheresse lacrymale. Plus rarement, un œdème maculaire cystoïde pourrait se manifester chez les patients aphaques et pseudophaques lors d'un usage prolongé de la dipivéfrine.

Les effets indésirables oculaires de l'apraclonidine sont marqués par la fréquence élevée d'une allergie caractérisée par une hyperémie conjonctivale (apparence des yeux injectés de sang) et un œdème des paupières, chez 20 à 30 %

des utilisateurs et même au-delà de 50 % après une utilisation de plus de six mois. De nombreux autres effets indésirables sont recensés dans les études : prurit, inconfort, sensation de corps étranger, larmoiement. Une légère mydriase, soit une dilatation de la pupille, est parfois présente.

À la longue, une tachyphylaxie apparaît chez quelques sujets. En effet, une perte d'efficacité est documentée chez des utilisateurs qui ne présentent pas de caractéristiques communes.

L'incidence d'allergie à la brimonidine est d'environ 10 %. Chez la plupart des utilisateurs, l'inconfort associé à l'instillation de la solution concentrée à 0,2 % n'est pas plus marqué qu'avec le timolol. Le tableau 3 présente les éléments d'évaluation des agonistes adrénergiques.

TABLEAU 3

Évaluation de l'innocuité des agonistes adrénergiques

Effets indésirables	Éléments d'évaluation	Interventions	Suivi
Oculaires	Hyperémie conjonctivale	Cesser le médicament.	Contacter le médecin.
Systémiques	Sécheresse buccale	Questionner le malade si difficulté à s'alimenter, si modification du poids ou si problèmes avec les prothèses dentaires.	Suggérer des mesures palliatives et une consultation avec le spécialiste dans les semaines qui suivent.

Posologie

La brimonidine, l'agent le plus souvent prescrit de cette classe, est administrée en solution ophtalmique concentrée à 0,2 %. Même si la monographie du médicament suggère qu'il soit administré deux fois par jour, plusieurs auteurs soutiennent que trois instillations par jour sont parfois requises car la durée de son action est d'environ huit heures. Les gouttes sont instillées de préférence au lever et en fin d'après-midi lorsqu'elles sont administrées deux fois par jour afin de bien maîtriser la tension intraoculaire le jour et de miser sur l'abaissement physiologique de la tension intraoculaire la nuit. Le médicament se conserve à la température ambiante.

Interactions médicamenteuses

Au niveau systémique, les amines sympathomimétiques peuvent interagir avec les médicaments antihypertenseurs par un effet contraire. Cependant, seule la dipivéfrine demande une surveillance accrue chez les personnes âgées hypertendues. Tous les médicaments de cette classe associés aux IMAO peuvent provoquer une crise hypertensive. La brimonidine peut produire un effet additif potentiel si elle est utilisée avec les dépresseurs du système nerveux central : alcool, opiacés, sédatifs.

Agonistes cholinergiques ou parasympathomimétiques

Deux catégories de médicaments agonistes cholinergiques oculaires sont disponibles sur le marché canadien : les cholinergiques à action directe (agonistes de l'acétylcholine), dont le principal représentant est la pilocarpine, et les cholinergiques à action indirecte (les anticholinestérasiques ou inhibiteurs de la cholinestérase), tel l'iodure d'écothiopate.

La pilocarpine est devenue un médicament adjuvant pour abaisser la tension intraoculaire dans le glaucome primaire à angle ouvert. Elle peut être utilisée seule ou en association dans le traitement du glaucome aigu par fermeture de l'angle.

Les agents qui induisent un myosis sont contre-indiqués dans les situations où une contraction est préjudiciable : iritis, uvéite, inflammation oculaire active, décollement de la rétine, myopie importante (dioptrie supérieure à -6). Des précautions sont indiquées dans l'utilisation de la pilocarpine chez les malades porteurs de cataractes ou présentant une hypersensibilité connue à un des composants du médicament.

Mécanisme d'action

Les agonistes cholinergiques facilitent l'écoulement de l'humeur aqueuse en stimulant les récepteurs muscariniques. La contraction du muscle longitudinal du corps ciliaire qui en résulte favorise l'ouverture des espaces trabéculaires et facilite le drainage de l'humeur aqueuse.

Cette stimulation cholinergique, par la contraction du muscle ciliaire, produit un spasme de l'accommodation et une contraction du sphincter de l'iris, provoquant une contraction de la pupille, appelée myosis. Toutefois, ces effets n'ont pas d'influence sur la tension intraoculaire.

Effets indésirables

Systémiques

Une pharmacovigilance régulière est requise afin de déceler les signes d'une activation cholinergique chez les personnes âgées, même si ces effets indésirables sont rares : diaphorèse, hypersalivation, tremblement, céphalées, nausées ou vomissements, crampes, augmentation de la fréquence urinaire, dyspnée. Les inhibiteurs de la cholinestérase sont plus susceptibles de produire des effets indésirables systémiques, plus particulièrement des crampes et la diarrhée, en comparaison avec les agonistes de l'acétylcholine.

Oculaires

Même si le myosis provoqué par la pilocarpine éloigne l'iris de l'angle irido-cornéen et tend à ouvrir celui-ci, il peut arriver, rarement, que cette action précipite la fermeture de l'angle en augmentant la résistance à l'écoulement de l'humeur aqueuse de la chambre postérieure vers la chambre antérieure. Par ailleurs, les effets indésirables oculaires sont une baisse de la vision nocturne, une vision brouillée (trouble de l'accommodation) et une douleur périorbitale, surtout aux sourcils et aux paupières. Il faut informer le patient qu'il doit être vigilant en conduisant son automobile puisque la vision brouillée peut durer vingt minutes après l'administration de la pilocarpine. Le larmoiement et la sensation d'irritation diminuent avec le temps. L'induction de cataractes est possible avec l'écothiopate.

Le gel de pilocarpine peut faire apparaître un voile très fin sur la cornée. Cet effet demande l'arrêt du médicament. Ce voile peut persister longtemps après l'arrêt du traitement.

Posologie

Les personnes aux yeux clairs peuvent commencer la thérapie avec une solution de pilocarpine concentrée à 0,5 % et celles aux yeux foncés avec une solution à 1 %. Une solution plus concentrée, de 2 à 4 %, peut être utilisée par la suite en respectant un intervalle d'au moins une semaine après chaque changement. Il est rarement utile d'utiliser une concentration supérieure à 4 %.

Étant donné sa courte durée d'action, il faut administrer la solution de pilocarpine quatre fois par jour. Le gel polymérique de pilocarpine a l'avantage de s'appliquer une seule fois par jour, le soir au coucher ; cette posologie équivaut à une solution de 4 % administrée quatre fois par jour.

Analogues des prostaglandines

Les analogues des prostaglandines, le latanoprost et le travoprost, sont des dérivés synthétiques de la prostaglandine F_2-alpha, et le bimatoprost, de la prostaglandine F_2-alpha-1-éthanolamide, une prostamide. Les analogues des prostaglandines sont des promédicaments hydrolysés par les estérases de la cornée en acides libres biologiquement actifs. Comme dans l'utilisation des autres classes pharmacologiques, il est à noter qu'un certain nombre d'individus, soit environ 10 %, ne répondent pas positivement aux analogues des prostaglandines.

Les analogues des prostaglandines sont utilisés pour abaisser la tension intraoculaire élevée chez les sujets atteints de glaucome à angle ouvert, d'hypertension intraoculaire ou qui présentent une intolérance, une contre-indication ou une réponse insatisfaisante à un autre traitement topique. Leur efficacité thérapeutique en monothérapie ou en association, leur profil d'innocuité et leur prise quotidienne unique confèrent aux analogues des prostaglandines des avantages indéniables.

Les analogues des prostaglandines sont déconseillés chez les personnes avec des antécédents de complications telles qu'un œdème maculaire cystoïde, une uvéite, une kératite herpétique ou une inflammation oculaire chronique. Une pharmacovigilance assidue doit être exercée auprès des patients aphaques ou pseudophaques qui utilisent des analogues des prostaglandines à cause du risque accru de voir apparaître de telles complications. Ces médicaments sont contre-indiqués en présence d'une hypersensibilité au principe actif ou à l'une de ses composantes, dont le chlorure de benzalkonium.

Mécanisme d'action

Le mécanisme d'action des analogues des prostaglandines est assez unique. Ces médicaments améliorent le drainage de l'humeur aqueuse par la voie secondaire uvéosclérale consécutivement à sa diffusion facilitée à travers les cellules du complexe uvéoscléral et possiblement à la suite d'une modification de l'espace intercellulaire des faisceaux du muscle ciliaire. Ainsi, les analogues des prostaglandines ouvrent les espaces naturels existant entre les fibres musculaires afin d'éliminer l'excès d'humeur aqueuse dans la circulation systémique.

Ce mécanisme d'action expliquerait l'effet positif des analogues des prostaglandines chez les glaucomateux sans tension oculaire. Ce médicament permet parfois d'abaisser la tension intraoculaire de façon significative chez des personnes présentant un glaucome à angle ouvert primaire avec une tension intraoculaire initiale inférieure à 15 mm Hg.

Effets indésirables

Systémiques

Les analogues des prostaglandines sont généralement bien tolérés. La fréquence de leurs effets indésirables systémiques est faible. Leur absorption dans la circulation générale n'est pas suffisante pour faire craindre des effets indésirables cardiovasculaires ou pulmonaires graves. Toutefois, quelques cas d'hypertension artérielle ou d'infections des voies respiratoires supérieures tels une sinusite, un état grippal ou une bronchite ont été signalés dans les études cliniques. Des douleurs articulaires ou musculaires, des maux de tête s'ajoutent à la liste des effets indésirables déclarés par les personnes exposées aux analogues des prostaglandines dans ces mêmes études.

Oculaires

L'effet indésirable le plus préoccupant est un changement dans la pigmentation de l'iris chez 8 à 15 % de la population étudiée. Les changements pigmentaires sont surtout d'ordre esthétique et ne sont pas la conséquence d'un processus pathologique. Ils résultent d'une hausse de la teneur en mélanine des mélanocytes du stroma de l'iris, sans augmentation toutefois de leur nombre, indiquant donc l'absence d'une prolifération au niveau cellulaire.

Les changements pigmentaires surviennent rarement chez les sujets dont la couleur des yeux est homogène, ce qui représente 60 à 70 % de la population. Cependant, jusqu'à 30 à 50 % des personnes dont la couleur des yeux est mixte, c'est-à-dire dont les yeux sont de couleur bleue, verte ou jaune associée à du brun, noisette ou marron, vont voir augmenter la quantité de pigments bruns dans l'iris. La modification de la couleur de l'iris peut être permanente, même après l'arrêt du traitement. Lorsqu'un seul œil est traité, il peut apparaître une dyschromie entre les deux yeux. Le changement de couleur est lent, progressif et généralement indécelable avant six mois de traitement. La poursuite des analogues des prostaglandines dans cette situation demeure controversée, quoique la tendance favorise la continuité du traitement plutôt que l'arrêt si le malade est d'accord avec cette décision.

Un autre effet observé est l'augmentation du nombre, de la longueur et de la pigmentation des cils. On peut voir aussi apparaître un assombrissement de la peau périorbitale ou des paupières. Ces changements peuvent être permanents. Une hyperémie conjonctivale peut également survenir chez environ 36 % des utilisateurs, mais elle nécessite rarement l'arrêt du traitement. Environ 5 à 15 % des patients évoqueront des effets indésirables tels une sensation de brûlure, de picotement ou de corps étranger, des démangeaisons, une vision brouillée ou du larmoiement.

Plus rarement, des malades ont présenté une uvéite, un œdème maculaire cystoïde, une iritis et une kératite herpétique. De rares cas d'œdème maculaire ont été relevés principalement chez des patients ayant subi une chirurgie des cataractes avec un implant intraoculaire dans la chambre antérieure ou chez des patients présentant des facteurs de risque d'œdème maculaire connus telles une rétinopathie diabétique ou une occlusion veineuse rétinienne. Le tableau 4 présente les éléments d'évaluation des analogues des prostaglandines administrés par voie topique.

TABLEAU 4
Évaluation de l'innocuité des analogues des prostaglandines

Effets indésirables		Éléments d'évaluation	Intervention	Suivi
Oculaires	Changement de couleur de l'iris	Couleur des yeux	Référer au médecin.	Informer le patient de cet effet possible. Renforcer l'importance d'un suivi régulier chez le spécialiste.
	Hyperémie conjonctivale	Yeux larmoyants et rouges	Rassurer, effet transitoire.	Revoir le spécialiste avant d'envisager l'arrêt du médicament.
	Picotement, brûlure, sensation de corps étranger	Inconfort manifesté par le patient Yeux rouges et douloureux en dehors du moment de l'instillation	Questionner pour évaluer si l'inconfort nuit aux activités de la vie quotidienne. Effets nécessitent rarement l'arrêt du médicament.	En parler à la prochaine visite chez le spécialiste.
	Baisse soudaine de l'acuité visuelle	Difficulté subite à lire ou à faire un travail plus précis	Cesser le médicament. Référer au spécialiste immédiatement.	Noter l'effet au dossier.

Posologie

Une seule goutte dans l'œil ou les yeux affectés une fois par jour, le soir au coucher, est la posologie requise pour une efficacité optimale, tant avec le latanoprost et le travoprost qu'avec le bimatoprost. Il n'est pas recommandé d'administrer le médicament deux fois par jour, car une perte d'efficacité a été démontrée à cette fréquence.

La baisse de la tension intraoculaire est maximale après une douzaine d'heures. La tension intraoculaire diurne est stabilisée seulement deux à quatre semaines après le début du traitement. Comme la tension intraoculaire s'élève le jour et rarement la nuit, l'analogue des prostaglandines doit être instillé de préférence le soir au coucher pour donner une meilleure protection le jour. Cette recommandation ne doit toutefois pas priver un malade de ce traitement pour la raison que son observance serait impossible avec le maintien de cette contrainte. Certaines situations exceptionnelles peuvent exiger de convenir d'un autre moment de la journée pour l'administration du médicament.

Le latanoprost doit être conservé au réfrigérateur avant l'ouverture du flacon. Une fois celui-ci entamé, il existe une ambiguïté quant à la température de conservation. D'après la recommandation canadienne, le latanoprost doit être conservé au frais, alors que la monographie américaine indique de le conserver à la température ambiante. Un avis récent du fabricant mentionne que le latanoprost se conserve pendant un maximum de six semaines à une température n'excédant pas 25 °C. La réfrigération n'est pas nécessaire pour le travoprost ni pour le bimatoprost. En toutes circonstances, un flacon entamé doit être jeté six semaines après son ouverture.

Interactions médicamenteuses

Une interaction est possible entre les analogues des prostaglandines et la pilocarpine, puisque les deux substances exercent leurs effets par des mécanismes qui s'opposent. En effet, la pilocarpine améliore l'écoulement de l'humeur aqueuse par la voie trabéculaire en contractant le muscle longitudinal du corps ciliaire, ce qui cause un resserrement des espaces intercellulaires de ce dernier et, par conséquent, un effet inhibiteur sur le drainage par la voie uvéosclérale. Paradoxalement, un effet additif des analogues des prostaglandines, utilisés au moins une heure avant la pilocarpine, a été relevé chez plusieurs patients. L'emploi de ces deux médicaments en association demeure quand même à éviter dans la mesure du possible.

Le latanoprost peut provoquer la formation d'un précipité s'il est administré au même moment qu'un médicament contenant du thimérosal, comme c'est le cas de certains produits en vente libre. Un intervalle de dix minutes entre les deux médicaments est souhaitable. Toutefois, s'il existe une solution de remplacement au produit envisagé, il serait alors préférable d'y recourir.

ASSOCIATION DE MÉDICAMENTS OPHTALMIQUES

Une association d'agents hypotenseurs oculaires s'avère parfois utile si le traitement en monothérapie abaisse insuffisamment la tension intraoculaire, si l'objectif est une baisse de la tension intraoculaire encore plus grande en raison d'une atteinte du nerf optique continuant de progresser, ou s'il se développe une tolérance. Les médicaments utilisés doivent idéalement avoir des mécanismes d'action différents. Une réduction additionnelle de la tension intraoculaire d'au moins 15 % avec le deuxième agent pharmacologique est considéré comme un effet significatif. Quant au nombre maximum de produits à utiliser concomitamment, à savoir trois ou quatre, il n'y a pas de consensus en l'absence d'évidence scientifique avec l'association de plus de deux produits. Il faut se rappeler que le nombre de médicaments ajoute à la complexité du régime thérapeutique. Ce facteur augmente considérablement le risque de non-observance.

Le tableau 5 présente les associations de médicaments pouvant avoir un effet d'abaissement de la tension intraoculaire supérieur à celui obtenu par chacun des agents utilisé seul. Il faut noter que toutes les combinaisons énumérées n'ont pas fait l'objet d'études déterminant la valeur ajoutée sur la tension intraoculaire, mais leur association n'est pas incompatible selon la plupart des monographies de ces produits.

TABLEAU 5
Effet additif lors d'association de médicaments ophtalmiques

Bêta-bloquants	Inhibiteurs de l'anhydrase carbonique	Analogues des prostaglandines
Inhibiteurs de l'anhydrase carbonique Analogues des prostaglandines Brimonidine Pilocarpine Dipivéfrine (controversé)	Bêta-bloquants Analogues des prostaglandines Brimonidine Pilocarpine Dipivéfrine	Bêta-bloquants Dipivéfrine Inhibiteurs de l'anhydrase carbonique
Brimonidine	**Dipivéfrine**	**Pilocarpine**
Bêta-bloquants Inhibiteurs de l'anhydrase carbonique	Inhibiteurs de l'anhydrase carbonique Analogues des prostaglandines Pilocarpine Bêta-bloquants (controversé)	Bêta-bloquants Inhibiteurs de l'anhydrase carbonique Dipivéfrine

STRATÉGIES POUR UNE UTILISATION OPTIMALE DES GOUTTES OPHTALMIQUES

Le choix d'un principe actif efficace, l'instillation ophtalmique adéquate du médicament, l'observance médicamenteuse et le contrôle régulier de la tension intraoculaire sont autant d'étapes stratégiques dont le but premier est de ralentir ou d'empêcher la progression du glaucome.

L'utilisation optimale des médicaments ophtalmiques repose sur quelques principes. D'une part, l'œil peut retenir environ 7 µL de liquide entre le globe oculaire et la paupière inférieure, capacité pouvant s'accroître à 30 µL chez certaines personnes âgées. D'autre part, le volume d'une goutte d'un médicament ophtalmique est de 30 à 70 µL. Il n'est donc pas avantageux d'instiller plus d'une goutte à la fois puisque l'œil ne peut en retenir davantage.

Par ailleurs, 50 % du volume instillé est drainé dans le canal lacrymal après 90 secondes. Ainsi, pratiquer une occlusion nasolacrymale avec les doigts pendant deux minutes immédiatement après l'instillation réduit la concentration plasmatique de près des deux tiers, mais surtout augmente l'efficacité du médicament en élevant sa concentration intraoculaire. Cette technique permet d'utiliser de plus faibles doses et diminue les risques d'effets indésirables systémiques. Enfin, le fait de fermer les paupières pendant trois minutes (une fermeture douce) augmente le temps de contact et favorise une plus grande pénétration transcornéenne.

Si on doit administrer plus d'un type de gouttes, quelques principes directeurs permettent d'établir l'ordre de leur administration. Pour le confort du patient, il est ainsi préférable d'instiller un miotique avant un mydriatique.

Pour les inhibiteurs de l'anhydrase carbonique, les bêta-bloquants et les analogues des prostaglandines, prescrits en solutions aqueuses, l'ordre d'administration importe beaucoup moins que le respect d'un délai d'au moins cinq à dix minutes entre l'application des gouttes. Si la formulation des produits ophtalmiques diffère, l'ordre d'administration proposé est le suivant : solution, suspension, gel, gouttes à base de gellane, puis onguents. Il faut agiter légèrement les produits en suspension avant leur application. Cette mesure n'est pas nécessaire avec les solutions ni avec les gels. Le tableau 6 détaille le mode d'application des gouttes ophtalmiques.

TABLEAU 6

Mode d'administration des gouttes ophtalmiques

1. Bien se laver les mains.
2. Pencher la tête vers l'arrière.
3. Avec le pouce et l'index, former une pochette avec la paupière inférieure pour y déposer le médicament.
4. Regarder vers le haut et déposer une seule goutte sans cligner de l'œil.
5. Éviter de toucher l'œil avec l'embout de la bouteille. En plus du risque de contamination, le contact provoque des clignements qui chassent le médicament hors de l'œil et un larmoiement réflexe qui le dilue.
6. Fermer l'œil sans clignement et appliquer une pression au coin intérieur de l'œil pendant 2 à 3 minutes pour éviter l'écoulement du médicament vers le sac lacrymal.
7. Attendre 5 minutes avant d'appliquer une deuxième goutte du même produit.
8. Attendre 5 à 10 minutes entre l'application de gouttes différentes.
9. Remplacer tout contenant de produit ophtalmique 30 jours après son ouverture pour assurer la stérilité et la stabilité du produit. Éviter d'utiliser les gros formats si leur usage se poursuit au-delà de 30 jours.

ALGORITHME DE TRAITEMENT

La figure 2 présente un algorithme de prise en charge d'un patient présentant un glaucome primaire à angle ouvert.

FIGURE 2

Algorithme de traitement
Glaucome primaire à angle ouvert

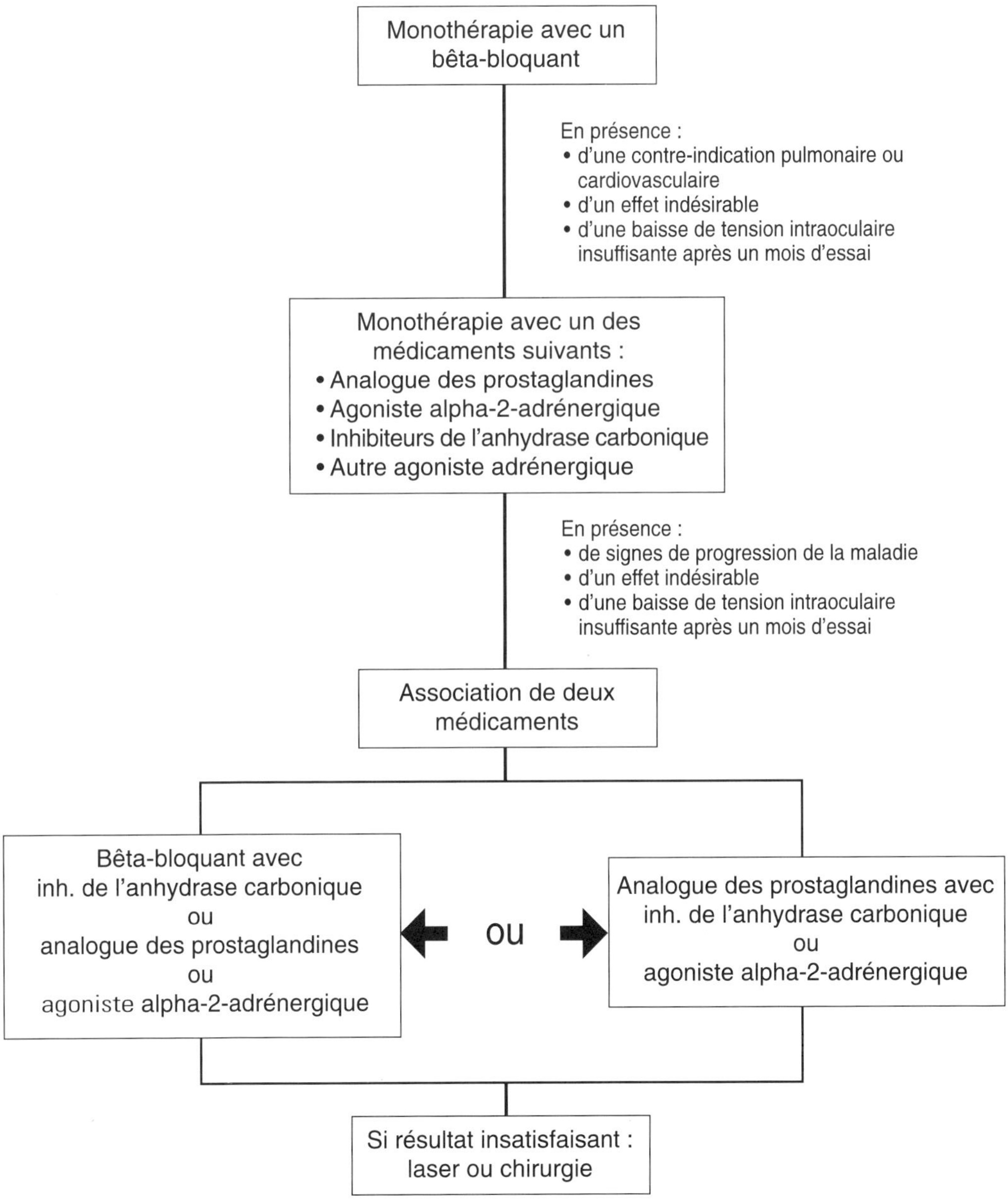

CONCLUSION

Les personnes âgées atteintes d'une maladie ophtalmique chronique tel le glaucome requièrent habituellement un traitement topique prolongé. Elles présentent un risque plus élevé de voir apparaître des effets indésirables systémiques, comparées aux adultes plus jeunes, à cause de conditions médicales associées qui peuvent être exacerbées ou déclenchées par la médication ophtalmique. Les maladies cardiovasculaires, respiratoires ou neurologiques sont à surveiller plus particulièrement. À cet égard, les nouvelles molécules ont permis de diminuer les effets négatifs comparativement aux médicaments traditionnels comme la pilocarpine. D'autres percées pharmacologiques sont très prometteuses. Dans un futur rapproché, à la réduction de la tension intraoculaire par la chirurgie au laser ou à l'aide des médicaments, s'ajouteront d'autres approches du traitement du glaucome telles l'amélioration de la vascularisation de la tête du nerf optique et, ultimement, l'utilisation de neuroprotecteurs afin de prévenir l'apoptose ou de bloquer les facteurs entraînant la mort cellulaire. Aucun médicament ne répond actuellement à tous ces critères. Il est quand même possible de prévenir significativement l'invalidité visuelle des personnes atteintes de glaucome par les moyens actuellement disponibles.

TABLEAU 7

Mécanismes d'action des médicaments oculaires

Classe pharmacologique	Mécanisme d'action		
	Formation de l'humeur aqueuse	Élimination de l'humeur aqueuse (voie trabéculaire)	Élimination de l'humeur aqueuse (voie uvéosclérale)
Bêta-bloquants	↓	↔	↔
Inhibiteurs de l'anhydrase carbonique	↓	↔	↔
Agonistes adrénergiques			
Dipivéfrine	↓	↑	↔
Apraclonidine	↓	↔	↔
Brimonidine	↓	↔	↑
Agonistes cholinergiques			
Pilocarpine	↔	↑	↔
Analogues des prostaglandines	↔	↔	↑

TABLEAU 8

Médicaments ophtalmiques dans le glaucome primaire à angle ouvert

Classes/Sous-classes	Formulation/teneur	Début d'action (heures)	Pic d'action (heures)	Durée d'action (heures)	Fréquence d'administration	Réduction de la tension intraoculaire (%)	Commentaires
Bêta-bloquants							
Non sélectifs : Timolol	Solution ou gomme Gellane/0,25-0,5 %	0,5	1-2	12-24	solution : BID gellane : DIE	27-35	La tension intraoculaire se stabilise après 3 à 4 semaines d'utilisation. À long terme, une diminution de la réponse thérapeutique peut s'installer.
Lévobunolol	Solution/0,25-0,5 %	< 1	2-6	12-24	BID	27-35	
Bêta-1 sélectif : Bétaxolol	Suspension/0,25 %	0,5	2	12	BID	18-26	
Inhibiteurs de l'anhydrase carbonique							
Topiques : Dorzolamide	Solution /2 %	2		8-12	Monothérapie : TID Adjuvant : BID	15-25	Effet thérapeutique optimal demande 4 semaines. Médicaments contre-indiqués chez les sujets allergiques aux sulfamidés.
Brinzolamide	Suspension/1 %	2		8-12	(idem)	15-25	
Agonistes adrénergiques							
Non sélectif : Dipivéfrine	Solution/0,1 %	0,5	1	12	BID	20-25	Tolérance peut s'établir à long terme avec la brimonodine.
Agonistes α2 : Apraclonidine	Solution/0,5 et 1 %	1	3-5	7-12	BID	20-27	
Brimonidine	Solution/0,2 %	< 1	2	6-8	BID ou TID	20-27	
Agonistes cholinergiques							
Action directe : Pilocarpine	Solution/ 0,5-1-2-4 et 6 % Gel/4 %	0,2-0,5	—	4-8	À toutes les 6 heures	20-30	—
Analogues des prostaglandines							
Dérivés de la PGF_2-alpha : Latanoprost	Solution/0,005 %	3-4	8-12	24	Une fois par jour	20-35	—
Travoprost	Solution/0,004 %	2	12	24	Une fois par jour	20-35	
Prostamide : Bimatoprost	Solution/0,03 %	4	8-12	24	Une fois par jour	20-35	

Bibliographie

Alward, W.L.M. « Medical management of glaucoma », *N. Engl. J. Med.*, 1998, 339 : 1298-1307.

Anonyme. « Eye drops can cause systemic effetc »,. *Drug & Ther. Perspect.*, 1998, 12 (3) : 13-16.

Archambault, N. « Critères d'évaluation de l'utilisation des gouttes ophtalmiques dans le traitement du glaucome à angle ouvert et de l'hypertension intraoculaire chez l'adulte (apraclonidine, brimonidine, brinzolamide, dorzolamide et latanoprost) », *RRUM*, septembre 2000, 5 : 1-22.

Bartlett, J.D., R.G. Fiscella, E. Bennet *et al.* (dir.), *Ophthalmic Drug Facts – 2001*, St. Louis, Facts and Comparisons, 2001.

Diamond, J.P. « Systemic adverse effects of topical ophthalmic agents. Implications for older patients », *Drugs & Aging*, 1997, 11 (5) : 352-360.

Eliola, R., et J. Stokes. « Monograph series on aging-related diseases : XI », *Glaucoma. Chronic Diseases in Canada*, 1998, 19 (4) : 157-169.

Hoyng, P.F.J., L.M. van Beek. « Pharmacological therapy for glaucoma. A review », *Drugs*, 2000, 59 : 411-434.

Lewis, Pr., T.G. Phillips et J.W. Sassani. « Topical therapies for glaucoma : what family physicians need to know », *Am. Fam. Phys.*, 1999, 59 : 1871-1880.

Lewis, T.L. « Demystifying the causes of glaucoma », *Review of Optometry*, sept. 1995, 15 : 4A-7A.

Melton, R., et R. Thomas. « Glaucoma medications », *Review of Optometry*, mai 2001, 15 : 2A-16A.

Sorensen, S.J., et S.R. Abel. « Comparison of the ocular beta-blokers », *Ann. Pharmacother.*, 1996, 30 : 43-54.

Thomas, R., et R. Melton. « Understanding today's glaucoma medications », *Review of Optometry*, sept. 1995, 15 : 14A-20A.

Index

B

C

D

E

F

I

K

L

M

U

V

W

X

Y

Z

Message de GlaxoSmithKline

C'est avec enthousiasme que GlaxoSmithKline a accepté de collaborer à la préparation de cet ouvrage sur les soins pharmaceutiques en gériatrie. En effet, nous estimons qu'il est de notre devoir d'appuyer les initiatives comme celle-ci qui permettent d'actualiser les connaissances dans le domaine de la gériatrie et d'améliorer les soins donnés aux personnes âgées.

Le vieillissement de la population et l'accroissement de la longévité ne sont pas des caractéristiques uniques à l'Amérique du Nord et touchent un grand nombre de sociétés à travers le monde. Or, vieillir n'est pas une maladie, mais un phénomène normal que vit chaque être humain. C'est donc aux intervenants, chercheurs et professionnels de la santé qu'il incombe de tout mettre en œuvre pour améliorer la qualité de vie des personnes vieillissantes en leur offrant des soins et des services adaptés.

La publication de ce Manuel de soins pharmaceutiques en gériatrie, notamment par sa mise en relief des relations entre le vieillissement et la thérapie médicamenteuse, est certainement une contribution qui pourra permettre d'assurer une meilleure gestion de la santé et une utilisation optimale des médicaments.

GlaxoSmithKline est un chef de file mondial en matière de recherche et de développement médical. Nous souhaitons appuyer nos partenaires des systèmes de santé de façon à ce que les gens puissent profiter de soins qui leur permettent d'être plus actifs, de se sentir mieux et de vivre plus longtemps.

Michel Cimon
Directeur, Gestion de la santé et Affaires médicales
Bureau d'affaires du Québec
GlaxoSmithKline Inc.

Normand Comtois
Directeur,
Bureau d'affaires du Québec
GlaxoSmithKline Inc.